李培刚新疗法丛书

THE COLLECTION OF LI PEIGANG NEW THERAPY

# 科学运动与功能锻炼

EXERCISING SMART & REBUILDING FUNCTIONS

李培刚　著

Author: Li Peigang

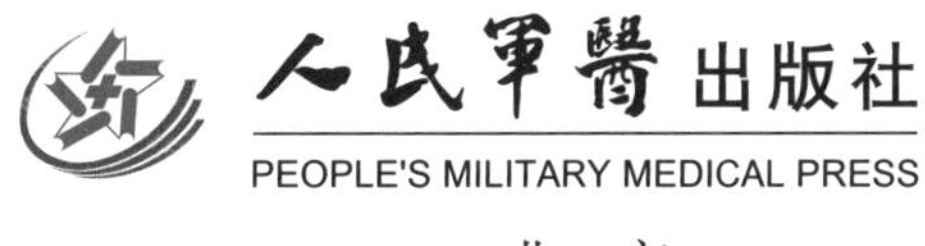


北　京

**图书在版编目（CIP）数据**

科学运动与功能锻炼 / 李培刚著．-- 北京：人民军医出版社，2017.1
(李培刚新疗法丛书)
ISBN 978-7-5091-9219-1

Ⅰ．①科… Ⅱ．①李… Ⅲ．①运动疗法－研究 Ⅳ．① R454

中国版本图书馆 CIP 数据核字 (2016) 第 315161 号

**策划编辑**：李　欢　黄建松　姚　磊　**文字编辑**：郁　静　**责任审读**：周晓洲　黄春霞
**出版发行**：人民军医出版社　　**经销**：新华书店
**通信地址**：北京市 100036 信箱 188 分箱　　**邮编**：100036
**质量反馈电话**：（010）51927290；（010）51927283
**邮购电话**：（010）51927252
**策划编辑电话**：（010）51927300-8710
**网址**：www.pmmp.com.cn

**印、装**：三河市春园印刷有限公司
**开本**：850 mm × 1168 mm　1/16
**印张**：14.75　**字数**：392千字
**版、印次**：2017 年 1 月第 1 版第 1 次印刷
**印数**：0001-2000
**定价**：180.00 元

# 持之以恒　科学锻炼

通过运动锻炼获得健康的身体已经被现代人普遍认识。但如何运动才能获得健康，怎样锻炼才能有益于身体却并非是每个人都清楚的。笔者认为唯有在科学方法指导下进行的运动，才能达到真正有效的锻炼目的。

为此，笔者在临床研究的同时，针对不同人群研究总结出新的运动机制、运动观念和运动锻炼方法。提出了运动锻炼必须遵循的“台阶式运动”方式，以及“因人而宜，量力而行，循序渐进，持之以恒”的运动理念，做到“适度合理、科学有效”，才能使肌肉增长，力量增强，骨骼结实，关节灵便，才能达到防病健身，并有效避免运动伤的目的。

运动是需要毅力和恒心的，只有坚持不懈，才能获得长久的健康。通俗地讲就是“多吃多动，远离疾病；多吃不动，久之得病；少吃多动，容易得病”“怕受累，多受罪；不怕累，少受罪”。

为了使读者朋友们了解运动锻炼对身体健康的作用，笔者借此机会将自己几十年的身体健康状况照片与大家分享，希望每个人都能主宰自己的身体健康。

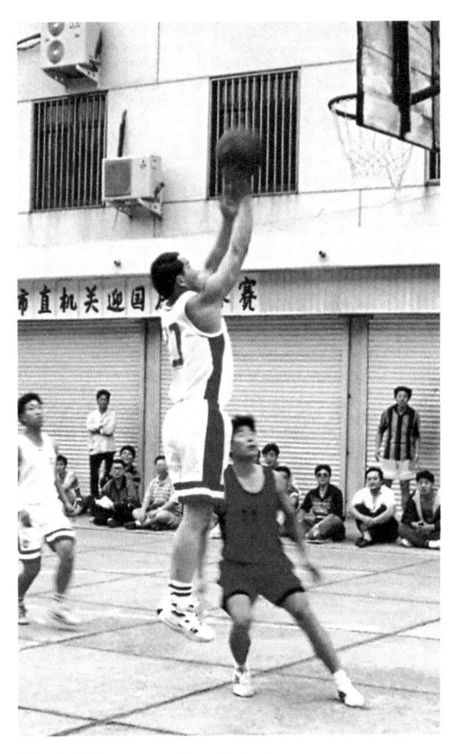

作者投篮，摄于 2006 年

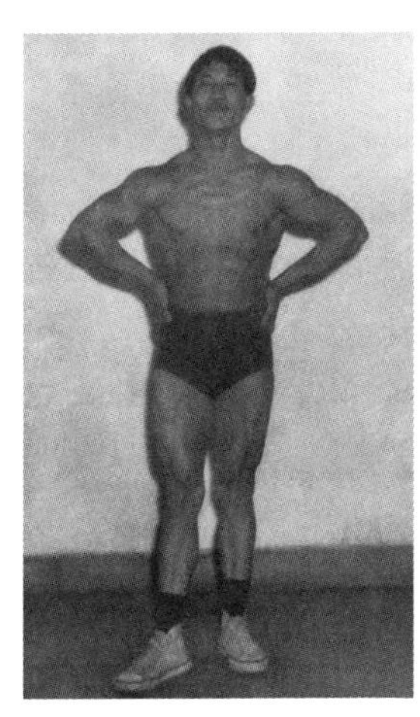
作者摄于 1977 年

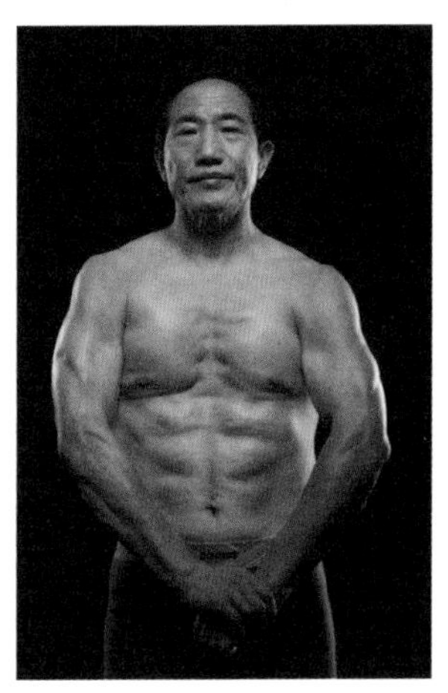
作者摄于 2016 年

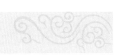

# 作者简介

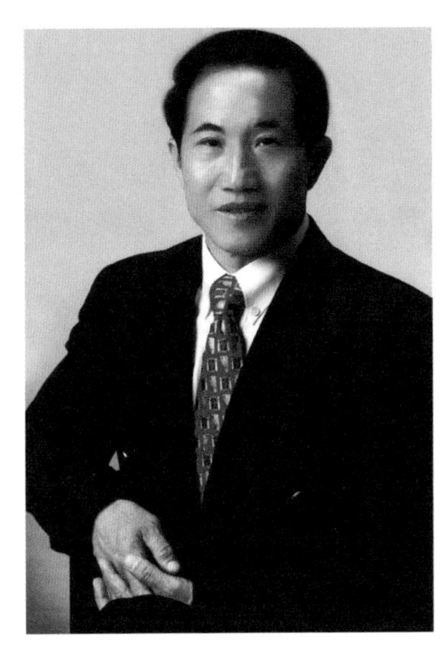

李培刚，主任医师，北京联合大学教授。1955年出生，1972年入伍任卫生员，1974—1976年在天津医院学习，1977年任军医，1984年到地方工作，1989年任主治医师，1993年任副主任医师，1999年任主任医师。1993—1997年赴欧洲多国讲学。在骨折手术后骨折迟缓愈合、局部肿胀、肢体肌肉萎缩和关节强直等后遗症的研究中，为骨折手术后骨折愈合和功能恢复增添了新的治疗手段。在颈臂腰腿痛病临床研究中，对骨质增生、颈椎病、椎间盘突出、椎管狭窄诊治等有突破和创新。在类风湿关节炎和强直性脊柱炎的研究中，承担并完成了国家中医药管理局、河北省卫生厅科研攻关课题“106例类风湿关节炎和强直性脊柱炎的扩大再研究”和“外伤性截瘫的临床研究”，专家鉴定意见认为达到了国内外先进水平，获得河北省卫生厅科技进步一等奖。

在创新理论基础上逐渐形成了一套特色疗法“李培刚新疗法”。该疗法以现代医学理论为基础，以人体生理解剖为科学依据，突破了传统医学的理论基础、检查方法和临床诊断，针对疾病的病因、病理及临床表现，运用新的临床检查技术和方法、新的诊断技术、新的治疗原则、新的治疗手法、新的运动机制及有效的锻炼方法治疗多种疾病，取得了很好的治疗效果。2003年，“李培刚新疗法”通过了中国医师协会组织的由王澍寰院士等专家组成的专家委员会的认证，认为：该疗法在治疗截瘫、偏瘫、脑外伤后遗症、类风湿关节炎、强直性脊柱炎、颈臂腰腿痛病、骨折手术后等方面效果良好，为上述伤病增添了新的治疗手段，具有新颖性，治疗范围广，疗效明显，无不良反应，手法独特，简便易行，具有很好的应用价值，值得向社会推广应用。

# 内容提要

本书是《李培刚新疗法丛书》之一，系统阐述了李培刚教授在人体的科学运动与功能锻炼方面的研究成果。

作者根据人体运动系统的结构和功能特点，通过长期的临床研究和运动实践，总结出针对不同人群、不同疾病的病理变化进行循序渐进、适度合理、科学有效的肌肉、关节运动，达到肌肉强壮、骨骼结实、关节灵便、运动功能正常的目的，防止肌肉萎缩、关节周围肿痛和功能障碍的发生。并创新地提出“主动运动”“被动运动”“意念暗示锻炼”等理念。

本书共分 14 章，配以大量图片，形象、生动地展示了人体颈部、上肢、躯干、下肢各部位的肌肉和关节科学运动和功能锻炼方法，详细说明了各种运动的作用与目的，内容全面、系统，方法新颖、实用，既可供相关医务工作者临床参考，也适合大众科学锻炼健身参阅。

# 序

几年前，经朋友介绍认识了李培刚大夫，一方面是听说其医术神奇，另一方面也知道他正备受传言误解的困扰，因此让我有了了解真相的好奇。对李大夫的认识是通过较深入的交谈、粗读他的书和亲身感受，因为我没有太严重的“适应证”，李大夫的手法主要是让我感受到周身轻松和轻伤后的加快康复。在我与李大夫的交谈中，我曾带着疑惑和好奇问过很多问题，包括他的家庭、他成长的经历及他对各种医学问题的看法，渐渐对他有了一些了解。

首先打动我的是他的向上向善、要强要好之天性。李培刚大夫从小生活极其坎坷，父母早逝，家境贫寒。他几乎是在自我生存的挣扎中长大，而因此也失去了正统的受教育机会。很难想象一个人没有父母及社会的呵护，在逆境中长大，却仍然执着于自强不息，靠自学成为自食其力的有用之才，而且他选择了医学！看到他对自己、对家庭的强烈责任心，遇到困难的坚忍不拔，对待医术的认真执着，和对病人的极大耐心，我确实被感动。

其次是对他医术的理解。我曾带着问题多次询问并与他讨论，我认为李大夫是在充分熟知人体解剖的前提下用手精确感知各部位存在的问题，并在体表用特殊手法松解、分离开可能发生了粘连而紊乱的纤维组织，理顺各组织关系，恢复正常的肌肉、筋膜和血管的结构与功能，进而对那些以肢体为主的急慢性损伤进行有效的治疗。因为头部也有肌肉、神经和血管问题，内脏也有肌肉、神经和血管问题，如果能对症用手法去除，当然也会有效。“用眼去看病，用手去找病，用手去治病”“手到其部，病在其处，手悟心会，法从手出”，这是李培刚大夫临床诊断和手法治疗的根本。依我的理解，李大夫治病的疗效既来自于我们惯于理解的理论基础，也来自于他那往往被人们小看或忽视了的悟性、直觉和长期实践的经验。瑞士著名医学家帕拉塞尔苏斯曾说过，“谁能治病，就是好医生。”尽管李培刚大夫不善交流，不善与人打交道，过于单纯耿直，曾经遭人误解和诋毁，我仍然认为他是个好大夫。而医学需要像他这样勇于突破、敢于创新的好大夫。

现代医学技术巨大的进步和发展虽然强有力地提高了医疗的能力，但并没有让医学“包治百病”，更无法实现人人被“手到病除”，医学仍然存在很大的局限性。对占人类约 70% 的慢性复杂性疾病的诊疗也并不能从现代高技术中最大限度获益，更何况过度诊疗及各种疗法的副作用等等。因此，对待这样一个有多种适应证的又几乎无副作用的医术，我们没有理由拒绝和排斥。

更难能可贵的是李培刚大夫坚持多年将自己的经验体会——“无病预防健身，小病轻病家治，大病重病医治”撰写成《李培刚新疗法丛书》让更多医生和患者受益。这套丛书通俗易懂，既可以作为技术推广的教材，也可作为广大患者自身防病治病的读物，我们又有什么理由不保持开放的心态去理解、去接受呢？因此，我愿意向广大朋友推荐本书。

柯杨

（柯杨：北京大学常务副校长、医学部常务副主任，美国医学科学院外籍院士，教授、博士生导师，兼任国务院医改咨询委员会委员、中华医学会副会长、中华预防医学会副会长等职）

# 前　言

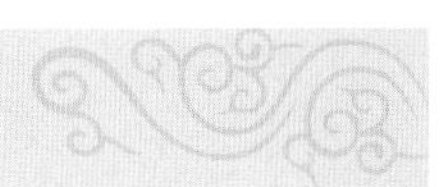

科学运动与功能锻炼是李培刚新疗法的重要组成部分。科学运动和功能锻炼广泛应用于颈臂腰腿痛相关疾病、骨折后遗症、截瘫、偏瘫、无菌性纤维组织炎（类风湿性关节炎和强直性脊柱炎）等疾病的辅助治疗，促进功能的改善与恢复；运动员运动损伤的预防与治疗；正常人群的防病强身。

人体运动系统是由骨骼、关节、肌肉、韧带、肌腱、神经和血管组成。人体各个部位的关节运动是通过关节上下和骨骼周围的肌肉运动来完成的。关节的运动主要有关节的屈曲、伸直、内收、外展和旋转。关节是在骨骼周围肌肉的收缩与伸展的相互对立、相互协调、相互统一下顺利完成每一个动作的。

关节的运动有若干种不同的形式，关节的活动范围有大有小，动作有急有缓、有快有慢，活动的数量有多有少，程度有轻有重，有专业性运动、职业机械性运动和生活习惯性运动等等。无论哪种运动，都要根据每个人自身的特点循序渐进，在适度合理、科学有效的范围内进行。否则，突猛、突大、突多、持续时间过长或一个姿势过久均会使肢体周围的肌肉收缩与伸展不均衡，日积月累就会造成各种软组织损伤，引起疼痛、关节周围软组织和骨骼周围的肌肉肿胀、关节运动功能障碍，导致颈臂腰腿痛病的发生。

造成上述疾病的主要原因是人们对哪些是适合自己的运动、怎样运动没有正确的认识，没有掌握科学合理有效的运动锻炼方法。有些人虽没有严重的外伤史，但出现了关节肿痛，主要是因为不清楚姿势不良，关节运动不适度、不适量也会造成损伤。再加上受以往痛要静养，肿要固定的传统观念的误导，人们因怕痛怕肿而不动，被动代偿使病情加重。

本书是根据人体运动系统的生理结构、各个关节的生理运动功能特点，针对不同疾病的病理变化而研究总结出的新的运动理念和运动方法，通过适度合理、科学有效的关节、肌肉锻炼方法，达到肌肉增长、力量加强、关节功能保持正常的目的，防止了肌肉和关节肿痛及功能障碍的发生。改变了以往对疾病诊断不明确、治疗不到位、运动不科学、锻炼无方法的尴尬局面。真正做到健身预防为主、治疗为辅的健康新理念，让每个人的关节和肌肉功能正常，运动灵便、轻松自如。通过运动带动全身各内脏器官的健康，各内脏器官的健康又促进和强化运动系统的正常运行。内因和外因相互促进，相互配合，身体各器官和各组织功能正常，才能让人健康长寿。做到“无病锻炼预防健身，小病轻病家治，大病重病医治”，通过科学合理适度的锻炼，增强抗病防病的能力，小病轻病消除了，大病变小病，重病变轻病，真正达到锻炼健身等于防病，防病等于治病的目的。

本书是《李培刚新疗法丛书》的一分册，是笔者几十年临床经验与自身运动及锻炼研究的总结，阐述了生命在于如何运动和怎样运动是因人而异、因病而异的，要遵循适度合理、科学有效的锻炼方法。希望本书的出版让更多的人了解防病治病新观念，为相关专业医务工作者、教练员、运动员和大众提供一套全面系统有效的运动锻炼方法，为广大患者解除病痛、人类健康做出贡献。

丛书付梓之际，笔者感谢曾经给予支持、鼓励的各位国内外友人。联合国副秘书长、联合国艾滋病规划署执行主任米歇尔·西迪贝先生（Michel Sidibé, Under-Secretary-General of the United Nations, Executive Director of UNAIDS）对于我的治疗技术的肯定和真诚推荐，让我深受感动。他在来信中写道："在我 2016 年 7 月和 9 月两次访华期间，很高兴能够接受您对我的脚的治疗。现在我的脚已经有了很大改善，可以轻松地走路并不再感到疼痛。我会按照建议继续做练习，以便尽快恢复正常的步态。借此机会，我个人非常愿意推荐您的出色治疗——运用您的创新医学技术来治愈我的脚。祝愿一切都好，并希望您的技术可以让更多的人提高整体健康。"(It was a real pleasure to be under your care for my foot whilst visiting China in July 2016 and September 2016. It is much improved and I am walking with ease and with no pain. I continue to do the exercises that you recommended in order to regain and strengthen my normal gait. By copy of this letter, I would not hesitate to personally recommend you for the excellent work you have done fou me-using your innovative medical techniques to heal my foot. I wish you all the best and hope that many more take advantage of your skills to improve their overall well-being.)

笔者衷心感谢北京大学常务副校长柯杨教授给予的鼓励并为本书作序。原国家卫生部崔月犁部长、陈敏章部长，著名专家尚天裕教授、王澍寰院士、葛宝丰院士等前辈在笔者业务成长和探索创新过程中给予了热心的指导、鼓励和帮助，在此深表感激和怀念之情。

书中如有不当、不妥之处，敬请广大同仁和朋友们批评指正。

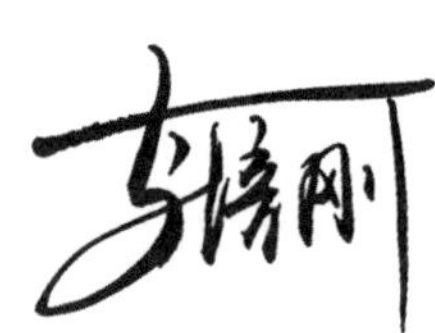

# 目　录

## 第一部分　总述



## 第二部分　主动运动

# 第一部分　总　述

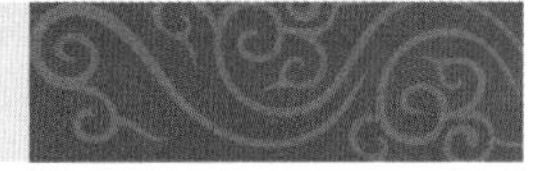

# 第1章　李培刚新疗法科学运动与功能锻炼的创新与突破

科学合理有效的运动是人类健康生存之根本。人们因为年龄阶段的不同、所从事职业的不同、爱好和生活习惯的不同，人体所进行的运动和活动方式也有所不同。通常说“生命在于运动”。人们认为不管怎么运动，只要运动就比不运动好，就会有益于人体健康的。也有少数人坚持另一种说法：生命在于静止。认为运动会给人体带来不同程度的损伤，会减短人的寿命。两种说法都存在对运动理念的误解。运动和静止是对立统一的，动和静要根据每个人的具体情况进行科学、合理安排。如何动？何时动？怎样动？何时静？如何养？怎样养？才有益于人体健康，这其中包含着各自的科学道理和有效的方法。

多年来，在临床治疗研究的同时，笔者对当前国内外运动原理、运动机制、运动理念、运动原则和运动方法进行了系统、全面的研究，根据不同人群的运动需要，总结出新的运动理念、新的运动原则、新的运动原理和合理有效的运动锻炼方法。称为“台阶式运动锻炼方法”。

台阶式运动锻炼方法的适用范围较为广泛，主要应用于健康人群的日常锻炼，职业运动员的运动功能加强与损伤后功能的恢复、颈臂腰腿痛等常见病、无菌性纤维组织炎、截瘫、偏瘫、周围神经损伤等疑难病患者的功能锻炼。

## 第一节　科学运动

### 一、医学运动原理

人体的运动系统包括骨骼、关节、关节囊、韧带、肌肉、肌腱、筋膜、神经和血管等组织。这些组织都是运动的原素，为人体运动动作、活动方式及生活和工作需要而服务。骨骼在人体运动过程中起着杠杆和支撑的作用。关节是人体完成每个动作的重要组成部分，由骨骼上、下两端关节面与韧带连结而构成的，是人体运动的枢纽，也是人体抵御横向和纵向压力冲击及震荡的缓冲器。人体的韧带连结骨骼上、下两端，在关节周围保护着关节囊，支持着关节，并随着关节的屈伸、收展而收缩与伸展。而真正的负重是强大而有力的肌肉，肌肉中间是肌腹，肌腹的上、下两端是坚韧富有弹性的肌腱。肌肉、肌腱等的收缩与伸展、关节的屈曲与伸直、内收外展与旋转运动都是在神经的支配协调和指挥下完成的。在人体运动与静止的同时，骨与关节之间，骨关节与韧带之间，韧带与韧带之间，肌肉纤维与肌肉纤维之间，始终起着保护、支持、配合、协调、固定、对抗和相互制约、共同协调和统一的作用。

以往有一种错误的认识，认为关节运动的同时可以带动肌肉等纤维性组织运动，关节是主动的，肌肉是被动的，肌肉是为关节服务的。但笔者经过临床研究认为：关节是一个被动辅助体，它没有主动运动的功能，实际上关节运动是通过肌肉和韧带的收缩与伸展来带动关节的屈伸、收展和旋转运动，关节运动时是被动的，它恰恰是为肌肉服务的。关节和肌肉的关系被解读为是一种主动与被动的因果关系是概念性的错误。肢体只有通过关节和肌肉之间主动与被动的共同合作、相互配合才能满足人体生存和生活中运动的需要。因此，肌肉和韧带收缩与伸展得越多，肌肉、肌腱、韧带等纤维组织就越发达、越强壮、越健康，就越不易受到各种不良病因的侵蚀，越不易受损。相反，当骨骼周围的肌肉和关节周围的软组织一旦因运动不均称，或有外伤史，或受风寒湿等诱因侵入，或受炎症及其他因素的刺激时，就会引起关节和其他组织间的合作协调出现异常，使关节运动平衡和整体功能出现紊乱，导致疾病的形成。

肌肉、关节及周围软组织损伤后，在临床治疗方法上和处理原则上有一定的分歧，也是中、西医学在临床上争议的焦点。国内外西医学对关节和软组织急性损伤的治疗方法是：损伤后，为防止和避免血肿、水肿渗出和局部肿胀的形成，对血肿、水肿形成的患者，主张静止不动，较严重者给予外固定，以防再度加重损伤和血肿、水肿液体的再渗出。因此，在肢体关节处给予不同形式的外固定，这样虽然内部出血减慢、减少或停止。同时损伤的肌肉等组织因疼痛出现组织痉挛，神经出现一种异常性紧张、反射和兴奋，使损伤组织内的毛细血管和未损伤的毛细血管渗透性增强，在损伤的局部，组织间隙充满渗出的血肿、水肿而出现肿胀，无疑对局部损伤的软组织形成一种压迫，影响了肢体局部的正常血液循环，破坏了局部毛细血管的营养供给、新陈代谢和物质交换的正常运行。而局部和肢体由良性循环改为恶性循环，加之肢体关节和肌肉经过一段时间的外固定，患者局部胀痛剧烈，循环受阻。无疑对肢体局部肿胀是一种再度压迫，使皮肤不能吸收和排除体内的废物，2 ～ 3 周后，将外固定的石膏或夹板拆除后，表面的肿胀看似消退了，渗出的淤血侵入到局部损伤的不同层次和邻里组织间隙内，因不动不能及时吸收而在各组织间形成一种黏固剂，使各纤维组织紧紧粘在一起，在局部形成一种缠裹性压迫，因此导致正常的肌肉出现失用性萎缩，关节挛缩，关节纤维性强直，功能减弱甚至障碍。局部的肌肉等组织痉挛，血肿、水肿机化，损伤组织修复的瘢痕组织，挛缩关节不运动，肌肉、韧带、肌腱、神经和血管长时间不收缩舒张，各组织相互粘连在一起产生无菌性炎症，而造成纤维组织增生肥厚。各纤维组织交织在一起，不是相互支持配合，而是相互约束限制。因此，影响和延缓了损伤组织的愈合。

笔者将以往传统治疗原则对急性肿胀、疼痛的患者所产生和形成的一系列不良现象及所造成的诸多后遗症进行了研究，总结出“以动为主，以静为辅，治动结合，动静配合”“因病而异，因人而异”的新的治疗原则和治疗与有效锻炼相结合的治疗方法，取得了前所未见的治疗效果。改变了以往传统陈旧的处理原则。如对单一的软组织损伤，在条件和病情允许的情况下主张做适当、适量的运动，既不加重损伤，又能促使损伤组织的功能恢复。这样肌肉收缩和伸展带动关节运动时可促使血肿、水肿和淤血吸收，防止和避免各组织间相互粘连，扩大了各组织间隙，有利于损伤组织的愈合和功能恢复。运动时有时局部会出现疼痛和肿胀，此种情况是必须的，也是必然的。循序渐进继续活动，动度由小逐渐加大。坚持下去就是疼痛消失、肿胀消退、肌肉增长，力量加强，组织间隙扩大，关系理顺，血液循环流通，不规则的组织和血肿、水肿随动而吸收解除，防止了各组织间发生交织粘连。使各组织间恢复固有的相互配合、支持和协调的功能，使肌肉和关节的功能恢复正常。如因肿胀、怕痛或初次运动疼痛加重不动而功能代偿，肿痛就会永存不消。甚至到后期损伤部位表面消肿了，而深层软组织相互机化粘连、增生肥厚，造成局部机化粘连加剧，肿胀不消，使病情加重。

因此，对上述关节运动障碍和软组织损伤的患者，笔者不主张绝对外固定和静止不动处理，而要根据患者损伤的轻重程度来决定，做到因人而异，因病而异，不要一概而论。主张通过科学合理、适度有效地运动，靠正常的组织代替损伤的组织，利用正常组织的功能来保护损伤的组织，通过正常组织的主动运动来带动损伤组织的运动，促使组织间隙内的渗出液体及时吸收，防止组织间机化粘连及瘢痕组织的形成，从而为损伤的软组织提供一个良好的愈合环境。不要因为一点影响一片，局部影响整体，小题大做。这样损伤的组织很快愈合了，功能很快就恢复了，正常的组织收缩和伸展功能也加强了。而不会因长期固定和静养造成肌肉萎缩及功能减弱。运用关节的屈伸、收展、旋转带动肌肉等组织的主动收缩、牵拉及伸展运动，不但可解除因血肿、水肿造成的内在压迫，而且通过适度、合理、科学和有效地运动，促使局部的血肿、水肿吸收，解除因损伤痛而引起的肌肉或肌纤维等组织痉挛，防止了血肿、水肿的机化和组织间的相互粘连。起到及时调整、改善局部和肢体的新陈代谢，加速肢体、局部的血液循环和营养供给，促进损伤组织的修复和愈合的作用，达到肌肉和关节功能恢复的目的。

## 二、科学运动原则

笔者的运动原则总的来讲就是一定要在科学合理的基础上进行有效的运动，它是新的运动锻炼方法的法则。笔者根据人体运动特点、关节运动的范围和肌肉收缩和伸展等运动功能，制定出各运动组织的运动原则。针对人体各种运动组织的运动均有一个科学可行、合理有效的客观要求。

因此，运动原则和法则为人体运动组织能力的加强、肌肉的增长、力量的增强、关节活动范围的加大及人体运动的协调性、平衡性、均称性、灵活性、适应性和柔韧性的增强具有指导性意义，同时也发挥着重要作用。使人们在运动时有法可依，有方可循。避免盲目运动、错误运动对人体带来的损伤。循序渐进、适度合理、科学有效的运动为人体健康起到护航作用。

## 三、科学运动理念

笔者的运动理念，首先以人为本，从人的运动本能、运动天性、运动目的、运动结果出发来论述人体运动的合理性。世界上的任何事物都是辩证的、相对的，将任何一个事物绝对化都是不客观、不科学的。对于人体而言，其本身就是动物，本能使然，运动就是人的天性。广义上讲，人从孕育到出生到死亡前无时无刻不在运动着。而从狭义上讲，运动可分为本能性运动、职业性运动、专业性运动和趣味性运动，而趣味性运动就是我们通常所说的锻炼。那么，如何运动、怎样运动才能使人获得健康，获得高质量的生活，达到身强体壮，预防疾病的目的呢？对此，笔者经研究加上几十年的运动体会和经验提出如下运动新理念。

1. 运动一定要因人而异，因病而异。要根据不同人群的不同情况和需要而设计和制定不同的运动方式。无论是健康人还是患者首先一定要将不同性别、不同年龄、不同体质和不同健康状况的人群区分开来，同时根据有无疾病、疾病具体的种类、性质、病情等情况区别对待。做到具体问题具体分析，适度合理，有的放矢，才能取得最佳运动效果。

2. 在运动过程中运动幅度要由小逐渐加大，运动的数量要由少逐渐增多，运动速度要由慢逐渐增快，运动时间要由短逐渐加长。同时，每次运动时各种动作要交替进行。运动时一定切记不要突猛、突大、过快、过多或迟缓过慢或持久及时间过长。

3. 独创出循序渐进、适度合理、科学有效地运动方式——“台阶式运动”，摒弃以往传统陈旧错误的曲线性运动。这样才能做到既不加重损伤，还能使肌肉增长、力量加强，储蓄能力，肌肉和关节功能保持正常。才能真正达到防病、健身、治病的目的。

4. 创新运动概念。无论是职业运动员训练或比赛前，还是大众日常运动前都会做准备活动，这些主动或被动准备活动通常被称为压关节、拉韧带。运动前的准备活动是必要的，但笔者经过反复研究和亲身实践认为压关节、拉韧带的提法并不科学和准确。因为人体韧带在关节周围，是处在肢体组织的最深层的一点，而当人体主动运动或被动运动时首先牵拉的是肢体的肌肉、肌腱等纤维组织。所以，笔者认为把压关节、拉韧带的创痛运动概念改为收拉肌肉更为科学和准确。

## 第二节 科学运动与有效功能锻炼方法

### 一、静止、运动的时机

关节、肌肉的静止和活动不要一概而论。要根据关节、肌肉、肌腱和关节囊、韧带实际损伤程度决定。对关节脱位、骨折、肌肉、肌腱撕断，刀割伤等严重损伤，均应给予对症治疗，合理的局部固定，静止休养，有利于关节的稳定和局部损伤的修复、愈合。不能整个肢体固定，要固定局部，但固定时间不能过长。强调损伤部位的上、下关节和肌肉的运动，促进局部和肢体的血液循环，加强局部的新陈代谢和损伤组织的营养的供给，促使局部血肿、水肿的吸收，防止组织间的粘连，加速损伤关节软组织的愈合及功能恢复。同时，要根据关节和软组织的愈合情况，尽早地解除外固定，在损伤肢体病情条件允许的情况下，督促患者忍痛进行关节活动和有利的功能锻炼，力求使关节功能早日恢复。

如对上述疾病不给予有效而合理的固定，盲目的活动只会加重损伤，关节功能不易恢复。如因损伤、肿胀不动或动得太晚，则不利于损伤组织的愈合，会造成关节功能受限障碍。因此，静与动的效应是相对的，也是相辅相成的。根据具体伤病程度和患者个体情况，适时采取以动为主，以静为辅，动、静结合的治疗方法和处理原则，使其相互取长补短，才能取得最佳效果。

### 二、科学有效的功能锻炼方法

笔者提倡的的科学有效运动锻炼方法可广泛地应用于日常锻炼、专业健身和临床疾病的功能锻炼之中。各种运动方法分为主动运动锻炼方法、被动运动锻炼方法和意念暗示锻炼方法。

#### （一）主动运动锻炼方法

主动运动锻炼方法应用范围十分广泛。大体分为两个方面：一方面，应用于关节和肌肉运动功能正常与健康人群，他们通过循序渐进、适度合理、科学有效的锻炼，促进周身血液循环和营养供给，增进新陈代谢，促使肌肉增长、力量增强，扩大关节活动范围，不断增强肌肉和关节运动功能，促使骨骼强壮，肌肉发达，韧带弹缩性增强，关节活动灵便自如。达到强身健体，获得健康优质高质量生活的目的。另一方面，应用于因疾病导致的肢体关节周围软组织损伤、骨骼周围肌肉损伤、肌肉萎缩、肢体关节肿痛、关节功能受限，但仍存在一定的主动运动功能的功能障碍者。如颈臂腰腿痛患者、骨折手术及手术后遗症患者，无菌性纤维组织炎患者，外伤性截瘫、病理性截瘫患者，偏瘫、脑外伤手术后遗症患者，小儿脑瘫、周围神经损伤患者；各种手术后遗症患者和烫伤、烧伤后遗症患者等具有主动功能的患者。通过合理、适度、有效的主动运动，使健康人达到预防疾病，提高防御疾病能力的目的；使患者通过肌肉的主动收缩和伸展、关节的主动屈曲、伸直和内收、外展运动，充分发挥自身肌肉和关节的主观能动性。通过反复经常的主动运动，在适度合理的基础上，多多益善，既巩固治疗效果，又达到功能恢复的目的。

1. *方法* 患者针对自己肢体、关节的肿胀疼痛，关节功能受限和障碍情况进行有效的锻炼。活动时，要根据每一个关节挛缩的程度，关节强直的性质，肌肉萎缩程度，纤维组织间的机化粘连和肿胀轻重的程度等情况进行。关节做屈伸、收展和旋转时，活动的范围及幅度要适度，以免造成新的损伤。健康人群则根据自身需要和能力进行锻炼。

2. *要领* 患者使肢体关节做屈伸、收展和旋转时，自己要对肢体肌肉等组织病理变化程度、关节强直、挛缩和关节狭窄、肌肉肿胀轻重做到心中有数。根据病情、肢体肌肉和关节周围结缔组织损伤的程度及功能的需要而由小逐渐加大，不要突猛突大，以免对肢体肌肉等组织及关节周围的纤维组织造成新的损伤。因此，强调活动时要循序渐进，即运动范围和幅度一次大于一次，运动次数一天多于一天，运动时间一天长于一天。

当达到肌肉和关节所能承受的最大限度时结束。

健康人群运动时也要遵循适度合理，循序渐进的原则。

3. *作用* 主动运动是人体肌肉和关节功能一种积极而有效的运动锻炼方法。对健康人群来说，通过主动运动使肢体肌肉等软组织的收缩与伸展度逐渐加大，使肢体关节活动更加灵便自如，进而可使肌肉收缩与伸展到最大限度。这样可防止因静止而引起的组织间隙粘连，组织关系紊乱，影响神经的正常传导和血液的供给，造成整体功能的下降。同时，通过肌肉的频繁收缩与伸展，促进肢体血液循环和新陈代谢，促使肌肉发达、强健而有力，增强人们抵抗疾病、抗击外部侵害的能力，为人体健康奠定了基础。

而对于有一定主动运动功能的各种患者来说，主动运动是巩固治疗效果、消肿解痛和肌肉、关节功能恢复的最佳辅助手段。通过肌肉等软组织的主动收缩与伸展，促进肢体肌肉的血液循环和新陈代谢，促使炎症和血肿、水肿的吸收，撕脱各组织间的粘连，防止和避免肌肉再度萎缩和加重损伤。扩大组织间隙，理顺组织关系，解除压迫。加强肌肉、肌腱、韧带和关节、纤维弹缩性，使肌肉增长，力量增强。逐步达到肌肉和关节主动运动功能恢复正常的目的。

### （二）被动运动锻炼方法

被动运动锻炼方法也称为他人运动锻炼方法。该方法主要应用于主动运动功能受限、障碍、严重障碍或丧失的患者，通过医生、康复师或家庭成员的帮助使患者肢体做屈伸、收展、旋转等运动，使肢体有障碍或瘫痪萎缩的肌肉被动收缩与伸展，来代替患者完成肢体的运动，起到伤肢肌肉和关节主动运动的作用。

对于患病初期的患者，通过被动锻炼可起到被动兴奋肢体神经的作用。同时可撕脱开组织间的粘连，理顺组织关系，扩大组织间隙，加速血液循环和新陈代谢，促使血肿、水肿的吸收。防止了因肢体软组织相互间机化粘连，形成缠裹性压迫，阻滞肢体各组织间的神经传导和血液供给。同时，防止因肢体软组织纤维间关系紊乱导致肌肉等软组织挛缩、萎缩、纤维化和关节纤维性强直的发生。

对于肢体已经形成肌肉挛缩、纤维化、萎缩，关节强直或因肌肉瘫痪无力导致关节松弛的患者，通过肢体肌肉等纤维组织的被动收缩与伸展，撕脱分开各组织间的粘连，扩大组织间隙，恢复组织关系，增强神经兴奋度，加速肢体血液循环和营养供给，起到肌肉弹性增强，肌肉增长，力量加强，关节被动活动范围增大，活动灵便自如性加大，无对抗和阻力。久而久之，不仅可起到主动收缩与伸展的作用，同时可达到肢体主动运动功能改善和恢复的目的。

身体健康者也可采用被动运动锻炼方法进行锻炼。一方面，通过他人被动牵拉肢体周围的肌肉、肌腱使肢体肌肉等纤维组织被动收缩和伸展，使肢体关节间隙增宽、扩大，加大肢体关节的活动范围；另一方面，通过肢体关节的被动屈曲和伸直，使肢体肌肉等软组织被动收缩和伸展，起到解除疲劳和放松的作用；同时，可随时撕脱正常肢体肌肉等纤维组织间的机化粘连，达到被动牵拉、增强主动运动功能的目的。

1. *方法* 术者双手分别持握关节的上下两端，根据不同肢体和部位，使患肢关节做屈伸、收展和旋转运动。运动时，术者掌握肢体关节的屈伸、收展和旋转的正常范围和角度，要随着疼痛的减轻，痉挛度的缓解和接受耐力的增加而由小逐渐加大，反复数次结束。

2. *要领* 术者在为患者做被动运动锻炼之前，应了解患者肢体关节的病情轻重、关节运动功能障碍的程度、肌肉和其他纤维机化粘连等情况，以免在运动过程中给患者造成新的损伤和不良后果。要根据患者关节的障碍程度进行，不要突猛突大，使关节活动过度。关节的屈伸、收展和旋转的范围由小逐渐加大，循序渐进，方可达到被动锻炼治疗的预期目的。避免损伤关节及周围的软组织而加重病情。

3. *作用* 术者双手持握患者功能障碍或丧失的肢体关节上、下两端，根据肢体关节的肿胀，肌肉萎缩粘连，关节挛缩，关节间隙狭窄和强直程度，通过被动活动达到撕脱关节周围纤维组织间的粘连，松解关节挛缩，扩大组织间隙和关节活动范围，加速了肢体的血液循环和新陈代谢，加强了肢体关节的功能和肌肉及各纤维组织的弹缩性，防止血肿、水肿的机化再粘连，肌肉萎缩、关节挛缩和关节的强直，促使了关节、肌肉纤维间和炎症的吸收，达到了消肿止痛，关节、肌肉功能改善和恢复的目的。

### （三）意念暗示锻炼方法的作用及要领

意念暗示锻炼方法作用于偏瘫、脑外伤后遗症和脊髓损伤（截瘫）等运动功能完全丧失的患者。笔者根据患者脊髓损伤后，脊髓和神经的传导、指挥功能丧失的状况，专门总结、制定出独特的神经暗示锻炼方法。通过大脑用力暗示损伤的脊髓、麻痹的神经干、支及神经纤维和周围瘫痪的肌肉，使脊髓损伤造成的周围神经信息传导功能贯通连接起来。用大脑暗示诱发脊髓和神经指挥各丧失功能的器官做运动。

意念暗示锻炼对脊髓损伤造成的截瘫瘫痪肢体运动既是潜意识的，同时又是深层次的。它通过大脑指挥损伤的脊髓、神经。是使损伤的脊髓和神经苏醒的兴奋剂和催化剂，是使脊髓和神经主动传导功能苏醒、恢复的前提和基础。因此，意念暗示锻炼是脊髓损伤患者瘫痪肢体和相关器官功能恢复的先行军，也是神经功能恢复的关键环节，它对脊髓和神经功能的恢复是不可缺少的步骤，对运动功能和各器官功能苏醒、改善和恢复起着至关重要的作用。

1. 方法　意念锻炼方法不是通过他人和借用外力的作用，而是通过患者自己的大脑产生示意诱导刺激损伤脊髓的局部、下属的神经干和神经支、损伤脊髓所造成的平面以下感觉、运动、括约肌和生殖功能丧失的系统，此种方法称为神经意念暗示锻炼方法。

2. 要领　意念暗示锻炼方法，在脊髓损伤、手术后平面以下各功能丧失的改善和恢复起着连接、沟通和传导信息的作用。脊髓下属的感觉、运动、括约肌和生殖功能未能达到随意、主动传导指挥的情况下，患者通过大脑暗示、刺激和诱发损伤脊髓局部及脊髓下属的器官锻炼时，要求患者排除一切干扰，绝对要入静，思想要单一，精力集中。使大脑用力暗示指挥脊髓像正常人一样向下传导、感觉；用力使肌肉收缩、伸展关节的各种运动；使膀胱和肛门括约肌用力收缩运动；男性用力提肛、提睾，使阴茎勃起，女性做阴道及球海绵体肌的收缩等相关的运动。锻炼的初期，患者因脊髓损伤与下属的器官功能中断的时间与期限过久，开始时，很难马上找到指挥和收缩的感觉。因此，需要患者树立耐心和坚定的信心，并且锻炼的时间由短到长，一直找到对各功能指挥的感觉时为止。当患者对各丧失功能找到感觉后，分别对功能障碍或丧失的器官进行意念暗示锻炼方法。应用的力度由小逐渐加大，由弱到强，由浅入深、由上而下。每个器官要做到最大限度，直到随意、主动运动为止。在锻炼的过程中，开始时时常出现指挥不通畅，找不到感觉和信息未能向下传导的现象，说明损伤的脊髓仍未完全恢复正常。此时千万不要丧失信心，请患者坚定信心，树立和培养自己的信念。加大大脑、脊髓对下属功能指挥传导的信息的力度，最终即可找到传导联接和指挥通畅的感觉。经常进行，感觉即可随意找到。此时，说明脊髓和神经干支功能恢复正常。每日 2 ～ 3 次，每次一个系统 15 ～ 20 分钟。

意念暗示锻炼方法是很辛苦、疲劳而又是肉眼看不到任何动作的、深层次的一种无形运动。运动所消耗的能量，远远超出肢体被动和主动运动的能量。锻炼时患者每次或经常出现大汗淋漓。尽管很辛苦，患者一定要知道，它是脊髓损伤后下属各器官功能丧失、改善或恢复的先行军，也是神经信息传导功能恢复的连接和沟通。因此，意念暗示锻炼是脊髓损伤造成截瘫患者各功能恢复不可缺少的关键环节。它是科学有效的神经恢复锻炼方法，它为各功能改善和恢复起到积极促进作用。

3. 作用　意念暗示锻炼方法在脊髓损伤（截

瘫）平面以下和周围神经损伤各功能改善和恢复是很重要而关键的一个环节。患者因外伤致脊髓损伤，造成脊髓休克或脊髓损伤（截瘫）平面以下感觉、运动、括约肌和生殖功能全部丧失。因脊髓损伤，脊髓与大脑一时性或长期失去联系，同时脊髓下属的神经干支感觉、运动、括约肌和生殖功能因脊髓的损伤也一时性或长期中断与中枢神经的传导。如脊髓休克苏醒或是脊髓损伤手术解除压迫后，脊髓休克时间较长，或脊髓损伤压迫过重，脊髓下属的各器官功能因与脊髓的传导、指挥、兴奋和刺激功能中断的时间过久，即便损伤脊髓全部或部分功能恢复，也难以马上恢复中断已久的传导指挥功能。因此必须先通过大脑意念暗示，诱导损伤脊髓平面以下的各丧失的神经干、支，使脑或损伤脊髓的部位与损伤的脊髓或脊髓下属的相关器官取得联系，联接起来。加强上述相互之间的信息传导和指挥能力。使大脑与脊髓，脊髓与脊髓下属的器官神经指挥传导功能联通，恢复其固有的传导指挥功能。达到神经信息的连接的目的，为脊髓和神经传导功能恢复奠定了基础。

# 第三节　科学运动的利与静止不动的弊

运动和静止是对立统一的。科学有效的运动是人体健康的重要保障。而静止不动无论对人体运动系统还是其他器官都是不利的。因此，我们提倡科学有效的运动。

## 一、科学运动对皮肤的利与静止不动对皮肤的弊

1. 科学运动对皮肤的利　人体各关节的屈曲、伸直、收缩、外展和旋转运动，均是通过肌肉的收缩和伸展运动来完成的。覆盖在人体表面的皮肤也具有收缩和伸展功能，它是随着关节的屈、伸、收、展和旋转及肌肉的收、展运动而运动的。皮肤通过不断的收缩、伸展运动来扩大皮下滑膜与肌膜之间的摩擦和滑动力，促使皮下脂肪的代谢吸收，防止皮肤与肌膜之间的间隙缩小，产生机化粘连。同时，随着关节和肌肉的收展运动，可促进皮肤肌皮下组织的血液循环，加强皮肤组织的新陈代谢，使汗毛孔扩大，排汗通畅，促使体内废物通过汗液及时排出。使皮肤经常保持紧致、光滑、润泽，富有较强的弹性，从而起到延缓皮肤衰老，防止皮肤粗糙起皱，保障皮肤健康的作用。

2. 静止不动对皮肤的弊　如长期不动，皮下脂肪肥厚堆积，皮肤的血液循环较差，影响皮肤的新陈代谢和营养供给，并导致皮肤汗腺和汗毛孔堵塞及血管萎缩，同时降低皮肤的收缩牵拉力量，减弱伸展性和弹缩性等功能，为此皮肤一旦损伤，因皮肤的血供较差，伤口不易愈合，容易感染，使病情加重，导致其他合并症的发生。即便愈合也会形成瘢痕。此外，易产生功能减退、皱裂、汗毛孔粗大、皮肤无光泽、无弹性及早期老化等不良反应。

## 二、科学运动对肌肉的利与静止不动对肌肉的弊

1. 科学运动对肌肉的利　健康的体魄与强健的肌肉密不可分，而强健的肌肉来自于坚持不懈地进行科学有效的肌肉运动。肌肉运动可使肌纤维增粗、增长，肌肉弹性和力量增强，保证肌肉进行正常的收缩、伸展和舒张，从而加速肢体肌肉血液循环和营养供给及新陈代谢。

对于健康人群来讲，通过肌肉的收缩和伸展运动，可自身修复各肌纤维之间、肌束之间、肌腹之间、肌腱鞘膜之间的组织关系，扩大各组织邻里间和各层次间的组织间隙，解除各组织邻里间和层次间的压迫，保障肢体肌肉血供通畅、营养供给丰富，促进肌肉增长，力量增强。拥有强健的肌肉可有效地抵抗外伤的侵害，保护肢体功能不受损伤。而一旦损伤也能较快得到修复和愈合。

对于已有损伤的患者来说，科学的肌肉运动除了具有上述作用外，还可起到促进损伤肌肉修复和愈合，促使血肿、水肿吸收，防止因血肿、水肿机化，静止不动而引起的组织间相互粘连、紊乱的作用。同时，通过关节的主动收缩、伸展活动撕脱开机化粘连的组织，使肌肉和其他纤维组织功能加强和损伤组织的恢复。

2. 静止不动对肌肉的弊　肌肉长期不做收缩、伸展运动，会使肌纤维、肌束膜间、肌腹膜之间相互发生粘连，造成肌纤维间隙狭窄，组织关系紊乱，肌肉变细、变弱或消失。肌纤维邻里间、各层次间因组织间隙狭窄压迫，影响和阻滞肢体肌肉的血液循环和营养供给。如肢体肌肉长期得不到丰富的营养，导致肢体肌肉失用性萎缩或纤维化。萎缩或纤维化的肌肉会在骨骼周围形成缠裹性的压迫，使肢体血液循环不通畅，新陈代谢变差。此时，一旦有不同程度的外伤史侵犯，肢体肌肉、关节和软组织功能因减弱而易损伤。同时，因局部血液循环较弱，会造成损伤的组织延缓愈合或不愈合等现象的发生。

## 三、科学运动对韧带的利与静止不动对韧带的弊

1. 科学运动对韧带的利　韧带跨越关节间隙，位于关节远近两端，环绕在关节腔隙的周围，称为关节平衡稳固的支持带、连接带和固定环，起着固定和保护关节的作用。随着韧带的收缩、伸展运动，每一个关节完成所需要的屈曲、伸直和旋转运动动作。关节经常随着肌肉进行不同程度、不同幅度的有利运动，使关节周围的韧带纤维增粗、变厚，弹性和伸展度增强，韧带纤维长期的收缩伸展运动，可使关节周围的韧带上下、浅深两层和左右邻近肌腱等组织间润滑、光泽而有序，各组织相互完成各自的功能协调作用，使关节始终保持最佳状态，保障关节的稳定性，不易受外伤史的侵入，达到缓冲和枢纽的目的。

2. 静止不动对韧带的弊　如关节不进行有利的运动，或者静止不动，久之韧带和关节的血液循环较差，韧带纤维由粗厚变为细薄，因关节不运动或运动少，关节周围的韧带纤维不收缩、伸展或小幅度收缩、伸展，使纤维的弹性和伸展度减弱。一个姿势过久，关节周围的韧带被动收缩与被动牵拉，导致关节周围的韧带收缩性损伤和牵拉性损伤，使关节囊松弛，关节不稳定，牵拉不均称。浅、深两层和左、右邻近的各组织粘连在一起，一旦遇到外伤史，即造成程度不同的损伤，伤后因血供较差，加上上述因素不易恢复，容易形成失用性萎缩和挛缩，关节纤维性强直，出现韧带功能紊乱，使关节的稳定性较差，容易导致关节损伤和功能障碍。

## 四、科学运动对关节的利与静止不动对关节的弊

1. 科学运动对关节的利　关节的活动，可使关节腔内的润滑液增多，加大关节的活动度和扩大关节间隙，增强了关节和关节囊、韧带的收缩性及牵拉力和伸展度，使关节周围软组织的收缩和牵拉平衡对称，保障关节的稳定性，加大了关节的活动范围，增强了灵活性，同时一旦关节及关节周围的软组织损伤，通过关节的运动，可使关节腔内的积液和关节外的血肿、水肿早日吸收，以免在关节腔内形成沉淀物及关节外纤维组织关系紊乱，造成肿胀、粘连和疼痛而影响关节的功能。

2. 静止不动对关节的弊　关节如经常不动，会造成关节间隙狭窄。关节间隙狭窄时如再进行运动，关节面与关节面的相互摩擦，可导致关节面的损伤或破损。关节周围的关节囊、关节韧带弹性和伸展收缩力减弱；长期少动或不动，可导致关节内的血液循环差，关节间隙由宽变窄，活动范围由大变小，甚至关节周围的软组织挛缩，关节周围特异性炎症（无菌性炎症）刺激，关节腔内蛋白质的沉淀，血管翳迅速在关节面增长爬行，关节面很快被腐蚀破坏。非特异性炎症和周围的不规则组织把大量的营养吸取、阻断、消耗，造成软组织机化、粘连钙化、骨化导致或促使骨质疏松和骨质增生，甚至关节功能受限。此时，一旦遇到外伤史或不同诱因使关节损伤，出现疼痛、肿胀现象，因不动、血供较差，伤后不易愈合，同时会使关节症状加重。

## 五、科学运动对神经的利与静止不动对神经的弊

1. 科学运动对神经的利　肢体肌肉纤维、肌束、肌腹、肌腱膜等各软组织之间的间隙均为各神经根、神经干、神经支和神经纤维的通过之处。对于健康的肢体，随着肌肉等软组织和关节的主动运动，关节、肌肉、关节囊和韧带的活动度的增强，神经根、干、支及神经纤维的功能也随之加强，从而保障了中枢对周围神经指挥信息的通畅，使神经对各组织的支配和指挥能力保持正常。对于遭受过外伤侵害的肢体，通过经常不断的运动，可防止损伤后血肿、水肿造成的组织间机化、粘连，解除对神经根、支和神经纤维的压迫，有利于损伤的神经根、支、微小的神经纤维再生、爬行、延伸，保障了神经指挥畅通，逐步恢复神

经的支配、指挥功能。

2. *静止不动对神经的弊* 如肢体经常不进行有利的运动，长期处于相对静止的状态，就会造成中枢和周围的神经根、支不发达，甚至萎缩，使中枢对周围神经根、支及末梢神经纤维指挥和传导功能减弱，周围末梢的神经纤维向中枢反馈信息缓慢。同时，因关节、肌肉活动幅度小或不动，加上神经穿出或通过狭窄部位的其他组织和神经鞘膜及神经纤维相互粘连，就会直接影响神经的传导兴奋功能。另外，一旦神经传导受阻或损伤，不及时有效的治疗，不加强有效的活动和锻炼，使神经周围的血肿、水肿形成机化粘连，造成神经损伤的再度压迫，不但影响神经的苏醒和恢复，给血肿、水肿机化、各组织相互间粘连创造了有利条件，提供了机会，而且会加重损伤和压迫程度，导致肌肉萎缩或瘫痪，使病情加重。

## 六、科学运动对血管的利与静止不动对血管的弊

1. *科学运动对血管的利* 肢体经常运动，可加速动、静脉血液的输送和回收，促进毛细血管内的物质交换和新陈代谢，同时使毛细血管管径增大，储血量增加，保障了肢体和局部的营养供给，维护了整体循环的平衡。通过动脉血的压力和流量的增强，血管平滑肌收缩和伸展运动的加强，有利于冲刷动脉管壁上的沉淀物，使管壁光滑、伸缩有力，管腔宽阔，供血通畅。使动脉血能畅通无阻地输送到全身每一处毛细血管，并且与静脉毛细血管有机对接，再通过静脉的干、支和大静脉返回到心室，顺利完成体内循环和物质交换。从而保证人体血液循环、新陈代谢和营养供给的正常运转之中。达到人体各器官功能正常，身体健康的目的。

2. *静止不动对血管的弊* 肢体不经常运动，周身各器官的血流量减少，血管的管腔狭窄，血管壁的弹性弱，血液循环缓慢。从而影响了全身各系统的新陈代谢、物质交换和营养供应，导致大、中、小动、静脉血管管腔狭窄、管壁增厚，造成血黏稠度增高、血管硬化等并发症的发生，毛细血管萎缩、变小。因此，只维持了人体各器官生命的血液供应，未能达到劳动和大运动量所需要的血液循环的运送和保障，使整体功能下降。当皮肤、骨骼、肌肉出现损伤或患病时，因血供较差，出现延缓愈合，甚至不愈合。严重者，因各器官功能减弱，整体功能低下，可导致各器官功能衰竭，甚至危及生命。

## 七、科学运动对心脏的利与静止不动对心脏的弊

1. *科学运动对心脏的利* 心脏是人体生命的源泉，也是人体生命的发动机。其功能是保障全身各个器官和系统及每一个活性组织的营养供给。心脏肌肉发达与否直接关系到人体是否健康，心脏搏动频率的快慢与人体运动有直接的关系。酷爱运动的人或职业运动员的心率100%过缓，这说明他们的心肌发达，心功能强健，心腔血的储量丰富。心肌每收缩一次，即可将心腔的血液输送到全身；每舒张一次，即可将全身血液顺利收回。

对于健康人群，通过科学有效的运动，使心肌发达有力，更好地为全身各器官服务，从而不断加强自身整体功能，远离心脑血管疾病。对于心脏有轻度异常或老年人心脏功能下降、减弱的人群，通过科学有效的运动，不断冲击心脏收缩和舒张功能，逐渐增强心肌功能，从而逐步调整自身整体功能，以防止心脏功能减弱，病情朝严重方向发展。对于心脏功能不健全或有器质性病变的患者，则建议对症治疗、遵循医嘱即可。

2. *静止不动对心脏的弊* 长期不运动的人在静止不动时心脏搏动的速度相对缓慢，一旦运动立即感觉心率加快，胸闷气短，甚至头晕目眩。出现上述不适症状后，大部分人便放弃了运动。少动、不动，便会出现食欲下降、心功能减弱等症状，直接影响整体的血液循环和全身各器官的营养供给。日积月累，形成恶性循环，造成心肌萎缩，周身血液不畅通，各器官功能异常，导致

疾病的发生。

## 八、科学运动对脑的利与静止不动对脑的弊

1. *科学运动对脑的利* 科学有效的运动，一方面促进人体所需热量的吸收、能量和营养的供给；另一方面促使多余脂肪的代谢、吸收，防止肥胖的发生；同时有利于血脂、血糖等保持正常指标。从而使动脉和静脉不存在管腔狭窄、管壁增厚、动脉硬化的可能性。

坚持科学有效的运动使全身动脉、静脉平滑肌收缩与舒张力量，管壁有弹性，管腔增宽，血流加速，保证了大脑正常的营养供给，使脑细胞保持活跃，思维敏捷，保障中枢神经的指挥功能的正常顺利进行。有效防止脑神经损伤，预防脑早衰或脑痴呆等疾病的发生。

2. *静止不动对脑的弊* 不运动对脑产生的弊端来源于体内营养过剩、脂肪堆积。爱吃懒动，多吃不动，体重随之增加，脂肪堆积又不能及时代谢吸收，导致血液、肌肉、心、肝、肺、胸腔、腹腔、肠管内外，动、静脉管腔内外均被多余脂肪包裹，全身各个器官无法正常运转，血液循环和新陈代谢也因此减慢，导致大脑及周身血流缓慢。久而久之，使血管壁增厚、管腔狭窄，形成动脉、静脉硬化，脑及周身血管异常改变，后果就是导致高血压、动脉和静脉硬化、脑血栓、脑溢血，以及肢体障碍或坏死等并发症的发生。

## 九、科学运动对肺的利与静止不动对肺的弊

1. *科学运动对肺的利* 肺是人体重要的组成部分。人体的大循环是指心脏及全身血管的循环，小循环就是指肺部的循环。肺活量的大小可决定一个人体的健康程度。肺的功能是通过肺泡的扩张和收缩完成的，肺扩张时将空气吸入肺内，并把其中氧气输送到血液中；肺收缩时是通过鼻孔和口腔将体内废气排出体外。通过反复的呼与吸来保障肺的正常功能。

坚持不懈、科学有效的运动或强有力的劳动，可使肺泡增大，吸入氧气增多，使肺主干和支气管增粗，保持呼吸顺畅，肺功能加强，远离肺炎、气管炎等肺部疾病。

2. *静止不动对肺的弊* 长期静止不动使肺活量减小，肺功能减弱。运动少或不运动的结果是使胸廓缩小，胸膜变薄，弹性弱或无弹性，肋间肌收缩性萎缩，甚至纤维化。经常不运动导致肺泡变小，泡壁变薄无弹性，容易形成自发性气胸。因呼吸功能减弱，体内氧气供给缺乏，会导致机体自身免疫力下降，整体抵抗力减弱，各肺叶变小，肺的各气管变细、变窄，导致肺纤维化或肺支气管阻塞等不良变化，经常出现发热、咳嗽、感冒、肺炎、支气管炎等多种疾病。

## 十、科学运动对骨骼的利与静止不动对骨骼的弊

1. *科学运动对骨骼的利* 骨骼的强壮来源于机体整体的健康正常运转，如肌肉的发达、肢体各软组织的强健、血液循环和营养供给的畅通。血管经过各组织间隙，通过骨膜，再透过滋养孔进入骨髓腔，来供给骨骼营养，保障骨骼的发育、坚韧和强壮。运动可促使骨皮质增厚，骨小梁增粗，骨松质密度增高，并促进骨骼的增长或强壮，对人体形成强有力的支撑，为肌肉等软组织服务。

而一旦发生损伤，如骨折后，进行科学合理的活动，可促使血肿、水肿的吸收，促进骨痂的形成，避免原发性损伤和手术人为损伤后的再度创伤，使其早日修复和愈合，防止功能障碍，达到功能恢复的目的。

2. *静止不动对骨骼的弊* 不动可使骨的弹性和韧性减弱，小儿会影响发育，成人容易造成骨质疏松，骨皮质由厚变薄，骨小梁由粗变细，使骨小梁萎缩和骨质压缩，一旦遇到外伤，易发生骨折，骨折后会出现不易愈合等后遗症。

## 十一、科学运动对整体的利与静止不动对整体的弊

1. 科学运动对整体的利　运动是人生命的良医益友。长期运动，使周身的关节、韧带、肌肉、神经、血管、心、脑、肺、肝、脾、胰、胆、肾、膈、胃肠等器官均处于正常运行之中。随着运动，各脏器的功能加强，使人的整体器官功能由始至终保持在一个正常的平衡状态，一旦个别系统出现紊乱或异常，其他器官相互紧密的团结起来，一致对异常的系统进行代偿、抵抗和隔绝性治疗，以整体抵抗功能代替个别异常器官功能，使其随动而治，恢复自己的正常功能，更好地为人的整体系统功能的健康服务，增强整体效应。

2. 静止不动对整体的弊　人体关节不运动，除了对上述的影响外，还可导致整体运动器官功能偏差不协调，同时使心、脑、肺、肝、脾、胰、胆、肾、胃、肠等系统功能减弱，甚至引起功能紊乱，使整体免疫力和抵抗力下降，整体功能不平衡，给各种疾病侵入机体提供了条件，创造了侵犯时机，成为各种疾病的繁殖地。各种疾病一旦形成，器官功能下降，整体抵抗力较弱，治疗起来效果缓慢，恢复相对困难，甚至造成更加严重的后果。

# 第2章　李培刚新疗法在医学上的新观点

## 一、在医学理论和医学观念方面

“李培刚新疗法”新的医学观念主要体现在对各种适应证的治疗上的创新与突破。

### （一）颈臂腰腿痛病

颈臂腰腿痛是临床上的常见病、多发病，尽管目前临床有很多治疗方法，但有时还是难以获得理想疗效。颈臂腰腿痛虽然不是什么大病，不会直接危及生命，但它们的不正常会给身体带来诸多不良反应和不良影响，长此以往就会对人的整体功能造成程度不同的损伤破坏，进而引起其他器官功能紊乱和疼痛的发生。笔者在多年临床研究中发现，当前人们对该类疾病存在不少认识上的偏差或误区，进而提出一些新的认识与新的观点，简述如下。

1.“颈椎病”定义过于笼统　目前临床上所诊断的颈椎病又称颈椎综合征，指的是一种以退行性病理改变为基础的疾病，如颈椎骨关节炎、增生性颈椎炎、颈神经根综合征、颈椎间盘脱出症等。一般认为：椎节失稳、松动，髓核突出或脱出，骨刺形成，韧带肥厚和继发的椎管狭窄等，因刺激或压迫邻近的神经根、脊髓、椎动脉及颈部交感神经等组织，引起一系列症状和体征。

自20世纪70年代起，笔者即对颈椎病进行了临床研究，认为很多被诊断为颈椎病的患者，其颈部疼痛、肢体麻木、头晕、脑缺血、胸闷气短、情绪急躁等症状并不是骨质增生等退行性病理变化所致，而多是颈椎周围各种软组织急、慢性损伤所致。因此，颈椎病原来的定义是不准确的，并且这种诊断命名也过于笼统，需要进行细分，进行重新定位和命名，才有利于针对病因选择正确的治疗方法和手段。

此外，对于很多临床医师一见患者有颈部疼痛、肢体麻木、关节功能受限或障碍等临床症状，或者影像学稍有改变，就诊断为颈椎病的现象，笔者更是提出批判。目前，由于对颈椎病认识上的偏差，以及错误的惯性诊断思维，导致了很多过度治疗或手术，将小病变成了大病，轻病变成了重病，给患者增加了经济负担和心理压力。

2. 中、老年人退行性骨质增生和椎管狭窄不属于病理变化，也不是疾病　笔者通过几十年的临床研究和实践证明，中、老年人退行性（老年性）关节骨质增生是人体生理退化过程中不可避免的自然规律，是一种正常生理退化现象，它不是病理变化，更不是一种疾病。目前，临床上很多医师把它视作一种疾病进行针对性的治疗是不合适的。

中、老年人退行性椎管狭窄也是生理退化过程中的一种正常现象和自然规律。同样不应把它视为病理变化，诊断为一种疾病，对其进行手术或其他治疗都是不恰当的。

临床上的头痛，头晕，恶心，睡眠不好，记忆力下降，胸闷气短，心悸，烦躁不安，肝脾胃肠不适，自主神经紊乱，颈、臂、腰、下肢麻木疼痛，关节功能障碍或丧失等症状，不是颈椎或腰椎骨质增生、椎管狭窄压迫脊髓引起的，而是由于颈部、腰部和四肢关节周围的韧带、肌膜、肌腱、血管和伴行的神经等组织粘连、机化、水肿，压迫邻近的血管和神经导致的一系列症状和功能障碍。

3. 关节运动可防止或延缓病理性骨质增生　笔者认为，中、老年人关节运动可防止或延缓病理性骨质增生。医学界的传统观念认为关节要省着用，肿痛的关节要静止不活动或少活动。但是，这样会使患病部位结缔组织增生肥厚，导致肌肉萎缩、关节功能减退，促使关节周边病理性改变加重。因此，关节要省着用的观点是错误的，它违背了人体关节运动的理念。

4. "椎间盘膨出或突出"的诊断是不符合实际、不客观的　笔者认为，人体的颈椎、胸椎间盘和腰椎椎间盘是不会膨出的，更不会突出，临床上颈椎、胸椎间盘和腰椎椎间盘膨出、突出的诊断是不符合实际、不客观的。目前所谓的椎间盘膨出或突出是将老年性、职业性椎间盘纤维环炎性的增生、肥厚现象误认为椎间盘突出压迫神经引起的一系列症状。此类疾病正确的诊断应该是椎间盘髓核突出。

如果患者颈、腰部有严重而突然的外伤史，临床随即出现一系列症状，CT 检查和 MRI 检查确有椎间盘髓核突出，此时的诊断是可以的。但是，笔者指出，即使颈、腰部有严重而突然的外伤史，它所造成的症状也不一定是椎间盘突出所致，可能与椎体周围软组织严重损伤与破坏有直接关系。另外，如果中年人或老年人没有明显而严重的外伤史，或仅有轻微外伤，出现颈臂腰腿痛或功能受限症状，这时即使 CT 检查和 MRI 检查确有程度不同的椎间盘膨出压迫脊髓，也不宜机械认定它就是引起症状的直接原因。笔者认为，患者这时的影像表现其实很多是纤维环和韧带纤维性钙化、增生、肥厚或骨化造成的，属于正常的生理退化现象。当然，有的髓核突出也可能是患者长期姿势不良，造成纤维环松弛、破裂，慢性挤压突出、髓核外移，但它同样不一定是引起症状的直接原因。

笔者认为，引起一系列神经压迫症状的主要原因是脊柱周围的软组织发生了异常改变，因此建议临床医师要客观地对待 CT 检查和 MRI 的检查结果，千万不要把 CT 检查和 MRI 等检查仪器作为诊断颈臂腰腿痛的万能器。它们有先进的一面，也有局限的一面，由于患者间存在着差异性、特殊性，并且各自的代偿能力、适应能力也不同，所以影像检查结果只能作为一个参考依据。

5. 颈臂腰腿痛不一定是骨骼和关节本身异常引起的　笔者认为，颈臂腰腿痛所造成的肢体疼痛、麻木、肌肉萎缩和关节功能障碍，骨骼和关节本身异常不是主要的问题，而多是骨骼和关节周围的软组织异常变化所致。目前医学界传统观念认为颈臂腰腿痛是骨和关节异常变化引起的，是方向上的错误。

6. 颈臂腰腿痛不是中、老年人的专有疾病　在临床治疗中，笔者发现颈臂腰腿痛并不是中、老年人的专有疾病，儿童和青少年颈臂腰腿痛也不少见，只不过儿童和青少年身体适应能力及代偿能力强，日常活动量大，其症状相对可得到缓解。而中、老年人由于适应能力和代偿能力变差，活动量小，加上积劳成疾，症状表现更为明显而已。

7. "抽筋"并非一定为缺钙所致　笔者认为，把中、老年膝关节肿痛，以及膝关节后侧、小腿前后侧和足底肌肉痉挛（抽筋）完全归结为缺钙所致是错误的。实际上，有些患者是软组织关系紊乱、软组织损伤所致，因此服用补钙药物治疗是徒劳无功的。

综合以上所述，笔者根据颈臂腰腿痛不同发病原因，不同病理变化，以及病情轻重程度的不同，研究总结出一套治疗方法——李培刚新疗法。李培刚新疗法的原理：一方面在于通过手法治疗软化增生肥厚、机化粘连的异常组织，缓解肌肉痉挛；另一方面通过手法这一无形的、没有任何创伤和不良反应的"手术刀"，剥离分开纤维组织间的粘连，扩大组织间隙，解除各种压迫，理顺组织关系，促进血液循环和神经传导，从而达到各项功能改善和恢复的目的。在对颈臂腰腿痛的检查过程中应做到"手到其部，病在其处；知其病变，做其诊断"。在施治过程中应做到"手悟心会，手随心转，法从手出，力道适度，手到病除”。真正做到“知病治病”。“李培刚新疗法”新的医学观念主要体现在对各种适应病症的治疗上的创新与突破。

### （二）骨折术后

骨折是骨科的常见病和多发病。目前国内外在治疗骨折上主要采用手术切开复位、金属内固定和石膏外固定。其治疗范围广泛，手术方法先进科学，是治疗骨折的必行手段，但也存在着弊端。手术会给骨折局部各纤维组织和骨折断端的骨骼造成人为的再度创伤。例如：术后骨折断端和上、下关节固定，关节和肌肉静止数月后，损伤部位出血，在骨折的局部形成血肿，血液渗透或侵入到损伤的组织和正常的组织间隙内，使肌纤维、肌膜、鞘膜等组织间机化，纤维之间相互粘连，手术后瘢痕组织和肌肉的挛缩，结缔组织增生、肥厚等病理变化。阻滞了肢体血液循环，影响了患肢体营养的供给和新陈代谢，使骨折断端肢体损伤的肌肉等纤维组织不能及时得到充分的营养，造成软组织不能及时的修复，骨折愈合期延长。同时导致骨折的肢体肌肉萎缩、关节挛缩、纤维化强直和功能障碍或残疾。

针对上述影响骨折和骨折周围软组织修复的诸多不良因素，笔者根据不同骨折类型，不同手术治疗方式，以及拆线后骨折的稳定程度，选择不同的手法、力量进行治疗。治疗后根据骨折的稳定情况进行适当的锻炼。能起到消肿止痛、活血化瘀、剥离粘连、软化血水肿机化造成的结节和瘢痕组织挛缩，防止组织瘀血和组织粘连，扩大组织间隙，解除骨折肢体及骨折局部的各种压迫，改善骨折局部的血液循环和新陈代谢。以保证骨折断端和损伤组织的营养供应，促进骨折愈合和软组织的修复，缩短了骨折愈合期。防止了关节纤维性强直、各纤维组织相互间的机化粘连、萎缩和功能障碍，为骨折的愈合和损伤软组织的修复创造一个良好的愈合环境。新疗法与骨折手术治疗方法优化相结合，可提高手术治疗效果，减少手术后并发症，使骨折愈合和功能恢复尽善尽美，为骨折术后的治疗和防止骨折后遗症的发生开辟了新的治疗手段。

### （三）无菌性纤维组织炎

无菌性纤维组织炎（类风湿关节炎和强直性脊柱炎）是目前医学领域里的一大难题，被公认为“活癌症”。该病主要侵犯脊柱、四肢关节、滑膜、软骨、韧带、关节囊和肌肉等纤维组织及结缔组织，并出现综合性剧痛、反射性痉挛和对称性肿胀。引起关节功能受限障碍、骨质疏松、关节破坏、肌肉萎缩、纤维性强直或骨性强直，致残率和死亡率甚高。笔者通过大量临床病案研究发现，之所以称为“类风湿关节炎”，是因为它的临床症状、关节肿痛等表现类似风湿性关节炎，却又不是风湿性关节炎，其病名含糊其词，是不准确的。而在病因不明、病理不清、诊断不准确的情况下，只根据该病的某些症状就制定了成套的治疗方案，是非常不科学客观的。没有做到以人为本，知病治病。目前国内外对该病主要采用药物和手术治疗。激素和其他镇痛药作为首选药物，服药后虽能暂时消肿止痛，缓解症状，但不能根治。反而麻痹了神经，掩盖了病情。长期服用各种镇痛药和激素还可导致胃肠出血及肝、脾、肾功能损坏，甚至使血小板减少等合并症发生，使机体抵抗力和整体功能下降。加之传统观念认为“肌肉和关节疼痛和肿胀时要绝对静止休息”，从而造成肌肉萎缩、关节挛缩、功能减弱，组织间相互粘连，结缔组织增生肥厚，从而加重病情。有的采用滑膜切除术，滑膜切除后可再生，手术过程中人为地破坏了关节的正常生理结构，瘢痕组织挛缩和增生肥厚，使病情加重。盲目和草率的治疗是对患者极度不负责任，造成的后遗症是令人痛心的，也是医学领域的遗憾。

根据上述情况，笔者针对以往对所谓的类风湿关节炎和强直性脊柱炎的病因没找到、发病机制不明白、病名不确定、诊断不清楚、无目标性的错误治疗方式进行了 20 多年全面而系统的分析和研究，找到了该病的发病原因，并根据其临床表现和症状，清楚地掌握了这两种疾病的病理变化。从而排除了长期以来怀疑和猜测它们是自身免疫性疾病、遗传性疾病和胶原性疾病的可能性。依次根据它们的发病原因、临床表现和病理变化将病名定为“无菌性纤维组织炎”。这一新的诊断和新的病名的命名为疾病找到了病理变化，明确了正确的治疗方案，真正做到了“知病治病，才能治好病”。

按照中医学传统理论认为患者肢体肿痛是“不通”所致。笔者根据西医解剖学的研究证实无菌性纤维组织炎的肢体肿痛是“纤维组织间相互交织在一起，组织间粘连，组织关系紊乱，压迫所致”。在正确诊断的前提下，根据无菌性纤维组织炎患者的性别和年龄、病程的长短、病情轻重程度、病变的部位和不同程度的病理变化的需要研究出新的治疗手法。新手法是一种无形的手术刀和强有力的药物，但它的作用却远远大于手术刀和强有力的药物，称为“松解术”。新手法没有任何不良反应，是手术和药物不可替代的。同时，根据新手法治疗后病情恢复的需要，为巩固治疗效果，笔者研究出适合不同程度患者的有效的关节和肌肉功能运动锻炼方法。打破了以往类风湿关节炎和强直性脊柱炎患者禁止手法治疗和功能锻炼，主张静止不动的传统、陈旧而错误的观念。制定出了“以治为主，以动为辅，治动配合，动静结合”的新原则。在不服用任何药物的情况下，经新手法治疗，可剥离和撕脱各组织间的粘连，理顺各组织关系，扩大各组织间隙，促进血液循环。能消炎、消肿、止痛，缓解痉挛，促使炎症和血水肿的吸收，软化机化的结节。配合肌肉的收缩和伸展及关节的屈伸运动，促使肌肉和韧带等组织的血液循环，使肌肉增长，力量加强，恢复肌肉等软组织的弹性。促使整体免疫力和抵抗力改善、增强。达到肝、胃、肠、肾等器官和肌肉、关节功能恢复的目的。

### （四）脊髓损伤（截瘫）

脊髓损伤（截瘫）也是世界医学领域中的一个难题顽症，致残率和死亡率很高。国内外医师抢救脊髓的最佳手段是采用手术治疗，解除骨性和血水肿对脊髓的压迫。但因手术后缺乏有效的保护措施和治疗手段，使手术的治疗效果和脊髓损伤的恢复受到了严重的影响，导致损伤的脊髓功能不能及时苏醒和恢复，因此使大量患者造成不完全或完全性截瘫。

20 世纪 80 年代，笔者根据脊髓损伤的程度和性质，总结出不完全瘫或全瘫。针对脊髓损伤后和手术人为损伤后的病理变化，研究出符合不同截瘫类型和不同病理变化需要的新治疗手法，同时根据脊髓损伤所造成各器官功能丧失情况总结出意念暗示诱导、被动运动和主动运动的有效的运动锻炼方法。通过临床实践，均出现显著的治疗效果，即部分完全性截瘫患者的肢体功能恢复正常了。

另外，笔者在临床治疗研究过程中，在以往原发性完全性截瘫的基础上，根据脊髓损伤（完全截瘫）患者功能改善和恢复情况又总结出了“外伤性进行性完全型截瘫”的新类型。认为此种脊髓损伤的患者虽然大、小便失禁及感觉丧失、运动功能丧失、性功能丧失、生殖功能均丧失，临床上截瘫指标和指数为完全性截瘫，但是实际上脊髓本身并未完全横断性损伤。只因脊髓部分损伤或脊髓和神经根、干、支受到周围的纤维组织缠裹性压迫而导致各功能丧失，临床表现为完全截瘫，实际上是假性完全性截瘫。此种类型的截瘫通过新疗法治疗可出现明显疗效，有的患者运动功能恢复正常，从而挽救了大批丧失了治疗信心、放弃了治疗机会的所谓的完全性截瘫患者，使他们得到了治疗的机会和权利，使他们丧失了的功能有了恢复的可能，为该类截瘫患者创造了新生。此外，笔者在治疗截瘫患者的过程中发现，患者的生殖功能和性功能随着新手法治疗的进行而恢复正常，从而把男、女性患者性功能和生殖功能列入截瘫诊断的指标。将以往诊断完全性截瘫的指数（感觉、大小便功能和运动功能均丧失）由 6 改为 8。并提出“诊断完全性截瘫不要仅凭患者各功能丧失的临床表现和客观指标，理应根据脊髓实质本身是否完全损伤横断性来判断才是最科学准确的”。笔者临床总结出，对脊髓损伤的综合性病人，抢救脊髓是非常重要的。特别提倡“抢救脊髓损伤等于挽救患者生命”的新观念，强调“医生要了解脊髓抢救的黄金时间，抢救脊髓与抢救生命同等重要”。否则即便患者生命被抢救过来了，却因脊髓损伤而使患者成为活而残的“活死人”，这样对患者、家庭和社会都不利。

## 二、在诊断技术与治疗方面

### （一）检查诊断技术

检查方法在临床上是对各种疾病诊断的重要依据。除了对患者进行相关的常规方法和仪器检查外，笔者还根据各种不同疾病的临床表现和病理变化，对各种疾病均总结出用手在患者身体上找病的新颖而独特的检查方法。用手在患者身体上或某一部位即可发现问题所在。这种触摸寻找异常病变，新颖而独特的检查方法，称为“李培刚新疗法检查手法”。该检查方法为颈臂腰腿痛等软组织相关疾病的诊断增添了检查手段，为正确的诊断奠定了良好的基础。

只有正确地诊断，才能选择正确的治疗方案和治疗手段。在战场上有“知己，知彼，百战不殆”，而作为医生，要想治好疾病，也一定要做到“知病，治病，才能治好病”。“李培刚新疗法检查手法”强调“以人为本，因人而异，因病而异”。针对不同患者、不同软组织相关疾病的发病原因、病理变化和临床症状与表现，经过全面的综合性的辨证分析，进行客观真实的判断，做出具体而正确的诊断，从而采用最佳的治疗手段，使正确的临床诊断技术更好地为治疗服务，更具有可靠性、可行性、先进性和科学性。

### （二）治疗手段

手法治疗是软组织损伤的有效治疗手段之一。李培刚新疗法治疗手法综合考虑了不同病理变化、不同病情、不同体质、不同年龄及接受能力的强弱等因素，采用最适度的手法和力度，如手掌、手指、前臂、肘尖运动手法，按照各种特定的技巧和规范化的动作，以力的形式自患者体表透入深浅不同层次和不同组织的病变之处进行治疗。其疗效迅速快捷。李培刚新疗法治疗手法被喻为“无形的手术刀”，而其治疗形式则被喻为“无形的手术”。李培刚新疗法治疗手法的效果有时甚至是手术、药物和其他治疗方法不可替代的。它具有新颖独特、安全可靠、简便易行、疗效显著等特点。

### （三）治疗原则

任何一种治疗方法，都有它的治疗原则。李培刚新疗法的临床治疗原则是“因病论病，论病治病，辨证施治；知病治病，才能治好病”。强调正确诊断和最佳治疗方案在治疗中的重要作用。

1. *急性期的治疗*　对急性发作和伴有明显剧痛的肌肉痉挛、肿胀，如无菌性纤维组织炎，在施治中应用的力量开始要轻，随着手法的进行、局部的痉挛度缓解、疼痛的减轻、肿胀的消散而逐渐加大，以患者能接受为度。力量不能突大突猛。突大，容易再度损伤局部各组织；突猛，因剧痛会使患者精神高度紧张和局部出现反射性肌肉痉挛，不利于治疗，反而使病情加重。因此，对急性期的患者要根据患者的病情轻重程度、病理变化程度而运用最适度的力量和选择最佳的手法，作用因病、因人而异，方可达到缓解痉挛、解除疼痛、消散肿胀，达到各功能恢复的目的。

2. *慢性期的治疗*　对慢性软组织损伤疾病的治疗，首先要了解病情的性质和病理变化程度及时间长短。临床上慢性软组织损伤和慢性病变，多来源于急性损伤的后期。在急性期，血肿、水肿的渗出，肌肉的痉挛和剧痛，加之在肿胀和疼痛时禁止活动的传统观点，久之血肿机化，组织粘连，关节挛缩，使各种纤维组织失去固有的伸展度和弹缩性。对此在初次治疗时力度相对要大，但要在不损伤正常组织的情况下，由浅入深地将局部的机化且粘连的不规则的纤维组织剥脱分离。此手段是解除和分离剥脱开组织间增生、肥厚、机化粘连的不规则的结缔组织。第二天、第三天触摸时有轻微疼痛，对此要告知患者不必紧张和害怕，这是因为手法治疗时将不规则粘连的组织剥开而造成的一系列症状和反应。但活动时感到轻松，无任何疼痛感。这种反应是必须的，也是正常的，更是必然的治疗和恢复过程。第二天施行手法和力量时，由小逐渐加大，由浅到深，应用的力度不要超过第一次治疗的力度。3 天以后肿胀、疼痛缓解，功能有明显恢复，治疗效果随之即可出现。而后再次治疗时加大力度向深层探摸，按上述程序进行，最终把肢体肌肉和关节浅、深层的异常病变解除，达到功能改善和恢复的目的。

## 三、在运动锻炼与功能恢复方面

运动可分为主动运动和被动运动两种。被动运动和主动运动是任何治疗手段无法替代的。笔者充分肯定运动在治疗和功能恢复中的重要作用，并在几十年的临床研究中，根据相关疾病的病程长短、急缓、轻重程度，患者年龄大小、体质强弱、性别和职业的不同，总结出适合相关病情需要的“以动为主，以静为辅，动静结合”的锻炼方法。有效的运动锻炼方法不仅巩固了李培刚新手法治疗的效果，而且促进了疾病早日康复。这种理念突破了以往对急性肿胀和疼痛疾病要固定、静止不动的传统观念。为患者的功能恢复起到了积极而重要的作用。利用积极主动性代替消极被动性，充分发挥患者机体主观能动性，有效防止后遗症的发生。同时，为大众防病、健身提供了科学系统的方法和科学依据。

# 第 3 章 应用解剖

人类的运动器主要由骨骼、关节、韧带和肌肉 4 部分组成。因此，要想了解和掌握患者的损伤、临床上对各种病的检查、诊断和治疗，就必须先清楚运动器官的主要运动功能、各自的分工和应有的作用。

骨骼是人体的支架和肢体的杠杆；关节是人体运动的枢纽；韧带是各关节的连接带；肌肉是人体的力量；神经是人体的指挥系统中心，也负责人体所有器官和组织信息的传导；血管是人体各系统营养输送的管道，血液是人体各组织的营养物质。骨骼、关节、韧带、肌肉、神经、血管等相互配合与支持、共同合作，才能完成人体各器官的生命需求，对人体各系统功能的正常运转和生命健康起着巨大的作用。

## 第一节 人体骨骼解剖

全身骨骼见图 3-1。

骨骼是人体的主要组成部分。骨骼也是人体最坚硬的器官，构成人体的框架。全身骨骼共有 206 块，可分为颅骨（头）、脊椎骨（颈椎、胸椎、腰椎、骶椎和尾椎）、肋骨和四肢骨。颅骨可保护大脑组织；脊椎骨保护脊髓；肋骨和胸椎形成胸廓，主要保护胸腔内的心、肺和腹腔内的肝、脾、胃、肠、胰等内脏器官；双髂骨和骶椎形成盆腔保护膀胱、女性的卵巢和子宫等器官。

根据人体各个部分的生理负重的需要和功能的分工，人体骨骼又有长短、粗细、宽窄、薄厚和软硬之分。

1. *长骨* 呈圆柱状形成三棱形，多见于四肢骨。骨的中部较细的部分为骨干，骨表面覆盖着一层骨膜。骨骼内为腔，称为骨髓腔，内充满了骨髓。骨表面可见 1 ～ 2 个小孔，称为滋养孔，是支配骨骼的神经支和营养骨骼血管的通道。骨干两端膨大的部分是骨与骨的连接部，称为骨骺。骨骺构成关节面的一面。关节面非常光滑。另一个骨干的上端或下端构成另一个关节面。骨骺与骨干之间有软骨相隔，称为骨骺板。女性 19 岁、男性 22 岁以后骨骺才能与骨干沟通成为一体。

2. *短骨* 短骨一般呈立方形，纵、横、高 3 个径大致相等。多见于结合坚固、较灵活的关节部位，如腕骨和足部的跗骨等。

3. *扁骨* 扁骨多呈扁状，如肋骨、肩胛骨及颅顶骨等。扁骨共同构成一个装置，用来保护脑、心、肝、脾、肺等脏器。

4. *不规则骨* 不规则骨，如椎骨（大梁骨）和颞骨等。

5. *含气骨* 顾名思义，含气骨就是骨内有含气的空腔，如上颌骨、额骨等。

以上各部分不同类型的骨骼均在自己的部位发挥不同的重要作用。206 块骨骼是由各部位的韧带连接形成关节，构成人体的骨架。人体的骨架既是脑、脊髓、心脏、肺、肝、脾、胃、肠、肾等重要器官的保护装置，又是肌肉和肌腱的衬托。骨骼的作用就是力量的支撑。它等于建房子时用的钢筋，肌肉相当于水泥。水泥与钢筋浇灌成一体时，才会坚实有力，才能起到杠杆和抗压的作用。因此，笔者认为，骨骼是人体的支架，它为人体的负重和各项运动起着重要支撑作用。

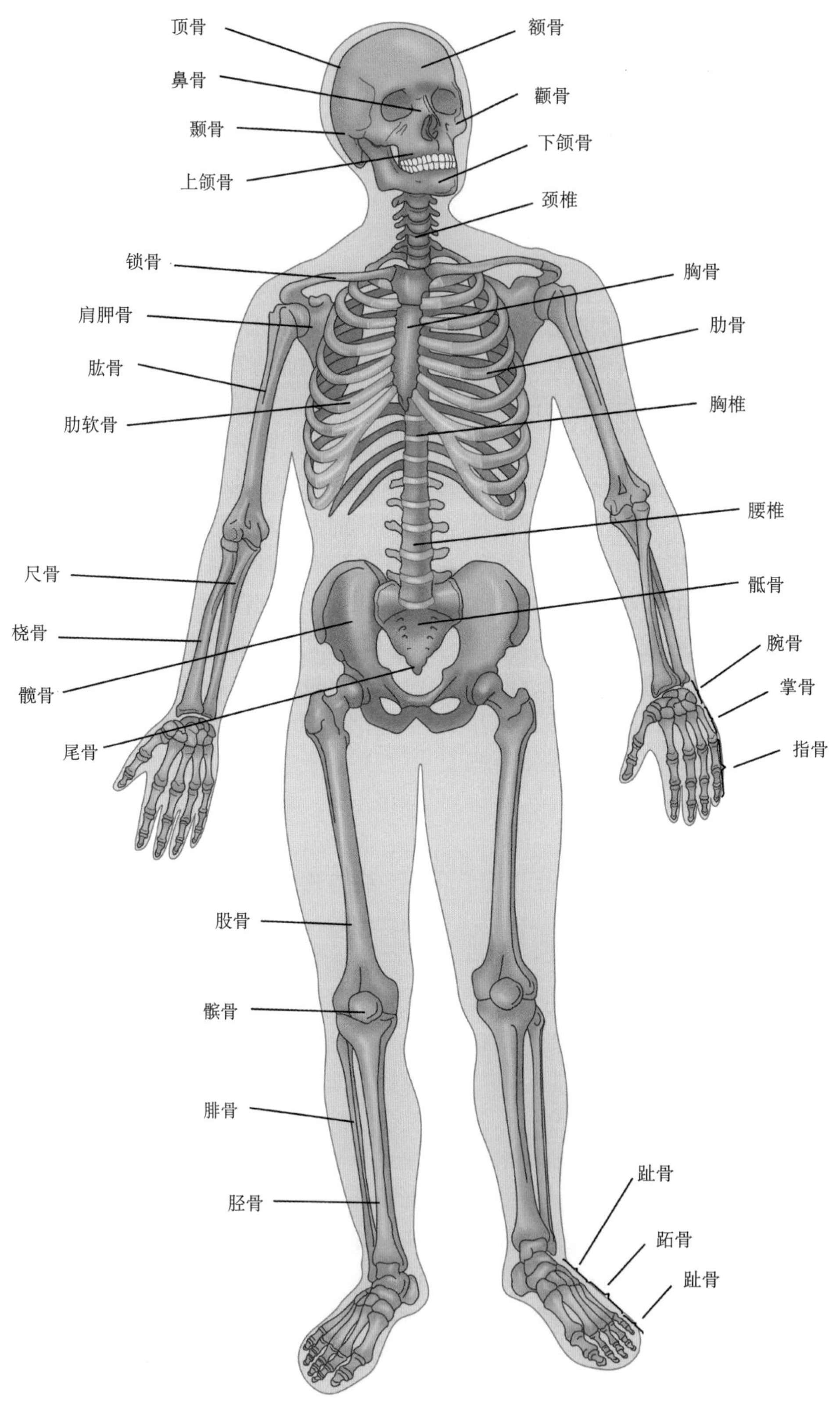
顶骨
额骨
鼻骨
颧骨
颞骨
下颌骨
上颌骨
颈椎
锁骨
胸骨
肩胛骨
肋骨
肱骨
肋软骨
胸椎
腰椎
尺骨
骶骨
桡骨
腕骨
髋骨
掌骨
尾骨
指骨
股骨
髌骨
腓骨
趾骨
胫骨
跖骨
趾骨

图 3-1 全身骨骼

## 第二节　人体韧带与关节解剖

韧带是人体运动器官的一个重要组成部分，它是富有弹缩力和伸展力的纤维性结缔组织，位于骨干两端的上、下和边缘的周围或内、外两侧，越过关节腔，把两骨的上、下或内、外两端连结在一起形成关节。

关节是由韧带把骨的上端与骨的下端、内侧与外侧连结而构成的。关节包括关节面（软骨）、关节腔。关节是为人类生存服务的。关节的运动功能是根据人的生理需要而进行的。它是人体活动的枢纽，也是人体防震的缓冲器。它对人体脊髓和大脑均有重要的保护作用（图 3-2，图 3-3）。

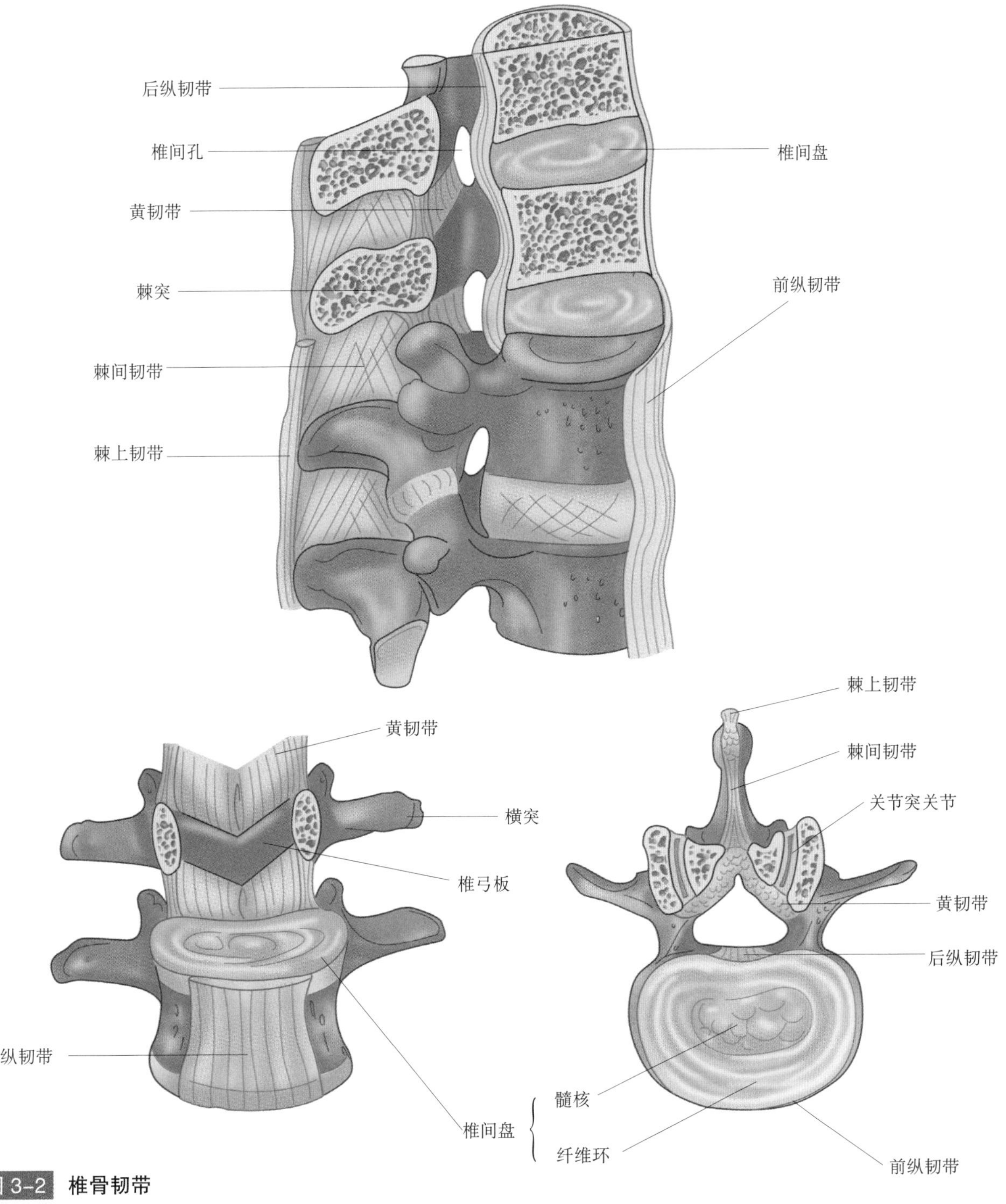


图 3-2　椎骨韧带

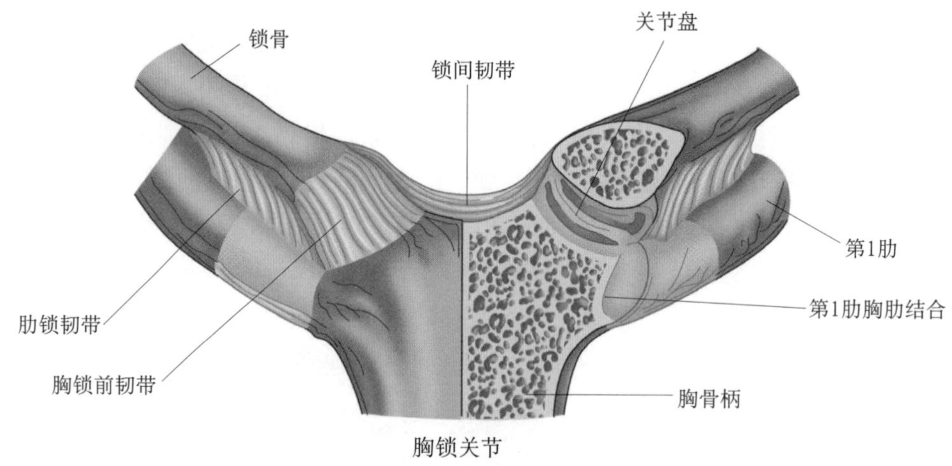


胸锁关节

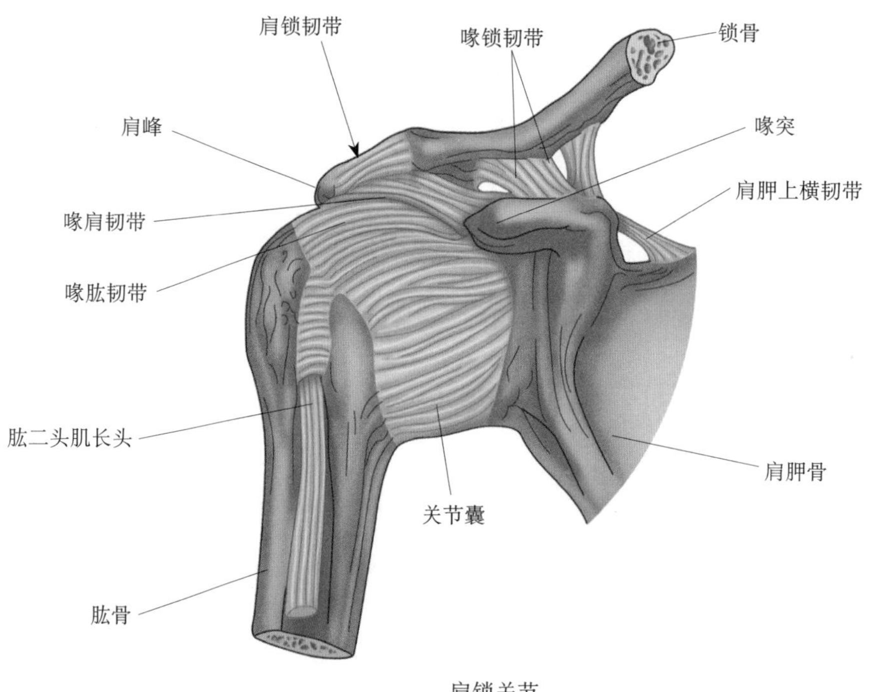


肩锁关节

图 3-3 胸锁关节和肩锁关节

## 第三节 人体肌肉解剖

人体全身肌肉见图 3-4，图 3-5。

人体的每一个动作或体位变换时都是在神经指挥下由肌肉的收缩和伸展完成的。人体的肌肉运动包括着呼吸、心搏、肠胃蠕动、血管、淋巴及其他脏器的活动。人体通过运动消耗机体内的能量，通过消耗体内能量获得食物营养的补充，再通过能量和营养的交换增强各器官的功能。因此，儿童要健康发育，茁壮成长，青少年要体质增强，中、老年人要健康长寿，肌肉是基础，运动是根本。科学合理有效的运动，肌肉健壮发达，力量和能力就会增强。各部位肌肉功能加强了，人体各系统的功能也随之增强。肌肉就是人体内的“橡皮筋”，有其弹缩性和伸展性。也可比拟成人体运动的“气囊或弹簧”，当一个人的肌肉发达、健康、富有弹性时，遇到同等的外伤时就不易损伤，反之，就会导致肌肉、骨骼和关节等软组织损伤。因此，笔者希望每个儿童、成人与老年人都拥有健壮的身体和健美的体形，健康强壮的身体是人类优质生活的根本和保障，是家庭幸福的源泉（图 3-6，图 3-7）。

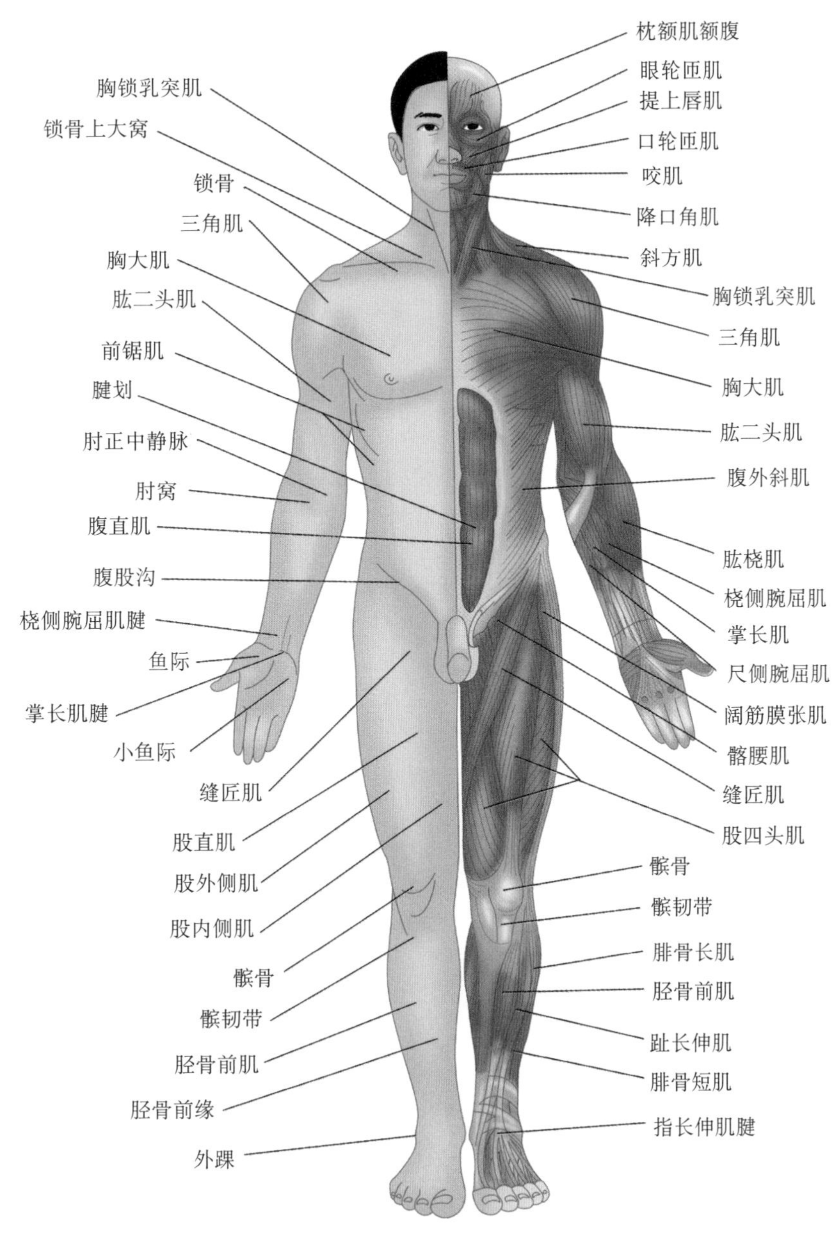


图 3-4 全身体表及肌肉（前面观）

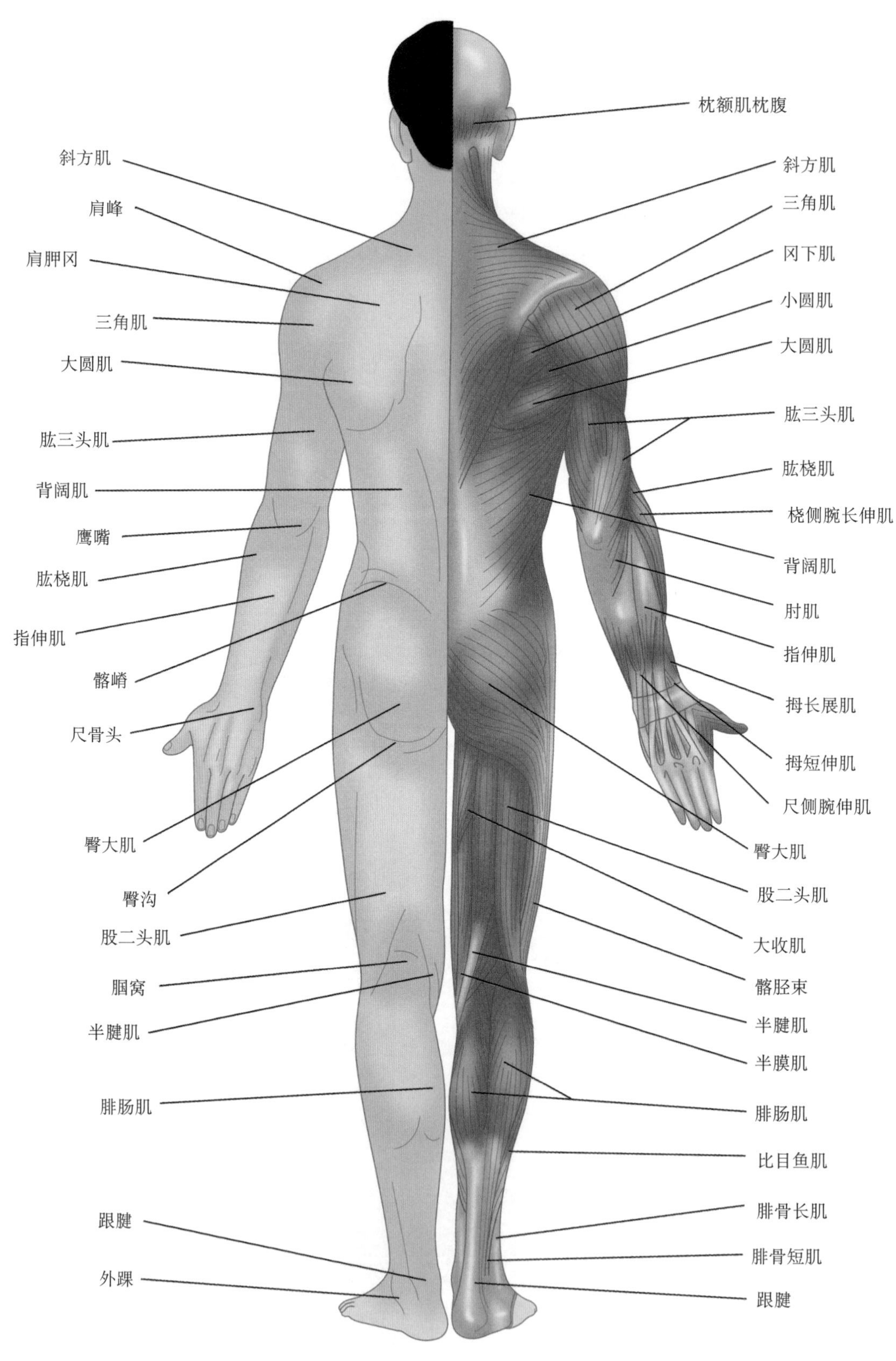
枕额肌枕腹
斜方肌
肩峰
肩胛冈
三角肌
大圆肌
肱三头肌
背阔肌
鹰嘴
肱桡肌
指伸肌
髂嵴
尺骨头
臀大肌
臀沟
股二头肌
腘窝
半腱肌
腓肠肌
跟腱
外踝
斜方肌
三角肌
冈下肌
小圆肌
大圆肌
肱三头肌
肱桡肌
桡侧腕长伸肌
背阔肌
肘肌
指伸肌
拇长展肌
拇短伸肌
尺侧腕伸肌
臀大肌
股二头肌
大收肌
髂胫束
半腱肌
半膜肌
腓肠肌
比目鱼肌
腓骨长肌
腓骨短肌
跟腱

图 3-5 全身体表及肌肉（后面观）

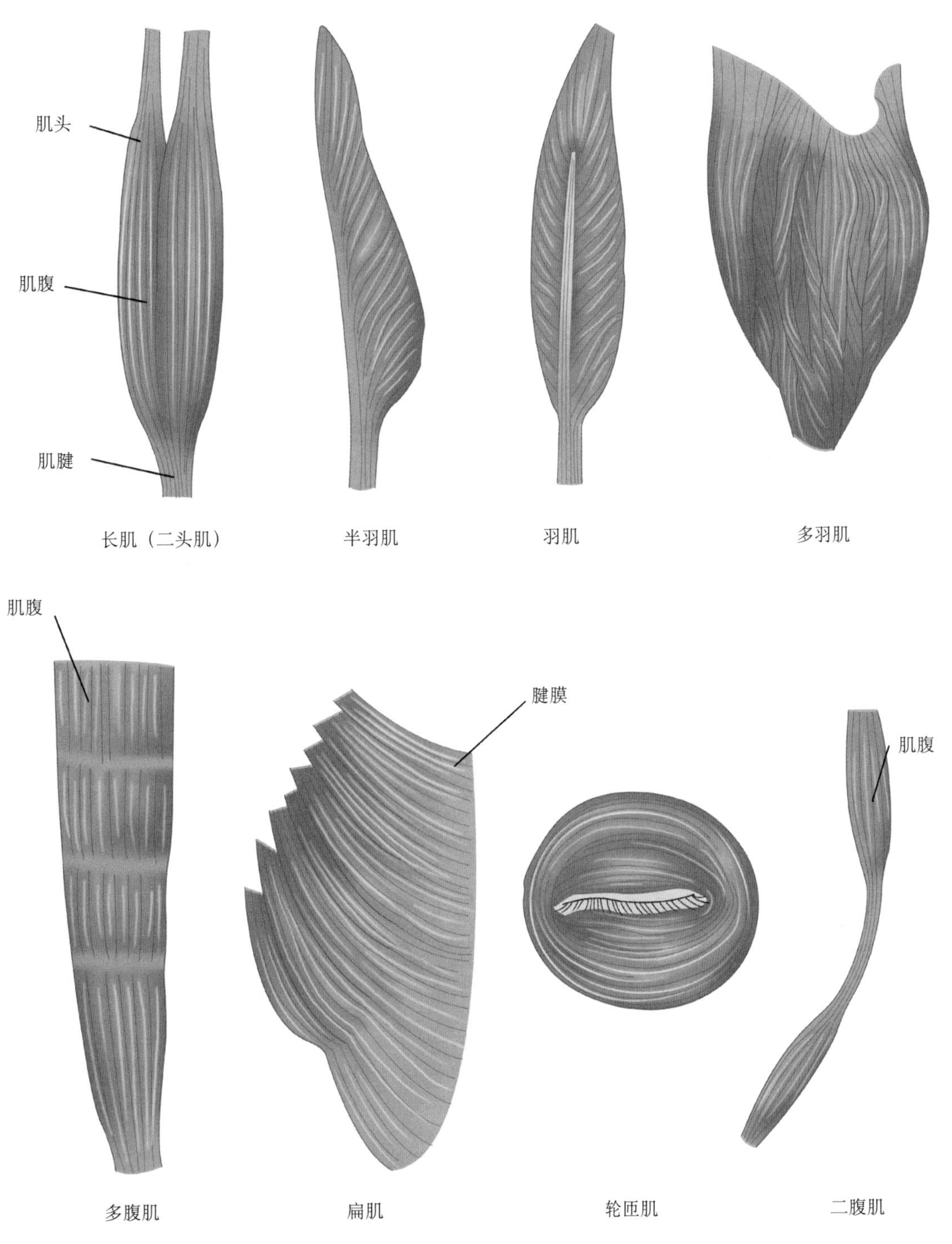
肌头
肌腹
肌腱
长肌（二头肌）
半羽肌
羽肌
多羽肌
肌腹
腱膜
肌腹
多腹肌
扁肌
轮匝肌
二腹肌

图 3-6 肌肉的形状

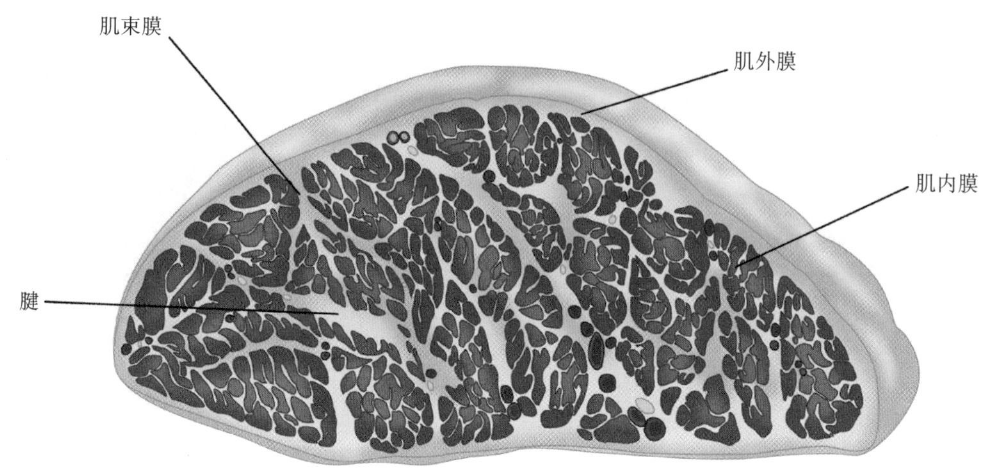


肌的横断面

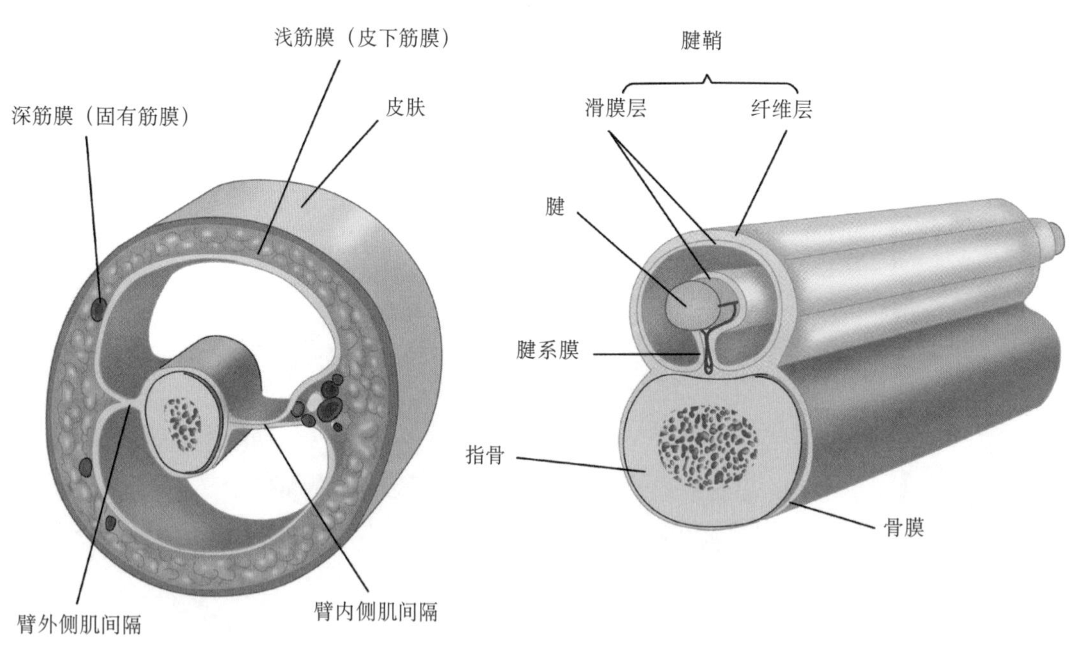


筋膜鞘模式

腱鞘模式

图 3-7 肌肉的断面

## 第四节 人体血液循环

人体全身血液循环见图 3-8。

人体各种器官组织的细胞均在神经的调节下才能保持相对稳定。在调节过程中，血管起着重要作用。机体通过血管将血液、血液的营养、氧及激素等生命必需的物质输送到各种器官和组织内，并将收集它们的代谢产物和二氧化碳运送到排泄器官，以保证人体各器官和组织不断地进行新陈代谢，来维持和保障机体内循环环境的动态平衡。

血管系是一个密闭的管系。由内脏的动脉、静脉和周身的毛细血管组成。

### 一、心脏

心脏是一个肌质器官，是全身血液循环的枢纽。在神经的调节下使血液不断循环。心脏由完全分隔开的左、右两半部分构成的。左、右两半又各分为心房和心室。所以，人的心脏有 4 个内腔，分别是左心房、左心室、右心房、右心室。左半心接受从肺静脉回流的动脉血，右半心接受来自腔静脉的静脉血。从左心室搏出的动脉血经各级动脉输送到全身各器官组织的毛细血管，并进行物质交换，再经过大静脉、中静脉、小静脉分支和全身的毛细血管运回右心房和右心室。这个循环途径称体循环，也称大循环。从右心室搏出去的静脉血经肺动脉至部毛细血管，进行气体交换后再经肺静脉运回左心房和左心室。这个循环径路称肺循环，也称为小循环。

### 二、体循环

体循环也称大循环。从左心室运送到动脉血，经主动脉和各级动脉的分支至全身各部器官和组织的毛细血管。血液通过毛细血管时因压力减小而流速度缓慢，以供弥散或渗透作用与组织进行物质和气体的交换，然后将含有二氧化碳及其他代谢产物的静脉血经由各级静脉最后通过上、下腔静脉和心冠状窦注入右心房。所以，体循环的路径是：左心室—主动脉—各级动脉分支—全身各器官的动脉毛细血管—各级静脉—上、下腔静脉及心冠状窦—右心房。

### 三、肺循环

肺循环也称小循环。从右心室将含氧少而二氧化碳较多的静脉血经过肺动脉至肺泡周围的毛细血管网，而与肺泡进行气体交换。把静脉放出的二氧化碳（由肺呼出体外），而后经过吸气自肺泡中摄取氧。于是将暗红色的静脉血变为鲜红色的动脉血（含氧多，二氧化碳少），经过各级肺静脉，最后注入左心房。所以，肺循环（小循环）的路径是：右心室—肺动脉—肺泡周围毛细血管—肺静脉—左心房。体循环、肺循环见图 3-9。

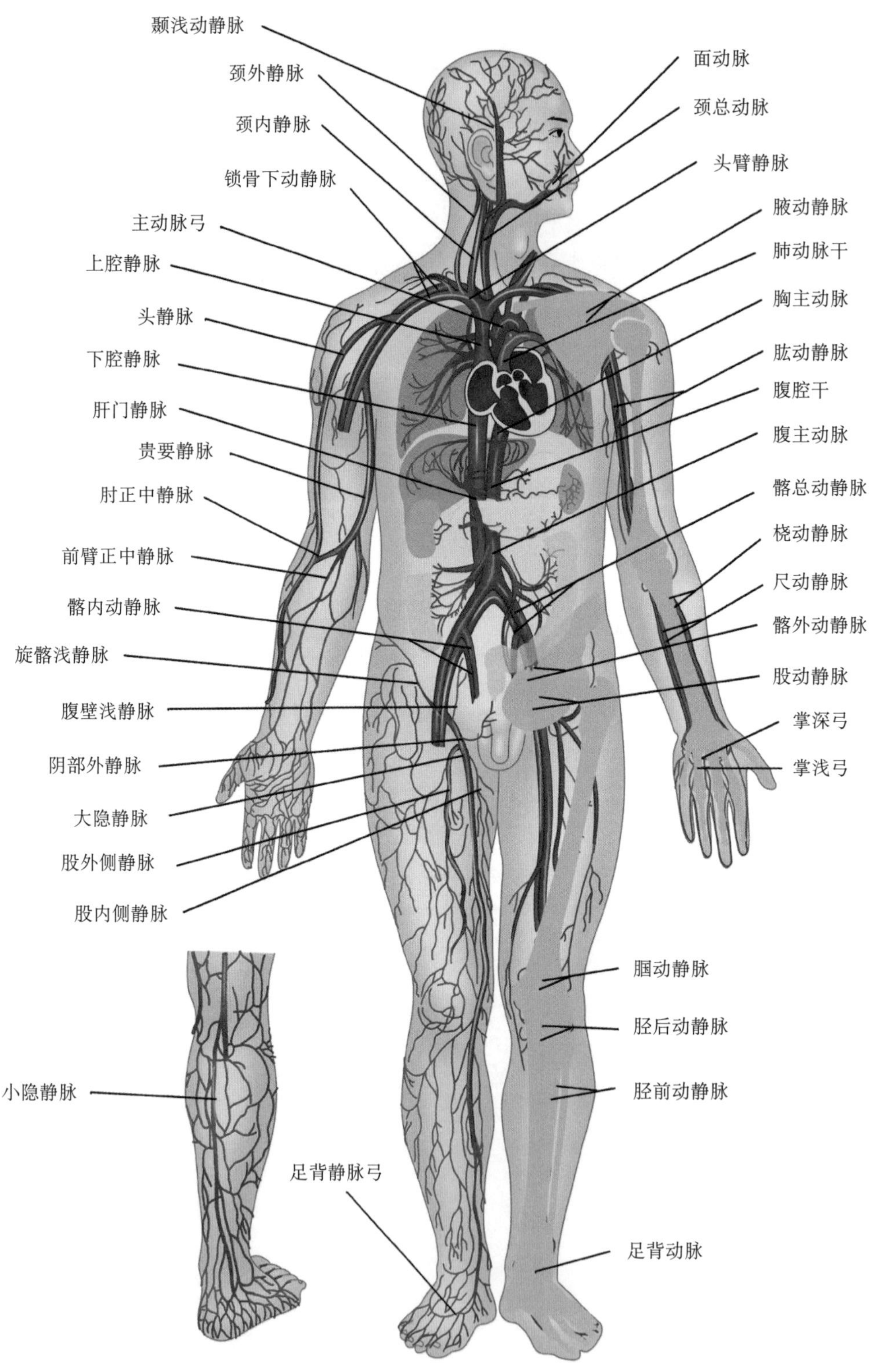
颞浅动静脉
颈外静脉
颈内静脉
锁骨下动静脉
主动脉弓
上腔静脉
头静脉
下腔静脉
肝门静脉
贵要静脉
肘正中静脉
前臂正中静脉
髂内动静脉
旋髂浅静脉
腹壁浅静脉
阴部外静脉
大隐静脉
股外侧静脉
股内侧静脉
小隐静脉
足背静脉弓
面动脉
颈总动脉
头臂静脉
腋动静脉
肺动脉干
胸主动脉
肱动静脉
腹腔干
腹主动脉
髂总动静脉
桡动静脉
尺动静脉
髂外动静脉
股动静脉
掌深弓
掌浅弓
腘动静脉
胫后动静脉
胫前动静脉
足背动脉

图 3-8　血管分布模式

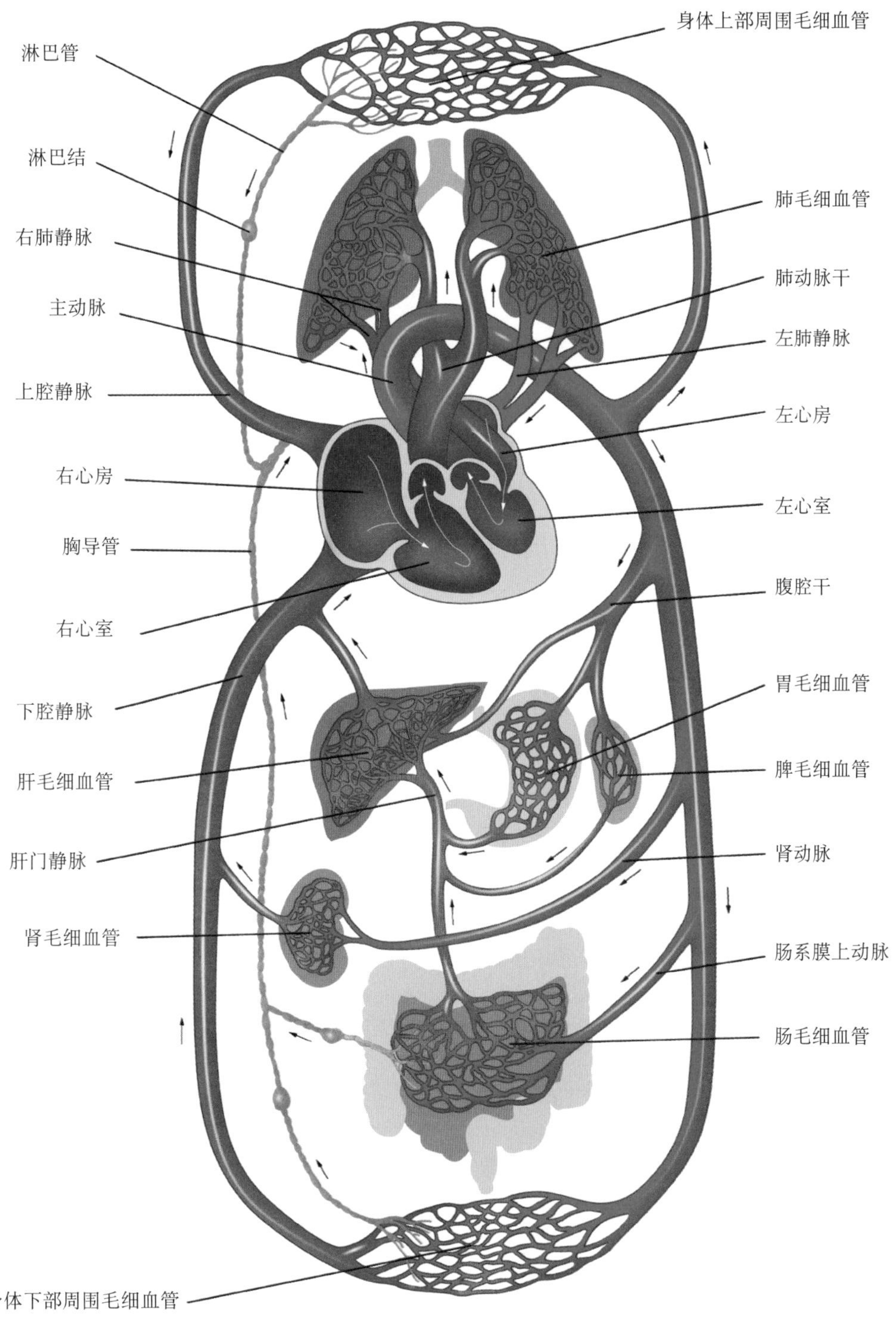
身体上部周围毛细血管
淋巴管
淋巴结
右肺静脉
主动脉
上腔静脉
右心房
胸导管
右心室
下腔静脉
肝毛细血管
肝门静脉
肾毛细血管
肺毛细血管
肺动脉干
左肺静脉
左心房
左心室
腹腔干
胃毛细血管
脾毛细血管
肾动脉
肠系膜上动脉
肠毛细血管
身体下部周围毛细血管

图 3-9 大、小循环示意

## 第五节　人体神经解剖

人体全身神经解剖见图 3-10。

神经就是人体内各种器官的指挥机关，也是机体内起着主导作用的调节机构。人体对内环境的各种刺激，是通过神经的感受器和神经体液的调节作用来保持机体各器官、各系统功能的协调和统一，并与外界环境的复杂性维持相对的平衡。

人体内每一个器官和每一种系统功能的活动都是在对立的情况下统一的。如神经的兴奋与抑制，各种器官功能、各种肌肉的收缩和舒张，人体内热量的产生与散发，微循环中的收缩血管物质与舒张血管物质的作用，激素之间的相互拮抗与相互制约等，都是在对立、矛盾、斗争中形成统一的。然而，正常人体内环境和生理功能，如体温、血压、心率、血液的酸碱度和血糖浓度等，均在神经体液的调节下完成的，以使它们保持相对的稳定。若过高或过低都将影响人体各种器官和系统正常功能的活动。这种相对平衡或稳定知识各种矛盾暂时的统一，而不会成为持续和永久的统一。因此，人体各个器官的生命、运动和健康都是在神经的指挥、兴奋、抑制相互平衡协调下完成的。一旦人体中枢神经损伤，周围神经的干支和神经纤维损伤及压迫，中枢神经和周围神经的指挥和兴奋功能将大打折扣，甚至会影响神经的指挥功能。如神经损伤或受压迫较严重者，神经所属或管辖器官、系统的功能将受到严重障碍或丧失。

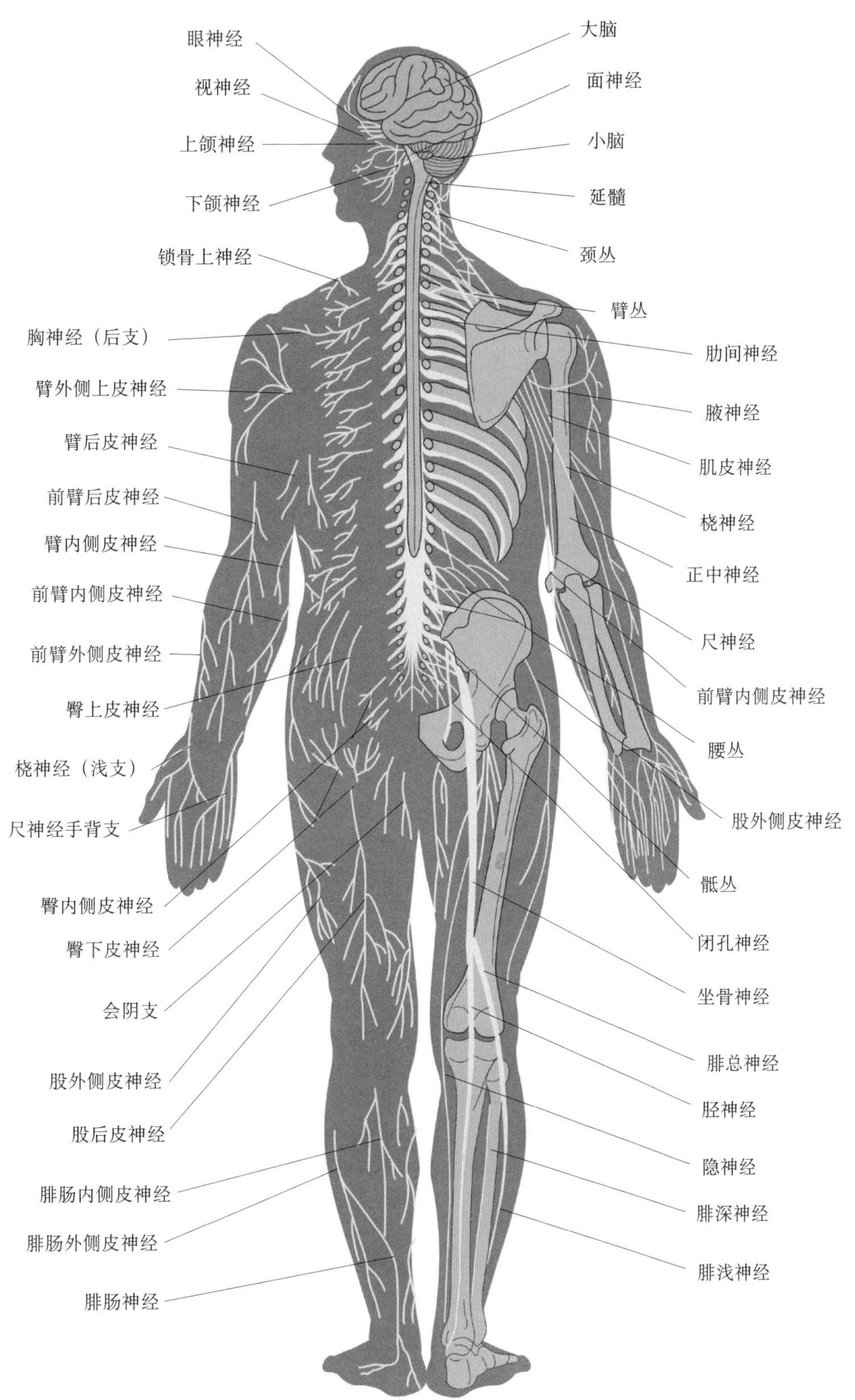
眼神经
视神经
上颌神经
下颌神经
锁骨上神经
胸神经（后支）
臂外侧上皮神经
臂后皮神经
前臂后皮神经
臂内侧皮神经
前臂内侧皮神经
前臂外侧皮神经
臀上皮神经
桡神经（浅支）
尺神经手背支
臀内侧皮神经
臀下皮神经
会阴支
股外侧皮神经
股后皮神经
腓肠内侧皮神经
腓肠外侧皮神经
腓肠神经
大脑
面神经
小脑
延髓
颈丛
臂丛
肋间神经
腋神经
肌皮神经
桡神经
正中神经
尺神经
前臂内侧皮神经
腰丛
股外侧皮神经
骶丛
闭孔神经
坐骨神经
腓总神经
胫神经
隐神经
腓深神经
腓浅神经

图 3-10 神经系统模式

# 第二部分　主动运动

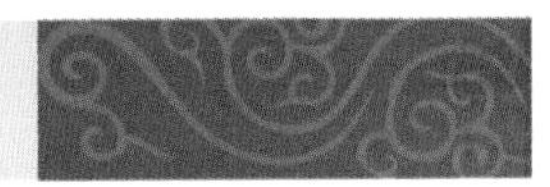

# 第 4 章　颈部主动运动

## 第一节　颈部应用解剖

### 一、颈椎骨（图 4-1）

#### （一）颈椎骨的一般形态

椎骨主要由前方的椎体及后方的椎弓构成，两部之间围成一孔，称为椎孔。所有的椎孔相连成一管，称为椎管，容纳脊髓及其被膜。

椎体呈短圆柱形，上、下面平坦而粗糙，有椎间盘附着。

椎弓呈弓形，由 1 对椎弓根，1 对椎弓板、1 个棘突、4 个关节突和 2 个横突构成。椎弓根连结椎体的后外侧，上、下缘各有一凹陷，分别称为椎骨上切迹和椎骨下切迹，上位椎骨的下切迹与下位椎骨的上切迹相合围成一孔，称为椎间孔，有脊神经及血管通过。

#### （二）颈椎解剖

颈椎共有 7 个。第 1、2、7 颈椎属特殊颈椎，其余 4 个为普通颈椎。

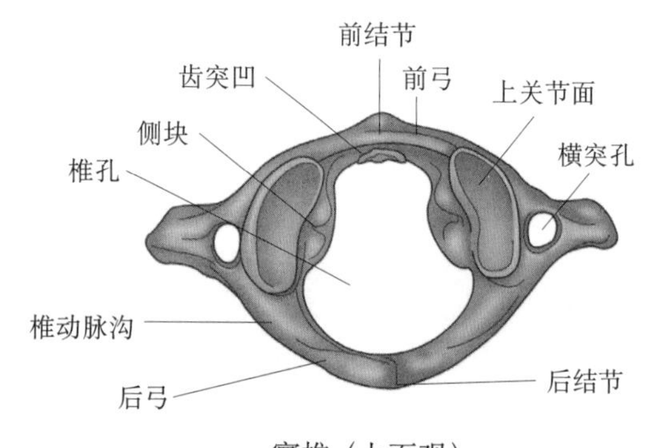

寰椎（上面观）

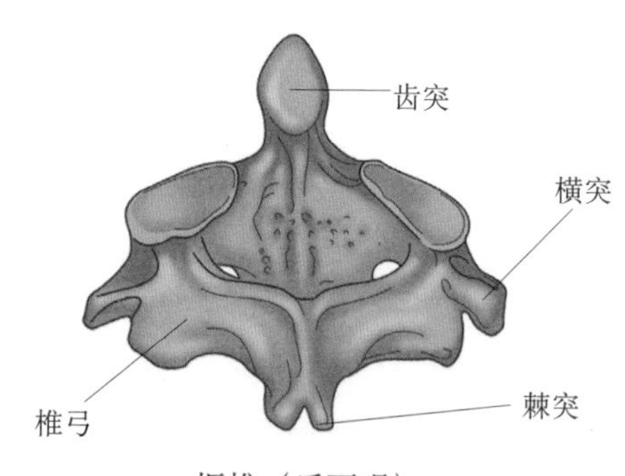

枢椎（后面观）

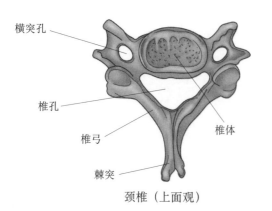

颈椎（上面观）


隆椎（右侧面观）

图 4-1　颈椎

1. 普通颈椎　椎体较小，呈横椭圆形。前面凸隆，上、下缘有前纵韧带附着。后面平坦，中部有小静脉通过的小孔，上、下缘为后纵韧带的附着部。

2. 特殊颈椎

(1) 第 1 颈椎又名寰椎：位于颈椎的最上端，与枕骨相连。全骨呈不规则的环形，无椎体及棘突，主要由两侧的侧块之间的前、后弓构成。

(2) 第 2 颈椎又名枢椎：为颈椎中最肥厚的。自体的上面，向上发出一指状突起，称为齿突，其前、后面均有卵圆形关节面，称为前关节面及后关节面，分别与寰椎前弓的齿突关节面及寰椎横韧带相接。

(3) 第 7 颈椎又名隆椎：形状及大小与上部胸椎相似。其特点为棘突特长而粗大。横突粗大，后结节大而明显，前结节小而不明显。横突较小，有椎静脉通过。

## 二、颈椎的韧带（图 4-2）

### （一）椎骨间的连结

各游离椎骨之间借连结组织相连，可分为椎体间与椎弓间的连结两种。

1. 椎体间的连结　椎体间的连结借椎间盘及前、后纵韧带紧密相连。

(1) 椎间盘：由纤维软骨构成，连结上、下 2 个椎体之间。椎间盘的周围部，称为纤维环，坚韧而富有弹性，紧密连结相邻的 2 个椎体；中部稍偏后方，为白色而有弹性的胶样物质，称为髓核。椎间盘的形状与大小一般与所连结的椎体上、下面相似。其厚薄各部不同，颈部和胸上部的较薄，腰部的较厚；颈、腰部的前厚后薄，胸部的则相反。

(2) 前纵韧带：很坚韧。为人体中最长的韧带。

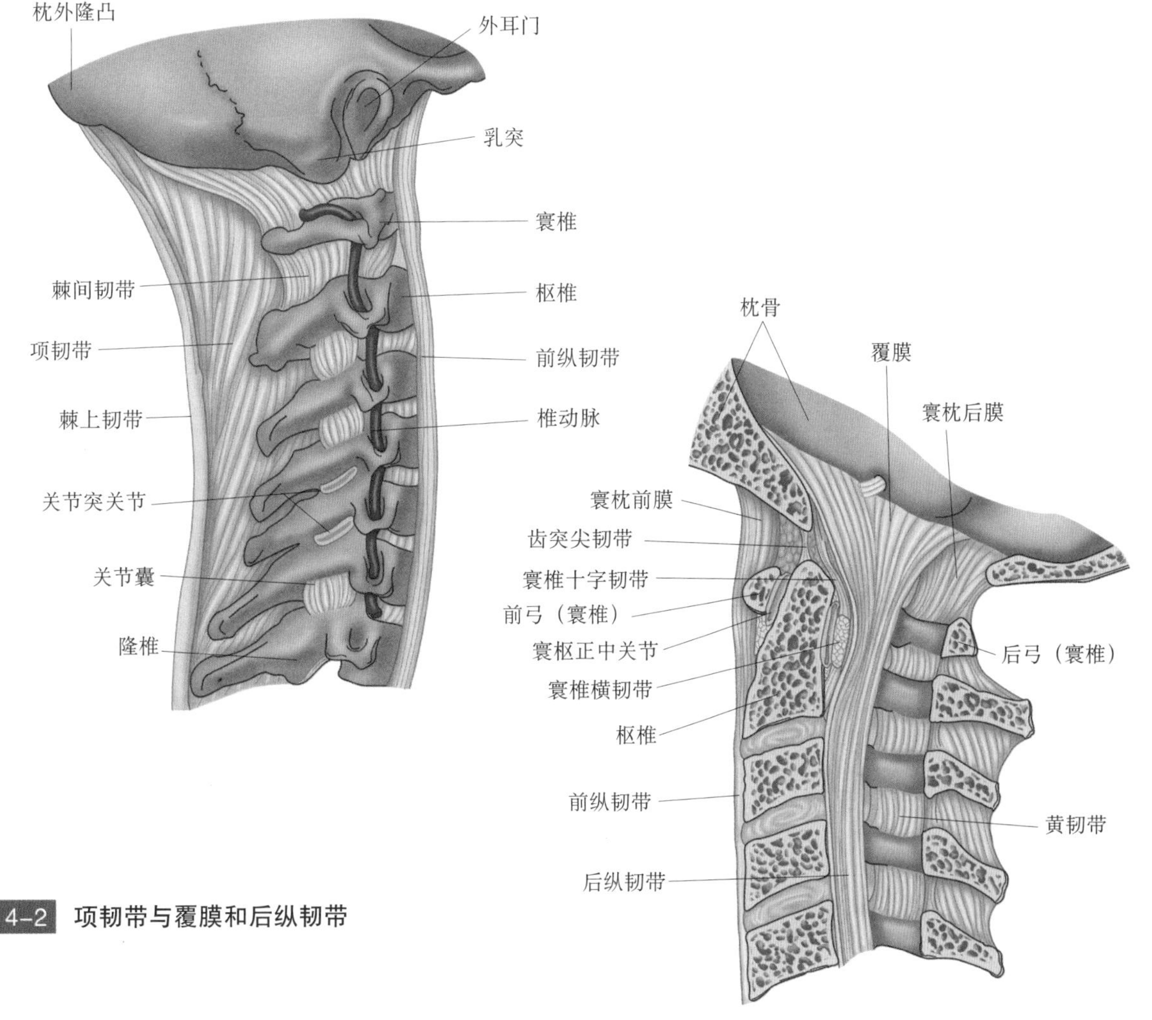


图 4-2　项韧带与覆膜和后纵韧带

上方起自枕骨的咽结节，向下经寰椎前结节及各椎体的前面，止于第 1 骶椎或第 2 骶椎的前面。

（3）后纵韧带：细长而坚韧，位于椎管的前壁。起自第 2 颈椎，向上方移行于覆膜；向下沿各椎体的滑膜至骶管，与骶尾后深韧带相移行。

2. 椎弓间的连结

（1）椎间关节：由上位椎骨的下关节突与下位椎骨的上关节突构成。

（2）弓间韧带或黄韧带：呈膜状，有弹力纤维构成，位于相邻的 2 个椎弓之间。上方起自上位椎弓板下缘的前面，向下止于下位椎弓板的上缘及后面。

（3）横突韧带：连结相邻的 2 个横突之间，于颈椎部常缺如；胸椎部的呈索状；腰椎部的发育较好，呈膜状。

（4）棘间韧带：较薄，沿棘突根部至尖部，连结相邻 2 个棘突之间，前方与椎弓韧带愈合；后方移行于棘上韧带。

（5）棘上韧带：起自第 7 颈椎棘突，向下沿各椎骨的棘突尖部，止于骶中嵴；向上移行于项韧带；外侧与背部的腱膜相延续；前方与棘间韧带愈合。

（6）项韧带：为三角形的弹力纤维膜。底部向上方，附着于枕外嵴和枕外隆凸；尖部向下方，与寰椎后结节及下 6 个颈椎棘突的尖部相连；后缘为斜方肌的附着部。

### （二）颈椎与颅骨的连结

颈椎与颅骨的连结见图 4-3。

1. 寰枕关节　由枕骨髁与寰椎的上关节凹构成。关节囊松弛，上方起自枕骨髁的周围，向下止于寰椎上关节凹的边缘。关节囊的周围有下列韧带。

（1）寰枕前膜：连结枕骨大孔前缘与寰椎前弓上缘。

（2）寰枕后膜：连结枕骨大孔后缘与后弓上

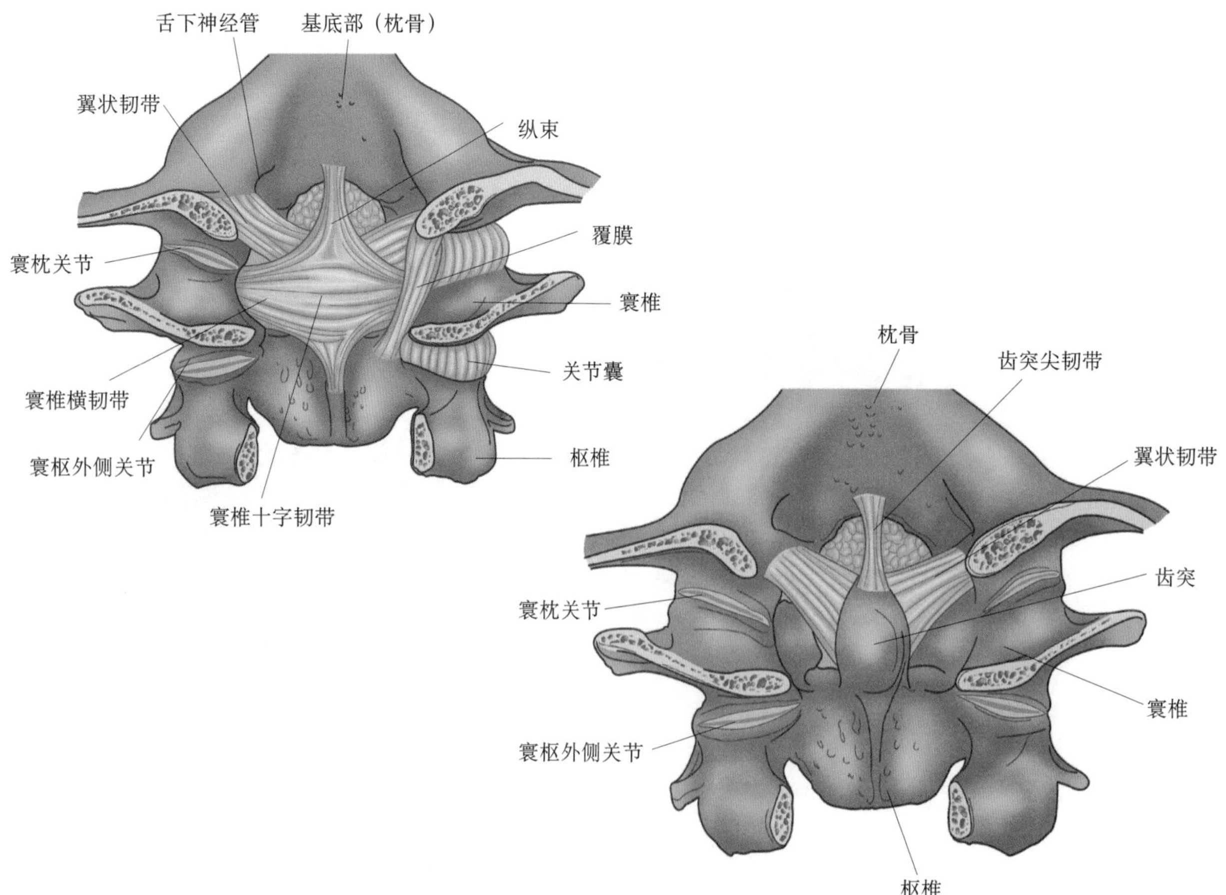


图 4-3　寰枕及寰枢关节

缘之间。

（3）寰枕外侧韧带：连结寰椎横突的上面与枕骨的颈静脉突之间，加强关节囊的外侧壁。

2. 寰枢关节　包括左、右寰枢外侧关节及寰齿前关节和寰齿后关节。

（1）寰枢外侧关节：由寰椎的下关节面与枢椎的上关节面构成。

（2）寰齿前关节：由枢椎齿突的前关节面与寰椎的齿突关节面构成。

（3）寰齿后关节：由齿突后面的关节面与寰椎横韧带构成。

（4）寰枢关节的韧带：①寰枢前膜，位于两侧的寰枢关节之间，上方起自寰椎前弓前面和下缘，向下止于枢椎体前面。②寰枢后膜，位于寰椎与枢椎之间，连结寰椎后弓的下缘与枢椎椎弓上缘间。③寰椎横韧带，连结寰椎左、右侧块的内侧面。前面中部有一纤维软骨构成的关节面，与枢椎齿突后面的关节面相关节。寰椎的椎孔，由此韧带分为前小后大两部，前有齿突；后部容纳脊髓及其被膜。自韧带中部，向上、下方各发出 1 条纵行纤维束，前者附着于枕骨大孔前缘；后者则与枢椎体的后面相连。此 2 束纤维与寰椎横韧带共同构成寰椎十字韧带。

（5）连结枢椎与枕骨之间的韧带：①覆膜，位于椎管内，自斜坡沿齿突及其周围韧带的后面下降，于枢椎体的后面移行于后纵韧带。其外侧与寰枢外侧关节的关节囊愈合；前面连结寰椎十字韧带。②翼状韧带，左、右各 1 条，位于寰椎横韧带的上方。起自齿突尖的两侧，斜向外上方，止于枕骨髁内侧面的粗糙部，分别与寰齿前、后关节囊及寰枕关节囊愈合。③齿突尖韧带，位于两侧翼状韧带之间，连结齿突尖与枕骨大孔前缘，分别与寰枕前膜和寰椎十字韧带愈合。

## 三、颈肩部肌肉

### （一）颈前外侧诸肌

1. 颈浅肌　为颈阔肌，位于颈前外侧部，直接位于皮下，和皮肤密切结合。其下缘起自胸大肌和三角肌筋膜，前部肌纤维止于下颌骨的下颌缘和口角。此肌收缩时，可牵引口角向外。颈阔肌受面神经颈支支配。

2. 颈外侧肌　为胸锁乳突肌，位于颈部两侧皮下，颈阔肌的深面，起点有二：一部分以短腱起自胸骨柄前面，成为胸骨头；一部分起自锁骨的胸骨端，成为锁骨头。肌的深侧有颈总动脉通过。肌纤维向上后方，止于乳突外侧面及上项线的外侧部。此肌主要维持头的正常端正姿势，一侧收缩时，使头向同侧倾斜，面向对侧旋仰；两侧同时收缩时，使头后仰。胸锁乳突肌受副神经支配（图 4-4，图 4-5）。

3. 颈前肌　颈前肌包括舌骨下肌群和舌骨上肌群（图 4-6）。

（1）舌骨下肌群：①肩胛舌骨肌，位于颈前面，颈阔肌的深侧，胸骨舌骨肌的外侧。下腹起自肩胛骨上缘和肩胛横韧带；上腹与胸骨舌骨肌并列，并在其外侧止于舌骨体外侧部的下缘。此肌受舌下神经的分支支配。②胸骨舌骨肌，起自胸锁关节囊的后面，止于舌骨体内侧部的下缘。受舌下神经的分支支配。③胸骨甲状肌，下端起自胸骨柄的后面及第 1 肋软骨，止于甲状软骨斜线。此肌受舌下神经的分支支配。④甲状舌骨肌，起自甲状软骨斜线，止于舌骨体外侧部及舌骨大角。此肌亦受舌下神经的分支支配。

（2）舌骨上肌群：①二腹肌，前腹起自下颌骨的二腹肌窝，后腹止于颞骨乳突内面。此肌前腹由下颌舌神经支配；后腹由面神经的下颌二腹肌肌支支配。②茎突舌骨肌，起自颞骨茎突，止于舌骨大角与体的结合处。受面神经的二腹肌支支配。③下颌舌骨肌，起于下颌骨的下颌舌骨线，止于舌骨体的前面。可以下拉下颌骨。此肌受下颌舌骨神经支配。④颏舌骨肌，位于下颌舌骨肌的上方。自下颌骨的颏棘起始，止于舌骨体前面。

4. 颈深肌　见图 4-7。

（1）内侧群（椎前肌）：①颈长肌位于脊椎颈部和 3 个胸椎体的前面。下侧部起自上位 3 个胸椎体及下位 3 个颈椎体，止于上位颈椎体及下位颈椎横突的前结节。上外侧部起自颈椎横突的

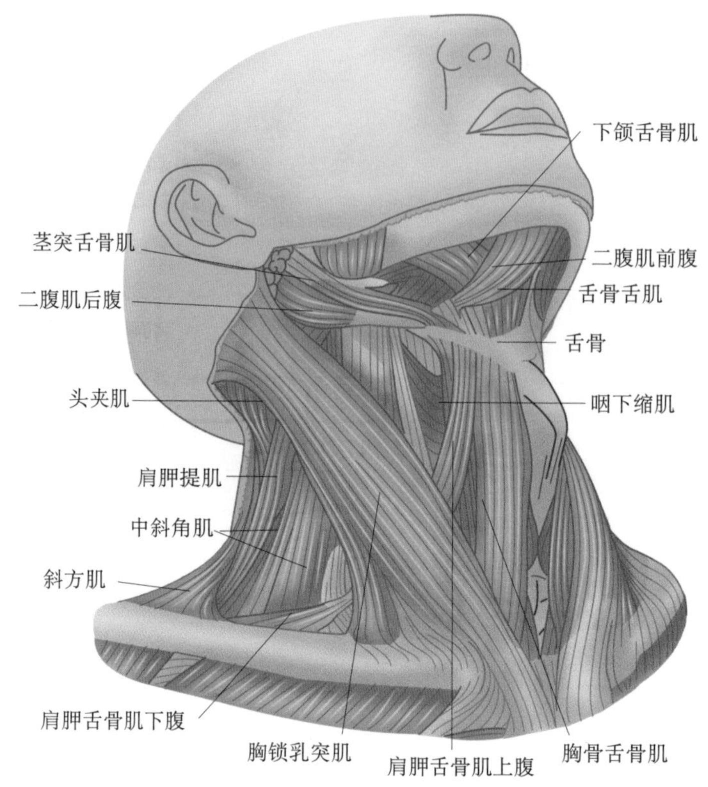


图 4-4 颈肌侧面浅层

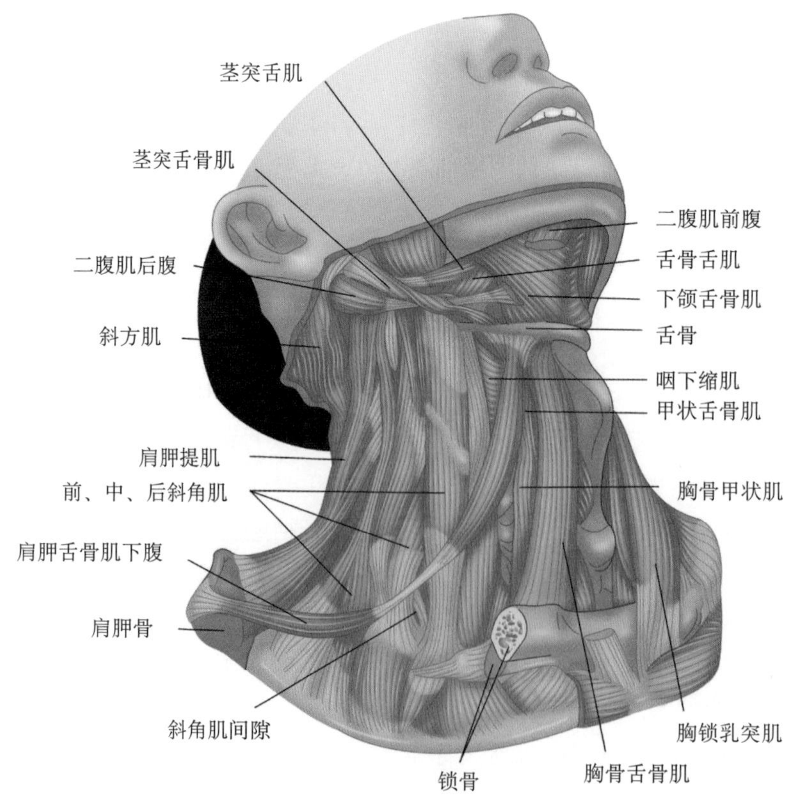


图 4-5 颈肌侧面深层

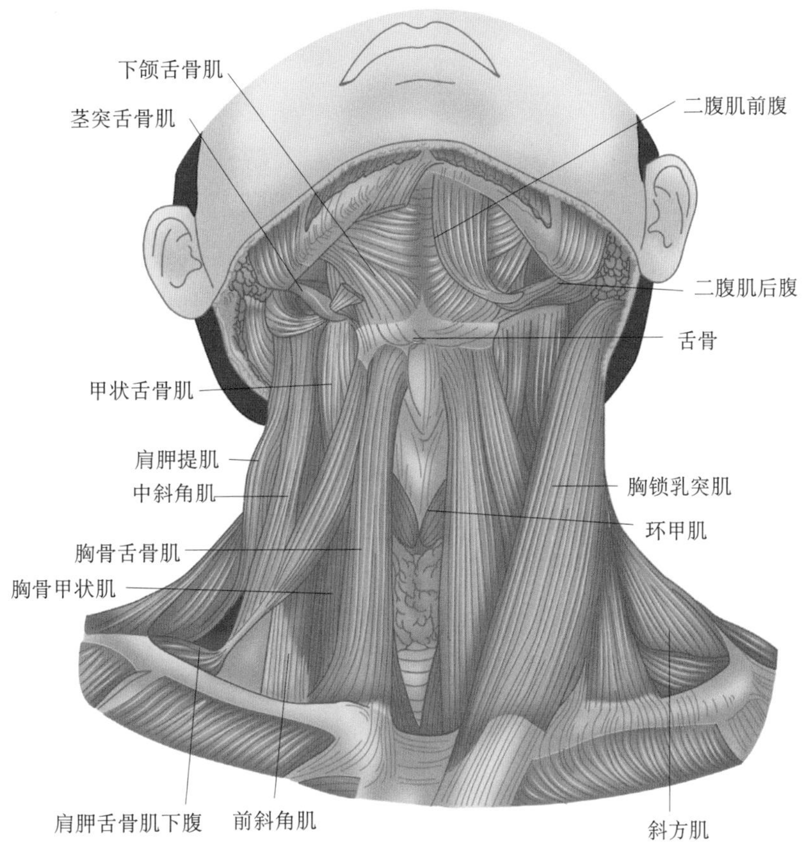


图 4-6 **颈肌前面**

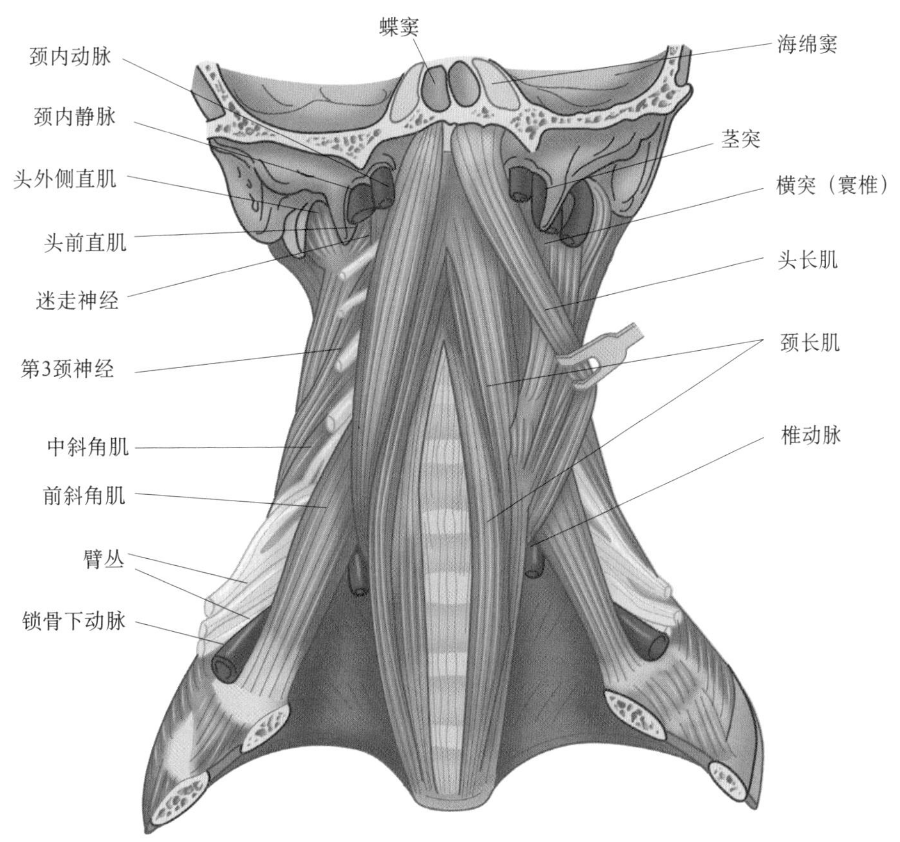


图 4-7 **颈深肌群前面**

前结节，止于寰椎前结节。此肌受颈神经前支支配。②头长肌起自第 3 ~ 6 颈椎横突的前结节，止于枕骨底部的下面。受颈神经的分支支配。③头前直肌起自寰椎横突根部，止于枕骨底部的下面。受颈神经的分支支配。④头侧直肌起自寰椎横突，止于枕骨外侧部的下面。受颈神经的分支支配。

（2）外侧群：①前斜角肌起自第 3 ~ 6 颈椎横突的前结节，止于第 1 肋骨上面的斜角肌结节。由颈神经前支支配。②中斜角肌起自第 2 ~ 6 颈椎横突的后结节，止于第 1 肋骨上面。由颈神经前支支配。③后斜角肌起自下 3 个颈椎横突的后结节，止于第 2 肋骨的外侧面中部的粗隆。由颈神经前支支配。

### （二）颈后侧诸肌

1. 浅层肌　见图 4-8。

（1）斜方肌：位于项部和背上部皮下，为三角形的阔肌。起自上项线内 1/3 部、枕外隆凸、项韧带全长、第 7 颈椎棘突、全部胸椎棘突及其棘上韧带。上部肌纤维斜向下外方，止于锁骨外 1/3 部的后缘及其附近的骨面。中部肌纤维止于肩峰内侧缘和肩胛冈上缘的外侧部。下部肌纤维斜向上外方，止于肩胛冈下缘的内侧部。实现两部同时收缩时，可使肩胛骨向外上方旋动，帮助上肢上举。整个肌肉收缩时，使肩胛骨向脊椎移动。一侧收缩则使颈向同侧倾，两侧同时收缩，使头后仰。此肌受副神经支配。

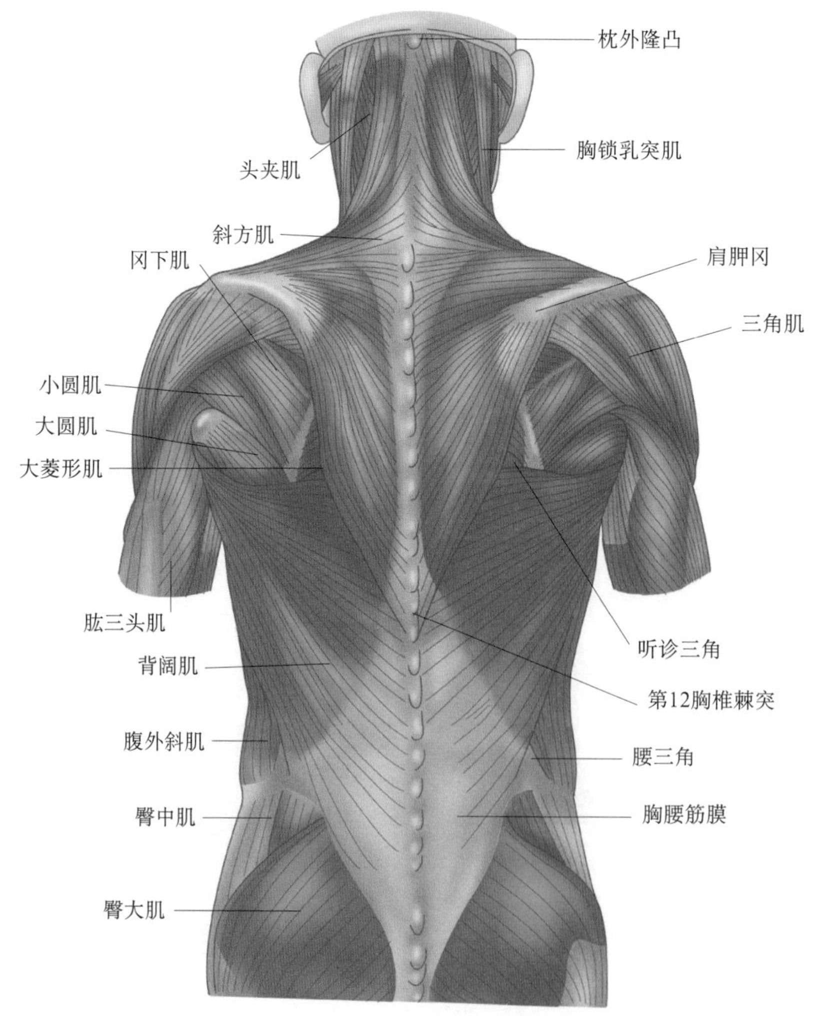


图 4-8　项背肌浅层

（2）肩胛提肌：位于项部两侧。起自上位 4 个颈椎横突的后结节，止于肩胛骨的内角和肩胛骨脊椎缘的上部。此肌收缩时，上提肩胛骨，同时使肩胛骨下角转向内。肩胛提肌受肩胛背神经支配。

（3）夹肌：位于项部，按其部位不同可分为两部分。①头半棘肌，起自项韧带的下部及第 3 胸椎棘突，止于上项线的外侧部分；②颈半棘肌，起自第 3 ～ 6 胸椎棘突，止于第 2 ～ 3 颈椎横突的后结节。

夹肌受颈神经后支的外侧支支配。

2. 深层肌

（1）头后小直肌：起于寰椎结节，肌纤维向上方，止于下项线内侧，使头后仰。

（2）头上斜肌：起于第 2 颈椎棘突，肌纤维向外向上方，止于枕骨下项线外侧。使头向一侧旋转。

（3）头上斜肌：起于寰椎横突，肌纤维向内上方，止于下项线外侧，作用同上。

（4）头下斜肌：起于第 2 颈椎棘突，向外上方，止于寰椎横突，作用同上。

3. 肩后侧肌　见图 4-9。

（1）冈上肌：冈上肌位于肩胛冈上窝内，斜方肌的深面，为长三角形双羽状肌。起自冈上窝及冈上筋膜，止于肱骨大结节，使肱骨外展。此肌受肩胛上神经支配。

（2）冈下肌：位于肩胛骨的冈下窝内，部分被三角肌和斜方肌遮盖。起自冈下窝及冈下筋膜，

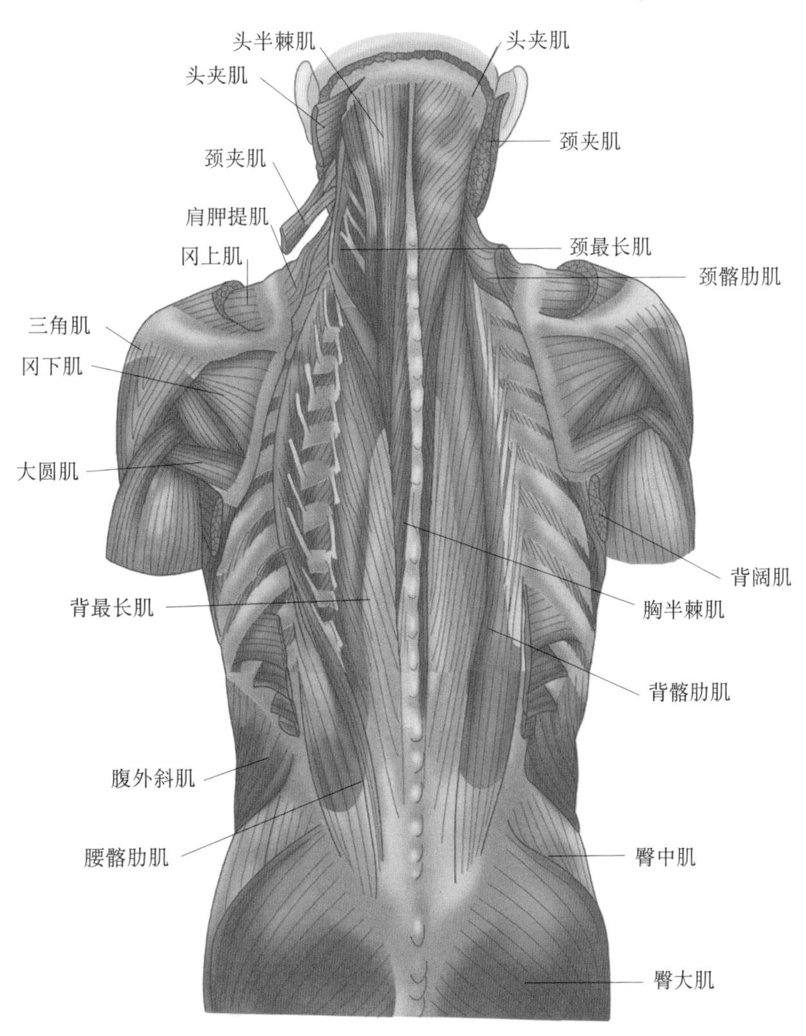


图 4-9　项背肌深层

止于肱骨大结节和关节囊。可使肱骨外旋并牵引关节囊。此肌受肩胛上神经支配。

（3）小圆肌：位于冈下肌的下方，大部分被三角肌所遮盖。起自肩胛骨腋缘的上 1/3 的背面，抵止于肱骨大结节的下压迹和肩关节囊。此肌收缩时，拉肱骨向后使其旋外。小圆肌受腋神经支配。

（4）大圆肌：位于冈下肌和小圆肌的下侧。起自肩胛骨腋缘下部和下角的背面及冈下筋膜。此肌使肱骨后伸、旋内及内收。受肩胛下神经支配。

（5）肩胛下肌：肩胛下肌位于肩胛下窝内。起自肩胛骨的前面、肩胛下筋膜和附着于肌线的结缔组织。抵止于肱骨小结节、肱骨小结节嵴的上部及肩关节囊前壁。受肩胛下神经支配。

## 四、颈部神经

### （一）颈神经的前支

颈神经为 8 对，上位 4 个颈神经的前支组成颈丛；颈丛由第 1 ～ 4 颈神经的前支组成，位于肩胛提肌与中斜角肌前面，被胸锁乳突肌遮盖。

第 1 颈神经的前支：在寰椎后弓的椎动脉沟内，于椎动脉的下侧向外行。与后支分开后。前支先在椎动脉内侧，绕寰椎侧块的外侧向前进，然后在寰椎的横突前侧下降。其分支有头侧直肌、头长肌及头前直肌的肌支；有交通支与迷走神经的结状神经节及颈神经节相连接；并发 2 支至舌下神经。第 1 颈神经前支的大部分纤维，经交通支至舌下神经；小部分纤维加入颈神经丛。合于舌下神经的纤维，有些进入舌下神经鞘内，分布于颏舌骨肌及甲状舌骨肌。有一些则离舌下神经下降的纤维，形成舌下神经降支；此支与自第 2、3 颈神经前支来的颈神经降支结合，形成舌下神经襻。

颈神经丛的分支：可分为浅、深两组。

1. 浅支组　各支都在胸锁乳突肌后缘中点处，所谓神经点，向各方散开，有横行的，上升的及下降的（图 4-10）。

（1）枕小神经：纤维来自第 2 ～ 3 颈神经，或来自两者之间的神经襻。其弯曲部绕副神经下侧，沿胸锁乳突肌后缘上升；及至头部附近，穿出深筋膜，越胸锁乳突肌止点的后部，继续上升，到头的侧面，分布于耳郭后面，支配耳郭后上部，乳突部及枕部外侧区域的皮肤，并与耳大神经、枕大神经及面神经的耳后支相连结。

（2）耳大神经：起于第 2、3 颈神经，为颈丛皮支中最大的分支。绕胸锁乳突肌后缘，向前上方，斜越胸锁乳突肌表面，向下颌角方向进行；穿颈深筋膜，沿颈外静脉后侧，与其平行上升，其表面被颈阔肌覆盖。当此神经在胸锁乳突肌表面到达腮腺时，分成前、中、后三部终末支。前部的分支，经腮腺表面，分布于被盖腮腺及咬肌下部的皮肤；并有支至腮腺内，与面神经的颈支结合。中部的分支，分布于耳郭后面。后部的分支，分布于乳突部的皮肤，并与面神经的耳后支及枕小神经的分支结合。

（3）颈皮神经：由第 2、3 颈神经前支组成。约在胸锁乳突肌的后缘中点，自该肌深侧绕后缘穿出，沿其表面横向内侧，经颈外静脉的深侧，达该肌的前缘。穿固有筋膜，被覆于颈阔肌的深侧，分支成扇形分散。其上部的分支，与面神经的颈支连结成襻。另一部分支穿过颈阔肌，分布于颈前部的皮肤，其范围上达下颌骨，下到胸骨。

（4）锁骨上神经：起于第 3、第 4 颈神经。在起始部，常与至斜方肌的肌支先结合；后又分开。在胸锁乳突肌后缘中点处，自该肌深侧，向后下方穿出。通行于颈阔肌及固有筋膜的深面，达锁骨附近；穿出固有筋膜及颈阔肌，而成皮神经。可分为内、中、外 3 组分支。内侧锁骨上神经较细小，分布于胸骨柄上部的皮肤及胸锁关节；中间锁骨上神经较大，分布于遮盖胸大肌及三角肌上 2/3 的皮肤及肩锁关节；外侧锁骨上神经分布于肩后部和上部皮肤。

2. 深支组　为肌支及其他神经的交通支。可分为向后外侧行的外侧组及向前内侧行的内侧组。外侧组与副神经的交通支，其起于第 2 颈神经的分支，行抵胸锁乳突肌时，与副神经结合，

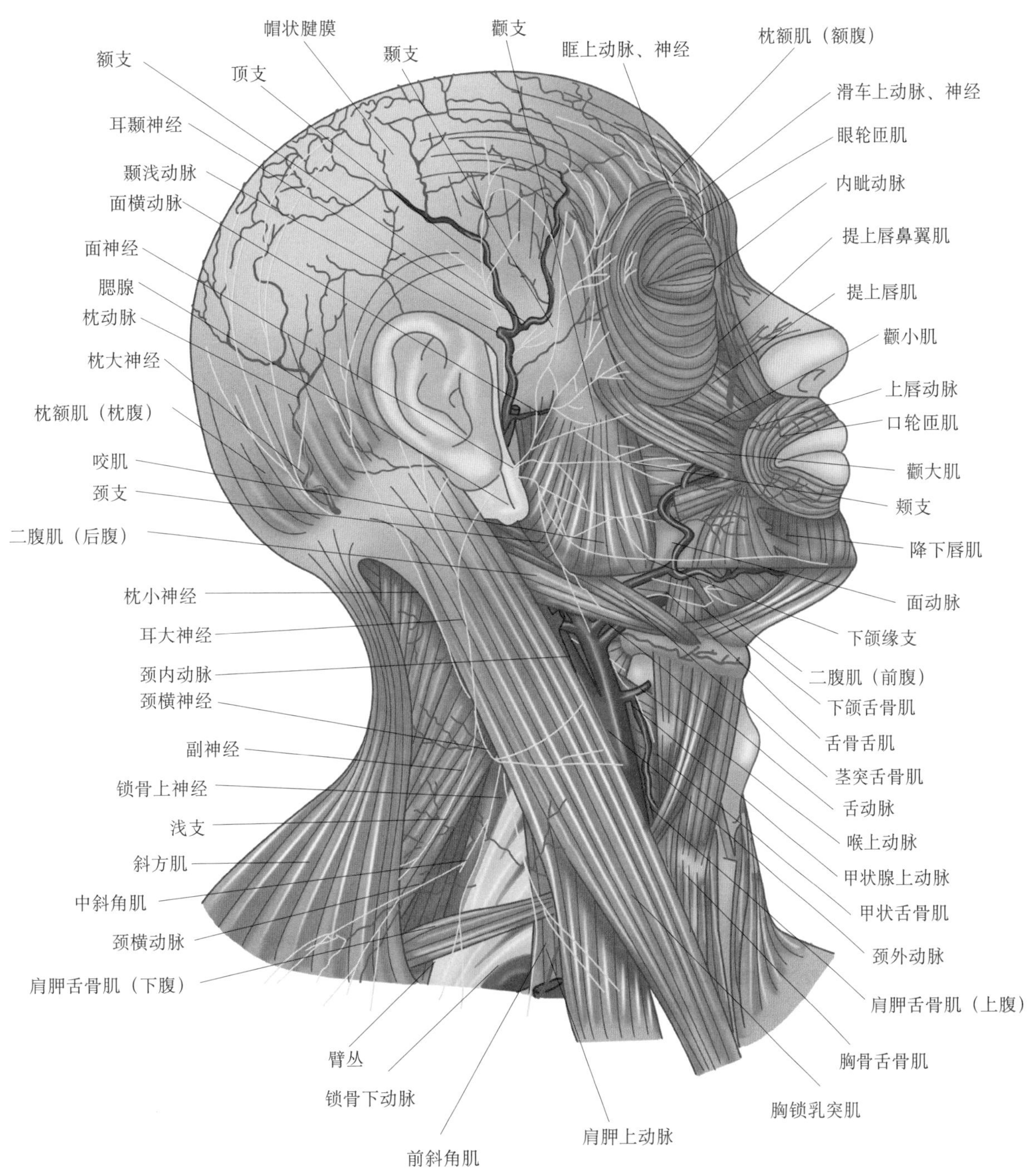
帽状腱膜
颧支
额支
颞支
顶支
眶上动脉、神经
枕额肌（额腹）
滑车上动脉、神经
耳颞神经
眼轮匝肌
颞浅动脉
面横动脉
内眦动脉
面神经
提上唇鼻翼肌
腮腺
提上唇肌
枕动脉
颧小肌
枕大神经
上唇动脉
枕额肌（枕腹）
口轮匝肌
咬肌
颧大肌
颈支
颊支
二腹肌（后腹）
降下唇肌
面动脉
枕小神经
下颌缘支
耳大神经
颈内动脉
二腹肌（前腹）
颈横神经
下颌舌骨肌
舌骨舌肌
副神经
茎突舌骨肌
锁骨上神经
舌动脉
浅支
喉上动脉
斜方肌
甲状腺上动脉
中斜角肌
甲状舌骨肌
颈横动脉
颈外动脉
肩胛舌骨肌（下腹）
肩胛舌骨肌（上腹）
胸骨舌骨肌
臂丛
锁骨下动脉
胸锁乳突肌
肩胛上动脉
前斜角肌

图 4-10 颈前侧神经浅层

其起于第3、4颈神经的分支，经胸锁乳突肌的深侧，在副神经的下侧，向外下方行，经肩胛斜方三角，至斜方肌深侧，与副神经结合，形成斜方肌下丛；肌支至胸锁乳突肌的肌支，起自第2颈神经，至斜方肌，肩胛提肌的肌支，起于第3、4颈神经，至中和后斜角肌的肌支，起于第3颈神经或第4颈神经，或此两种颈神经均发支至该肌。内侧组：分交通支与肌支两种，交通支包括自第1、2颈神经到舌下神经、迷走神经的交通支和自第1、2、3、4颈神经与颈上神经的灰交通支（图4-11）。

### （二）颈神经的后支

**1. 第1颈神经的后支** 称枕下神经，较前支大，于寰椎后弓的椎动脉沟内，椎动脉的下侧，自干分出。向后行，进入枕下三角，于此分布于枕下三角周围诸肌；并发1支横越头后大直肌的后侧，至头后小直肌；还有分支至覆盖着枕下三角的头半棘肌。此外，有分支穿过头下斜肌，或经该肌表面，与第2颈神经后支的内侧支相连结。

**2. 第2颈神经的后支** 此支为所有颈神经后支中最大者，也比该神经的前支粗大得多。于寰

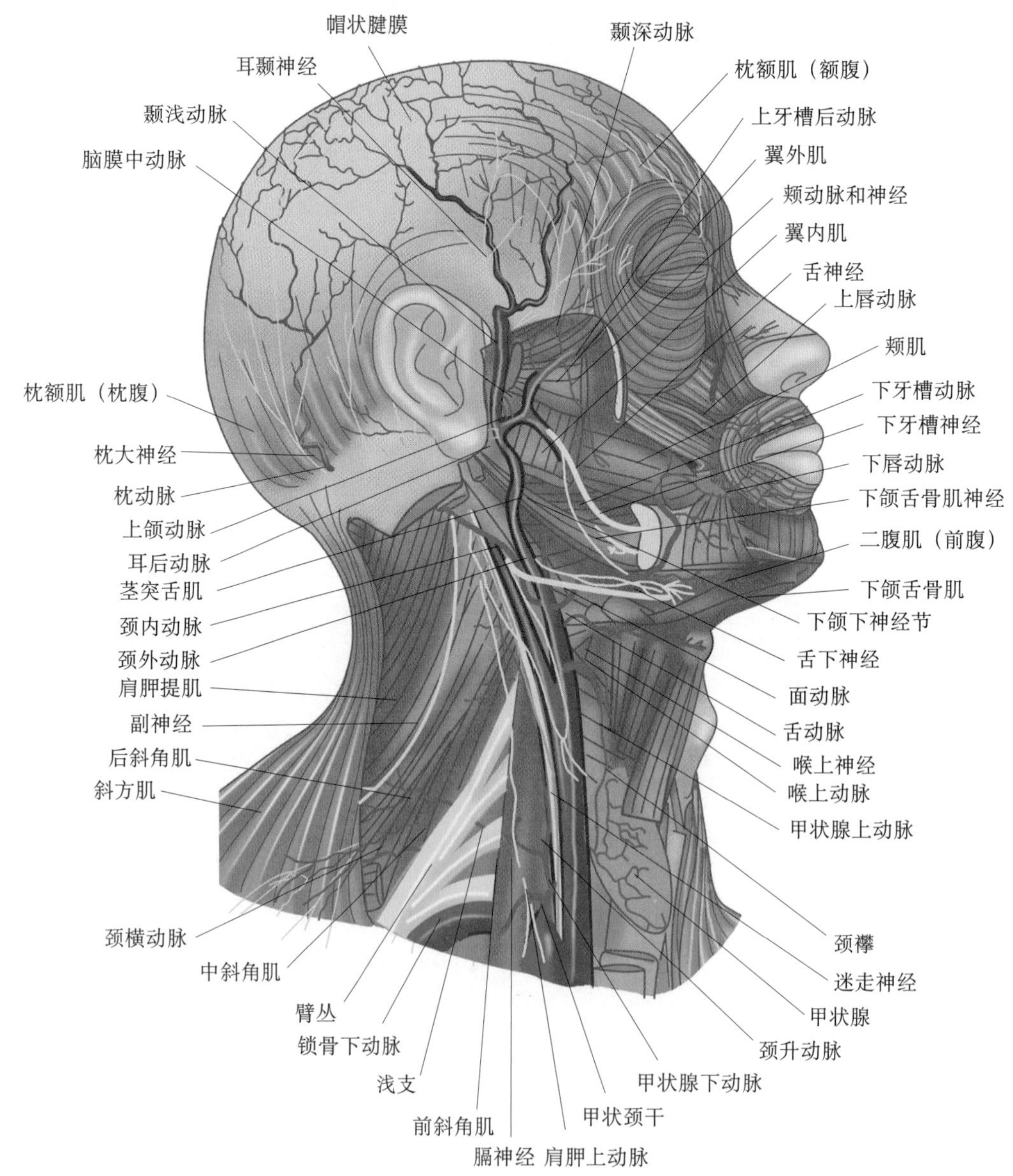


图4-11 颈前侧神经深层

椎后弓与枢椎弓板之间，头下斜肌的下侧穿出，发一细支至头下斜肌，并与第 1 颈神经后支交通。然后分为较小的外侧支及较大的内侧支。外侧支支配头长肌、夹肌、头半棘肌，并与第 3 颈神经相应的分支连结。内侧支为枕大神经，斜向上升，经头下斜肌和头半棘肌之间，在头半棘肌附着于枕骨处，穿过该肌，更穿过斜方肌腱及颈部的颈固有筋膜，在上项线下侧分为几支感觉性终末支，与枕动脉伴行，分布于上项线以上，可达颅顶的皮肤。自枕大神经亦分出一或二运动性小支，至头半棘肌。当枕大神经绕过头下斜肌时，发支与第 1 颈神经及第 3 颈神经后支的内侧支连结。在头半棘肌下侧，形颈后神经丛。

3. 第 3 颈神经的后支　比该神经的前支小；比第 2 颈神经的后支小，但大于第 4 颈神经的后支。绕第 3 颈椎的关节突向后行，经横突间后肌的内侧，然后分为内侧支及外侧支。外侧支为肌支，并与第 2 颈神经的外侧支相连结。内侧支经过头半棘肌与项半棘肌之间，再穿夹肌及斜方肌，终末支分布于皮肤。当其在斜方肌深侧时，发 1 支穿过斜方肌，终于颅后下部近正中线处，枕外隆突附近的皮肤，此支称为第 3 枕神经。此神经位于枕大神经内侧，与枕大神经之间有交通支相连。

4. 其余五对（第 4 ～ 8）颈神经的后支　绕过各相应的椎间关节后，分为内侧支与外侧支。外侧支均为肌支，支配项髂肋肌、项最长肌、头最长肌及头夹肌。第 4、5 颈神经的内侧支，经项半棘肌与头半棘肌之间，达椎骨的棘突，穿夹肌及斜方肌，终于皮肤。第 6、7、8 颈神经的内侧支细小，分布于项半棘肌、头半棘肌、多裂肌及棘间肌（图 4-12）。

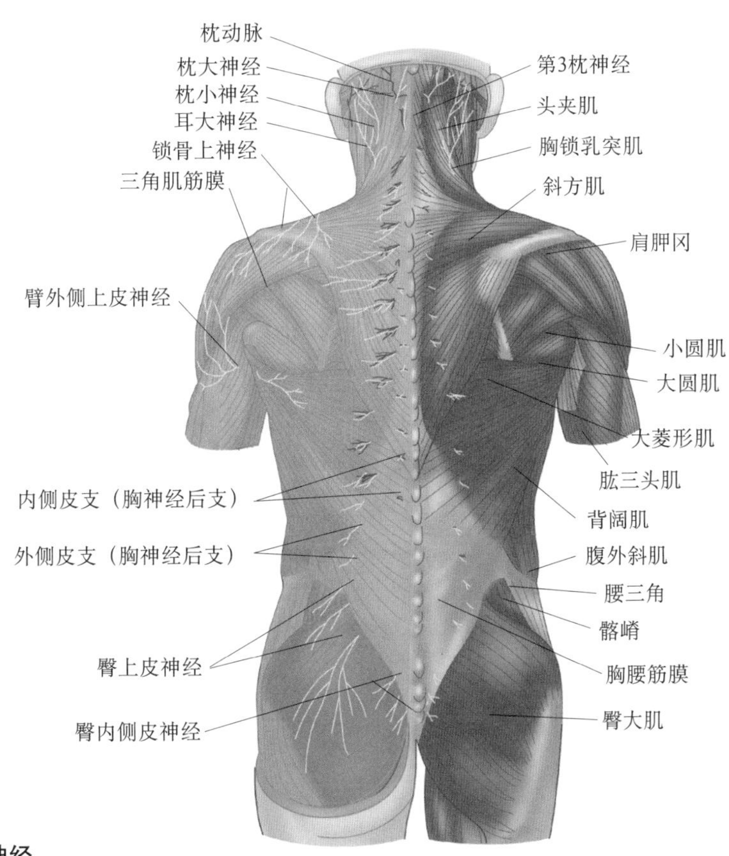


图 4–12　颈后侧神经

## 第二节　颈部主动运动锻炼方法

颈部主动运动锻炼方法，是根据颈部关节运动生理，针对颈部关节周围软组织病理变化的需要而进行的。该方法对配合新手法治疗，以及关节功能改善和恢复起到了积极作用。

通过颈部关节不同方向的运动，来收缩和伸展肌肉、韧带及神经、血管，加强肌纤维组织的弹缩性和伸展度，扩大纤维组织间和椎间间隙，调解和理顺各组织间的关系。同时通过屈伸、收展、旋转等运动，牵拉撕脱了纤维组织的粘连和神经及血管周围的粘连，加速血流量，促使血肿、水肿和炎症的吸收，解除了血管、神经、肌肉和韧带及筋鞘的粘连所造成的压迫，防止了血肿、水肿和炎症的集聚、机化、钙化和再粘连。使关节活动更灵便，关节韧带弹韧性加强，肌肉发达、强壮而有力。

通过颈部主动运动，可促使颈部诸肌增长、运动功能加强、关节活动范围加大，能更好地保护颈部各组织，从而达到关节、韧带和肌肉功能改善的目的。

1. *头颈屈伸法*　患者取坐位或立位，双肩放松，使头颈做前屈后伸运动。头前屈的一瞬间，患者颈部肌肉放松，应用头的重力自然的向前屈；向后伸的一瞬间颈部肌肉放松，使头自然向后倾伸。屈伸的动度根据颈部关节功能障碍程度由小逐渐加大，当达到最大限度时巩固数遍结束。头颈屈伸为1次，每组屈伸20～50次，每日2～3组（图4-13，图4-14）。

头颈前屈时，使颈前侧的前纵韧带、椎间韧带、胸锁乳突肌、胸骨舌骨肌、胸骨甲状肌、颈阔肌和伴行的神经及血管等组织主动收缩，同时牵拉颈后侧韧带、椎间韧带、斜方肌内缘、头半棘肌、头夹肌、颈夹肌和伴行支配的神经及血管等组织。颈后伸时，使颈后部上述诸肌、韧带神经、血管及其他组织主动收缩，同时牵拉颈前侧的上述诸肌、韧带和神经及血管等组织。

2. *头颈侧屈法*　患者位置同上，双肩放松，使头颈向左右摆动做颈部关节侧屈伸运动。其动度要根据颈部关节的侧屈功能障碍程度由小逐渐加大，反复进行，当达到最大限度时巩固数次结束。左、右侧为1次，每组30～60次，每日2～3组（图4-15）。

头颈左屈曲时，使颈左侧的胸锁乳突肌和前、中、后斜角肌及颈外侧椎间韧带和伴行支配的神经、血管主动收缩，同时牵拉伸展颈部右侧的上述诸肌、韧带和神经及血管等组织。当头颈向右侧屈曲时，使颈右侧上述诸肌和韧带及神经、血管等组织主动收缩，同时牵拉伸展颈部左侧的上述诸肌、韧带和神经及血管等组织。

3. *头颈斜屈法*　患者位置同上，双肩放松，使头向右侧做斜屈运动至肩停止，而后再使头颈向左肩做斜屈运动。左、右反复进行数遍，其屈曲度要根据颈部关节的狭窄程度由小逐渐加大，当达到最大限度时巩固数遍结束。每组左、右10～20个来回，每日2～3组（图4-16）。

头颈向左斜屈时，使颈右侧的胸锁乳突肌和前、中、后斜角肌及斜方肌前束、肩胛提肌前外侧、椎韧带和伴行的神经、血管主动收缩。同时，牵拉伸展颈后右侧的项韧带、头半棘肌、头夹肌、颈夹肌、椎间韧带、斜方肌内前缘肌束、胸锁乳突肌和前、中、后斜角肌及肩胛提肌、胸骨舌骨肌、胸骨甲状肌和伴行支配的神经、血管等组织。当头颈向右斜屈时，使颈右侧的胸锁乳突肌、胸骨舌骨肌、胸骨甲状肌和前、中、后斜角肌及斜方肌前束和前右侧的椎间韧带、伴行支配的神经、血管等组织主动收缩。同时牵拉伸展左后两侧的上述诸肌、韧带和伴行支配的神经及血管等组织。

4. *头颈斜伸法*　患者取坐位或立位，使头向后伸做左、右斜伸运动。斜伸的动度和角度要根据颈部关节功能障碍程度由小逐渐加大，反复进行，当达到最大限度时巩固数遍结束。每组左、右4～10个来回，每日2～3组（图4-17）。

头颈向后左方向斜伸时，使颈后左侧的项韧带、头半棘肌、头夹肌、颈夹肌、斜方肌内束、后纵韧带、椎间韧带和伴行支配的神经及血管等组织主动收缩，同时牵拉伸展颈部前侧的胸锁乳

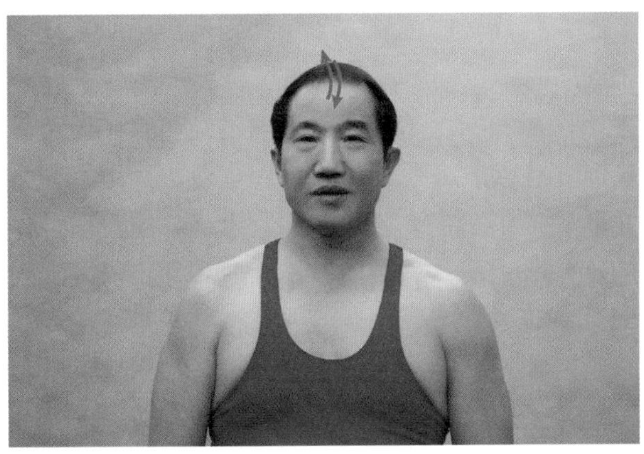
图 4-13 头颈屈伸法 1

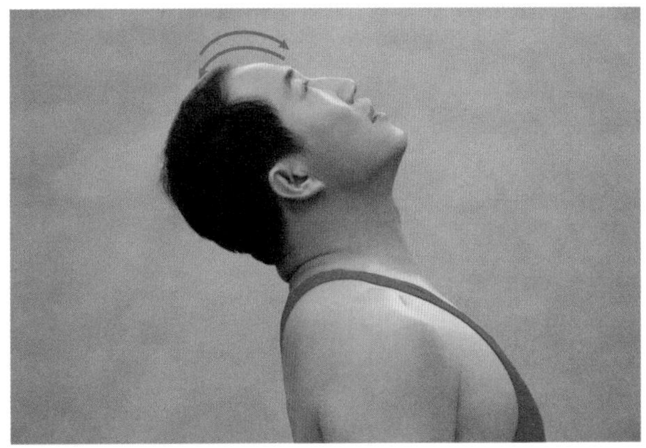
图 4-14 头颈屈伸法 2

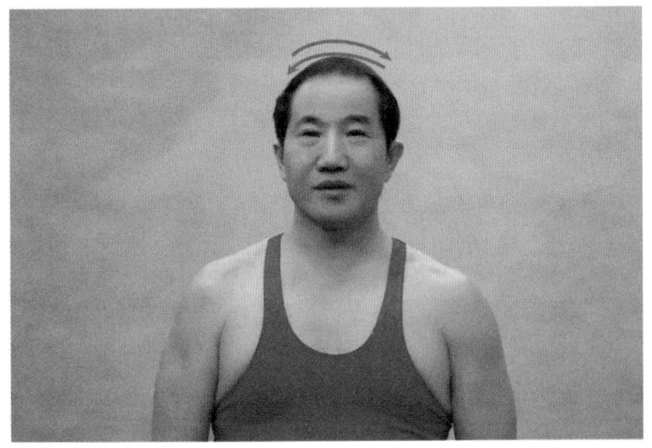
图 4-15 面按法头颈侧屈法

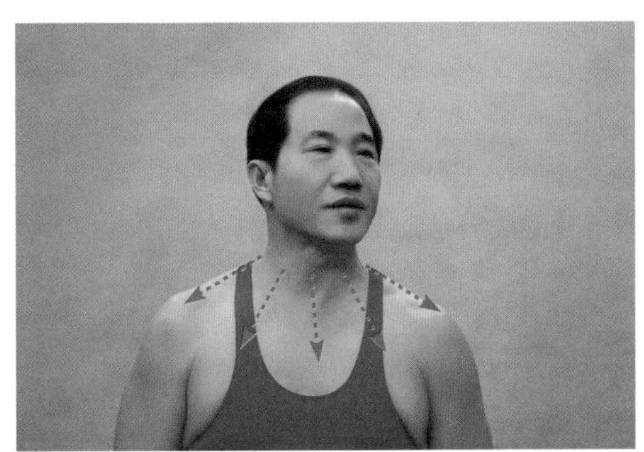
图 4-16 头颈斜屈法

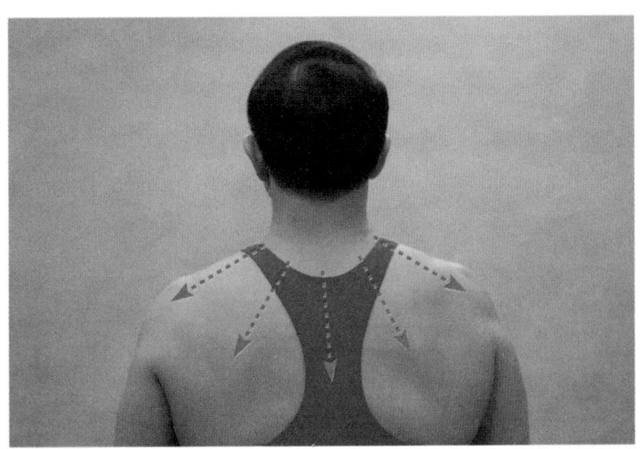
图 4-17 头颈斜伸法

突肌、胸骨舌骨肌、胸骨甲状肌和前、中、后斜角肌及肩胛提肌和伴行支配的神经、血管等组织。当头颈向右方斜伸时，使颈后右侧的上述诸肌、韧带和伴行支配的神经及血管等组织主动收缩，同时牵拉伸展着颈前侧上述诸肌、韧带和神经及血管等组织。

5. *头颈旋转法* 患者取坐位或立位，双肩放松，使头颈做旋转运动。其旋转的范围和角度要根据患者颈部关节功能障碍程度由小逐渐加大，当达到最大限度时巩固数次，再向相反方向旋转。其旋转的范围和角度大小与速度慢快由患者根据自己的身体状况和适应能力灵活掌握。当认为达到最大限度时患者再用力降肩拔颈，使头颈做旋转运动。旋转的范围和速度等同上。每组各方向旋转 20 ～ 40 圈，每日 2 ～ 3 组（图 4-18）。

头颈旋转时，随着头颈向不同方向旋转的同时颈部肌肉、韧带和伴行的神经及血管等组织也在进行收缩和牵拉。

6. 收颌伸颌法　患者取坐位或立位，头处于中立位，并向前上方挺屈，同时收下颌，反复进行。动度由小到大，当达到最大限度时再使头颈向相反方向做伸颈伸颌的运动，进行的顺序和程度同上（图 4-19）。

屈颈收颌时，使颈前的关节韧带、胸锁乳突肌、斜角肌和其他肌及伴行的神经、血管主动收缩，同时牵拉伸展颈后侧关节韧带和肌肉及伴行的神经、血管等组织。伸颈伸颌时，使颈后侧的诸肌、韧带和伴同的神经及血管主动收缩，同时牵拉和伸展颈前侧上述诸肌、韧带和血管及神经。

7. 拔颈降肩法　患者取坐或立位均可，双上肢自然放松，使头颈用力向上拔伸，同时在双肩下降的一瞬间，颈肩部的肌肉和关节囊均放松，使双上肢的重力自然下垂，来牵拉颈肩部粘连的软组织。升降幅度由小逐渐加大，当达到最大限度时，巩固数次结束。每升降为 1 次，每组 30 ～ 60 次，每日 2 ～ 3 组（图 4-20）。

双肩上升时，使颈两侧斜方肌、肩胛提肌、大小圆肌、冈上下肌、小菱形肌和伴行的神经及血管等组织主动收缩。双肩下降放松的同时牵拉颈肩部上述诸肌和神经及血管。

8. 肩关节内收外旋法　患者取坐位或立位，双肘关节伸直，双上肢自然下垂，双肩放松。此时双肩提起，使双肩向前向下向后旋转。旋转的动度和范围由小逐渐加大，当达到最大限度时巩固数次，再使双肩向相反方向做提肩旋转。动度范围和程度均同上。每组 30 ～ 60 圈以上，每日 2 ～ 3 组（图 4-21）。

向前旋转时使斜方肌前缘和肩胛提肌主动收缩，同时牵拉伸展斜方肌内缘，后锯肌、菱形肌、大小圆肌、冈上下肌和伴行的神经血管。向后旋转时，也使斜方肌前缘、肩胛提肌、冈上肌、后锯肌、菱形肌主动收缩，同时牵拉伸展颈前外侧的胸锁乳突肌、斜角肌、胸大肌和伴行的颈臂神经及血管。

9. 降肩拔颈旋转法　患者取坐或立位均可，双肩下垂，收下颌，用力使颈部向上挺，当达到最大限度时维持拔伸的同时使头颈做旋转运动。其动度由小逐渐加大，反复数圈达到最大限度时再使头颈向相反方向旋转，程度同上（图 4-22）。

该旋转运动主要使颈椎关节韧带和颈部周围的肌肉主动收缩与伸展，使肌肉拉伸，扩大颈椎椎间隙。通过左右旋转起到撕脱颈部软组织粘连的作用，同时缓解颈部软组织因长期处于被动性收缩状态带来的疲劳和损伤所产生的一系列症状。达到扩大颈部主动活动范围，防止颈部软组织粘连的目的。

10. 拔颈提肩转肩法　患者取坐位或立位，用力使头颈向高挺拔。当达到最大限度时，使双肩提起后旋转。旋转的幅度由小逐渐加大。反复进行数次，再使双肩向相反方向旋转。其顺序和程度同上（图 4-23）。

双肩后展转肩时，使颈前外侧的肌肉、胸前的胸大、小肌、胸锁关节韧带和肩前韧带主动牵拉伸展；同时使颈后外侧肌肉、斜方肌、背阔肌、冈上肌、冈下肌和大、小圆肌及三角肌后束均处于被动收缩运动。

当双肩向相反方向旋转时，颈后外侧和肩后外侧诸肌处于主动牵拉与伸展；同时颈前外侧肌肉、胸前侧的胸大肌、胸小肌和肩前侧的三角肌前束及肩关节、胸锁关节处于被动收缩。

该动作主要通过肩部的前、后旋转运动，加大和加强颈部及双肩前后左右诸肌主动伸展与收缩运动功能，防止组织间的机化粘连；同时通过主动收缩与伸展撕脱组织间的相互粘连，扩大各组织间隙，加大肩关节的活动范围，保障肩部和颈肩部的正常功能。

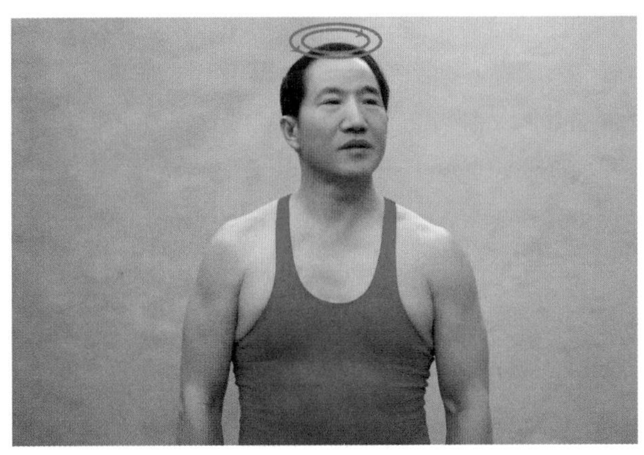
图 4-18 头颈旋转法

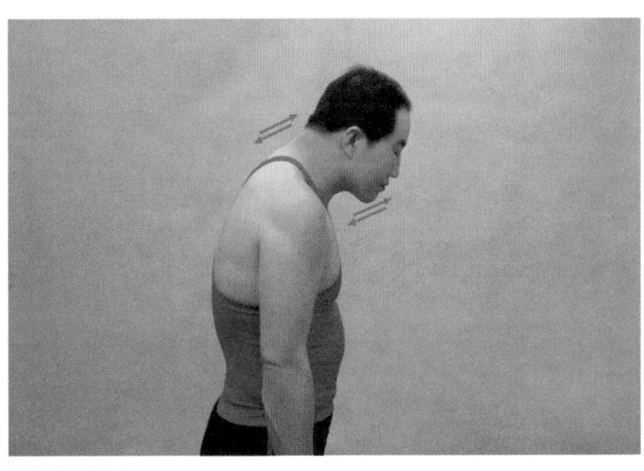
图 4-19 收颌伸颌法

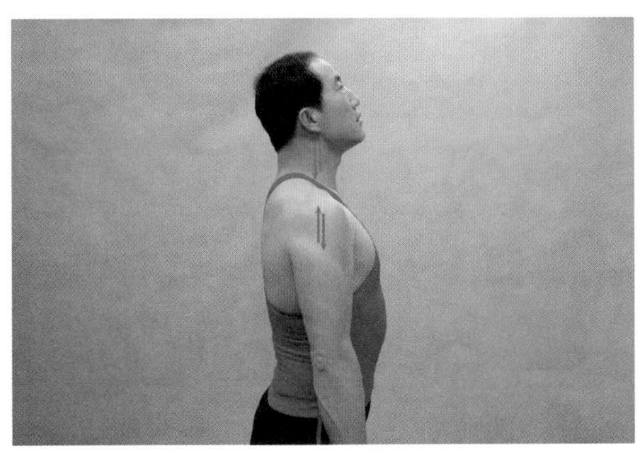
图 4-20 拔颈降肩法

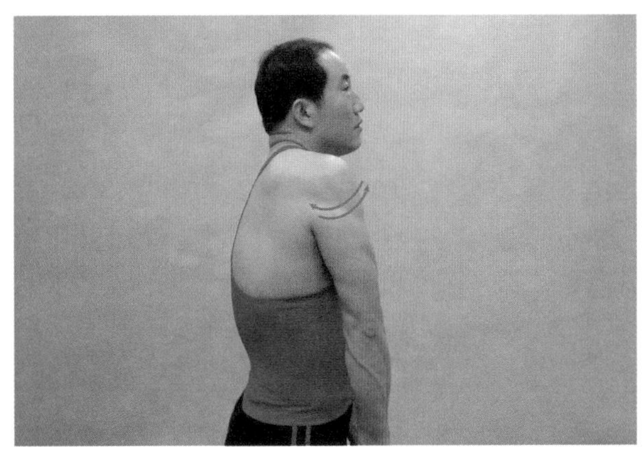
图 4-21 肩关节内收外旋法

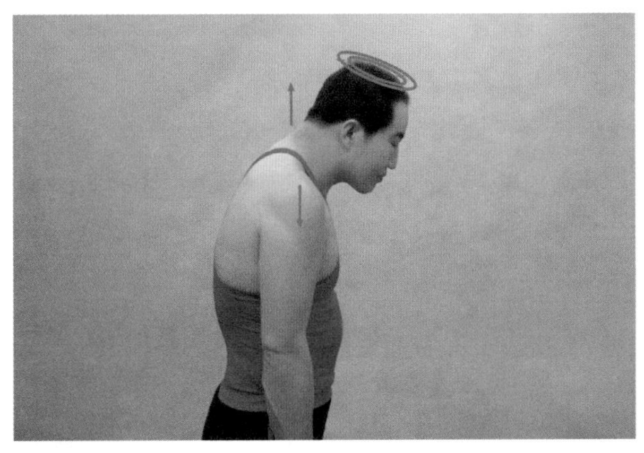
图 4-22 降肩拔颈旋转法

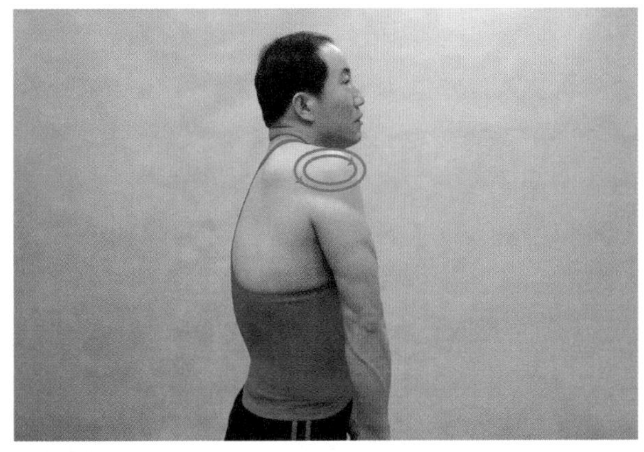
图 4-23 拔颈提肩转肩法

11. 缩颈提肩降肩法 患者取坐位或立位，使头颈紧缩，同时使双肩上提。缩颈和提肩动作要同时进行。而后双肩下降。下降时上肢自然下垂，双肩和双上肢要放松。双上肢下降的同时，颈部伸直。双肩一提一降，头颈一缩一伸。提降的幅度由小逐渐加大。反复进行数遍结束（图

4-24）。

该运动主要通过缩颈提肩使颈部和肩部肌肉主动收缩。降肩的同时使颈部诸肌和肩部诸肌伸展，双肩反复收缩与向下牵拉伸展，不断加强颈部和肩部肌肉的功能，疏解肩部肌肉的紧张度，扩大颈肩部肌肉组织间隙和肩关节间隙，缓解颈部肌肉疲劳，保障肩关节提降运动功能。

12. *屈腰屈颈伸颈法* 患者取坐位，双足分开，腰前屈 70°～ 90°，双手握住双膝或双小腿，而后使头颈做前屈后伸运动。后伸和前屈的一瞬间头颈放松，依靠头的重力向前后屈伸运动，达到撕脱的作用。其动度根据患者的病情由小逐渐加大，自认为已达到最大限度时结束。每组 20 ～ 40 次，每日 2 ～ 3 组（图 4-25）。

前屈时使颈前的韧带、神经、血管和胸锁乳突肌及斜角肌主动收缩，同时牵拉伸展颈后侧的诸肌、椎间椎后韧带和伴行的神经及血管等。后伸时使颈后侧诸肌、韧带、神经及血管主动收缩，同时牵拉和伸展颈前侧的韧带、神经、血管和肌肉等组织。

13. *屈腰头颈旋转法* 患者取立位，双足分开，腰前屈 70°～ 90°，双手握双膝或双踝关节处，使头颈做旋转运动。旋转的一瞬间要放松。进行的角度和旋转的范围由小逐渐加大，当达到最大限度时巩固数遍。再使头颈向相反方向做后伸前旋旋转运动，进行的一切均同上。每组各方向旋转 20 ～ 40 圈，每日 2 ～ 3 组（图 4-26）。

前屈旋后和后伸旋前时，向哪个方向旋转时，就收缩同侧的韧带、肌肉和神经及血管等组织，同时牵拉伸展对侧的韧带和肌肉及神经、血管等组织。

14. *头颈滚动法* 患者取仰卧位，颈头部垫一薄枕，双肩放松位于躯干两侧，头枕部着枕或床面，使头颈向左、右滚动。其动度要根据颈椎关节的功能障碍程度由小逐渐加大，反复进行，当达到最大限度时巩固数次结束。左、右滚动为 1 次，每组进行 20 ～ 50 次，每日 2 ～ 3 组（图 4-27）。

该运动是在头颈部肌肉相对放松的状态下使主动头颈左、右滚动。当头向右侧滚动时，颈右侧肌肉主动收缩，同时左侧肌肉被动伸展；当头向左侧滚动时，颈左侧肌肉主动收缩，同时右侧肌肉被动伸展。随着头颈向左或向右滚动，颈部肌肉完成主动或被动收缩与伸展。通过反复运动，撕脱颈部各组织间的相互粘连，扩大组织间隙，理顺组织关系，加大颈部活动范围，加强颈部运动功能，防止颈部损伤。

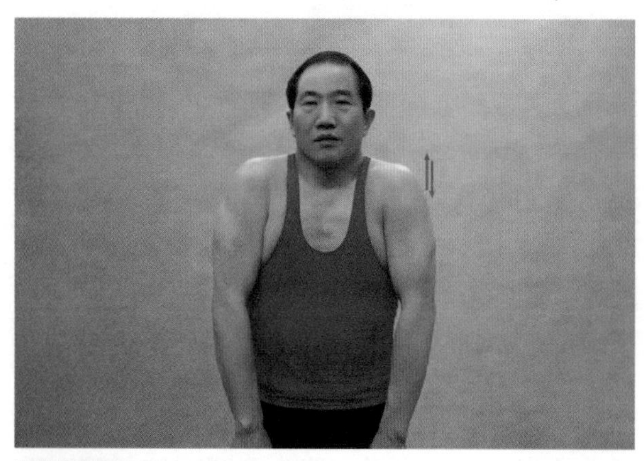

图 4-24 缩颈提肩降肩法

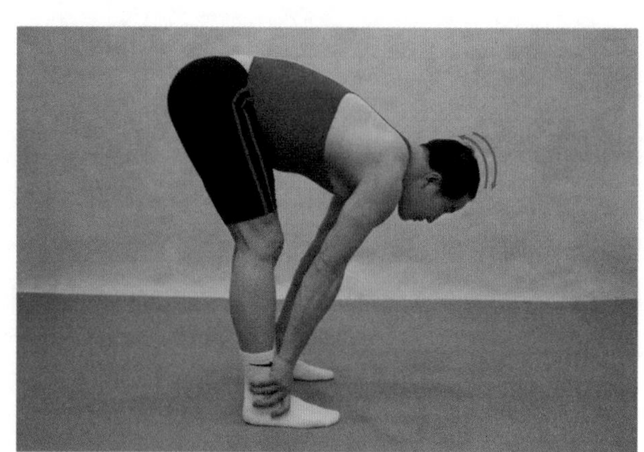

图 4-25 屈腰屈颈伸颈法

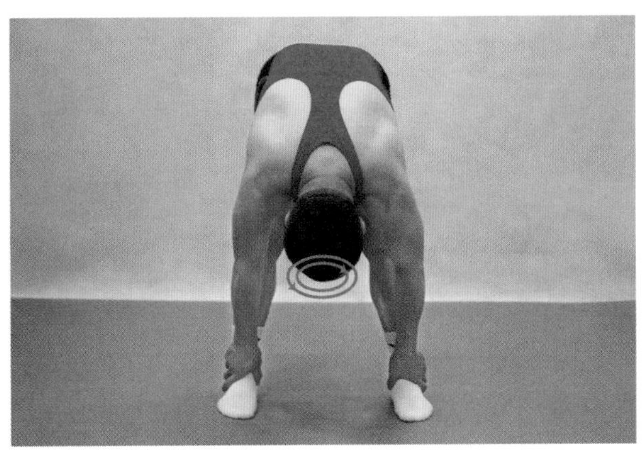

图 4-26 屈腰头颈旋转法

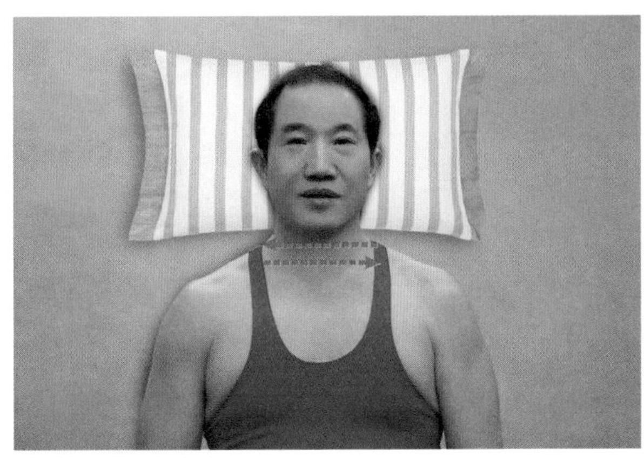

图 4-27 头颈滚动法

# 第 5 章　上肢主动运动

## 第一节　上肢应用解剖

### 一、上肢骨

#### （一）上肢带

1. *肩胛骨*　为三角形扁骨，在胸廓的后外侧，第 2 ～ 7 肋骨之间，底部向上方，尖部向下方。背面由斜向外方的肩胛冈，分为上、下两窝，上方的较小，称为冈上窝，下方的较大，称为冈下窝，均为同名肌的附着部。两窝于肩胛颈附近彼此相通。外侧角位于上缘与腋缘的会合处。外侧面有梨形的浅窝，称为关节盂，与肱骨头相关节。关节盂的上、下方，各有一粗面，称为盂上粗隆与盂下粗隆。分别为肱二头肌与肱三头肌长头的附着部。关节盂内下侧较细的部分，称为肩胛骨颈。

2. *锁骨*　为 S 状弯曲的长骨，横跨胸廓的前上部，水平位于颈根部。内侧端接胸骨的锁骨切迹；外侧端与肩胛骨的肩峰关节面相接。

（1）中间部：内侧部前面凸隆，于胸骨端附近，被一微嵴分为上、下两面，分别为胸锁乳突肌锁骨部及胸大肌锁骨部的附着处。

（2）外侧端或肩峰端：末端有卵圆形的关节面，称为肩峰关节面，与肩胛骨的肩峰相接。

（3）胸骨端：末端有三角形的关节面，称为胸骨关节面，与胸骨柄的锁骨切迹相关节（图 5-1）。

#### （二）游离上肢骨

1. *肱骨*　为上肢骨中最粗而且最长的管状骨（图 5-2）。

（1）上端：由肱骨头、解剖颈、外科颈、大结节及小结节组成。肱骨头呈半球形。有光滑的关节面，与肩胛骨的关节盂相关节。肱骨头周缘稍细而呈沟状的部分，称为解剖颈，为肩关节囊的附着部。

（2）肱骨体：上半部呈圆柱形，下半部呈三棱柱形。分为 3 面及 3 缘。前缘自大结节嵴达肱骨滑车的外侧缘。中部显著而粗糙，为三角肌的附着部；下部有肱肌附着。内侧缘自小结节嵴达内上髁，其中、下段分别为喙肱肌、肱肌及肱三头肌内侧头的附着部。外侧缘始于大结节的后下侧，向下终于外上髁，其上段有小圆肌及肱三头肌外侧头附着；下段为肱桡肌及桡侧腕长伸肌的附着部。

（3）下端：由肱骨小头、肱骨滑车、内上髁及外上髁组成。肱骨小头位于下端的前外侧，与桡骨小头相关节。小头上方有一浅窝，称为桡骨窝。肱骨滑车为滑车状的关节面，位于下端的前面、下面及后面，与尺骨的半月切迹相关节。

2. *桡骨*　在前臂的外侧，可分为体及两端。

（1）上端：包括桡骨小头、桡骨颈及桡骨粗隆。桡骨小头呈圆盘状，上面凹陷，称为桡骨小头凹，与肱骨小头相关节。小头周缘有光滑的关节面，称为环状关节面；关节面的内侧与尺骨的桡骨切迹相关节，其他部分则有环状韧带环绕。小头下侧较细的部分，称为桡骨颈，上部有环状韧带，下部为旋后肌的附着。桡骨颈的内下侧，有一粗隆，称为桡骨粗隆。粗隆的后部有肱二头肌附着。

（2）桡骨体：呈三棱柱形。可分为 3 缘及 3 面。掌面上部为拇长屈肌的附着部；下部有旋前

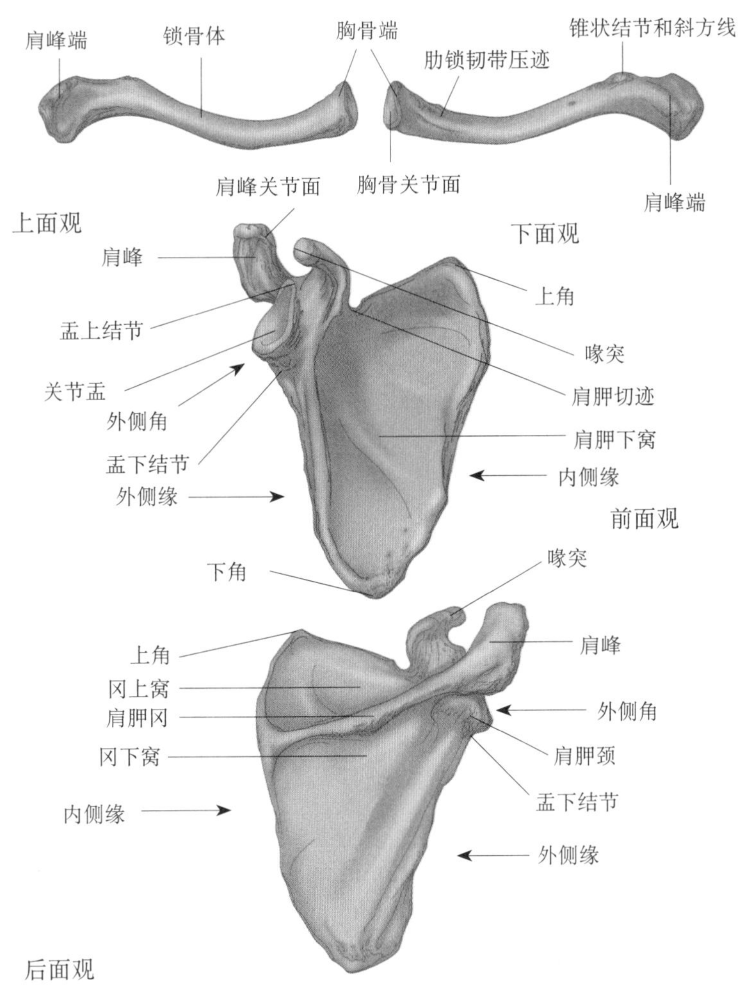


图 5-1 锁骨和肩胛骨

方肌附着。背面中部为拇长展肌及拇短伸肌的附着部。外侧面上部有旋后肌附着；中部有一卵圆形的粗面，为旋前圆肌的附着部。骨间嵴介于掌、背两面之间，上自桡骨粗隆后缘，向下分为 2 支，分别移行于尺骨切迹的前后缘。上部不明显；下部为骨间膜的附着部。掌侧缘介于外侧面与掌面之间，自桡骨粗隆前外侧部的下方，斜向外下方，达桡骨茎突的前缘。上、下部分别为指浅屈肌桡侧头及拇长屈肌的附着部。背侧缘介于外侧面与背面之间，自桡骨粗隆的后面，斜向外下方。

(3) 下端：内侧面有半圆形的凹面，称为尺骨切迹，与尺骨小头相接。切迹下侧，有一微嵴，为关节盘的附着部。外侧面粗糙，有向下方的锥状突起，称为茎突，其根部及末端，分别为肱桡肌及腕关节桡侧副韧带的附着部。此面有 2 条浅沟，有拇长展肌及拇短伸肌腱通过。后面凸隆有 3 条纵沟，通过伸肌腱。沟间的纵嵴为腕背侧韧带的附着部。下面为光滑的三角形凹面，称为腕骨关节面，与腕骨相关节。

3. 尺骨　呈三棱柱形，位于前臂的内侧。

(1) 上端：鹰嘴为半月切迹后上侧的突起。根部较细，向下移行于尺骨体。前面光滑，构成半月切迹的上部及后部。后面呈三角形。上面近似四边形，为肱三头肌及关节囊的附着部。内侧面的上部，有一结节，有肘关节尺侧副韧带及尺侧腕屈肌附着；内侧面的下部为指深屈肌的附着

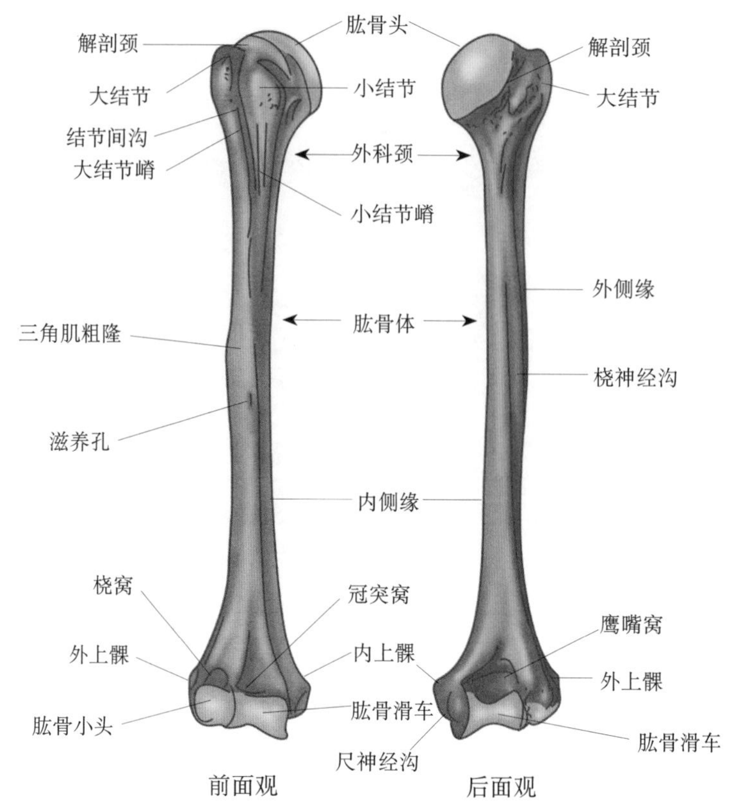


图 5-2 **肱骨**

部。外侧面为肘肌的附着部。

(2) 尺骨体：掌面上部为指深屈肌的附着部；下部有旋前方肌附着。背面向后外方，上部被一条自桡骨切迹后段斜向背侧缘的斜线，分成上小及下大的两部分，前者为肘肌的附着部；后者有拇长展肌、拇长伸肌及示指固有伸肌附着。内侧面上部有指深屈肌附着。

(3) 下端：尺骨小头周缘为平滑的关节面，称为环状关节面，与桡骨的尺骨切迹相关节。小头的下面光滑，与桡尺远侧关节的关节盘相接(图5-3)。

4. 手骨　分为腕骨、掌骨及指骨（图 5-4）。

(1) 腕骨：在手腕部，由 8 块小骨组成，排成近侧及远侧两列，每列 4 块。近侧列自外向内为舟骨、月骨、三角骨及豌豆骨，除豌豆骨外，均与桡骨相关节；远侧列自外向内为大多角骨、小多角骨、头状骨及钩骨，与掌骨相关节。

①手舟骨：为近侧列腕骨中最大的。上面与桡骨相接。下面分别与小多角骨及大多角骨相关节。掌侧面下部有一结节，称为舟骨结节，为腕横韧带与拇短展肌的附着部。背侧面可见数个滋养孔，有桡腕背侧韧带附着。内侧面的上部，有半月形的关节面，与月骨相关节；下部有向内下方凹陷的关节面，与头状骨相关节。

②月骨：介于舟骨与三角骨之间。上面与桡骨及桡尺远侧关节的关节盘相接。下面分别与钩骨及头状骨相关节。掌背二面均有韧带附着。内侧面与三角骨相关节。外侧面为半月形的关节面，与手舟骨相关节。

③三角骨：呈锥形。上面的外侧与关节盘相关节；内侧有韧带附着。下面为凹凸不平的三角形关节面，与钩骨相关节。掌侧面有卵圆形的关节面，与豌豆骨相关节。

④豌豆骨：为腕骨中最小的。掌侧面为腕横韧带、尺侧腕屈肌、小指展肌、豆掌韧带及豆钩韧带的附着部。背侧面与三角骨相关节。

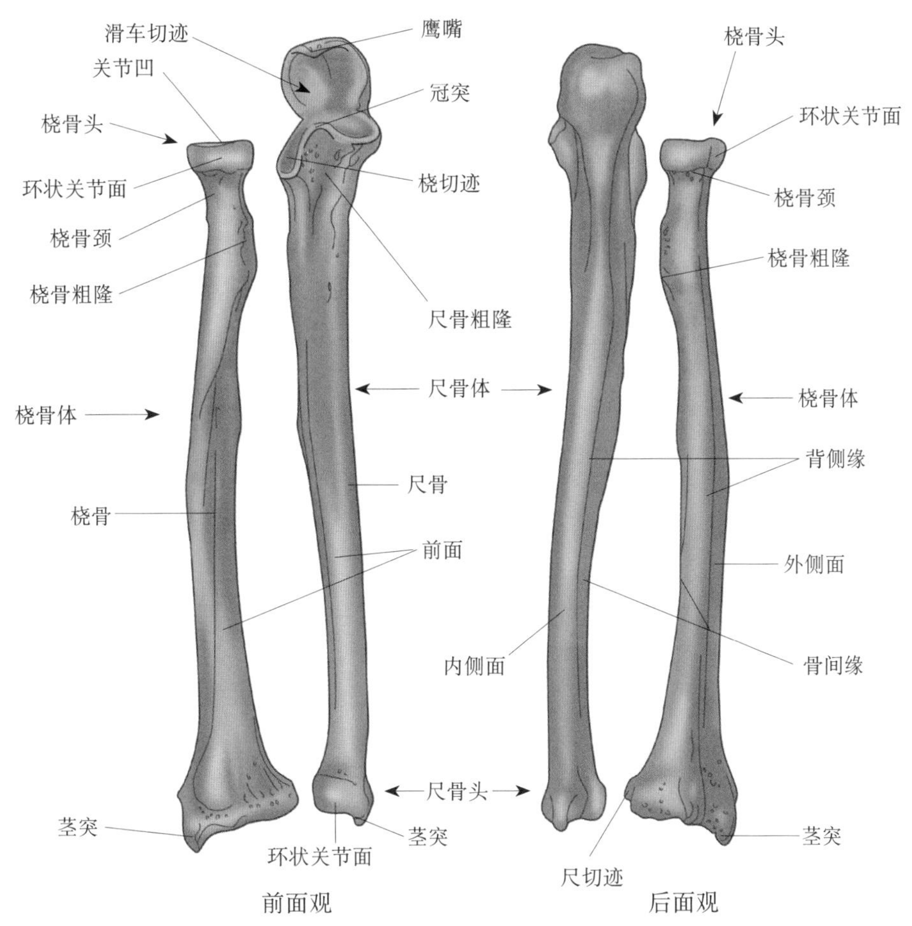


图 5-3 桡骨和尺骨

⑤大多角骨：介于舟骨与第 1 掌骨之间。上面与舟骨相关节。下面有鞍状关节面，与第 1 掌骨底相关节。掌侧面有长嵴状的隆起，称为大多角骨结节，为腕横韧带、拇短展肌及拇指对掌肌的附着部。结节的内侧有一深沟，有桡侧腕屈肌腱通过。

⑥小多角骨：为远侧列腕骨中最小的，近似楔形，被第 2 掌骨底、大多角骨、舟骨及头状骨包绕。上面与舟骨相关节。下面为鞍状关节面，与第 2 掌骨底相关节。

⑦头状骨：为腕骨中最大的，居腕骨的中央，与第 3 掌骨底相对。上面称为头状骨头，与月骨相关节。

⑧钩骨：介于头状骨与三角骨之间。上面与月骨相关节。下面被一微嵴分成内、外两部，分别与第 5 掌骨及第 4 掌骨底相关节。

（2）掌骨：为小管状骨，共 5 块。

①第 1 掌骨：为掌骨中最短粗的。掌侧面凹陷，由一钝嵴分成内、外两部。外侧部有拇指对掌肌附着；内侧部可见滋养孔。底的上面有鞍状关节面，与大多角骨相关节；外侧有小结节，为拇长展肌的附着部，内侧有拇短屈肌附着。小头呈球形膨大，与第 1 指骨底相关节。

②第 2 掌骨：为掌骨中最长的。底部有 3 个关节面，外侧与大多角骨相关节；中间接小多角骨；内侧的与头状骨相关节。底的背侧面为桡侧腕长伸肌及桡侧腕短伸肌附着部；掌侧面有结节或嵴，有桡侧腕屈肌附着；内侧面有关节面，与第 3 掌骨相关节。

③第 3 掌骨：底的上面有关节面与头状骨相关节；背外侧有一突起，称为茎突；背侧面有一粗面，有桡侧腕短伸肌附着；掌侧面为拇收肌，

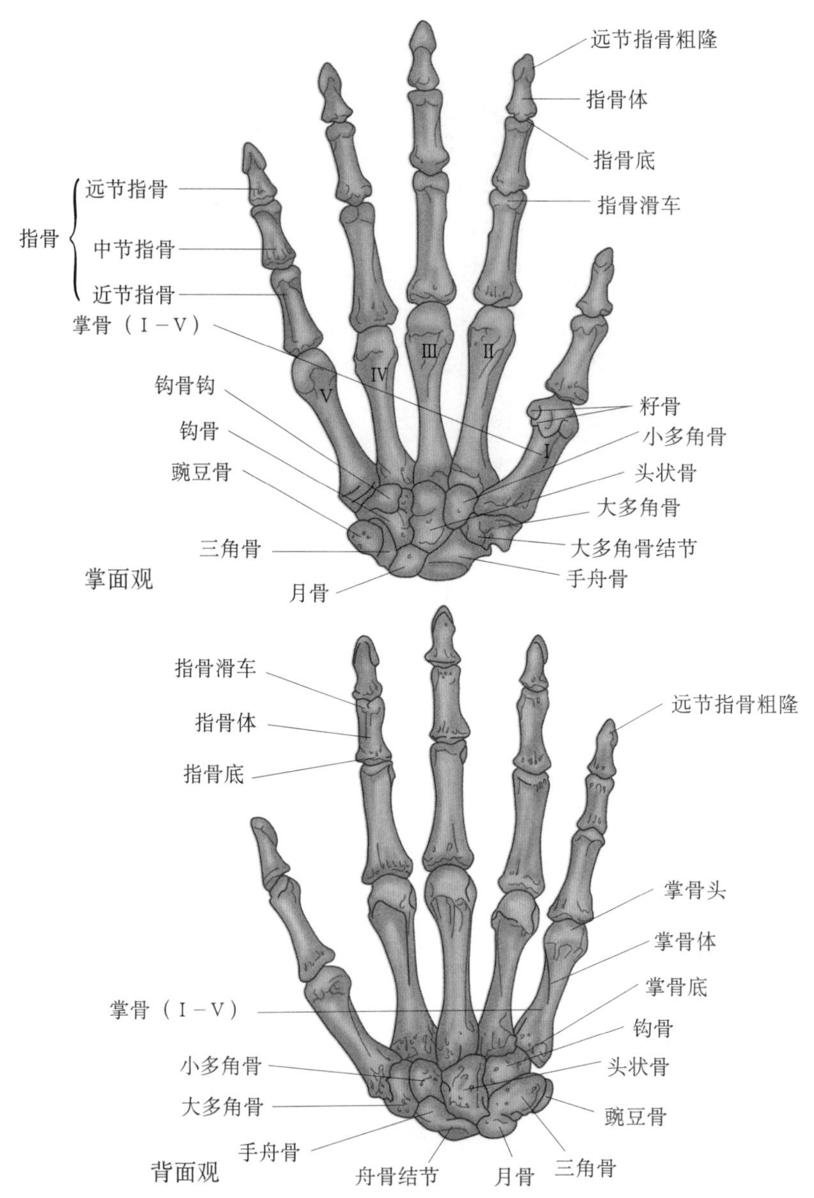


图 5-4 **手骨**

有时也为桡侧腕屈肌的附着部；内侧面有 2 个卵圆形的小关节面，与第 4 掌骨相关节。

④第 4 掌骨：底较小，上面有内外 2 个关节面，内侧的与钩骨相关节，外侧的与头状骨相关节；内侧面有一凹陷的关节面，接第 5 掌骨；外侧面有 2 个圆形的小关节面，与第 3 掌骨相关节。

⑤第 5 掌骨：底的上部与钩骨相关节；掌侧面有韧带附着；内侧有一结节，有尺侧腕伸肌附着；外侧有半月形的关节面，与第 4 掌骨相关节。

（3）指骨：为管状骨，共有 14 节。其中除拇指只有 2 节外，其他各指均为 3 节。

①第 1 节指骨：最长。底有卵圆形凹陷的关节面，与掌骨小头相关节。体的掌侧面有屈肌腱附着。滑车与第 2 节指骨底相关节。

②第 2 节指骨：底有 2 个凹陷的关节面，与第 1 指骨相关节。体的掌侧面为指浅屈肌的附着部。滑车与第 3 节指骨相关节。

③第 3 节指骨：最小。底与第 2 节指骨相关节；底的掌侧面为指深屈肌的附着部。滑车无关节面，掌侧面有蹄铁形的粗隆，称为甲粗隆。

## 二、上肢骨连结的韧带

上肢骨连结的韧带见图 5-5，图 5-6。

上肢骨的连结可分为上肢带与游离上肢骨的连结两种。

### （一）上肢带的连结

1. **胸锁关节** 由锁骨的胸骨关节面与胸骨柄的锁骨切迹和第 1 肋软骨构成。关节面均覆盖一层纤维软骨，被覆于锁骨胸骨关节面的较厚。关节囊附着于关节的周围，主要有下列韧带。

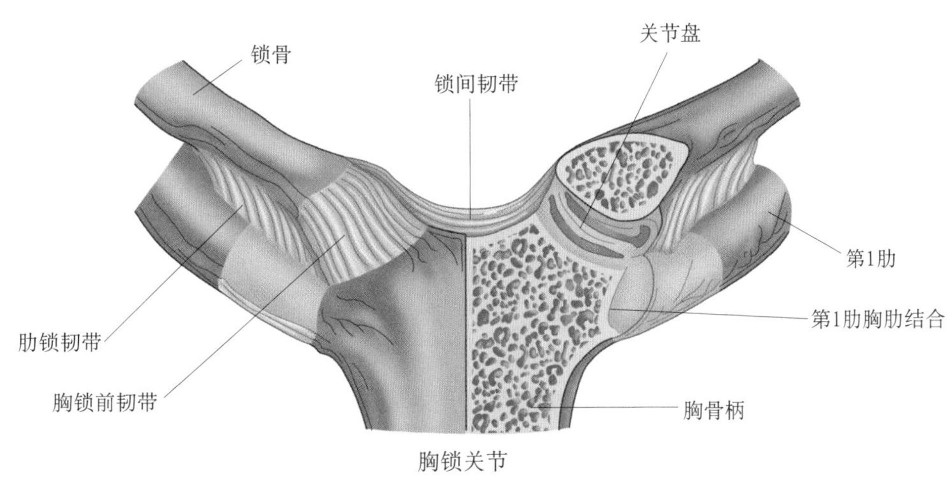


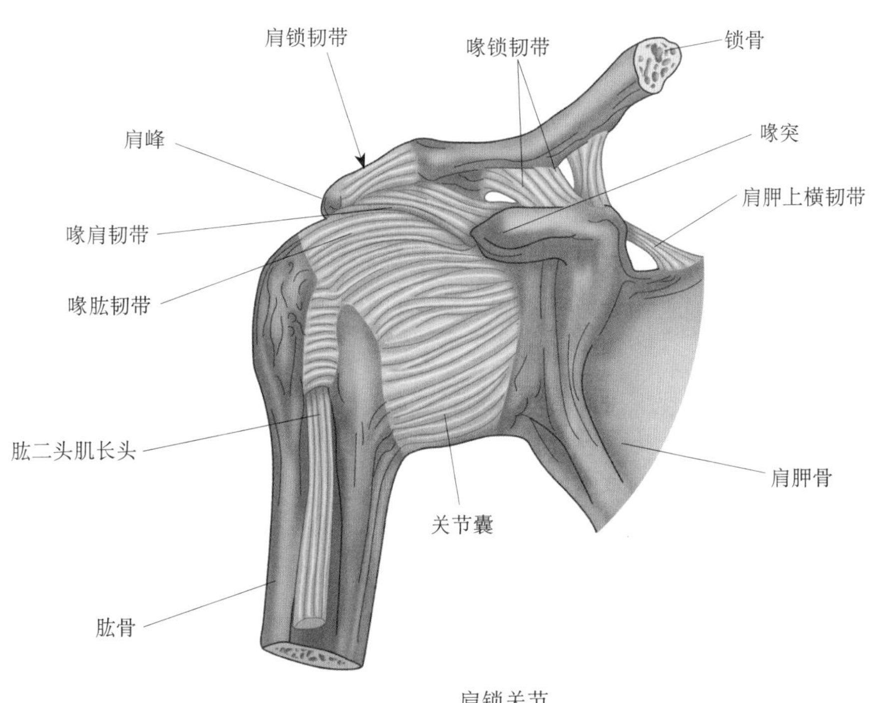


图 5-5 胸锁关节和肩锁关节

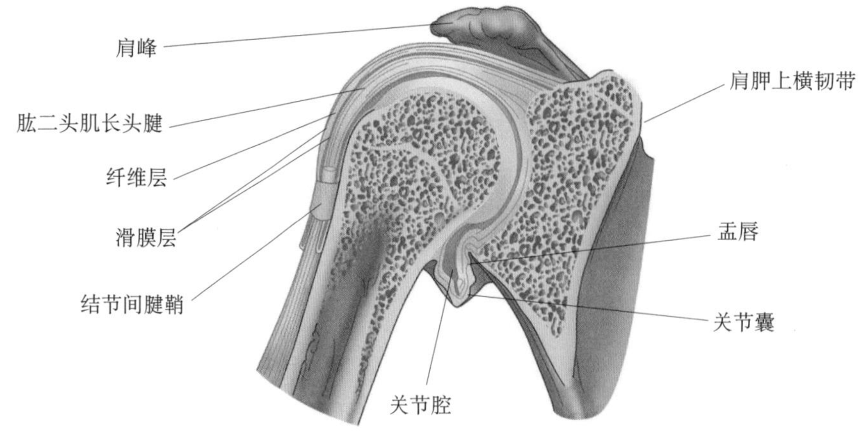


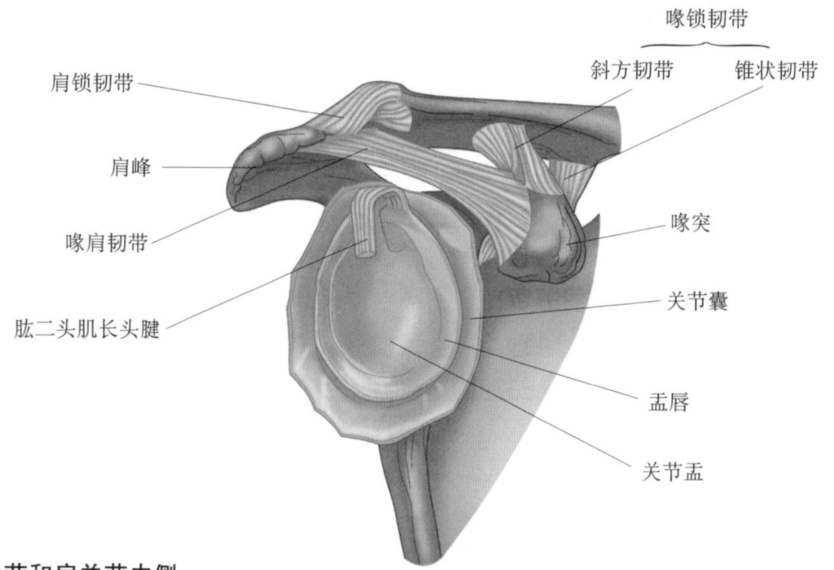


图 5-6 肩关节和肩关节内侧

（1）胸锁前韧带：位于关节囊的前面。上方起自锁骨胸骨端的前上部，斜向内下方，止于胸骨柄的前上部。

（2）胸锁后韧带：位于关节的后面。上方起自锁骨胸骨端的后面，斜向内下方，止于胸骨柄的后上部。

（3）锁骨间韧带：连结两侧锁骨胸骨端的上缘。此韧带向下发出一些纤维束，与胸骨柄的上缘相连；向上方移行于颈深筋膜。

（4）肋锁韧带：上方起自锁骨内侧端的肋粗隆，向下止于第 1 肋骨和肋软骨。可分为前后两层。

2. *肩锁关节*　由肩胛骨肩峰关节面和锁骨肩峰关节面构成。关节面均覆盖一层纤维软骨。关节囊松弛，附着于关节面的周缘，主要有下列韧带。

（1）肩锁韧带：连结锁骨肩峰端与肩峰的上面之间。

（2）喙锁韧带：连结锁骨下面的喙突粗隆与肩胛骨的喙突之间，可分为内、外两部。①斜方韧带：居前外侧，连结锁骨的喙突粗隆与肩胛骨喙突的上面之间；②锥状韧带：居后内侧，底部与锁骨下面的后缘相接，尖端连于喙突根部的内侧缘与后缘，有一部分纤维与肩胛上横韧带愈合。

3. *肩胛骨的固有韧带*　为连结肩胛骨自身的韧带，共有 3 种。

（1）喙肱韧带：连结喙突外侧缘与肩峰尖部的前缘之间。其前后部较厚，中部很薄，呈薄膜状。此韧带构成喙肩弓，有防止肱骨头向内上方脱位的作用。

（2）肩胛上横韧带：为三角形的小韧带。连结肩胛骨背侧面的上缘与喙突根部之间，横跨肩胛切迹的上方，将切迹围成一孔，有肩胛上神经通过。

（3）肩胛下横韧带：连结肩胛冈的外侧缘与关节盂的周缘之间，与骨面之间围成一孔，有肩胛上动脉和肩胛上神经通过。

### （二）游离上肢骨的连结

1. *肩关节* 肩关节为上肢最大的关节，由肱骨头与肩胛骨的关节盂构成。

（1）关节囊：松弛。于肩胛骨处，防止于关节盂的周缘，喙突的根部和肩胛骨颈，包绕肱二头肌长头的起始部，并与肱三头肌长头的起始部愈合。于肱骨处，则包绕解剖颈，内侧可达外科颈，在结节间沟的上方，呈桥状跨过。

（2）肩关节的韧带：①喙肱韧带，自喙突根部的外侧缘，斜向外下方，达肱骨大结节的前面，与冈上肌腱愈合；②盂肱韧带，位于关节囊前壁的内面，可分为上、中、下 3 部。上部起自喙突根部附近的关节盂，斜向外下方，止于肱骨小结节的上方。中部连结关节盂前缘与肱骨小结节之间。下部自关节盂下缘，斜向外下方，达肱骨解剖颈的下部；③肱骨横韧带，为肱骨的固有韧带，横跨结节间沟的上方，连结大小结节之间，有一部分纤维与关节囊愈合。韧带与结节间沟之间，围成一管，有肱二头肌长头腱通过。

（3）盂缘：为一纤维软骨环，附着于关节盂的周缘，上部与肱二头肌长头腱相移行。其横切面呈三角形，底部与关节盂的周缘相连。

2. *肘关节* 为复关节，由肱骨、桡骨和尺骨构成。可分为肱尺部、肱桡部和桡尺部 3 个关节，有共同的关节囊包绕（图 5-7）。

（1）关节囊：纤维层的前后部较薄而松弛，两侧和中部则较厚。前壁上方起自肱骨内上髁的前面、桡骨窝及喙突窝的上方，向下止于尺骨冠突的前面和桡骨环状韧带，两侧移行于桡、尺侧副韧带。后壁上方起自肱骨小头后面、肱骨滑车外侧缘、鹰嘴窝及内上髁的后面，向下止于鹰嘴上缘、外侧缘、桡骨环状韧带和尺骨桡骨切迹的后面。两侧壁肥厚，形成桡尺侧副韧带。

（2）肘关节的韧带：①尺侧副韧带，上方起自肱骨内上髁的前面和下面，向下呈放射状，分为前、中、后 3 部：前部止于尺骨冠突的尺侧缘；中部较薄，止于鹰嘴与冠突之间的骨嵴上；后部向后方，止于鹰嘴的内侧面，其表面有一条斜行纤维束，连结冠突与鹰嘴二者边缘，称为柯伯韧带。②桡侧副韧带，连结肱骨外上髁的下部与环状韧带之间，后部的部分纤维，则经环状韧带，止于尺骨的旋后肌嵴。③桡骨环韧带，起自尺骨的桡骨切迹前缘，环绕桡骨小头的 4/5，止于尺骨的桡骨切迹后缘，但有少部分纤维则紧贴桡骨切迹的下方，继续环绕桡骨，形成一完整的纤维环。韧带的上缘和外侧面与关节囊愈合。④方形韧带，连结桡骨颈和尺骨桡骨切迹的下缘之间，被覆在关节下端的后面层表面。此韧带有支撑后面的作用。

3. *桡骨与尺骨的连结* 可分为肘关节桡尺部、前臂骨间膜和桡尺远侧关节 3 部。

（1）前臂骨间膜：为坚韧的纤维膜，连结桡、尺两骨之间。起自桡骨粗隆下方的骨间嵴至桡骨的尺骨切迹之间。前部的纤维斜向内下方，止于尺骨；后部的纤维则斜向内上方，达尺骨；下部的则横行连结两骨之间。

（2）桡尺远侧关节：由桡骨的尺骨切迹与尺骨小头环状关节面之间，和尺骨小头与关节盘之间构成。①关节囊，附着于桡尺二骨关节面的上方。纤维层的前后壁较厚。滑膜层宽阔而松弛，向上方呈囊状膨出，突向前臂骨间膜下部的前方，形成囊状隐窝。关节腔较宽广，可延伸至尺骨小头关节面与关节盘上面之间。②关节盘，尖部附着于尺骨茎突的外侧；底部与桡骨的尺骨切迹下缘相连。上面光滑而凹陷，和桡骨的尺骨切迹共同与尺骨小头相关节；下面也光滑而微凹，与月

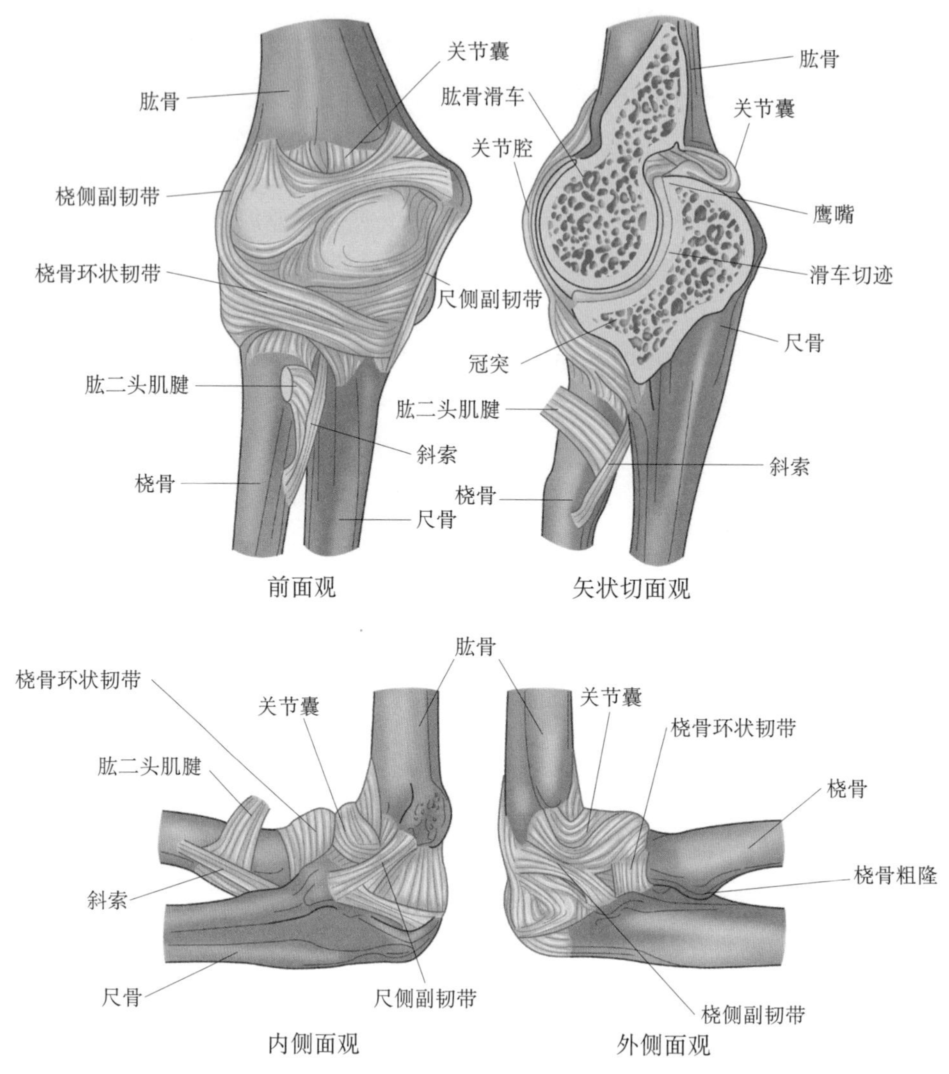


**图 5-7　肘关节**

骨的内侧部相关节，构成桡腕关节的一部分；周缘肥厚，与关节囊愈合。

4. 手关节　包括桡腕关节、腕骨间关节、掌骨间关节、掌指关节和指关节（图 5-8）。

（1）桡腕关节：关节窝光滑而凹陷，由桡骨的腕关节面和关节盘的下面构成。关节头则光滑而凸隆，由舟骨、月骨和三角骨的上面构成。

①关节囊：附着于关节周围。关节腔宽广，与桡尺远侧关节和腕骨间关节之间，分别有关节盘及骨间韧带相隔，因此，彼此不通；但有时由于关节盘穿孔或骨间韧带中有空隙，也可相通。

②桡腕关节的韧带：见图 5-9。

桡腕掌侧韧带，位于关节囊的前外侧，上方起自桡骨下端的前缘和茎突，斜向内下方，止于舟骨、月骨、三角骨和头状骨的掌侧面。

桡腕背侧韧带，位于关节囊的后面，上方起自桡骨下端的后缘，斜向内下方，止于舟骨、月骨和三角骨，并与腕骨间背侧韧带相移行。

腕桡侧副韧带，上方起自桡骨茎突尖部的前面，放散于舟骨、头状骨和大多角骨。

腕尺侧副韧带，上方起自尺骨茎突，并与关节盘的尖部愈合，向下分为两部：一部向前外方，止于豌豆骨和腕横韧带上缘的内侧部；另一部则与三角骨的内侧面和背侧面相连。

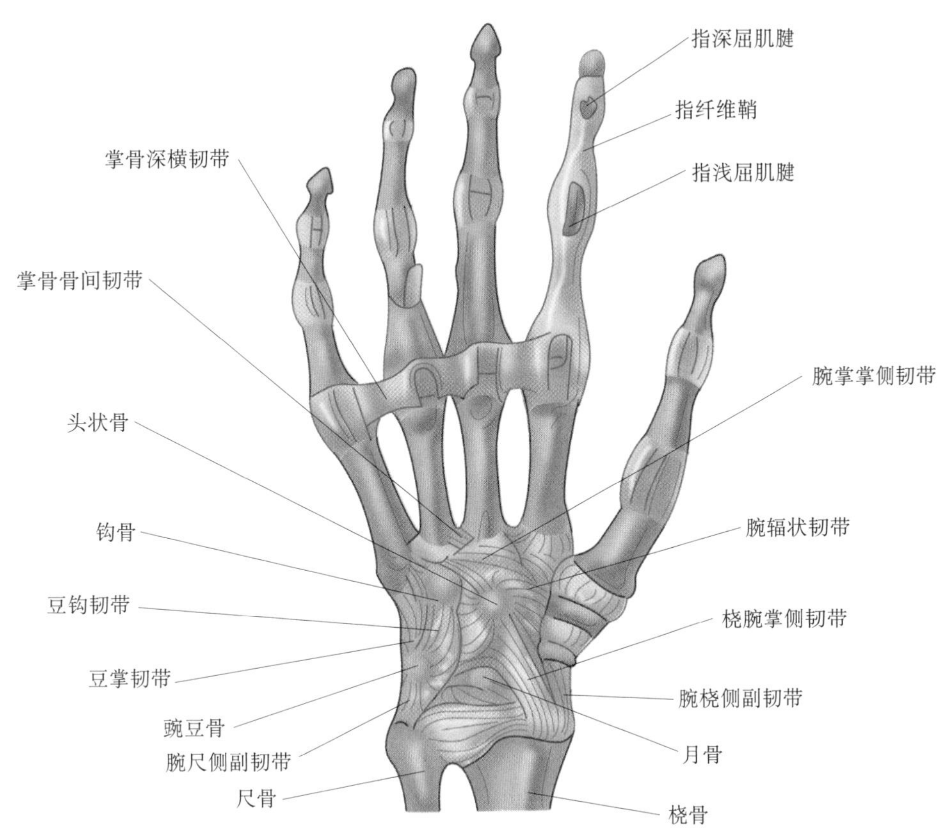


图 5-8 手关节

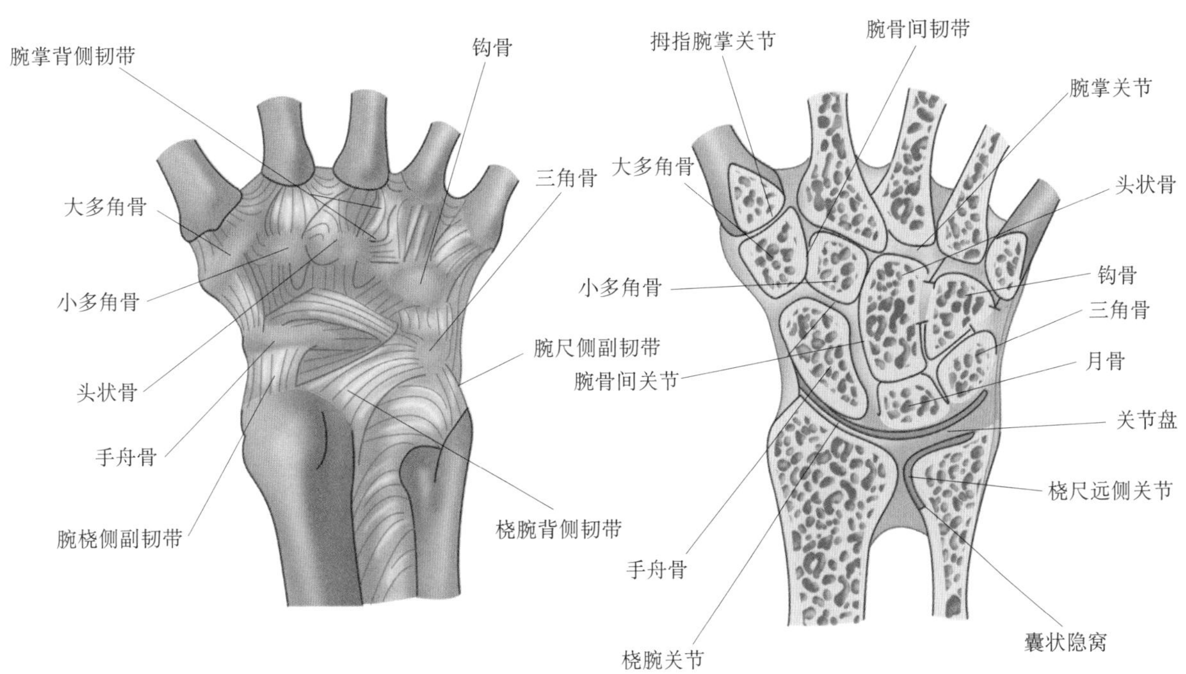


图 5-9 腕部韧带和腕关节冠状切面

（2）腕骨间关节：为腕骨相互间的连结，可分为近侧列腕骨间关节、远侧列腕骨间关节和近侧与远侧列腕骨间关节 3 种。诸骨之间，借下列韧带连结。

①腕骨间掌侧韧带：位于桡腕掌侧韧带的深面，分别连结舟骨与月骨及月骨与三角骨之间。

②腕骨间背侧韧带：有 2 条，分别连结舟骨与月骨及月骨与三角骨之间。

③腕骨间骨间韧带：有 2 条，分别介于舟骨与月骨及月骨与三角骨之间，与骨间掌侧和背侧韧带愈合。

④腕骨间背侧韧带：共有 3 条，分别连结大、小多角骨之间、小多角骨与头状骨和头状骨与钩骨之间。

⑤腕骨间掌侧韧带：有 3 条，分别连结远侧列各腕骨之间。

⑥腕骨骨间韧带：有 3 条，介于头状骨与钩骨、头状骨与小多角骨和大、小多角骨之间。

⑦腕辐状韧带：位于关节的掌侧面，大部纤维起自头状骨，呈放射状，止于舟骨、月骨和三角骨；另一部纤维则连结大、小多角骨与舟骨之间，以及钩骨与三角骨之间。

⑧腕骨间背侧韧带：也有斜行纤维连结远、近侧两列腕骨之间，内侧部的较强韧。

（3）腕掌关节：由远侧列腕骨的远侧面与掌骨底构成，可分为拇指腕掌关节与第 5 掌关节两种。关节囊的周围，有下列韧带。

①腕掌骨背侧韧带：为数条坚韧的短韧带，分别连结大、小多角骨与第 2 掌骨；小多角骨、头状骨与第 3 掌骨；头状骨、钩骨与第 4 掌骨及钩骨与第 5 掌骨之间。

②腕掌骨掌侧韧带：其排列与背侧韧带相似，但连结第 3 掌骨的有 3 条，分别起自大多角骨、头状骨和钩骨。

③腕掌骨间韧带：共有 2 条，分别连结钩骨、头状骨与第 3 掌骨和第 4 掌骨之间，及大多角骨与第 2 掌骨底的外侧缘之间。

（4）掌骨间关节：共有 3 个，位于第 2 掌骨至第 5 掌骨底之间，由相邻的掌骨底构成。关节囊有下列韧带。

①底背韧带：为横行的短韧带，连结第 2 掌骨至第 5 掌骨底背侧面之间。

②底掌侧韧带：连结第 2 掌骨至第 5 掌骨底掌侧面之间。

③底骨间韧带：位于各颌骨底侧面之间，附着于掌骨间关节面的远侧端，封闭该关节的远侧端。

（5）掌指关节：由掌骨小头与第 2 节指骨底构成。关节面覆盖一层关节桡骨，分为第 1 掌指关节与第 2 掌指关节至第 5 掌指关节两种。关节囊周围有下列韧带。

①掌侧副韧带：位于关节的掌侧面。此韧带与掌骨连结较松弛，而与第 1 节指骨连结则甚紧。韧带的两侧，分别与小头横韧带和副韧带愈合。

②小头横韧带：共有 3 条，分别连结第 2 掌骨与第 3 掌骨小头、第 3 掌骨与第 1 掌骨小头和第 4 掌骨与第 5 掌骨小头之间。

③副韧带：位于关节的两侧，连结掌骨小头两侧的后结节与指骨底的两侧。

（6）指关节：由第 1 节指骨滑车与第 2 节指骨及第 2 节指骨与第 3 节指骨构成，共有 9 个。关节囊周围有下列韧带。

①掌侧副韧带：连结远位指骨底与近位指骨滑车之间，与副韧带愈合。

②副韧带：位于关节两侧，连结近位指骨远侧端侧面的小窝，与远位指骨近侧端侧面的粗糙部。

## 三、上肢肌

### （一）上肢带肌

1. 三角肌　三角肌是一个底向上而尖向下的三角形肌肉，位于肩部皮下。起自锁骨外 1/3 的前缘、肩峰外侧缘、肩胛冈下唇和冈下筋膜。止于肱骨体外侧面的三角肌粗隆。其前部肌束使肱骨前屈及旋内；后部肌束使肱骨后伸及旋外。前部及后部的最下部肌束使肱骨内收。其最主要的作用是使肩关节外展。此肌受腋神经支配。

2. 冈上肌　冈上肌位于肩胛冈上窝内，斜方肌的深面，为长三角形双羽状肌。起自冈上窝及冈上筋膜，止于肱骨大结节，使肱骨外展。此肌受肩胛上神经支配。

3. 冈下肌　位于肩胛骨的冈下窝内，部分被三角肌和斜方肌遮盖。起自冈下窝及冈下筋膜，止于肱骨大结节和关节囊。可使肱骨外旋并牵引关节囊。此肌受肩胛上神经支配。

4. 小圆肌　位于冈下肌的下方，大部分被三角肌所遮盖。起自肩胛骨腋缘的上 1/3 的背面，抵止于肱骨大结节的下压迹和肩关节囊。此肌收缩时，拉肱骨向后使其旋外。小圆肌受腋神经支配。

5. 大圆肌　位于冈下肌和小圆肌的下侧。起自肩胛骨腋缘下部和下角的背面及冈下筋膜。此肌使肱骨后伸、旋内及内收。受肩胛下神经支配。

6. 肩胛下肌　肩胛下肌位于肩胛下窝内。起自肩胛骨的前面、肩胛下筋膜和附着于肌线的结缔组织。抵止于肱骨小结节、肱骨小结节嵴的上部及肩关节囊前壁。受肩胛下神经支配。

### （二）游离上肢肌

1. 臂肌

（1）前群：①肱二头肌，位于臂前面皮下，小部分被三角肌和胸大肌遮盖。肌腹呈梭形，有长短两头，长头以长腱起始于肩胛的盂上粗隆及关节盂的后缘，经肱骨间沟、结节间韧带的下面穿出肩关节囊。短头与喙肱肌共同起自肩胛骨喙突尖。长短两头于肱骨中点处相互愈合。抵止于桡骨粗隆的后部。此肌使上臂和前臂前屈，屈曲状态时，此肌有强大的旋后作用。肱二头肌受肌皮神经支配。②喙肱肌，位于臂上 1/2 的前内侧，肱二头肌短头的深面和内侧。起自喙突尖，附着于肱骨中部的内侧，使肱骨前屈和内收。此肌受肌皮神经支配。③肱肌，位于臂前面的下部，肱二头肌的深面。起自肱骨下 1/2 的前面及内外侧肌间隔，附着于尺骨粗隆和肘关节囊。具有屈前臂和紧张肘关节的作用。此肌受肌皮神经支配。

（2）后群：①肱三头肌，位于上臂后侧皮下，共有长头、外侧头和内侧头 3 个头。长头起自肩胛骨的盂下粗隆；外侧头起自肱骨后面上方的外侧；内侧头起自肱骨后面桡神经沟以下的区域及内、外侧 2 个肌间隔。3 个头抵止于尺骨鹰嘴的上缘和两侧缘。此肌使肱骨后伸及内收。受桡神经支配。②肘肌，起自肱骨外上髁和桡侧副韧带，止于尺骨上端的背面和肘关节囊。此肌有伸肘及牵引肘关节囊的作用。受桡神经支配（图 5-10，图 5-11）。

2. 前臂肌

（1）前群

浅层：①肱桡肌，位于前臂侧面的外侧部皮下。起自肱骨外上髁上方和外侧肌间隔，止于桡骨茎突的基部。当前臂旋前时该肌有旋后作用，而前臂旋后时又有旋前作用。此肌受桡神经支配。②旋前圆肌，位于前臂前面上部的皮下。起自肱骨内上髁、臂内侧肌间隔和前臂固有筋膜。止于桡骨中 1/3 的背面和外侧面。主要使前臂旋前以屈肘运动。此肌受正中神经支配。③桡侧腕屈肌，位于前臂前面中部皮下。起自肱骨内上髁和前臂筋膜，止于第 2 ～ 3 掌骨基底部的掌侧面。主要是屈腕关节，也可使手外展和前臂旋前。此肌受正中神经支配。④掌长肌，起自肱骨内上髁和前臂筋膜，止于掌筋膜。主要协助其他肌肉屈腕关节，并稍有使前臂旋前的作用。此肌受正中神经支配。⑤尺侧腕屈肌，位前臂内侧缘皮下，指浅屈肌的内侧。肱骨头起自肱骨内上髁和前臂筋膜；尺骨头起自尺骨鹰嘴和尺骨背侧缘上 2/3。肌纤维附着于豌豆骨。此肌使腕屈向尺侧屈。受尺神经支配。⑥指浅屈肌，位于前臂第一层诸肌的深面。起点分两头：一个是肱骨头，起自肱骨内上髁和尺骨喙突；另一个是桡骨头，起自桡骨上 1/2 的掌侧面。抵止于各指的第 2 节指骨底的掌侧面的两缘。此肌主要是屈掌指关节和近侧指关节，屈肘、屈腕。指浅屈肌受正中神经支配。

深层：①拇长屈肌，位于前臂外侧。起自桡骨前面中部和邻近的骨间膜。止于拇指末节指骨基底部的掌侧。主要是屈拇指各关节和协助屈腕。此肌受正中神经支配。②指深屈肌，起自旋前方

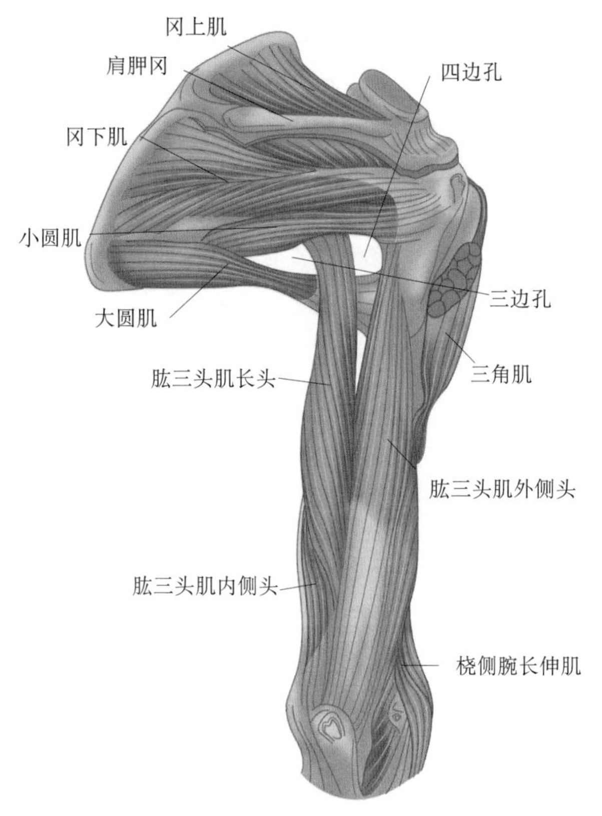


图 5-10 肩肌和臂肌前面

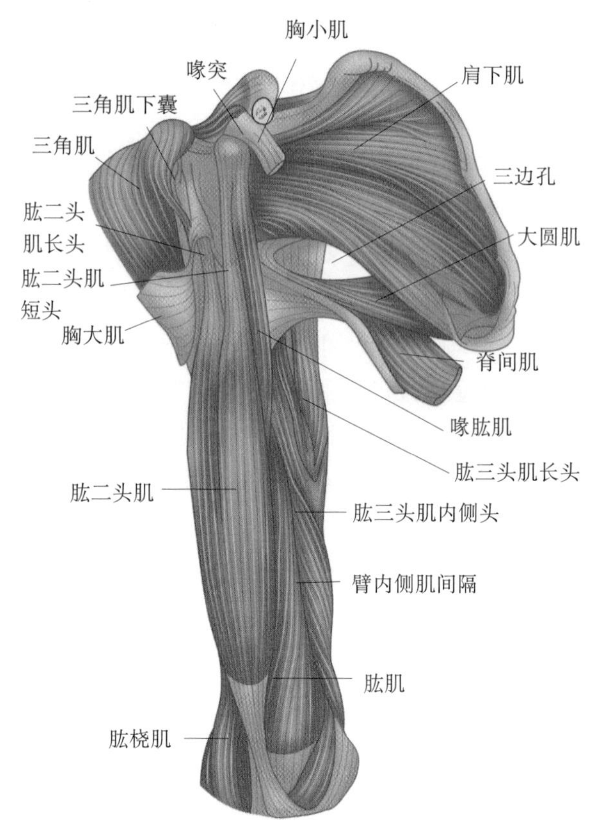


图 5-11 肩肌和臂肌后面

肌起点和肱肌止点间的尺骨体上 2/3 的前面、前缘、内侧面和邻近的骨间膜，止于第 2 ～ 5 指的末节指骨底的掌侧面。此肌受正中神经和尺神经支配。③旋前方肌，居拇长屈肌和指深屈肌的深面，止于尺骨下 1/4 的前缘及桡骨下 1/4 的掌侧面前缘。此肌使前臂旋前，受正中神经支配（图 5-12）。

（2）后群

浅层：①桡侧腕长伸肌，位于前臂桡侧缘皮下。起自肱骨外上髁、外上髁和臂外侧肌间隔，止于第 2 掌骨底的背侧。此肌收缩时，主要是伸腕，同时协助屈肘和使手外展，并有使前臂旋后的作用。受桡神经支配。②桡侧腕短伸肌，起自肱骨外上髁和前臂骨间膜，止于第 3 掌骨底的背侧。有伸腕并协助使手外展的作用。此肌受桡神经支配。③指伸肌，起自肱骨外上髁和前臂筋膜，抵止于第 2 ～ 5 指末节指骨底的背面。有伸指和伸腕的作用。受桡神经支配。④小指伸肌，为总伸肌的一部分。止于小指之中节和末节指骨底的背面。有伸小指的作用，主要作用于掌指关节。此肌受桡神经支配。⑤尺侧腕伸肌，起自肱骨外上髁、前臂筋膜和尺骨后缘，止于第 5 掌骨底的后面。此肌有伸腕并使手内收的作用，受桡神经支配。

深层：①旋后肌，起自肱骨外上髁、桡骨环韧带和尺骨旋后肌嵴，止于桡骨上 1/3 的前面。有使前臂旋后的作用。此肌受桡神经支配。②拇长展肌，起自尺骨和桡骨中部的背面及界于二者

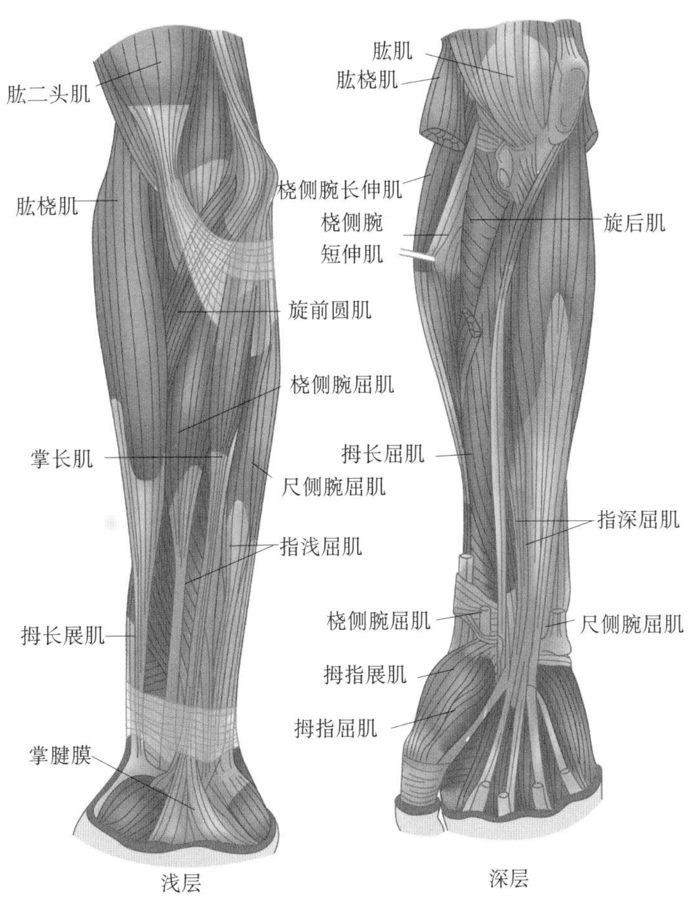


图 5-12 前臂掌侧肌

之间的骨间膜，止于第 1 掌骨底的外侧。有使拇指和全手外展，并使前臂旋后的作用。此肌受桡神经支配。③拇短伸肌，起自桡骨背面及邻近的骨间膜，止于拇指第 1 节指骨底的背侧。此肌收缩时，伸拇指第 1 节指骨，并使拇指外展。拇短伸肌受桡神经支配。④拇长伸肌，起自尺骨后面中 1/3 和其邻近的骨间膜，止于拇指末节指骨底的背面。有使拇指内收，伸指关节，并使前臂旋后的作用。此肌受桡神经支配。⑤示指伸肌，起自尺骨背面的深面，止于指背腱膜。有伸示指的作用。受桡神经支配（图 5-13）。

3. 手肌　见图 5-14 ～图 5-16。

（1）背群：①拇短展肌，位于手掌鱼际外侧皮下。起自腕横韧带和舟骨结节，附着于拇指近侧指骨底的桡侧和桡侧籽骨。此肌使拇指外展。受正中神经支配。②拇短屈肌，起自小多角骨和第 2 ～ 3 掌骨底，止于拇指第 1 节指骨底的桡侧缘和桡侧籽骨。此肌收缩时主要是屈拇指，并协助拇指内收和对掌活动。受正中神经支配。③拇指对掌肌，起自腕横韧带和大多角骨结节，止于第 1 掌骨外侧缘的全长。此肌收缩时，牵拉第 1 掌骨向手掌方向移动，产生对掌运动。受正中神经支配。④拇收肌，起自头状骨及第 3 掌骨的前面，止于拇指第 1 节指骨底的尺侧及其籽骨。此肌使拇指内收和屈曲。受尺神经支配。

（2）掌群：①掌短肌，起自腕横韧带和掌腱膜，附着于手掌尺侧缘的皮肤。受尺神经支配。②小指展肌，起自豌豆骨和豆沟韧带，止于小指第 1 指骨底的内侧。此肌使小指外展，屈掌指关节，伸指关节。小指展肌受尺神经支配。③小指短屈肌，起自钩骨钩和横韧带，止于小指第 1 节指骨底的内侧。有使小指外展的作用。此肌受尺

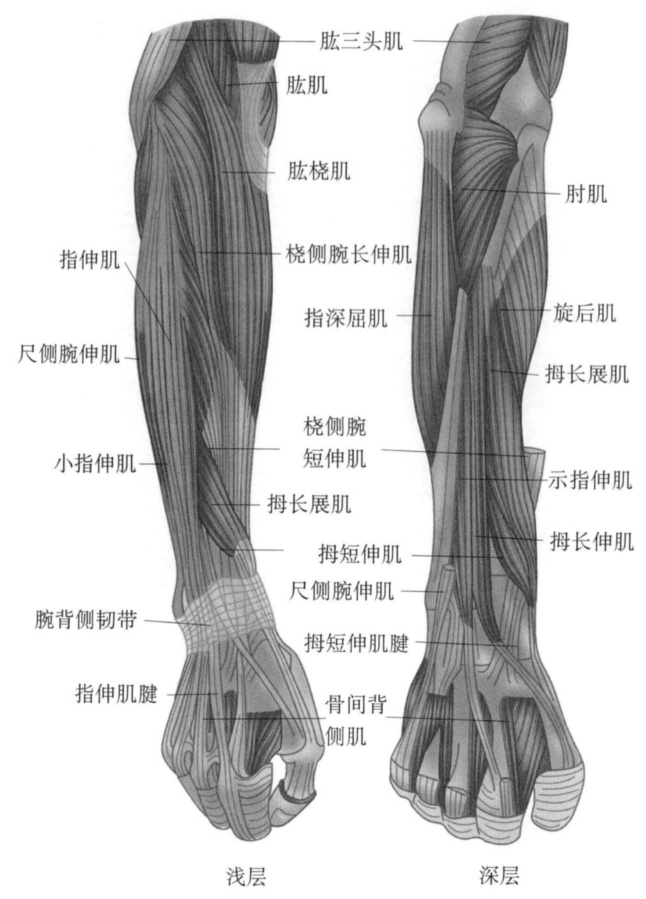


图 5-13 前臂背侧肌

神经支配。④小指对掌肌，起点与小指短屈肌相同，止于第 5 掌骨内侧缘的全长。此肌受尺神经支配。

（3）中间群：①蚓状肌，起自各指深屈肌腱的外侧，绕过第 2 ～ 5 指第 1 指骨的桡侧，分别移行于第 2-5 指的指背腱膜。此肌收缩时，屈第 2 ～ 5 指的掌指关节、伸第 2 ～ 5 指的指关节。第 1、2 蚓状肌受正中神经支配，第 3 蚓状肌由尺神经共同支配，第 4 蚓状肌由尺神经支配。②骨间掌侧肌，位于指深屈肌腱和蚓状肌的深面。第 1 条肌肉起自第 2 掌骨的尺侧面，第 2、3 条肌肉分别起自第 4、5 掌骨的桡侧面。抵止于各该指第 1 节指骨底。此肌收缩时，使示指、环指（无名指）和小指产生内收动作。骨间掌侧肌受尺神经支配。③骨间背侧肌，位于 4 个掌骨间隙内。起自相邻掌骨的对面，分别附着于中指第 1 节指骨底的两侧。此肌使示指和环指外展，屈各该指的掌指关节并伸各该指的指关节。受尺神经支配。

## 四、上肢神经

### 颈神经的前支

上位 4 对颈神经的前支组成颈丛；下位 4 对颈神经前支与第 1 胸神经前支的大部分组成臂丛。

1. 颈丛　颈神经为 8 对，颈丛由第 1 ～ 4 颈神经的前支组成，位于肩胛提肌与中斜角肌前面，被胸锁乳突肌遮盖。

第 1 颈神经的前支在寰椎后弓的椎动脉沟内，于椎动脉的下侧向外行。与后支分开后。前

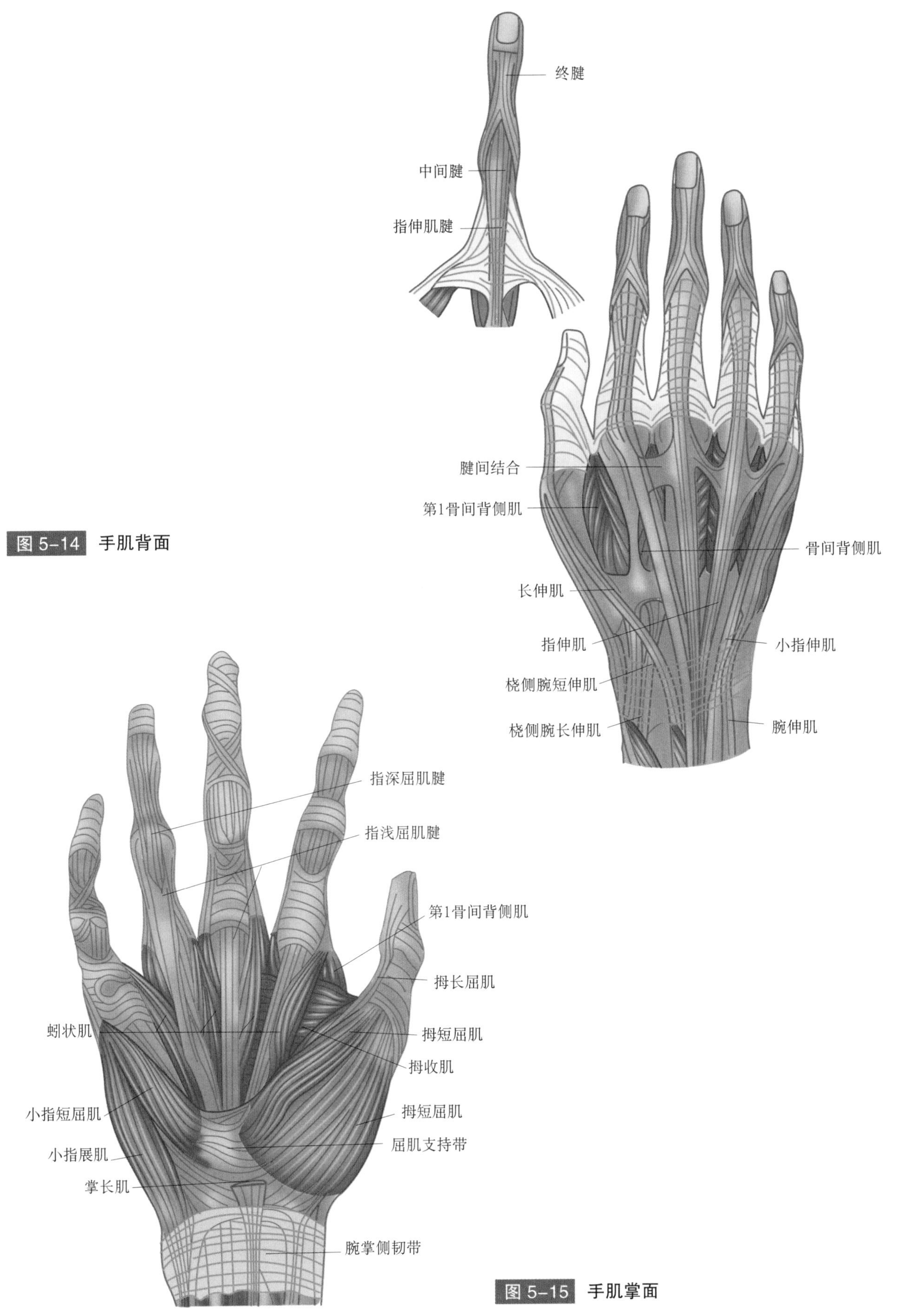


图 5-14 手肌背面

图 5-15 手肌掌面

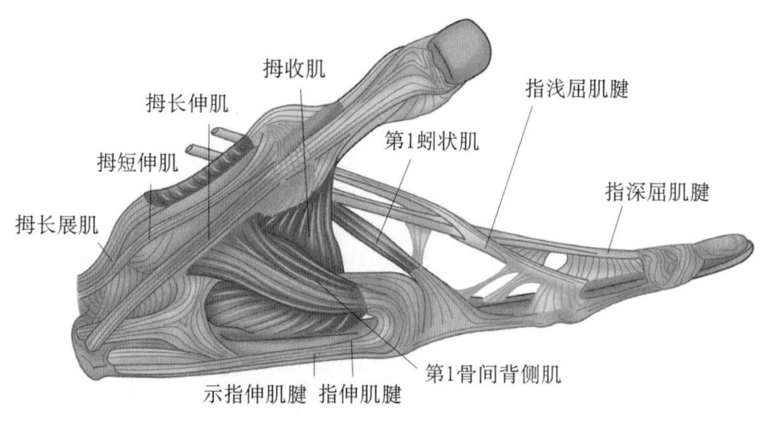


桡侧面

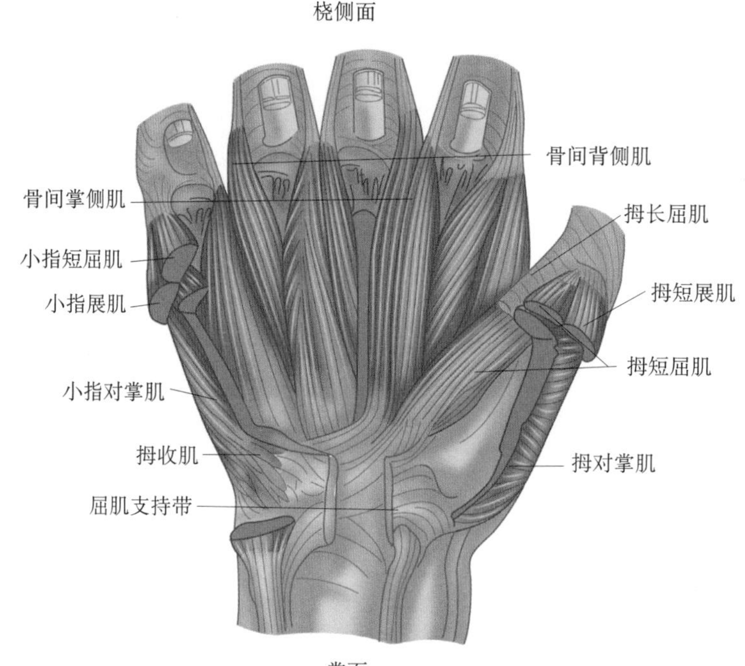


掌面

图 5-16 手肌（局部）

支先在椎动脉内侧，绕寰椎侧块的外侧向前进，然后在寰椎的横突前侧下降。其分支有至头侧直肌。头长肌及头前直肌的肌支；有交通支与迷走神经的结状神经节及颈神经节相连接；并发 2 支至舌下神经。第 1 颈神经前支的大部分纤维，经交通支至舌下神经；小部分纤维加入颈神经丛。合于舌下神经的纤维，有些进入舌下神经鞘内，分布于颏舌骨肌及甲状舌骨肌。有一些则离舌下神经下降的纤维，形成舌下神经降支；此支与自第 2、3 颈神经前支来的颈神经降支结合，形成舌下神经襻。

颈神经丛的分支：可分为浅、深两组（图 5-17）。

（1）浅支组：各支都在胸锁乳突肌后缘中点处，所谓神经点，向各方散开，有横行的，上升的及下降的。

①枕小神经：纤维来自第 2 颈神经及第 3 颈神经，或来自两者之间的神经襻。其弯曲部绕副神经下侧，沿胸锁乳突肌后缘上升；及至头部附近，穿出深筋膜，越胸锁乳突肌止点的后部，继

续上升，到头的侧面，分布于耳郭后面，支配耳郭后上部，乳突部及枕部外侧区域的皮肤，并与耳大神经、枕大神经及面神经的耳后支相连结。

②耳大神经：起于第 2、3 颈神经，为颈丛皮支中最大的分支。绕胸锁乳突肌后缘，向前上方，斜越胸锁乳突肌表面，向下颌角方向进行；穿颈深筋膜，沿颈外静脉后侧，与其平行上升，其表面被颈阔肌覆盖。当此神经在胸锁乳突肌表面到达腮腺时，分成前、中、后 3 部终末支。前部的分支，经腮腺表面，分布于被盖腮腺及咬肌下部的皮肤，并有支至腮腺内，与面神经的颈支结合；中部的分支，分布于耳郭后面；后部的分支，分布于乳突部的皮肤，并与面神经的耳后支及枕小神经的分支结合。

③颈皮神经：由第 2、3 颈神经前支组成。约在胸锁乳突肌的后缘中点，自该肌深侧绕后缘穿出，沿其表面横向内侧，经颈外静脉的深侧，达该肌的前缘。穿固有筋膜，被覆于颈阔肌的深侧，分支成扇形分散。其上部的分支，与面神经的颈支连结成襻。另一部分支穿过颈阔肌，分布于颈前部的皮肤，其范围上达下颌骨，下到胸骨。

④锁骨上神经：起于第 3、第 4 颈神经。在起始部，常与至斜方肌的肌支先结合，后又分开。在胸锁乳突肌后缘中点处，自该肌深侧，向后下方穿出。通行于颈阔肌及固有筋膜的深面，达锁骨附近；穿出固有筋膜及颈阔肌，而成皮神经。可分为内、中、外 3 组分支。内侧锁骨上神经较细小，分布于胸骨柄上部的皮肤及胸锁关节；中间锁骨上神经较大，分布于遮盖胸大肌及三角肌上 2/3 的皮肤及肩锁关节；外侧锁骨上神经分布于肩后部和上部皮肤。

（2）深支组：为肌支及其他神经的交通支。可分为向后外侧行的外侧组及向前内侧行的内侧组。外侧组与副神经的交通支，其起于第 2 颈神经的分支，行抵胸锁乳突肌时，与副神经结合，其起于第 3、4 颈神经的分支，经胸锁乳突肌的深侧，在副神经的下侧，向外下方行，经肩胛斜方三角，至斜方肌深侧，与副神经结合，形成斜方肌下丛；肌支至胸锁乳突肌的肌支，起自第 2 颈神经，至斜方肌，肩胛提肌的肌支，起于第 3、4 颈神经，至中和后斜角肌的肌支，起于第 3 颈神经或第 4 颈神经，或此两种颈神经均发支至该肌。内侧组分交通支与肌支两种，交通支包括自第 1、2 颈神经到舌下神经、迷走神经的交通支和自第 1、2、3、4 颈神经与颈上神经的灰交通支；肌支则有以下 3 类。

①第 2、3 颈神经所形成的颈神经降支，与舌下神经降支形成襻，自此襻上发支分布于舌骨下肌群。

②至头侧直肌的肌支（颈 1 神经），自该肌内面进入；至头前直肌的肌支（颈 1、2），在颈椎横突前面，自颈丛第一襻上部发出；至头长肌的肌支（颈 1、2、3 神经）自上位 3 个颈神经，分别发支至该肌；至颈长肌的肌支（颈 2、3、4 神经），自第 2 ~ 4 颈神经各发出分支至该肌。

③膈神经（颈 3、4、5 神经）：主要起自第 4 颈神经，也常接受第 3 颈神经及第 5 颈神经的小支。膈神经在颈部，自前斜角肌上部外缘，沿该肌的前面，于椎前筋膜的深侧，以近似垂直的方向下降，在颈根部被胸锁乳突肌及颈内静脉遮盖，并有肩胛舌骨肌的中间腱、颈横动脉及肩胛上动脉横过其表面。左膈神经的前面，还有胸导管经过。膈神经的前内侧与迷走神经及颈部交感干相邻接。膈神经继续下降，经锁骨下动、静脉之间，自胸廓内动脉的外侧，斜至其内侧，进入胸腔。自此以下，膈神经的经过左、右不同。

2. 臂丛　臂丛由下位 4 个颈神经（颈 5、6、7、8 神经）的前支与第 1 胸神经前支的大部分组成（图 5-18）。第 4 颈神经经常发出一支与第 5 颈神经连接；第 1 胸神经也有支与第 2 胸神经连接。臂丛的 5 个神经根，先经椎动脉后侧及前后横突间肌之间向外侧行，再于前斜角肌与中斜角肌间的斜角肌间隙穿出。在此第 5、6 颈神经于中斜角肌外侧缘处合成上干；第 7 颈神经单独成中干；第 8 颈神经与第 1 胸神经于前斜角后侧，合成下干。此 3 干向外下方在锁骨后侧经过，各干又分为前、后 2 股，因此以上 3 干共分成 6 股。上干与中干的前股合成一束，称外侧束，位于腋动脉

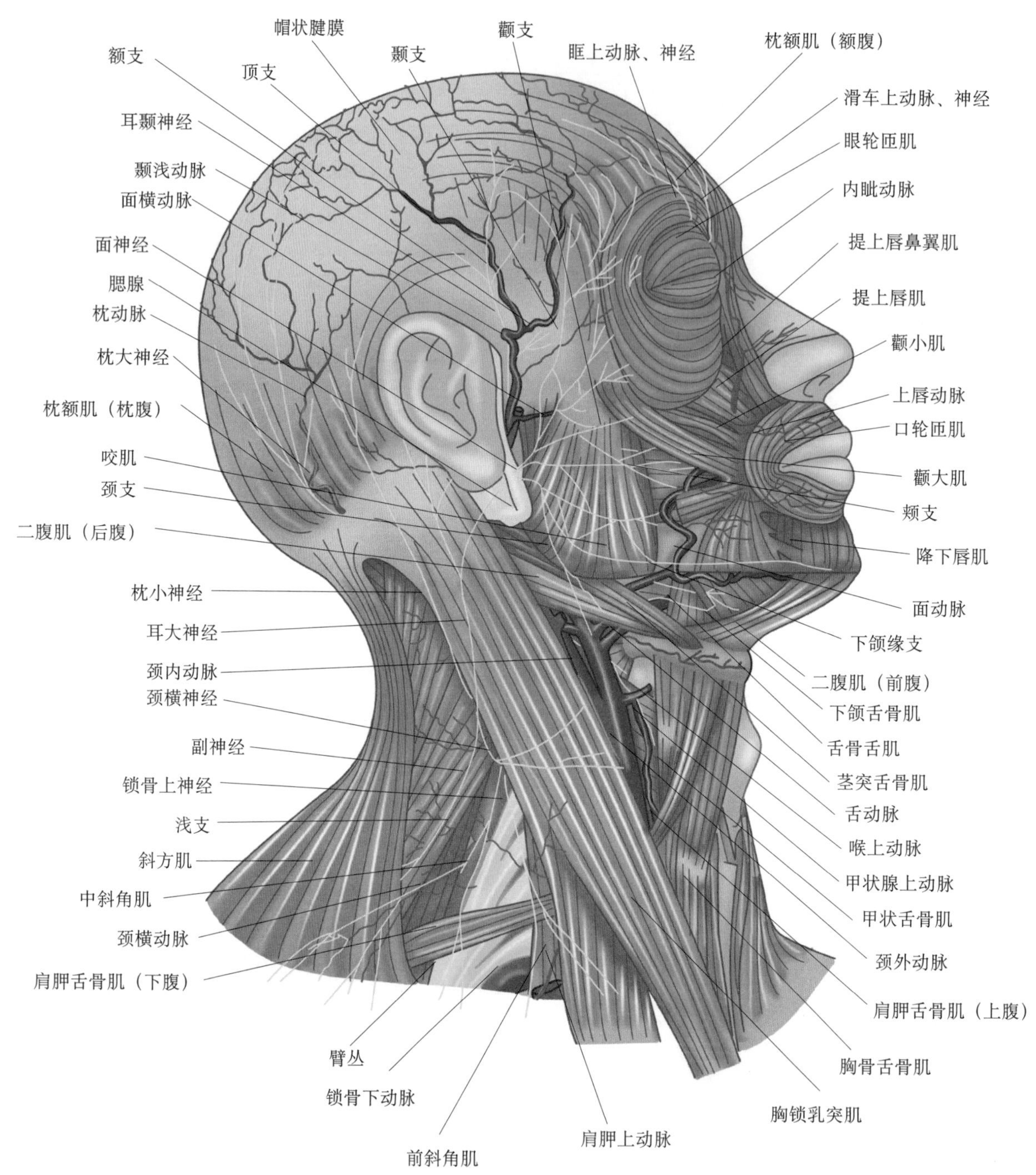


图 5-17 头颈神经、血管

的外侧。上、中、下 3 干的后股合成一束，称后束，此束位于腋动脉的上侧。而下干的前股独自成为一束，称内侧束，此束先在腋动脉后侧，然后转到它的内侧。

臂丛自斜角肌间隙穿出时，锁骨下动脉位于丛的前侧，至颈外侧三角的颈根部，其表面被颈阔肌、锁骨上神经及颈固有筋膜遮盖；此外，还有颈外静脉的下部、锁骨下神经、颈横静脉、肩胛上静脉、肩胛舌骨肌下腹及颈横动脉，均在丛的浅面越过。

臂丛的分支，可分为锁骨上部及锁骨下部两种。臂丛锁骨上部的分支如下（图 5-18）。

（1）臂丛根部与交感神经节的交通支：第 5、6 颈神经的前支，均接受自颈中神经节来的灰交通支；第 7、8 颈神经前支，接受自颈下神经节来的灰交通支。

（2）与膈神经的交通支：一般在前斜角肌的外侧缘，起于第 5 颈神经；第 6 颈神经的纤维，也可能参加此交通支。尚有自锁骨下神经发支，在胸廓上口处加入膈神经。

(3)肌支:在锁骨以上起始的,可分前后两组。

前组：①至前斜角肌及颈长肌的肌支，起于第 5、6、7、8 颈神经,在颈神经刚出椎间孔时发出。②锁骨下神经，起于臂丛上干的前侧，由第 4、5、

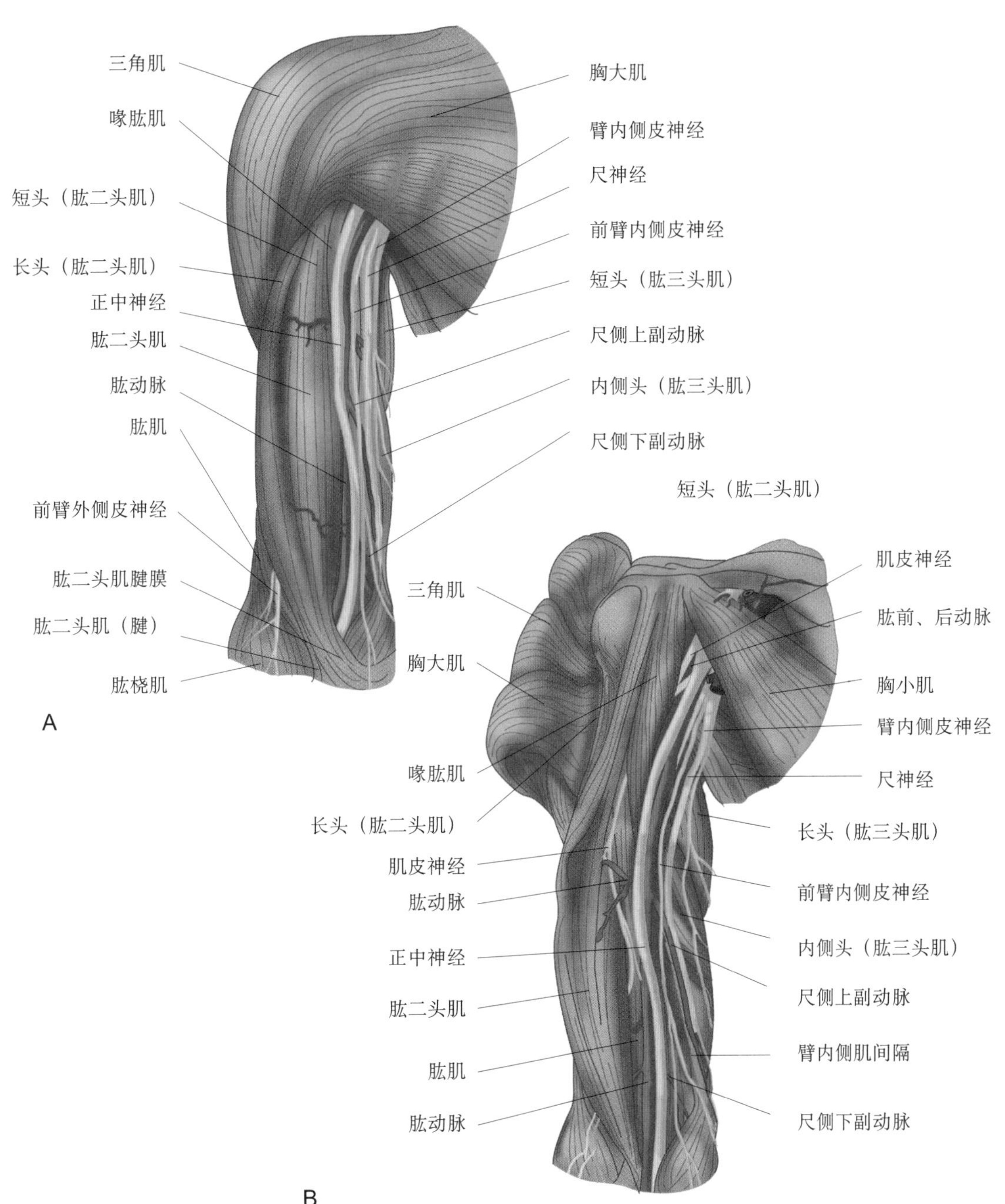


图 5-18 肩臂前面的肌肉、血管和神经

6 颈神经的纤维组成。此神经下降，经臂丛下部及锁骨下动脉第 3 段的前侧，至锁骨下肌。此神经经常发支与膈神经相连，成为副膈神经。

后组：①至中斜角肌及后斜角肌的肌支，来自第 5、6、7、8 颈神经，在颈神经刚出椎间孔时发出。②肩胛背神经，主要来自第 5 颈神经，但常接受第 4 颈神经的小支。在颈神经刚出椎间孔时发出，向后下方越过中斜角肌表面与副神经平行，至肩胛提肌前缘，经该肌和菱形肌的深侧，沿肩胛内侧缘下降，至该骨的下角，分布于肩胛提肌及大、小菱形肌。③胸长神经，起于第 5、6、7 颈神经，当这些神经刚出椎间孔时发出。其中自第 5、6 颈神经来的纤维，穿中斜角肌，即合为一束；而第 7 颈神经的纤维，经中斜角肌前面，到前斜角肌上部，与第 5、6 颈神经来的纤维合为一干。此干下降经臂丛及腋动脉第 1 段的后面入腋窝。沿前锯肌的腋窝面下降，最后分成小支，分布于前锯肌各肌齿。支配前锯肌的神经，大致可分为上、中、下 3 部：上部为第 5 颈神经的纤维；中部为第 5、6 颈神经的纤维；下部为第 6、7 颈神经的纤维。④肩胛上神经，由第 5、6 颈神经的纤维组成。此神经起于臂丛的上干，位于臂丛的上侧，向下外方行，与肩胛骨的上缘平行，经斜方肌及肩胛舌骨肌的深侧，至肩胛切迹处，与肩胛上动脉邻接。此动脉经肩胛横韧带上侧至冈上窝，然后转至冈下窝。而肩胛上神经则经肩胛横韧带下侧至冈上窝。在此该神经发支支配冈上肌、肩关节及肩锁关节。继而伴肩胛上动脉绕过肩胛颈切迹至冈下窝。

臂丛锁骨下部的分支：均起于臂丛的 3 束，也可分为前组和后组两种分支。前组起于内侧束者，为胸前神经内侧支、正中神经内侧根、尺神经、臂内侧皮神经及前臂内侧神经；起于外侧束者，为胸前神经外侧支、正中神经外侧根及肌皮神经。后组起于后束者，有桡神经、腋神经、2 条肩胛下神经及胸背神经。上述分支中有五大支，即正中神经、肌皮神经、尺神经、桡神经及腋神经。为臂丛神经的终末支。

（1）胸前神经：为支配胸大肌及胸小肌的神经。可分为胸前神经外侧支及胸前神经内侧支。①胸前神经外侧支。以 2 根各起于上干及中干的前股，或起于两前股合成外侧束处，故其中含有第 5、6、7 颈神经纤维。此神经发出后跨过腋动脉及静脉的前侧，穿胸小肌与锁骨下肌之间的喙锁胸筋膜，分布于胸大肌，大致可分为：至胸大肌锁骨部的纤维，来自第 5、6 颈神经；至胸肋部的纤维，来自第 5、6、7 颈神经。而支配胸小肌的纤维则来自第 7、8 颈神经及第 1 胸神经。②胸前神经内侧支：当臂丛内侧束在腋动脉后侧经过中，发出此支。其中包含第 8 颈神经及第 1 胸神经的纤维。该神经弯曲向前，经腋动静脉之间，在腋动脉第 1 支的前侧，与胸前神经外侧支所发的分支结合；并发分支自胸小肌的深侧进入该肌；除支配胸小肌外，尚有 2 分支或 3 分支，分布于胸大肌。因此，全部胸大肌，自锁骨部至胸肋部的下侧，由上而下，被第 5、6、7、8 颈神经及第 1 胸神经的纤维所支配。

（2）臂内侧皮神经：为与臂丛至臂诸长神经中的最短者，起于内侧束。先经过腋动静脉之间，继行于腋静脉内侧，与肋间臂神经相交通。沿肱动脉及贵要静脉内侧向远侧行，约到上臂中点处，穿固有筋膜至浅筋膜内，分布于臂内侧下 1/3 的皮肤。末梢支达内上髁及鹰嘴附近，并有支与前臂内侧皮神经的后支交通。

（3）前臂内侧皮神经：起于内侧束，包含第 8 颈神经与第 1 胸神经的纤维。经过腋动静脉之间达上臂，位于肱动脉前面转至其内侧；在上臂的中下 1/3 交界处，该神经与贵要静脉共同穿上臂固有筋膜，至浅筋膜；分为前支及后支。其分支有：①上臂皮支，有 1 支或数小支，自神经干的近侧段发出，分布于肱二头肌表面的皮肤。②掌侧支（前支），较尺侧支大，在正中静脉的前侧或后侧经过，分成几支分布于前臂前面内侧部的皮肤，下至腕的尺侧部。它与尺神经在前臂部的分支、尺神经掌皮支间有连结。③尺侧支（后支），斜向后下方，于静脉的内侧，经肱骨内上髁前面，在前臂浅层屈肌及旋前圆肌起始部的前面下降。分支分布于前臂后内侧部的皮肤。尺侧支与臂内侧皮神经、前臂背侧皮神经及尺神经手背支间发生交通。

(4) 胸背神经：起于臂丛后束，于两肩胛下神经的中间发出。包含第 6、7、8 颈神经的纤维。向下外侧与肩胛下动脉伴行，沿肩胛下肌的腋窝缘下降，至背阔肌，于该肌前面进入肌内。

(5) 肩胛下神经：有上、下 2 支，起于后束。①上肩胛下神经，含第 5、6 颈神经的纤维。位于腋窝上后部，常为 2 支，下降分布于肩胛下肌上部。②下肩胛下神经，自第 5、6 颈神经的纤维而成；自后束发出，有时与腋神经共干。此神经经肩胛下动脉后侧至大圆肌，并终于该肌；有 1 ～ 2 分支，至肩胛下肌腋窝缘附近，进入并支配该肌下部。

臂丛的上肢终末支见图 5-19。

(1) 肌皮神经：于胸小肌下缘自臂丛外侧束发出，其中包含第 5、6 颈神经的纤维。此神经初位于腋动脉的外侧，穿喙肱肌，向下外侧走行；于肱二头肌与肱肌之间达臂外侧缘，沿肱二头肌外侧沟远侧行；在肘关节的稍上方，于肱二头肌腱的外侧，穿固有筋膜，继续下降于前臂，称为前臂外侧皮神经。

肌皮神经在上臂经过中，发肌支支配上臂诸肌。至喙肱肌的肌支，主要来自第 7 颈神经的纤维；至肱二头肌 2 个头和肱肌的肌支，在肌皮神经穿过喙肱肌后，在肱二头肌与肱肌之时发出；至肱肌的肌支，还分出细支至肘关节。

(2) 正中神经：以 2 根起于臂丛，其中一支起于内侧束，另一根起于外侧束。此神经由第 6、7、8 颈神经及第 1 胸神经的纤维组成。①至旋前圆肌的肌支，一般于肘窝上方由正中神经干发出在该肌的外侧缘穿入肌内。肌支有 1 ～ 3 支。②至桡侧腕屈肌、掌长肌及指浅屈肌的肌支，在旋前圆肌支的下方近肘关节处发出。至桡侧腕屈肌的肌支数目，多数只 1 支；至指浅屈肌的多为 1 ～ 2 支。③前臂骨间掌侧神经，当正中神经穿过旋前圆肌两头之间时，由神经干的背侧发出。与骨间掌侧动脉伴行，于前臂骨间膜掌侧，经指深屈肌与拇长屈肌之间下降，达旋前方肌的深侧进入该肌；并发关节支，发布到腕关节及腕骨间关节。前臂骨间掌侧神经在其起始部，发支支配指深屈肌桡侧半部及拇长屈肌全部；正中神经至指深屈肌的肌支，在该肌内，可与尺神经支配该肌的肌支结合。④掌皮支，是一小支，在腕横韧带的近侧发出。经桡腕屈肌及掌长肌之间下降，跨过腕横韧带表面，穿出固有筋膜，分为内外 2 支。内侧支分布于手掌中部的皮肤，与尺神经的掌皮支吻合；外侧支分布于鱼际的皮肤，与桡神经浅支及前臂外侧皮神经的前支结合。⑤指掌侧总神经。正中神经经腕横韧带深侧入手掌，分为 3 条指掌侧总神经，位于掌腱膜与掌浅弓的深侧，指屈肌腱的表面。

第 1 指掌侧总神经：发出返支支配鱼际诸肌，即拇短展肌、拇指对掌肌及拇短屈肌。此神经有细支可与尺神经的掌深支连结。

第 2、3 指掌侧总神经：第 2 指掌侧总神经至第 2 指与第 3 指之间，分支至第 2 蚓状肌。第 3 指掌侧总神经至第 3 与第 4 指之间。此 2 支指掌侧总神经。在掌指关节的近侧，各分为 2 条指掌侧固有神经，分布于示指、中指与环指相对缘的皮肤；并有分支至示指中节和末节的背面及环指中节和末节背面桡侧的皮肤。

(3) 尺神经：起于臂丛内侧束，包含第 7、8 颈神经及第 1 胸神经的纤维。自胸小肌下缘发出，经腋窝于腋动脉与腋静脉之间向下行。至上臂上部，位于肱动脉内侧。在喙肱肌止点处，与尺侧上副动脉伴行，穿臂内侧肌间隔，自隔的前侧达其后侧。然后沿肱三头肌的前面下降到肘后侧，于肱骨内上髁及尺骨鹰嘴之间，经内上髁后下侧的尺神经沟，穿尺侧腕屈肌两头之间至前臂。继续沿前臂内侧下降，在前臂上半部，位于指深屈肌的表面，被尺侧腕屈肌遮盖；下半部则位于尺侧腕屈肌的桡侧，仅被皮肤及固有筋膜覆盖。继而越过腕横韧带的浅面，但在腕掌侧韧带的沉面，经豌豆骨桡侧入手掌，分为掌深支及掌浅支。尺动脉在前臂中、上 1/3 交界处，与尺神经伴行向下到手掌，神经位于动脉的尺侧（图 5-20）。

尺神经的分支：①经肘关节时，发 2 ～ 3 细支，

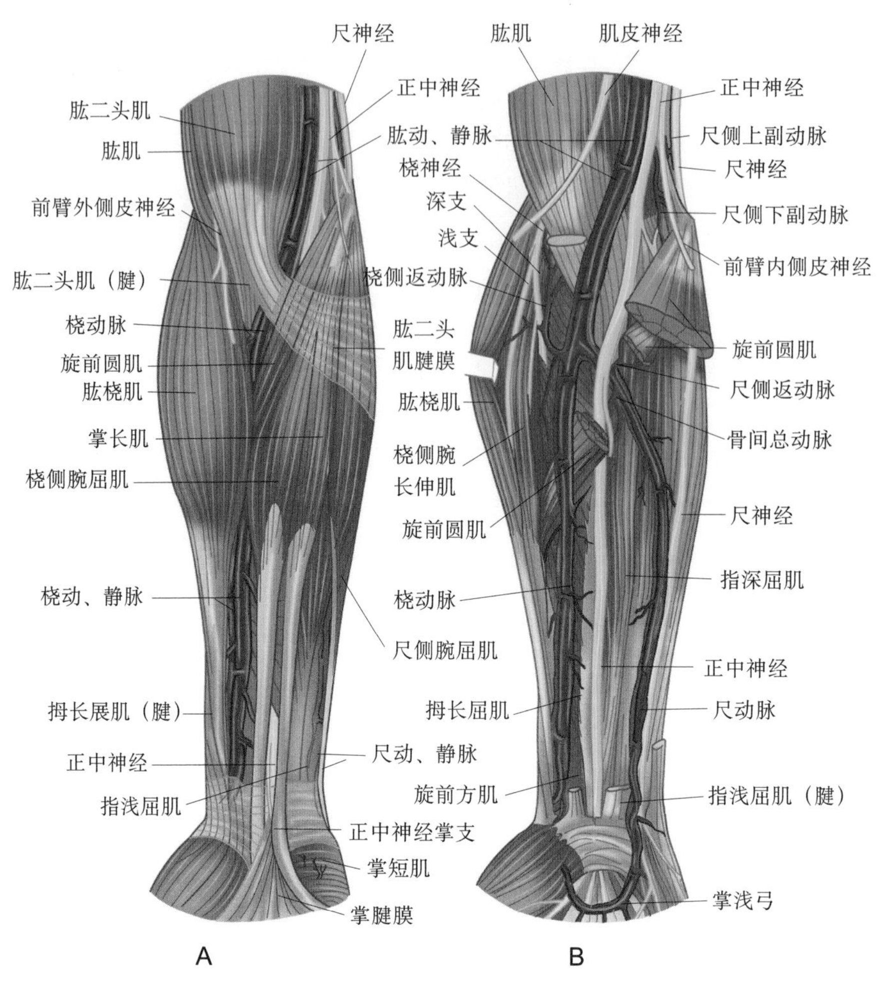


图 5-19 前臂前面的肌肉、血管和神经 1

至肘关节。②在前臂上部近肘关节处，分出 2 支肌支，一支至尺侧腕屈肌，另一支至指深屈肌尺侧部。至指深屈肌的肌支数多为 1 支；至尺侧腕屈肌的为 1 ～ 2 支。③掌皮支，在前臂中点发出，沿尺动脉掌侧下降，穿深筋膜分布于手掌小鱼际的皮肤，有时支配掌短肌，并与前臂内侧皮神经及正中神经的掌侧皮支结合。④手背支，在腕关节近侧约 5cm，自尺神经发出。经尺侧腕屈肌腱及尺骨之间，转向背侧，下达手背。⑤浅支，分 2 支，一支为指掌侧固有神经，分布于第 5 指掌侧的尺侧缘，另一支为指掌侧总神经，在掌筋膜深侧，该支又分为 2 支，分布于环指与小指掌侧的相对缘，并转至背侧，分布于该两指中及末节背侧的皮肤。掌浅支发支支配掌短肌；并分支与正中神经结合。⑥深支，与尺动脉的深支伴行，经小指展肌与小指短屈肌之间，穿小指掌肌，与掌深弓的经过一致，形成神经弓。自此弓的起始处，发支支配小鱼际诸肌（即小指展肌、小指短屈肌、小指对掌肌）；在弓经过中发支至背侧骨间肌及掌侧骨间肌，第 3、4 蚓状肌；终末支分布于拇收肌及拇短屈肌；并发关节支至腕关节（图 5-21 ～图 5-23）。

（4）桡神经：为臂神经丛中较大的分支，其中含有第 5、6、7、8 颈神经的纤维，第 1 胸神经的纤维亦可加入其中。起于臂丛后束，在腋窝内位于腋动脉的背侧，经肩胛下肌、背阔肌及大圆肌的前面，到上臂与肱深动脉伴行，沿肱骨后面的桡神经沟，经肱骨肌管（由肱骨、肱三头肌

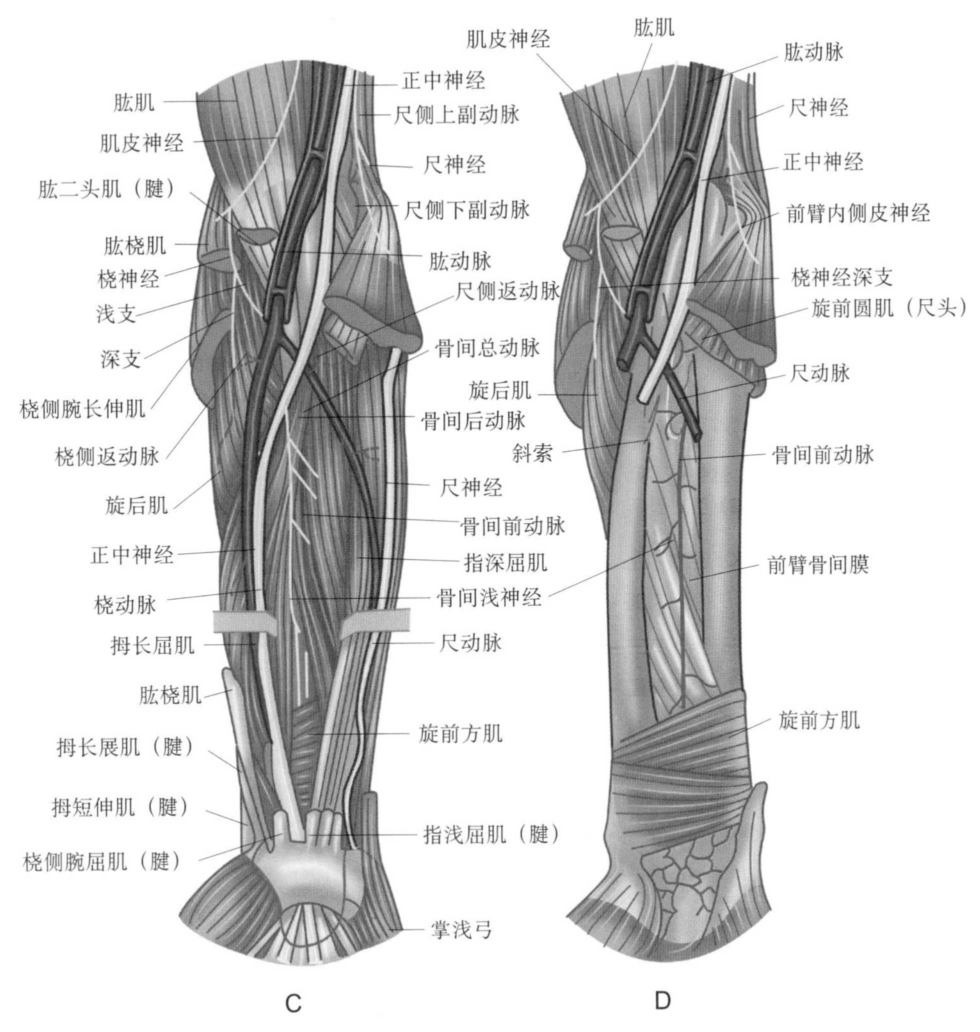


图 5-20 **前臂前面的肌肉、血管和神经 2**

内侧头、外侧头所围成），转至外侧，穿过臂外侧肌间隔，至肘前外侧沟下降。于肘前外侧沟内，有肱深动脉的分支桡侧副动脉与之伴行。在肱骨外上髁前面分为浅、深 2 终支。其分支如下。①至肱三头肌长头及内侧头的肌支，为桡神经在腋窝发出的分支；至长头的肌支，发出后立即进入其中；至内侧头者，在不同高处进入肌内，其中 1 支细长，与尺神经伴行，直达上臂的下 1/3，入内侧头，称此为副尺神经。②至肱三头肌外侧头、内侧头及肘肌的肌支，由桡神经经过肱骨肌管时发出，分别至肱三头肌的外侧头及内侧头。至肘肌者为一细长支，与肱深动脉的一分支伴行，穿肱三头肌内侧头，于肘关节的后侧入肘肌。③至肱桡肌、桡侧腕长伸肌及肱肌外侧部的肢支，这些肌支在桡神经穿过臂外侧肌间隔后，在肘前外侧沟内发出。至肱桡肌的肌支数以 2 ~ 3 支者居多，至桡侧腕长伸肌者常为 1 ~ 2 支。④臂后皮神经，为桡神经经在腋窝内发出的细支，横过背阔肌腱，经肋间臂神经后侧，绕肱三头肌长头肌长头下行，穿固有筋膜至臂的后内侧；分布于臂后三角以下的皮肤，直达肘关节。当此神经横过肋间臂神经时，发一交通支与之连结。⑤前臂背侧皮神经。当桡神经经肱骨肌管内时发出，经肱三头肌内、外两头之间，在近肘关节处，分为上、下 2 支。⑥关节支，至肘关节。⑦终支，分为浅支和深支。

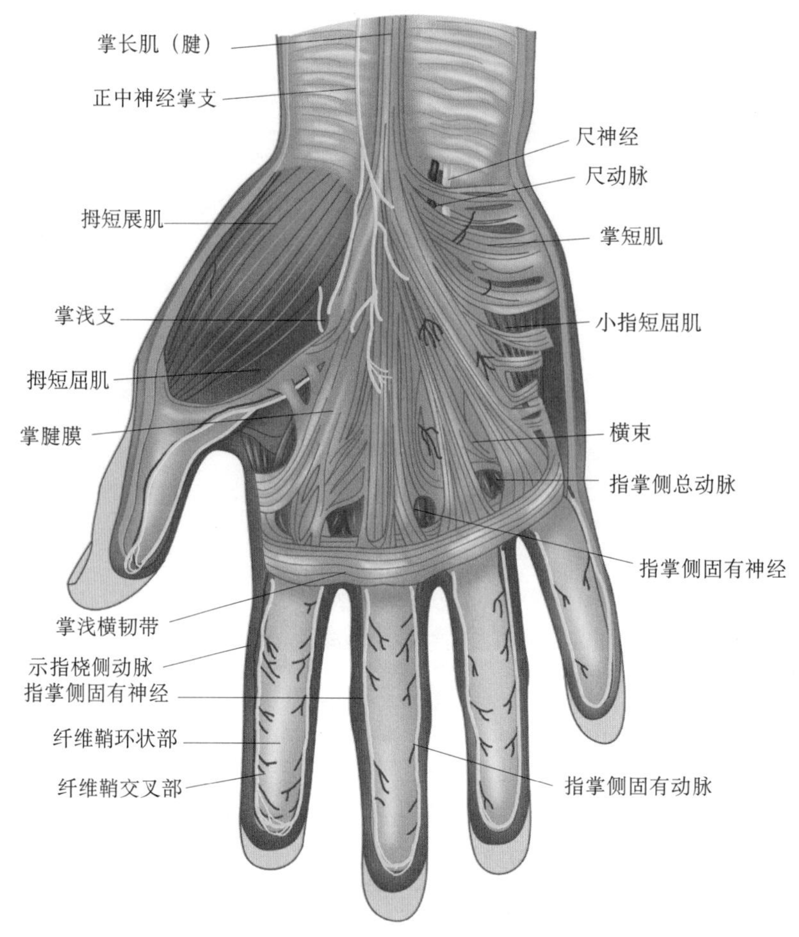


图 5-21 手掌侧的肌肉、血管和神经 1

浅支：属于皮神经。在肘关节前面下降，被肱桡肌覆盖，经旋后肌及桡侧返动脉的掌侧，至旋后肌下缘，与桡动脉邻接，神经列于动脉的桡侧。继续下降，经旋前圆肌。指浅屈肌及拇长屈肌掌侧面，约在腕以上 7cm 处，经肱桡肌腱的深侧，转向前臂背侧，在此与桡动脉分离。浅支转至前臂背侧后，穿固有筋膜，跨过腕背侧韧带，分为 4 ~ 5 支指背神经支配拇指桡侧及鱼际附近的皮肤，与前臂外侧皮神经交通。第 2 支支配拇指尺侧的皮肤。第 3 支支配示指外侧缘。第 4 支支配示指与中指的相对缘。第 5 支除发一尺神经的交通支外，并支配中指及环指相对缘的皮肤。

深支：又称前臂骨间背侧神经。当桡神经在外上髁前侧分成深、浅 2 支后，深支在肘关节及桡侧返动脉的前侧经过，继穿旋后肌，绕桡骨的外侧向后，至前臂背侧下降于深层肌与浅层肌之间，在此有骨间背侧动脉与之伴行。下达拇短伸肌下缘，则穿入深层，在拇长伸肌的沉侧，沿前臂间膜背侧下降，并与自骨间膜掌侧穿至背侧的骨间掌侧动脉伴行，最后达腕背，形成如神经节状的膨大，发出关节支，入腕关节。在前臂后侧深浅两层伸肌之间，发出 3 个短的肌支和 2 个长的肌支；短肌支至指总伸肌、小指固有伸肌及尺侧腕伸肌；长肌支的内侧支至拇长伸肌及示指固有伸肌；外侧支至拇长展肌及拇短伸肌（图 5-24 ~ 图 5-26）。

（5）腋神经：起于后束，包含第 5、6 颈神经纤维。初位于桡神经的外侧，腋动脉的后侧，肩胛下肌的前侧，继与旋肱后动脉伴行，穿四边间隙，绕肱骨的外科颈向后进，在三角肌的深侧，

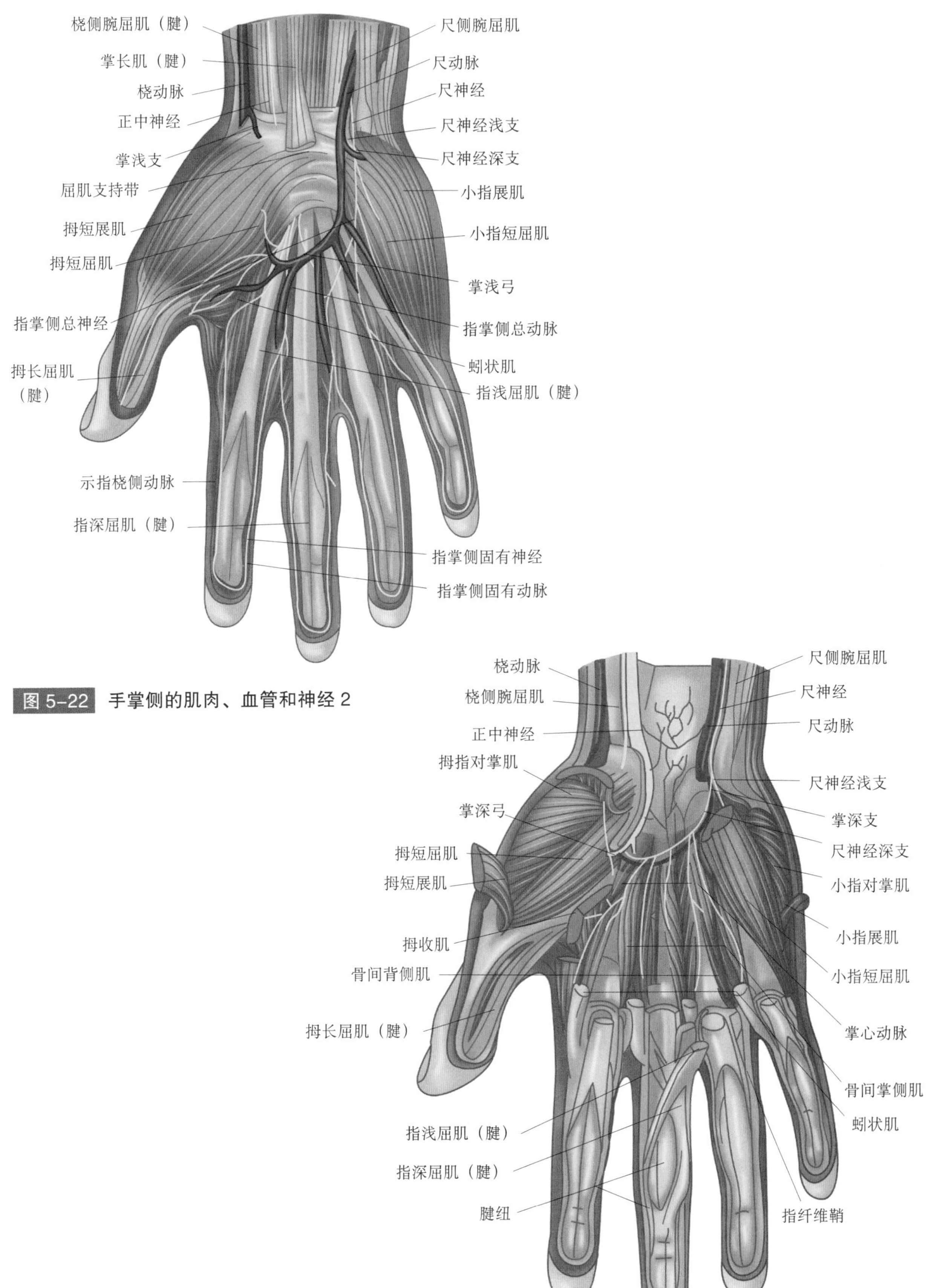


图 5-22　手掌侧的肌肉、血管和神经 2

图 5-23　手掌侧的肌肉、血管和神经 3

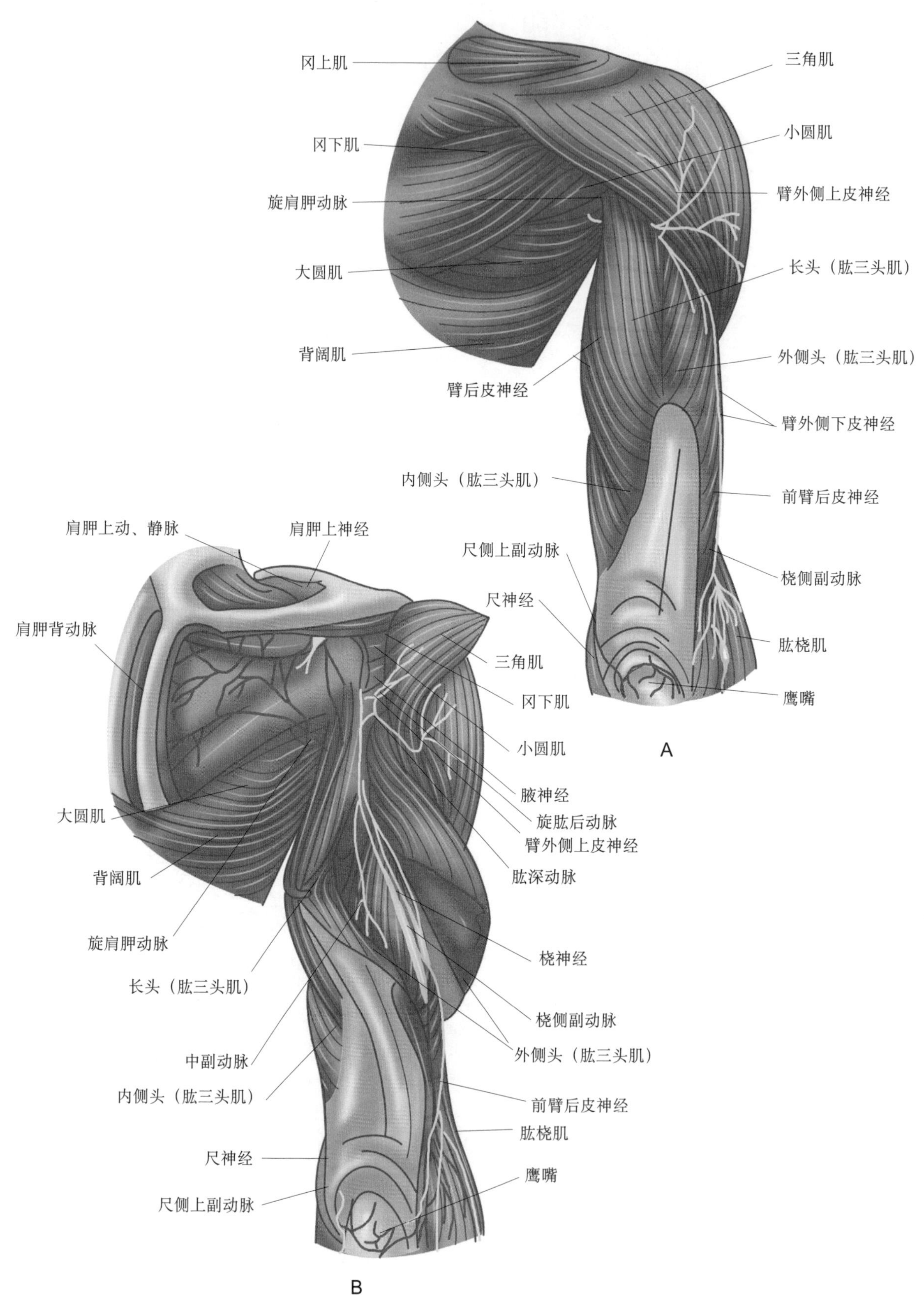


图 5-24 肩臂后面的肌肉、血管和神经

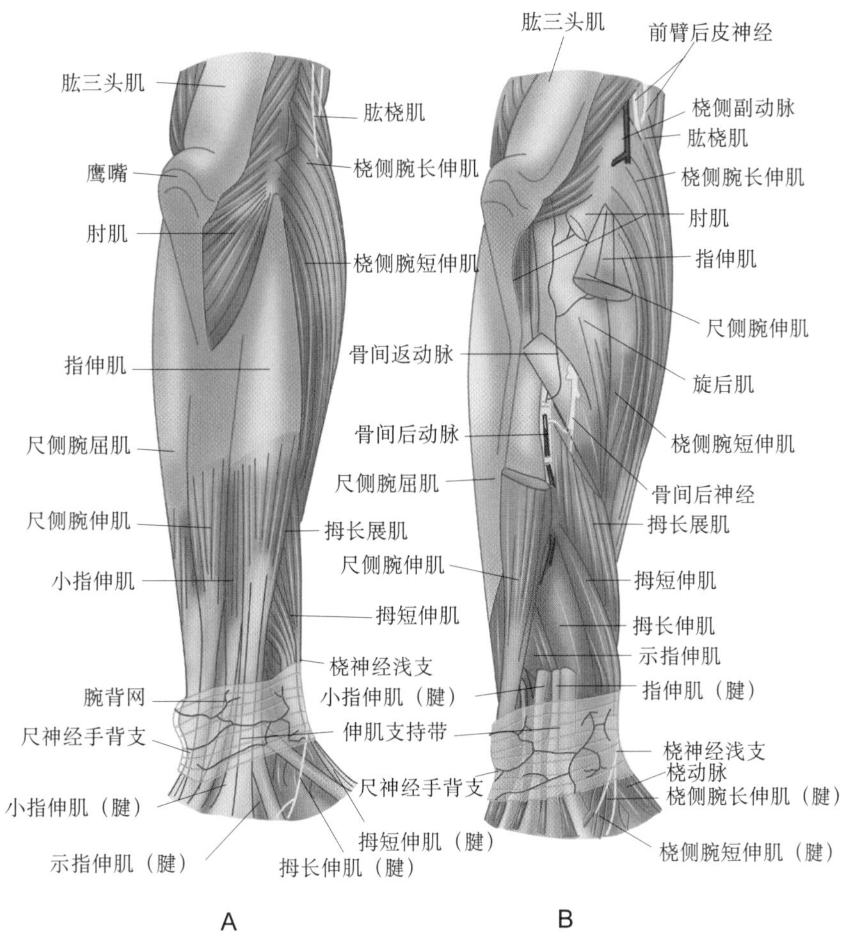


图 5-25 前臂后面的肌肉、血管和神经

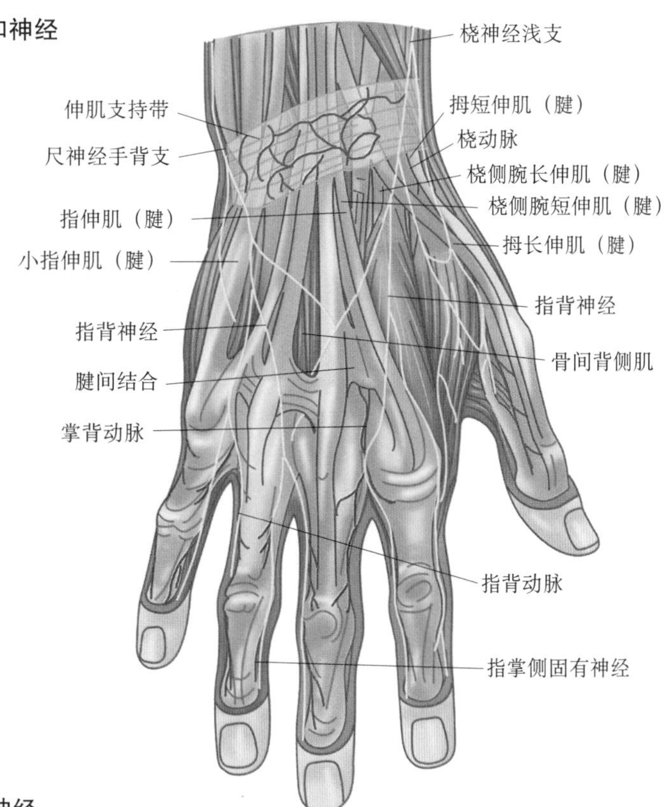


图 5-26 手背侧的肌肉、血管和神经

分为上、下2支。①上支，与旋肱后动脉伴行，绕肱骨外科颈，发分支至三角肌，并有穿过该肌达到皮下的细支。分布于被盖三角肌表面的皮肤。②下支，有皮支为臂为侧皮神经，绕三角肌后缘，穿固有筋膜至皮下，分布于三角肌后下部及被盖肱三角肌长头附近的皮肤。其肌支分布于三角肌的后部；另以一支至小圆肌。

腋神经由其干上发关节支，于肩胛下肌下侧

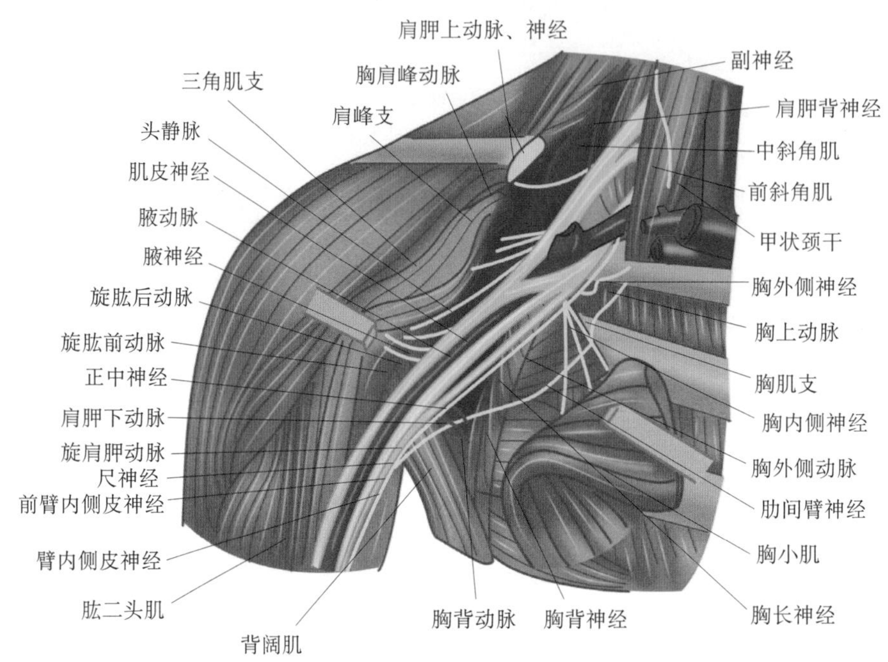


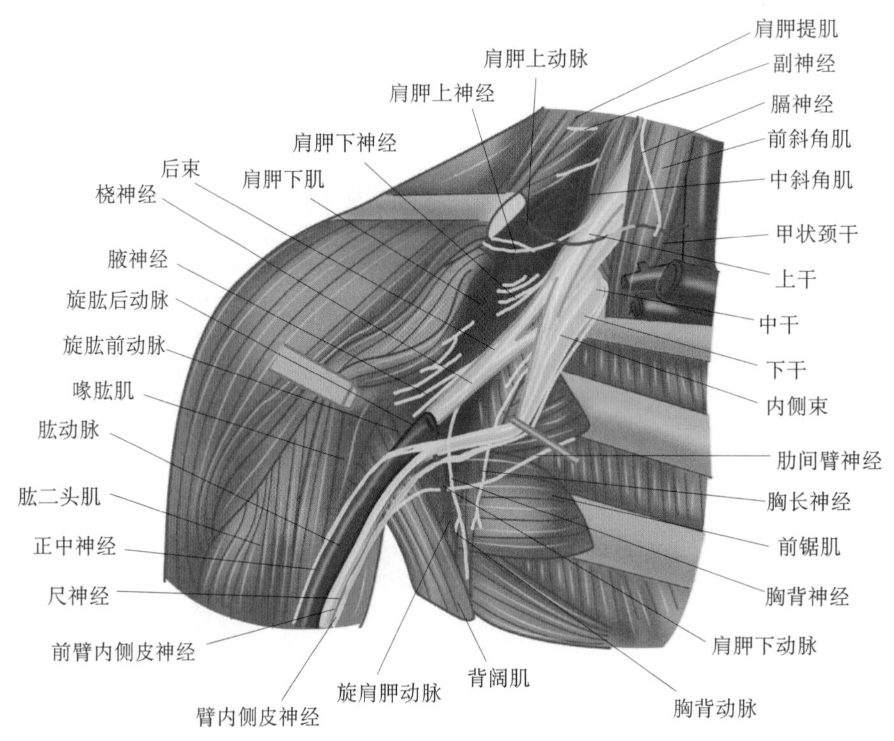


图 5-27 **腋窝的肌肉、血管和神经**

入肩关节（图 5-27）。

## 第二节　上肢主动运动锻炼方法

### 一、肩部主动运动锻炼方法

肩部主动运动锻炼方法，是根据肩部的生理功能需要，针对肩部的肿痛、关节功能障碍和病理变化总结出的有效的健身防病的锻炼方法。通过肩关节不同的方向、不同的角度和不同的范围活动、牵拉和伸展肩关节周围的关节囊、韧带、肌肉、肌腱和伴行的神经及血管等组织。肩关节的反复活动，撕脱了肩关节周围肌肉、韧带、关节囊、血管和神经及其他结缔纤维各组织的相互粘连，扩大了肩关节和各纤维组织间的间隙，加大了各软组织纤维的伸展度和弹缩性，增大了肩关节的活动范围。同时加速了肩关节周围各组织的血液循环，加强了新陈代谢，并促进了肩部炎症和血肿、水肿的吸收，防止了炎症的刺激和血肿、水肿的机化及再度粘连的形成，协调了关节的稳固性和平衡性。通过主动功能锻炼起到了治疗的作用，达到了肩部功能改善的恢复的目的。

1. *双肩屈伸法*　患者可取坐、立或仰卧位，使双臂同时向前上方抬起，当抬到最大限度时再使双臂向后甩动，做肩关节后伸运动。伸到最大限度时再向前抬起，反复进行。其动度要根据病情轻重和患者的接受能力及耐力而由小逐渐加大。当抬伸动作均达到本组的最大限度时巩固数次结束。每抬伸为 1 次，每组 20 ～ 50 次以上，每日 2 ～ 3 组（图 5-28 ～图 5-30）。

双肩屈曲时，使肩前三角肌、斜方肌前束、肩胛提肌和关节囊、韧带及神经、血管等组织主动收缩，同时牵拉肩部胸大小肌、背阔肌、肱三头肌和腋下的神经及血管等。当肩后伸时，使肩后部的三角肌、冈下肌、大小圆肌、后侧的关节囊、韧带、肱三头肌、背阔肌和伴行的神经及血管等组织主动收缩，同时牵拉肩前侧的关节囊、韧带、胸大肌、三角肌前束及中束和肱二头肌。

2. *双肩交替屈伸法*　患者体位同上，使双臂一前一后交替做前抬后伸运动。双肩抬伸的动度由小逐渐加大，反复进行，当达到最大限度时巩固数次结束。每抬伸为 1 次，每组双肩分别进行 20 ～ 50 次，每日 2 ～ 3 组（图 5-31，图 5-32）。

双肩交替抬伸运动所收缩和牵拉的肌肉、关节囊、韧带和伸展伴行的神经及血管均与双肩抬伸运动法相同。

3. *屈肘收肩展肩法*　患者取坐、立或仰卧位，双肘屈曲，双肩外展，使双肩同时做内收和外展运动。其动度要根据肩关节的病情和功能障碍程度及关节挛缩情况由小逐渐加大，反复进行。当收展均达到本组的最大限度时巩固数次结束。肩收、展为 1 次，每组 20 ～ 50 次，每日 2 ～ 3 组（图 5-33 ～图 5-37）。

双肩内收时，使肩内侧的关节囊、韧带、胸大小肌、三角肌前束、肱二头肌和伴行的神经及血管等组织主动收缩，同时牵拉肩后侧的关节囊、韧带、斜方肌前束、肩胛提肌、大小圆肌、三角肌后束、背阔肌和肱三头肌。

双肩外展时，使肩外后侧的关节囊、韧带、斜方肌前束、肩胛提肌、冈上下肌、大小圆肌、三角肌中束及后束、背阔肌、肱三头肌和伴行的神经及血管等组织主动收缩，同时牵拉肩关节前侧的关节囊、韧带、胸大小肌、三角肌前束、肱二头肌和伸展伴行的神经及血管等软组织。

4. *伸肘收肩展肩法*　该方法肩部肌肉的收缩和牵拉度大于屈肘收肩展肩法。患者的体位同上，双肘伸直将双肩拉起，使双肩做内收和外展运动。其动度均由小逐渐加大，反复进行。当达到本组最大限度时巩固数次结束。每收展为 1 次，每组 20 ～ 50 次，每日 2 ～ 3 组（图 5-38，图 5-39）。

伸肘收肩运动时，使肩前的关节囊、韧带、胸大肌、三角肌前束和伴行的神经、血管主动收缩，同时牵拉肩后部的关节囊、韧带和伴行的神经及血管。伸肘展肩时与伸肘收肩时相反。

5. *抱肘拉肩法*　患者体位同上，双手交叉环抱双肘，分别使肘向左、右牵拉摆动，左手向左拉右肩时，左肩主动外展，当拉到最大限度时，右手向右拉左肩，同时右肩主动外展，双手抱双

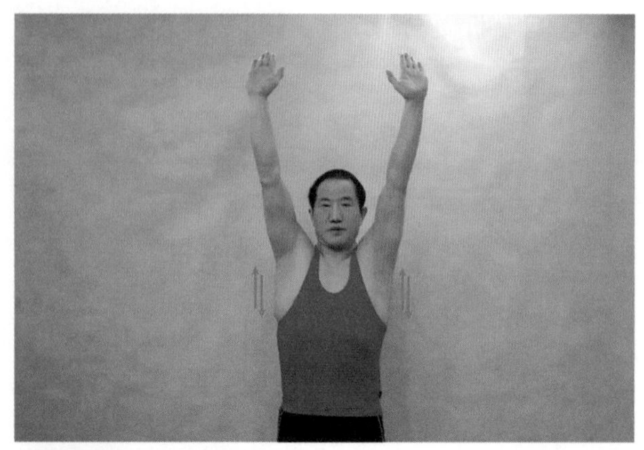
图 5-28 双肩屈伸法 1

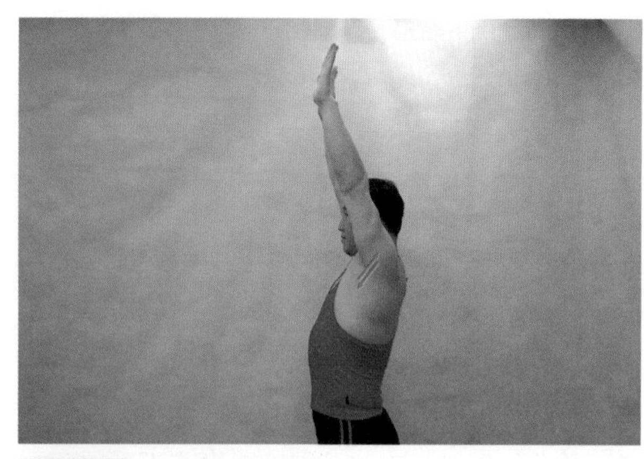
图 5-29 双肩屈伸法 2

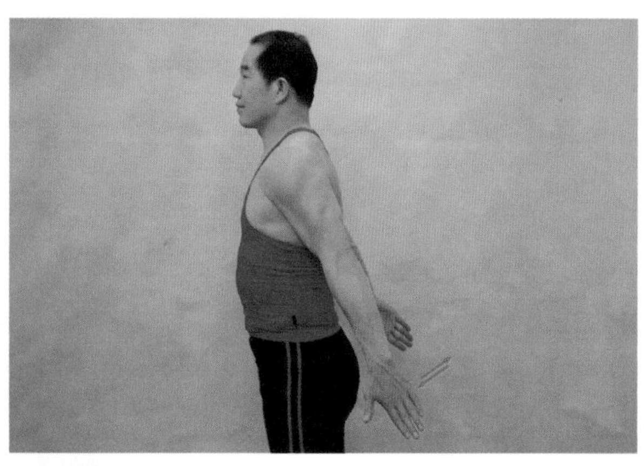
图 5-30 双肩屈伸法 3

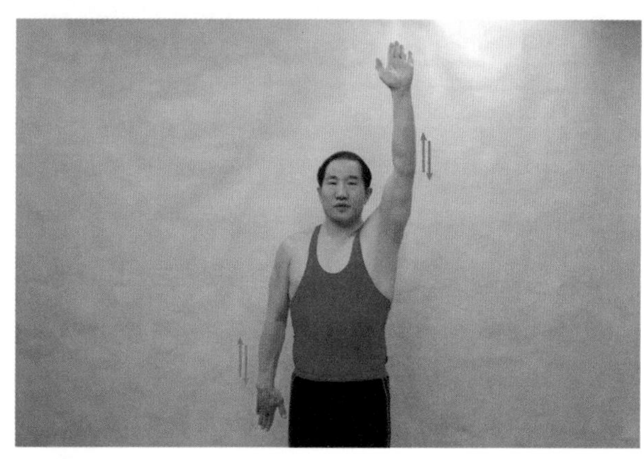
图 5-31 双肩交替屈伸法 1

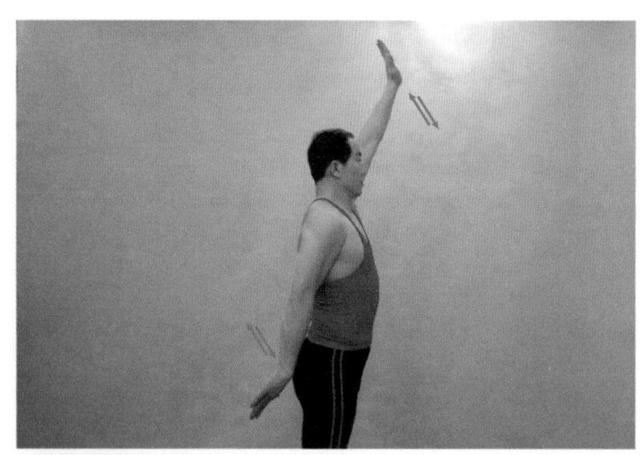
图 5-32 双肩交替屈伸法 2

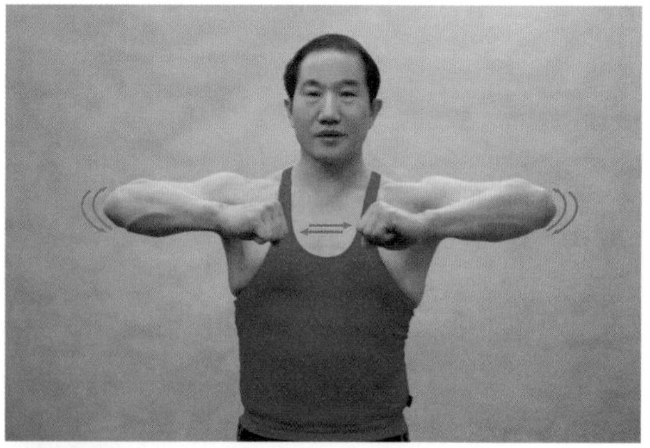
图 5-33 屈肘收肩展肩法 1

肘使肩做拉肩展肩运动。牵拉的动度由小逐渐加大，当达到最大限度时巩固数次结束。每肩左、右拉为 1 次，每组 30 ～ 60 次，每日 2 ～ 3 组（图 5-40）。

当左手拉右肩使右肩内收时，可被动牵拉右肩后外侧的关节囊、韧带、大小圆肌、三角肌后

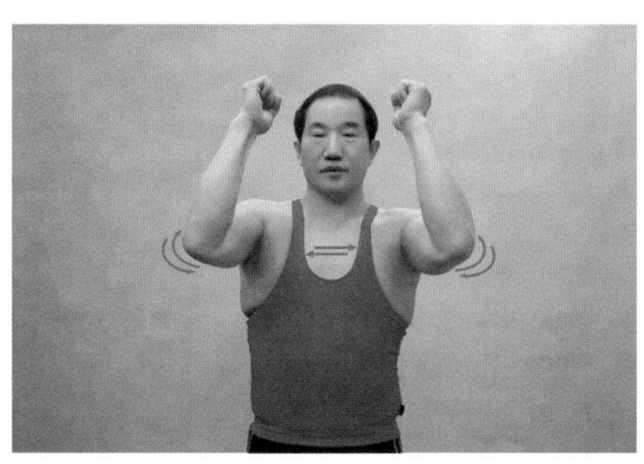
图 5-34 屈肘收肩展肩法 2

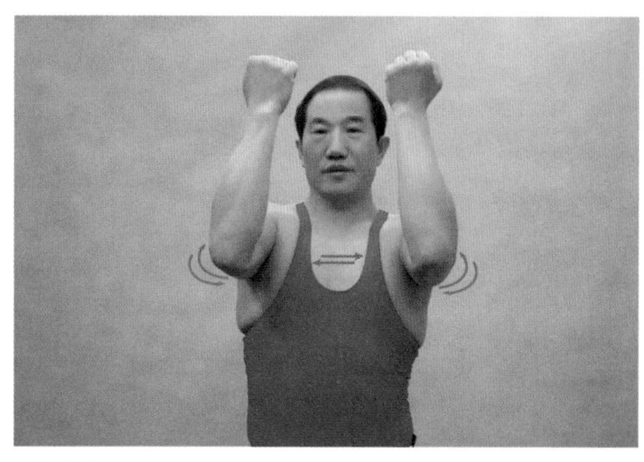
图 5-35 屈肘收肩展肩法 3

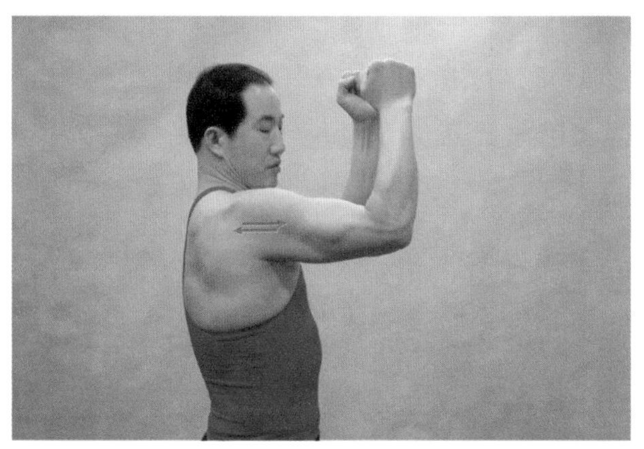
图 5-36 屈肘收肩展肩法 4

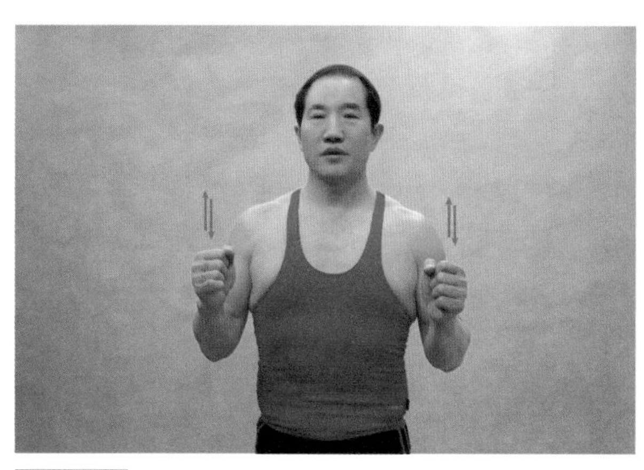
图 5-37 屈肘收肩展肩法 5

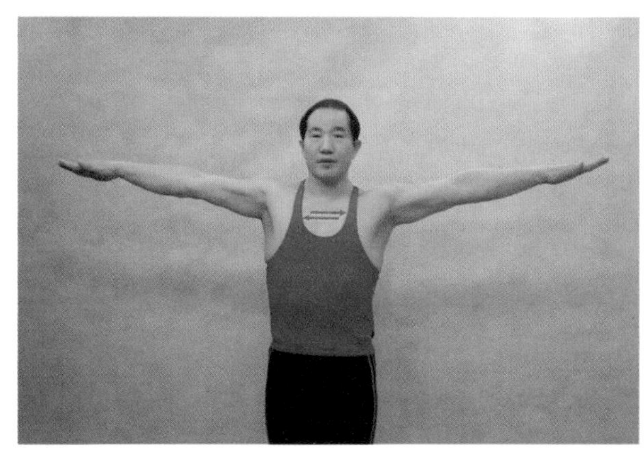
图 5-38 伸肘收肩展肩法 1

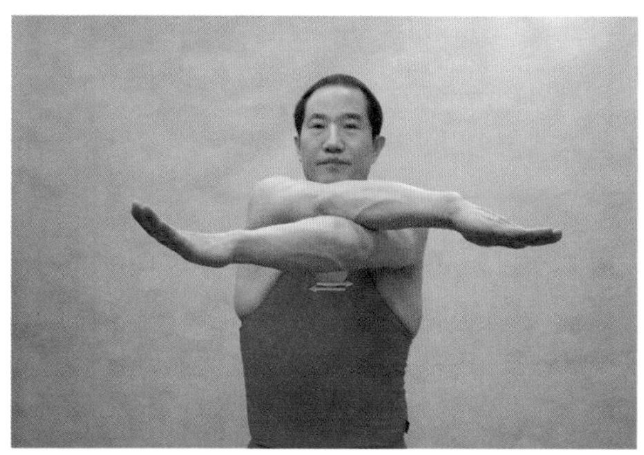
图 5-39 伸肘收肩展肩法 2

束、背阔肌、肱三头肌和伴行的神经及血管等组织，同时被动收缩右肩前内部的胸大肌和肱二头肌及三角肌的前束等各组织，牵拉右肩的同时左肩外后侧的关节囊、韧带、肱二头肌、大小圆肌、背阔肌、三角肌中束及后束、肱三头肌和伴行的神经及血管的主动收缩，使肩外展。当右手拉左肩使左肩内收时，右肩外后侧的上述诸肌和关节囊、神经及血管主动收缩，同时牵拉左肩后外侧的上述诸肌和关节囊、韧带及神经、血管等组织。

6. 抱肘抬肩降肩法　患者取坐、立、仰卧位均可，双手分别交叉环抱双肘，使双肩做高抬运动。其高抬的动度由小逐渐加大，抬到最大限度时巩固数次而结束。每抬落为 1 次，每组进行 20 ～ 50 次，每日 2 ～ 3 组（图 5-41）。

抱肘抬肩时，使肩关节前上方的关节囊、韧带、斜方肌前束、肩胛提肌、三角肌中束和伴行的神经及血管等组织主动收缩，同时牵拉和伸展肩前下部的胸大肌、肱二头肌、背阔肌、肱三头肌和腋下伴行的诸神经及血管。

7. 背手拉肩法　患者取坐位或立位均可，双手背后相握，使双手向左右牵拉双肩关节。牵拉的动度要根据肩关节的病情和功能障碍程度由小逐渐加大，当达到最大限度时反复巩固数次时结束。左、右牵拉为 1 次，每组 30 ～ 50 次或以上，每日 2 ～ 3 组（图 5-42）。

左手拉右手左肩外展时，使右臂向左侧倾移，而牵拉右肩前外部的关节囊、韧带、胸大小肌、肱二头肌、三角肌前束及中束和伴行的神经及血管，同时使肩后侧的关节囊、韧带、冈下肌、小圆肌、背阔肌、上下菱形肌、斜方肌内缘和伴行的神经及血管等组织主动收缩。右手牵拉左手右肩外展时，右肩的上述诸肌和关节囊、韧带及神经、血管主动收缩，同时使左肩后部的上述诸肌和关节囊、韧带及神经、血管被动收缩，并牵拉左肩前外侧的上述诸肌、关节囊、韧带和神经及血管等组织。

8. 背手收肩展肩法　患者取坐或立位，双肩外展，双肘屈曲，双手背位于双髂骨之上处，使双肩同时做内收外展运动。收展的动度由小到大，当达到本组的最大限度时巩固数次结束。每收展为 1 次，每组 30 ～ 60 次，每日 2 ～ 3 组（图 5-43，图 5-44）。

双肩内收时，使肩前侧的关节囊、韧带、胸大小肌、三角肌内束、肱二头肌和神经及血管收缩，同时牵拉和伸展了肩后侧的关节囊、韧带、冈上下肌、大小圆肌、三角肌后束、背阔肌、斜方肌、肱三头肌和神经及血管等组织。

当双肩外展时，使双肩后侧的关节囊、韧带、三角肌后束、冈上下肌、大小圆肌、斜方肌、菱形肌、背阔肌、肱三头肌和伴行的神经及血管等组织主动收缩，同时牵拉、伸展肩前部的关节囊、韧带、胸大小肌、三角肌前束、肱二头肌和伴行的神经及血管。

9. 肩关节外展法　患者取坐、立仰卧位均可，双肘伸直，位于躯干的两侧，而后使双肩做外展运动。当展抬到最大限度时，再使双肩下降到原位，反复进行。动度由小逐渐加大，当达到本组的最大限度时反复巩固数次结束。每展降为 1 次，每组 20 ～ 40 次或以上，每日 2 ～ 3 组（图

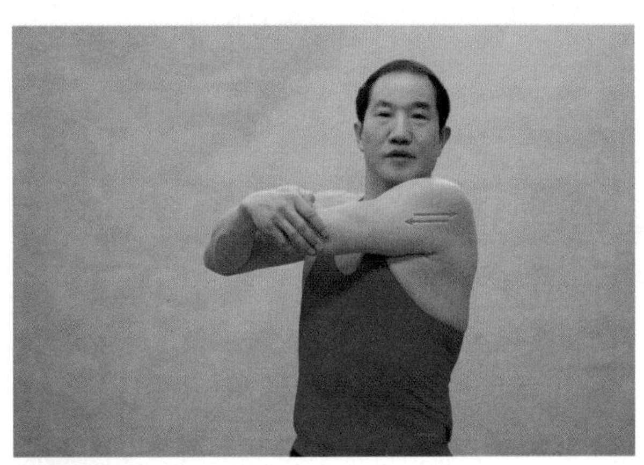

图 5-40　抱肘拉肩法

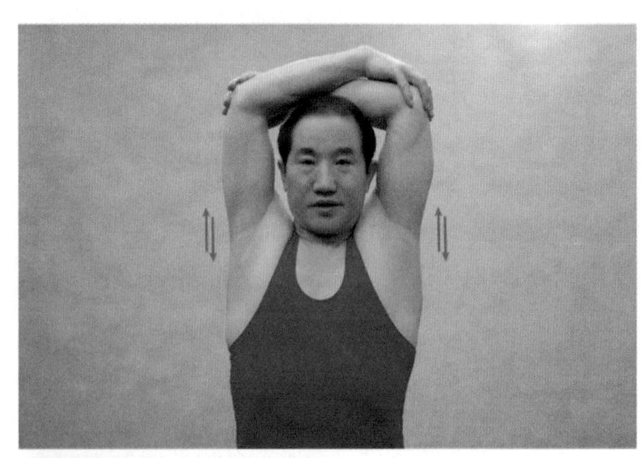

图 5-41　抱肘抬肩降肩法

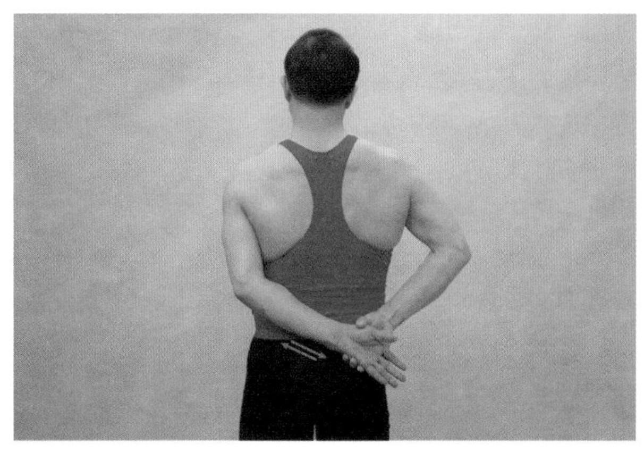
图 5-42 背手拉肩法

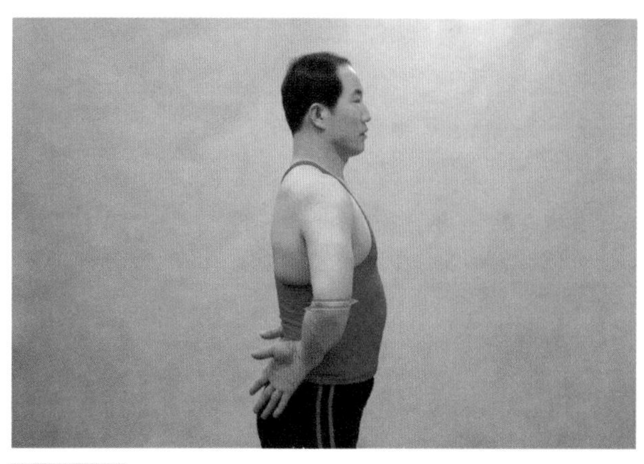
图 5-43 背手收肩展肩法 1

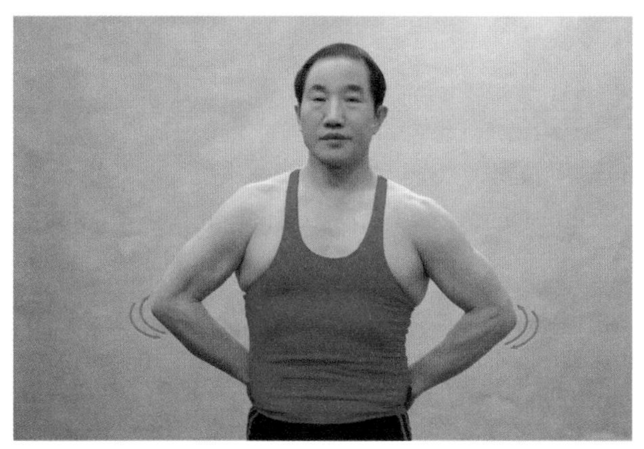
图 5-44 背手收肩展肩法 2

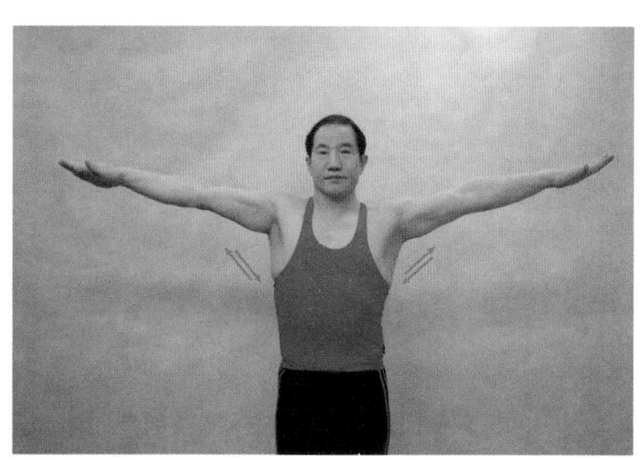
图 5-45 肩关节外展法 1

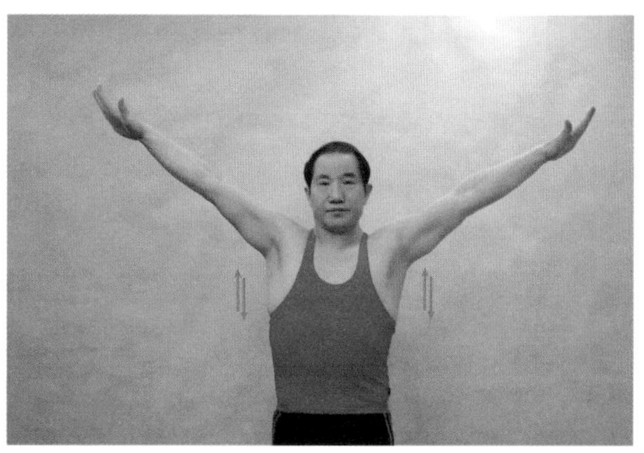
图 5-46 肩关节外展法 2

5-45，图 5-46）。

展肩时使双肩外上侧的关节囊、韧带、斜方肌、三角肌中束及后束、肱三头肌和伴行的神经及血管等组织主动收缩，同时牵拉伸展肩前下方的胸大小肌、肱二头肌、背阔肌和腋下的诸神经及血管等组织。

10. *屈肘旋肩法* 患者取坐、立或仰卧位，双肘屈曲，使双肩同时做内收外旋旋转运动。旋转的动度要根据肩关节的障碍程度由小逐渐加大，当达到最大限度时再使双肩向相反方向做外展内旋旋转运动，其旋转的程度和范围同上。双肩各方向旋转 20 ～ 40 圈，每日 2 ～ 3 组（图 5-47 ～图 5-49）。

双肩关节做内收外旋时，使双肩上后方的关节囊、韧带、三角肌、斜方肌、肩胛提肌、冈上下肌、大小圆肌和伴行的神经及血管主动收缩，同时牵拉和伸展肩前侧的关节囊、韧带、胸大小肌、肱二头肌及神经、血管。当双肩做外展内旋时，使肩外侧的关节囊、韧带、胸大小肌、三角肌前束及中束、肱二头肌和伴行的神经及血管等组织主动收缩，同时牵拉伸展肩后外侧的上述诸肌、关节囊、韧带和神经及血管。

11. *屈肘甩臂拉肩法* 患者取坐或立位，双臂自然下垂，使患前肩稍抬起，肘关节屈曲，使手向后下方甩动，做伸肘甩肩运动。甩动的幅度要根据关节的障碍程度由小逐渐加大，当达到最大限度时反复进行数次结束。每组甩动 30 ～ 60 次，每日 2 ～ 3 组（图 5-50）。

屈肘时使肱二头肌主动收缩；伸肘后甩时，主要使肩后部三角肌后束和肱三头肌主动收缩，同时牵拉伸展肩前部的胸大肌、肱二头肌、关节囊、韧带和伴行的神经及血管。

12. *背手翻掌法* 患者取坐或立位，使双手同时或分别向背后背，掌心向外，而后腕关节翻转，使掌心再向内做背手翻掌运动。其翻转动度要根据肩关节的情况由小逐渐加大，由低逐渐增高，当达到本组的最大限度时巩固数次而结束。每翻转为 1 次，每组 20 ～ 40 次，每日 2 ～ 3 组（图 5-51，图 5-52）。

背手翻掌时，使肩后部的关节囊、韧带、冈下肌、大小圆肌、背阔肌和伴行的神经及血管主动收缩，同时牵拉、伸展肩前部的关节囊、韧带、肌腱、胸大肌、肱二头肌、三角肌前束及中束和神经及血管等组织。

13. *甩臂摸肩法* 患者取坐、立位，双臂同时向一个方向甩动，向左甩动时，左手向后，右肘屈曲，右手摸左肩，当向右甩动时，右手向后背，左肘屈曲，左手摸右肩。甩动的范围和角度由小逐渐加大，当达到本组的最大限度时巩固数次结束。每左、右为 1 次，每组甩动 20 ～ 40 次，每日 2 ～ 3 组（图 5-53，图 5-54）。

双臂向左甩动时，左肩后外侧的关节囊、韧带及神经、血管、三角肌后束、背阔肌、肱三头肌、冈上下肌、大小圆肌和右肩内侧的关节囊、韧带、伴行的神经及血管、胸大小肌、三角肌前束、肱二头肌主动收缩，同时牵拉、伸展左肩前侧的关节囊、韧带、胸大小肌、三角肌前束、肱二头肌和右肩后外侧的大小圆肌、背阔肌、肱三头肌和神经及血管等组织。

双臂向右甩动时，收缩牵拉的肩部诸肌、韧带、关节囊、神经及血管与向左甩动时相反。

14. *抱颈收肩展肩法* 患者取坐、立或仰卧位，双手指交叉相握抱颈，而后使双肩做内收和外展运动。其动度由小逐渐加大，当达到本组的最大限度时巩固数次结束。收展为 1 次，每组 20 ～ 40 次，每日 2 ～ 3 组（图 5-55，图 5-56）。

收肩时，使肩内侧的关节囊、韧带、胸大肌、三角肌前束主动收缩，同时牵拉肩后部的斜方肌、大小圆肌、背阔肌、三角肌后束、肱三头肌和伴行的神经及血管。肩外展时，使肩后部的冈下肌、大小圆肌、三角肌后束、背阔肌、肱三头肌和伴行的神经及血管主动收缩，同时牵拉、伸展肩前的关节囊、韧带、胸大肌、三角肌前束、肱二头肌和神经及血管等组织。

15. *伸肘转肩法* 患者取坐、立位，使单或双肘伸直，单臂或双臂同时做内收外旋旋肩运动。旋转的范围的角度要根据肩关节的病情，关节周围软组织挛缩及障碍程度，由小逐渐加大。当达到最大限度时再使单臂或双臂向相反方向做外展内旋旋转运动，其旋转的范围和程度同上。每组各方向旋转 20 ～ 40 圈，每日 2 ～ 3 组（图 5-57）。

双肩内收外旋时，使肩内侧的胸大肌、三角肌、冈下肌、大小圆肌和伴行的神经及血管主动收缩，同时牵拉肩前侧的胸大小肌、肱二头肌、肌腱、背阔肌和腋下的神经及血管。

肩关节外展内旋时，使肩外后侧的关节囊、韧带、三角肌、斜方肌、冈下肌、大小圆肌、背阔肌、肱三头肌和伴行的神经及血管主动收缩，同时牵拉、伸展肩前的关节囊、韧带、胸大小肌、肱二头肌和神经及血管等组织。

16. 划圈转肩法　患者取立位，开始时弯腰，

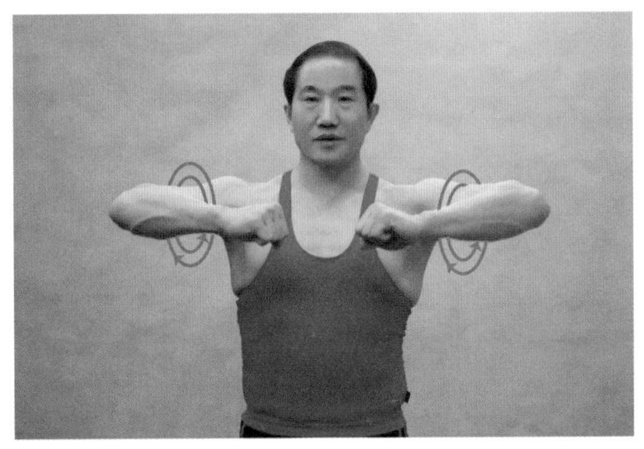
图 5-47　屈肘旋肩法 1

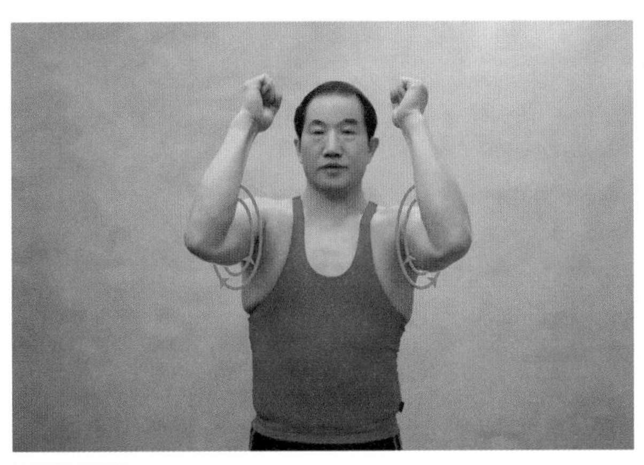
图 5-48　屈肘旋肩法 2

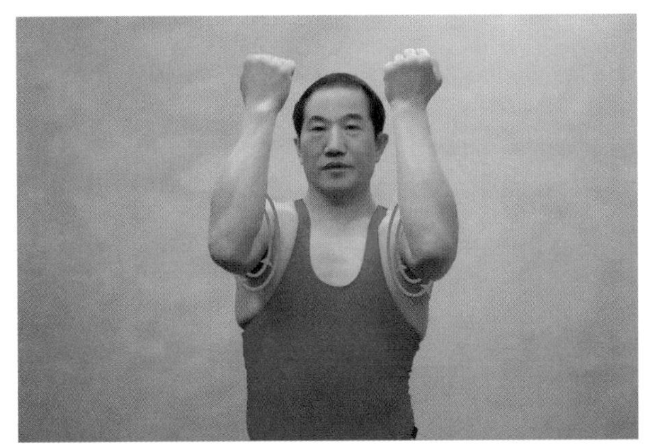
图 5-49　屈肘旋肩法 3

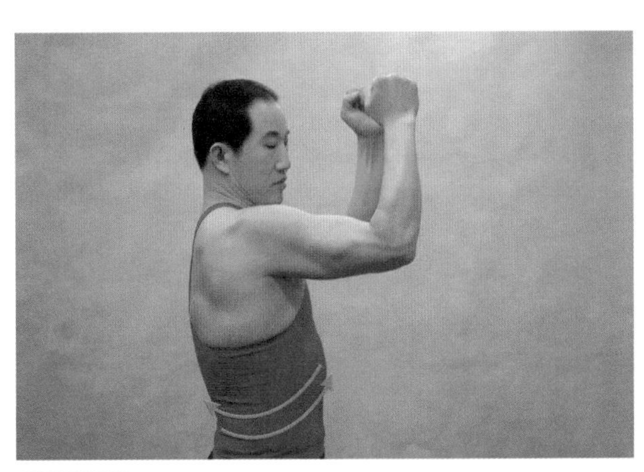
图 5-50　屈肘甩臂拉肩法

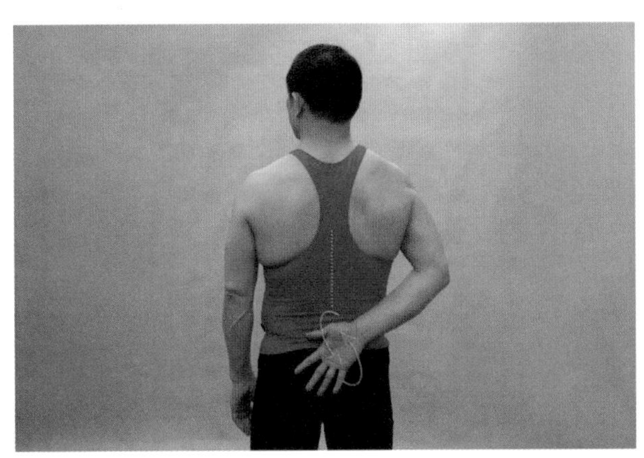
图 5-51　背手翻掌法 1

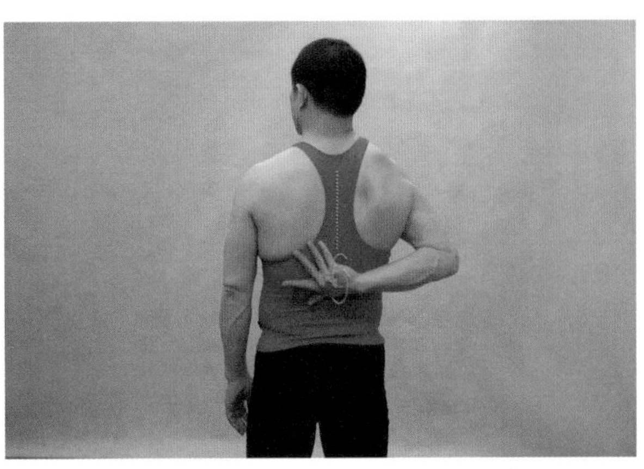
图 5-52　背手翻掌法 2

单肘或双肘及腕手关节伸直，而后使手做外展内旋划圈旋转运动。旋转的范围根据患者肩关节的病情轻重和关节功能障碍程度由小逐渐加大，当达到最大限度时，再向相反方向做内收外展运动，当达到最大限度时结束。每组各方向旋转 20 ～ 40 圈，每日 2 ～ 3 组（图 5-58，图 5-59）。

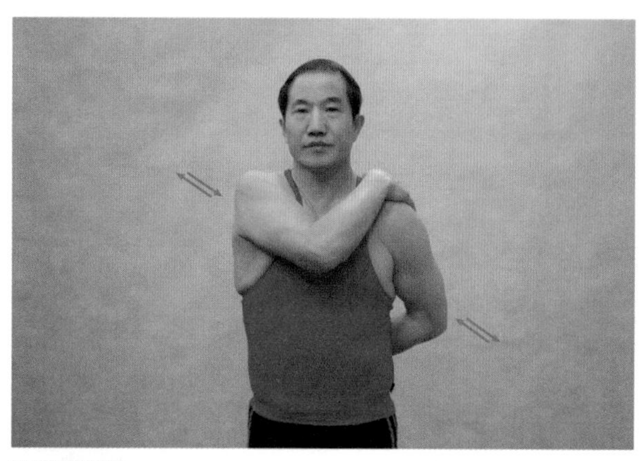
图 5-53 甩臂摸肩法 1

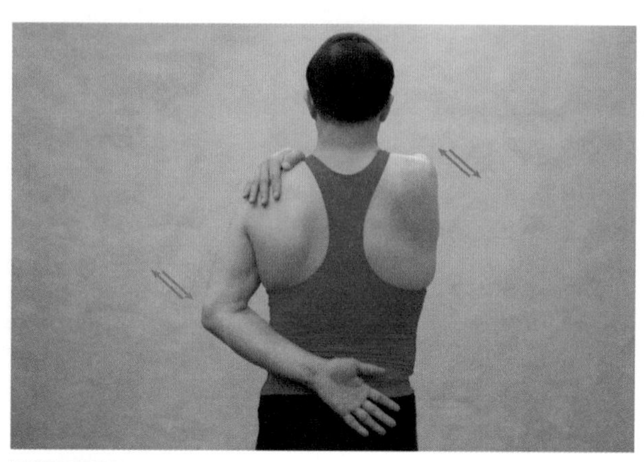
图 5-54 甩臂摸肩法 2

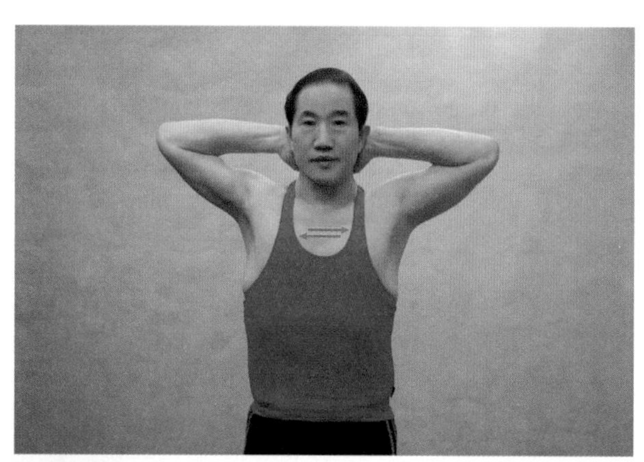
图 5-55 抱颈收肩展肩法 1

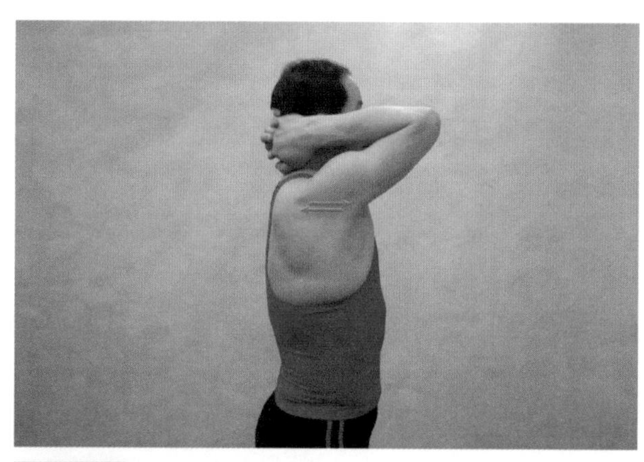
图 5-56 抱颈收肩展肩法 2

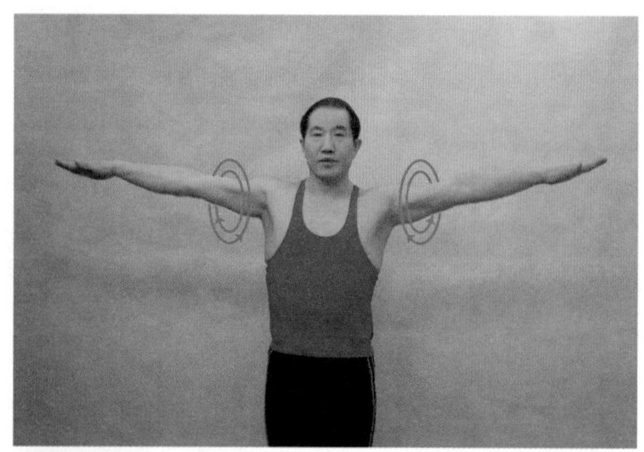
图 5-57 伸肘转肩法

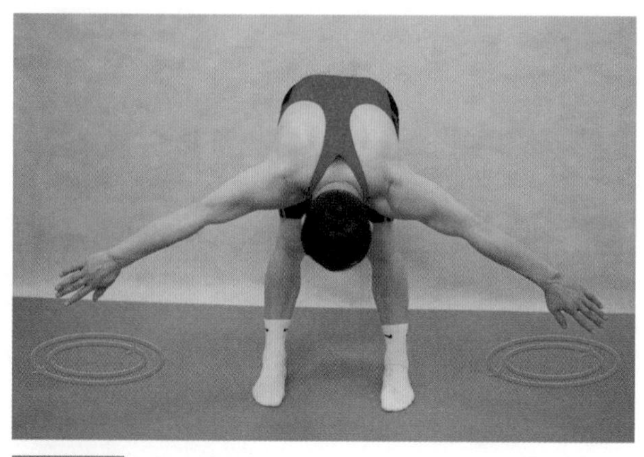
图 5-58 划圈转肩法 1

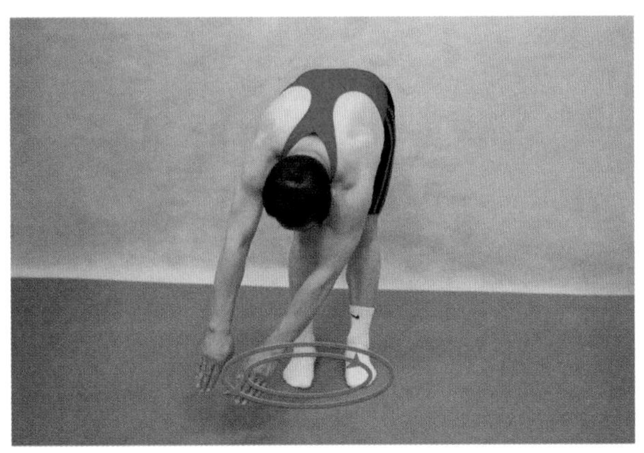

图 5-59 划圈转肩法 2

当双肩外旋时，收缩双肩后外部的冈上下肌、大小圆肌、肩胛提肌、三角肌后束及外束和肱三头肌，同时牵拉肩前部的胸大小肌、斜方肌前缘、三角肌前束和肱二头肌。而双肩内旋时，使肩前部的胸大小肌、三角肌前束及中束和肱二头肌主动收缩，同时牵拉、伸展三角肌后束、冈上下肌、大小圆肌、背阔肌、肱三头肌和神经及血管等组织。

## 二、肘部主动运动锻炼方法

肘部主动运动锻炼方法是通过肘部主动活动，使上臂周围的肌肉、关节囊、韧带得到主动收缩和舒张，加强肘部上下部肌肉和韧带、关节囊和肘关节的功能。同时撕脱肘关节周围各纤维组织间的相互粘连，理顺各组织间的关系，扩大关节间隙和各纤维组织间隙，解除局部和肢体因机化粘连所造成的压迫，使肘关节的活动范围加大，各纤维组织弹性和关节的稳固性加强，使局部的血肿、水肿的渗出和炎症的集聚而尽早及时吸收，并能促使损伤的组织早日修复和愈合。防止了再度机化和粘连的形成，起到了消肿止痛、功能改善和恢复的作用。同时通过持续不断地锻炼，使上臂肌肉强壮有力，肘关节运动功能加强，有效地防止了各种外伤的侵犯。

1. *肘关节屈伸法* 患者根据自己的病情轻重，可选立、坐和仰卧不同的体位，使肘关节做屈伸运动。活动的动度和角度由小逐渐加大，当达到最大限度时可巩固数次而结束。每屈伸为 1 次，每组 15 ～ 20 次或以上，每日 2 ～ 3 组（图 5-60）。

屈曲时使肘前侧的关节囊、韧带、肱二头肌和伴行的神经及血管主动收缩，同时牵拉肘后侧的关节囊、韧带、肱三头肌和伴行的神经及血管；伸直时使肘后侧的关节囊、韧带、肱三头肌和神经及血管主动收缩和伸展，同时牵拉肘前的关节囊、韧带、肱二头肌和伴行的神经及血管等。

开始活动时，关节有些疼痛，患者要忍痛继续活动，随着关节的活动，韧带、关节囊和肌肉的主动收缩及牵拉、伸展的进行，痉挛和疼痛将得到缓解。

2. *前臂旋转法* 患者根据病情自己选择最佳体位，使肘关节屈曲做内收外旋运动。旋转的动度由小逐渐加大反复进行，当达到最大限度时巩固数次结束（图 5-61）。

内收外旋时使肱二头肌短头和肘前关节囊、韧带和伴行的神经及血管收缩，同时牵拉肘后侧的关节囊、韧带和肱三头肌及神经、血管。外展内旋时使肱二头肌长头和肱三头肌、喙肱肌主动收缩，同时牵拉肱二头肌短头和伴行的神经及血管等组织。

3. *肘关节旋转法* 患者肘关节屈曲位，使肘关节做内收外旋运动。其旋转的动度和范围根据肘关节的病情轻重而由小逐渐加大。当达到最大限度时反复巩固数次，再向相反方向做外展内旋运动。其旋转的顺序同上，当达到最大限度时结

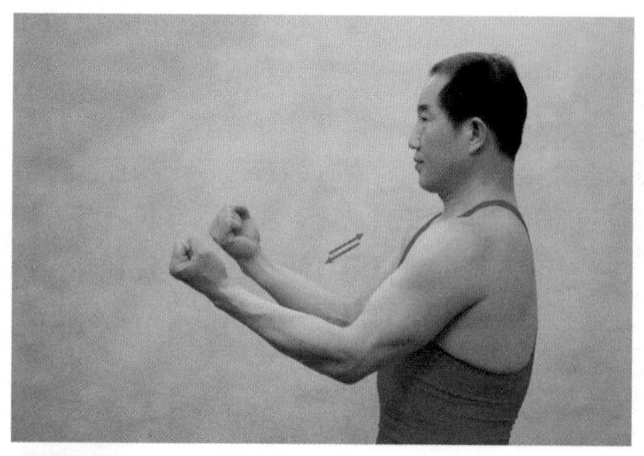
图 5-60 肘关节屈伸法

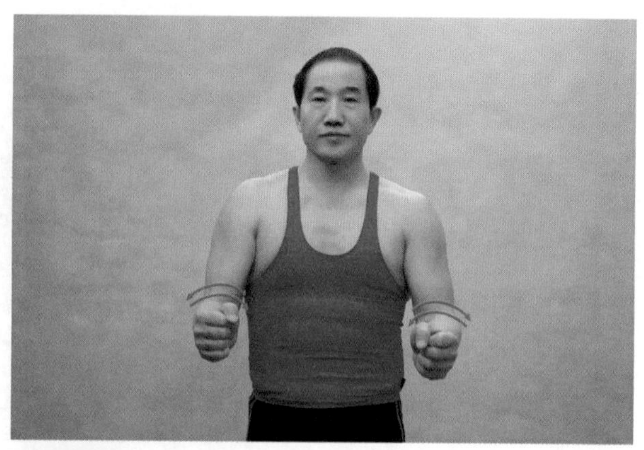
图 5-61 前臂旋转法

束。每组各方向旋转 30 ～ 60 圈，每日 2 ～ 3 组（图 5-62）。

前臂内收时使肱二头肌短头和前臂屈肌群及旋前肌主动收缩，同时牵拉肱三头肌、前臂背侧的伸肌群和伴行的神经、血管等组织；前臂外旋时，使肱二头肌长头、前臂伸肌群主动收缩，同时牵拉肱三头肌和前臂屈肌群及神经、血管等。

## 三、腕部主动运动锻炼方法

腕部主动运动锻炼方法，是根据腕部的生理运动功能和局部病理变化的需要而制定的科学有效的运动锻炼方法。通过腕部主动运动，不但加强和改善了关节和肌肉等组织的功能，同时使肌肉和关节囊及韧带得到不断地收缩牵拉，撕脱了关节周围纤维组织间的粘连，防止了血肿、水肿和炎症在局部的机化粘连，促使血肿、水肿的吸收，使肌肉发达，关节运动灵活自如。起到了消肿止痛，关节功能改善和治疗恢复的作用。达到了防病治病、无病健身的目的。

1. *腕关节屈伸法*　患者取坐、立、卧位均可，使腕关节做主动屈伸运动。开始活动时有一定的疼痛和不灵便，患者要忍痛继续活动。当腕关节适应、痉挛度缓解时，疼痛就会相对减轻，活动相对自如灵便。动度由小逐渐加大，当达到本组的最大限度时巩固数次结束。每组 30 ～ 60 次，每日 2 ～ 3 组（图 5-63，图 5-64）。

腕关节主动屈曲时，使前臂和腕掌侧的肌肉、肌腱和韧带主动收缩，同时牵拉前臂及腕背的肌肉、肌腱、韧带和神经及血管等组织。腕关节主动背伸时可主动收缩前臂背伸肌，同时牵拉前臂屈肌、肌腱、韧带和神经及血管等。

2. *双手推腕拉腕法*　患者双十指交叉合握，双手相互推拉腕关节，做被动屈伸运动。当右手拉左手时，左手腕关节为屈曲位，同时右手使右腕关节处于背伸位；而左手拉右手时，右手腕关节处于屈曲位，同时左手推左手使左腕关节处于背伸位。双手相互一屈一伸同时进行。动度要根据腕关节的病情轻重和关节功能障碍程度而由小逐渐加大。当达到最大限度时结束。屈伸为 1 次，每组进行 30 ～ 60 次，每日 2 ～ 3 组（图 5-65）。

腕关节推拉屈伸法，主要通过双手的推拉，使双腕关节做屈伸运动，同时使前臂及腕关节掌背两侧的肌肉、肌腱、关节囊、韧带和伴行的神经及血管牵拉收缩。右手拉左手使左腕关节屈曲时，收缩左前臂及掌的屈肌群，同时牵拉左前臂及腕背侧的肌肉、肌腱等组织，而左腕屈曲的同时推右腕关节，使右前臂和腕背侧的肌肉、肌腱收缩，同时牵拉右前臂和腕掌侧的屈肌、肌腱、韧带及神经、血管等组织。

3. *甩手转腕法*　患者的体位自选。双肘屈曲，使双手甩手做转腕运动。甩动转动的范围和角度要根据患者腕关节功能障碍的程度而由小逐渐加大。当达到最大限度时，使双手再向相反方向甩动旋转，其程度和范围同上。各方向甩动旋转 20 ～ 40 圈，每日 2 ～ 3 组（图 5 ～ 66）。

甩手转腕进行时，甩动旋转的同时使前臂和腕关节掌背两侧肌肉、肌腱、关节囊和韧带等组织的收缩和牵拉，加强前臂和腕部肌肉、肌腱和韧带的功能，扩大了关节的活动范围，增强了肌肉的弹性和关节协调及平衡性。

*4. 双手摇腕法* 患者的体位自选。双手十指交叉相握，双手一推一拉的同时使双腕做旋转运动。旋转的动度和范围由小逐渐加大。当推拉屈伸旋转到最大限度时，再使双手推拉相反方向做腕关节旋转运动。其推拉屈伸旋转的动度同上。每组各方向旋转 20 ～ 40 圈，每日 2 ～ 3 组（图 5-67）。

双手十指摇转方法，主要通过双腕屈伸旋转使双前臂、腕关节掌背及左、右两侧的关节囊、韧带、肌肉、肌腱、筋膜和伴行的神经及血管等组织不同的收缩和牵拉，扩大关节间隙和肌肉等组织的伸展度，加大关节活动范围，促使腕关节功能恢复。

*5. 腕关节旋转法* 患者体位自选。双肘屈曲位，使双腕做旋转运动。旋转的范围和角度要根据腕关节的病情轻重和关节功能障碍程度而由小逐渐加大。当达到最大限度时，再使双腕关节向相反方向旋转。其程度和范围同上。每组各方向旋转 20 ～ 40 圈，每日 2 ～ 3 组（图 5-68）。

腕关节向不同方向旋转时，收缩牵拉前臂、手背、手掌及左、右两侧的关节囊、韧带、肌肉、肌腱、筋膜和伴行的神经及血管等组织。

## 四、手部主动运动锻炼方法

手部主动运动锻炼方法，主要通过各手指的主动运动，来撕脱手掌、手背及各手指周围的组织机化和粘连，增大关节的活动范围，加大手指掌、背两侧屈伸肌和关节囊及韧带的伸展幅度，加强肌肉和肌腱等纤维的弹性。通过运动理顺各组织关系，扩大各组织间隙，促进掌背和各手指的血液循环和新陈代谢，防止血肿、水肿机化和再粘连的形成，促使炎症和血肿、水肿的吸收，使手部肌肉和各手指关节囊更发达，手部各组织功能加强，运动灵便。达到手部各软组织运动功能增强，防止外伤侵害的目的。

*1. 屈指屈腕法* 患者体位自选，一手伸掌不动，另手指末端位于掌面处，使各手指关节和腕关节做屈曲运动。动度由小逐渐加大，当达到最大限度时结束。双手可交替进行。每组屈曲 30 ～ 60 次，每日 2 ～ 3 组（图 5-69，图 5-70）。

腕关节和手指关节屈曲时，使前臂和手指掌侧的屈肌肉、肌腱和关节囊及韧带被动收缩，同时被动牵拉舒张前臂和手指背侧的肌肉、肌腱、关节囊和韧带及其他纤维组织。

*2. 伸指握拳法* 患者体位自选，使双手做伸指握拳运动，双手伸指握拳的动度由小逐渐加大，反复进行。当达到本组的最大限度时巩固数次结束。伸指握拳为 1 次，每组 30 ～ 60 次，每日 2 ～ 3 组（图 5-71，图 5-72）。

患者主动伸指时，使前臂腕和手指背侧的肌肉、肌腱、关节囊和韧带收缩，同时牵拉前臂、腕、手和各指掌侧的屈肌、肌腱、关节囊和韧带。当屈指握拳时，可使前臂掌背两侧的屈伸肌同时收缩和掌筋膜、屈指肌腱及关节囊、韧带收缩，牵拉手背部的骨间肌和各指的背侧肌肉、肌腱及关节囊、韧带。

*3. 十指对撑法* 患者双手指分开，而双手十指对抗，使双手十指做对撑运动。对撑的动度由小到大，当达到最大限度时巩固数次结束。每撑收为 1 次，每组 30 ～ 60 次，每日 2 ～ 3 组（图 5-73）。

十指对撑，通过撑指牵拉掌侧的屈肌和背侧的伸肌。对撑时使双前臂、腕、手和各指背侧的伸肌、关节囊及韧带被动强化收缩，同时使双前臂、腕、手和各指掌侧的肌肉、肌腱、韧带和关节等组织被动强度牵拉。

*4. 弹指法* 手指弹指法主要通过双手指间的相互对抗完成各手指的屈伸运动。患者体位自选，双手同时以拇指为阻制者，从示指开始，双示指

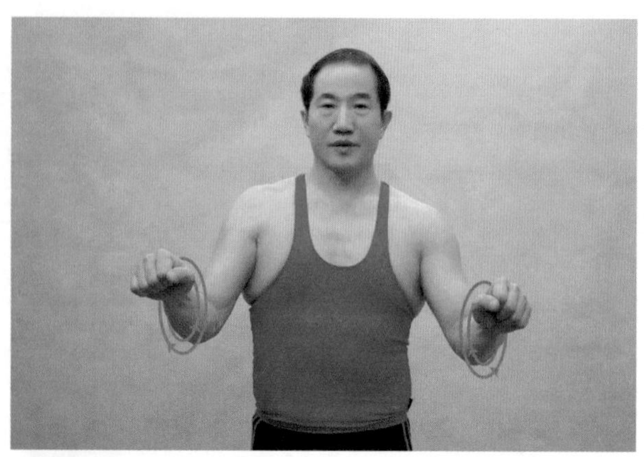
图 5-62 肘关节旋转法

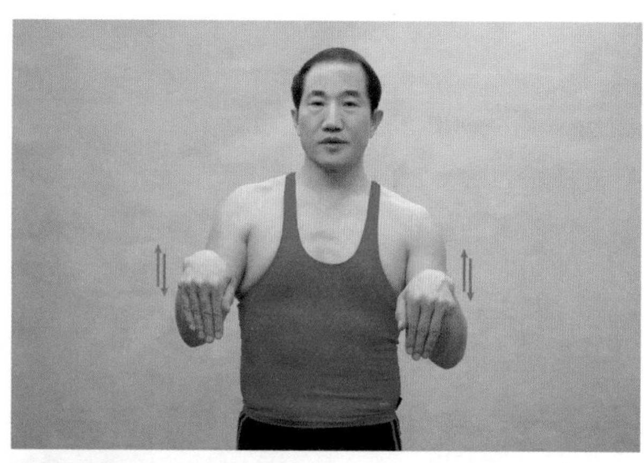
图 5-63 腕关节屈伸法 1

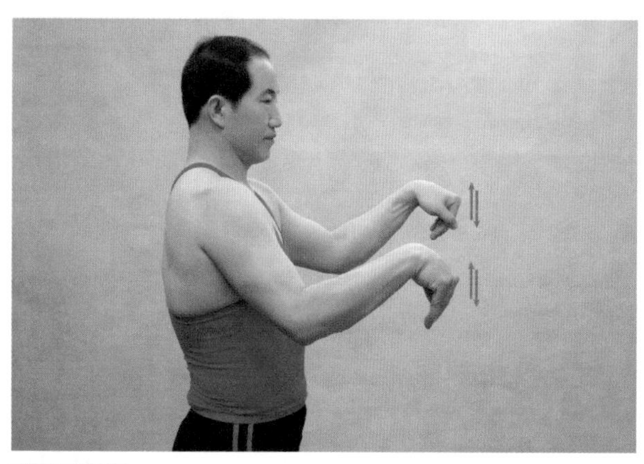
图 5-64 腕关节屈伸法 2

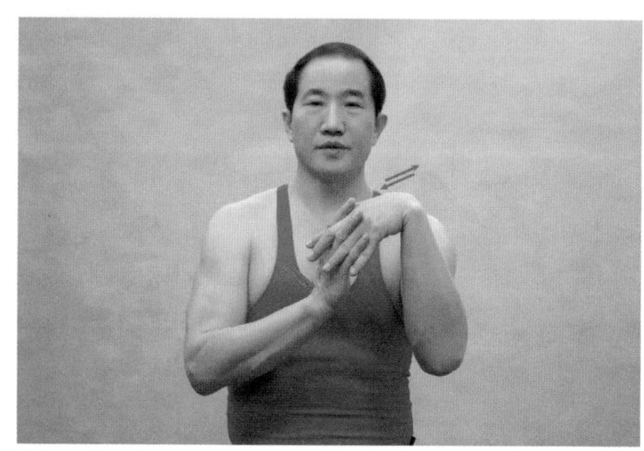
图 5-65 双手推腕拉腕法

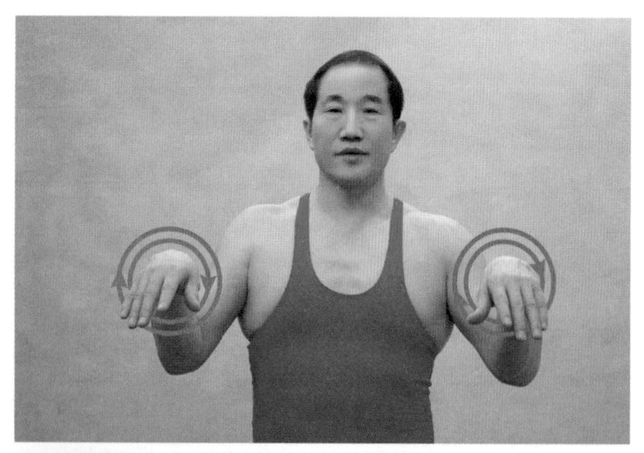
图 5-66 甩手转腕法

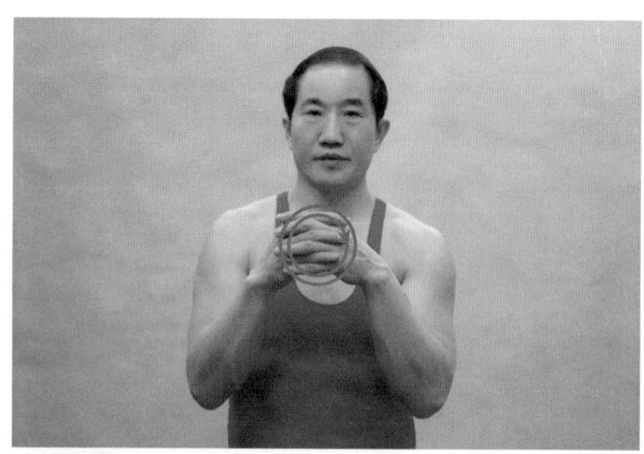
图 5-67 双手摇腕法

屈曲位，双拇指位于双示指背侧的末端，双拇指用适度的力阻制双示指，而双示指则用力向背侧弹出。示指弹出的次数每组 100 次左右，或 1 分钟左右均可，应用的力量由小逐渐加大。当手指感觉酸、沉、疲劳时在转换双手中指、环指和小指，其运动的方式、次数及程度均与示指相同。各指

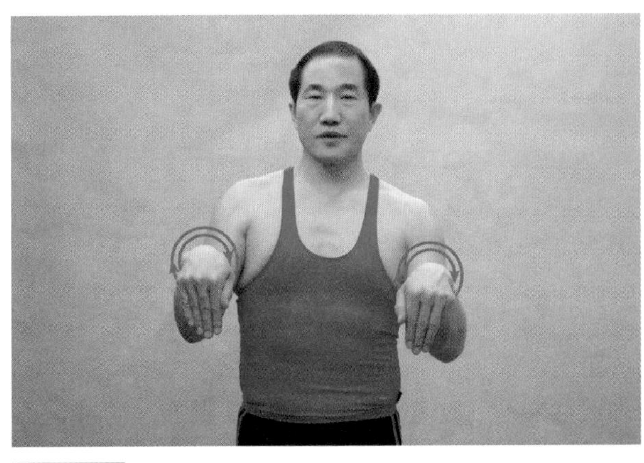
图 5-68 腕关节旋转法

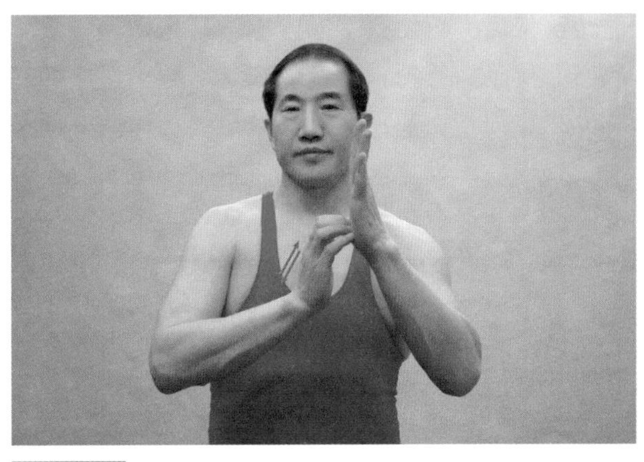
图 5-69 屈指屈腕法 1

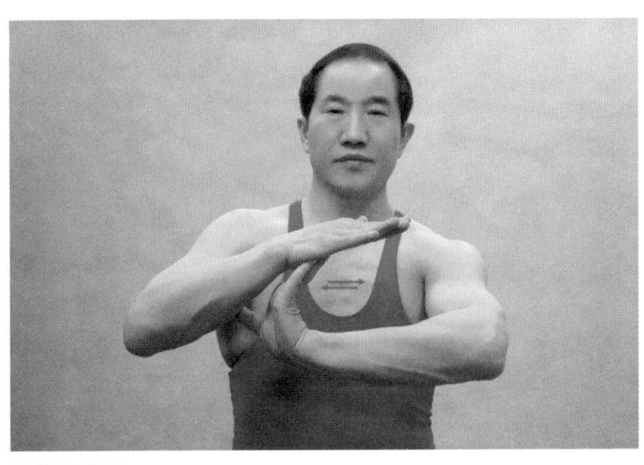
图 5-70 屈指屈腕法 2

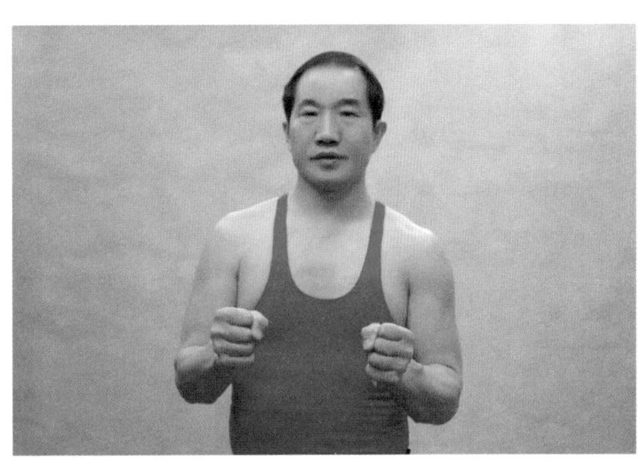
图 5-71 伸指握拳法 1

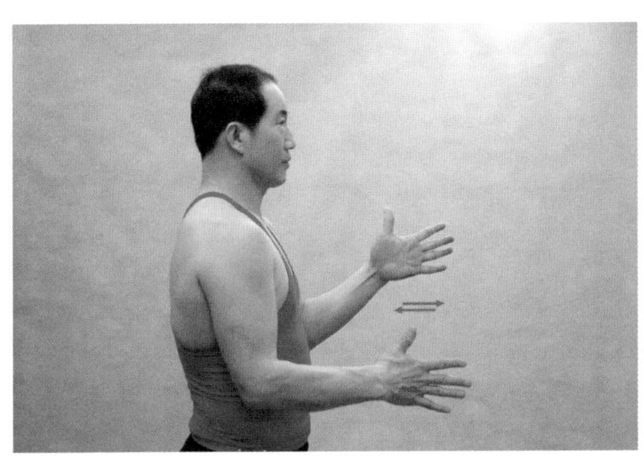
图 5-72 伸指握拳法 2

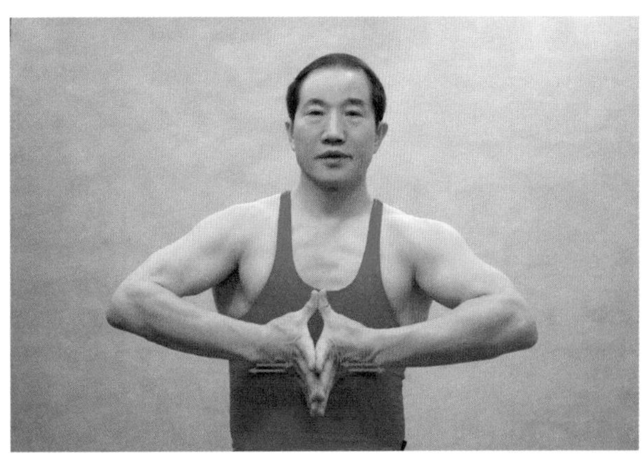
图 5-73 十指对撑法

运动结束后，再使双手示、中、环指和小指的末端屈曲位于双手拇指背侧的末端，给予适度的对抗力，让拇指做弹指运动。应用的一切同其他手指。双手各指反复进行数遍而结束（图 5-74）。

此运动使双手指屈指肌和伸指肌主动屈伸运动，加强双手指屈伸肌功能，解除双手指的压迫，促进双手指的血液循环，增强各手指的协调性和灵便性，预防老年痴呆症的发生。

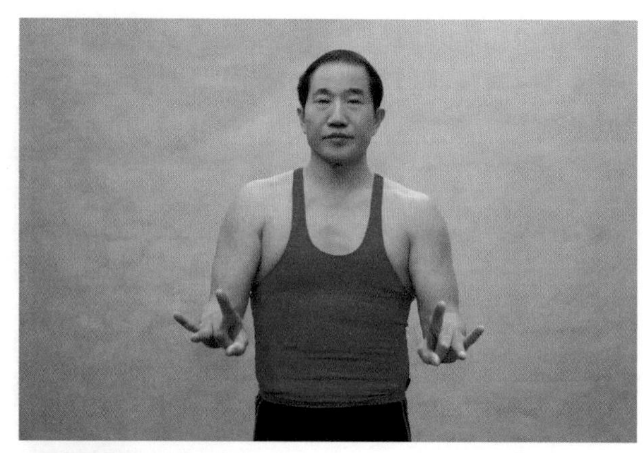

图 5-74 弹指法

# 第 6 章　躯干部主动运动

## 第一节　躯干部应用解剖

### 一、躯干骨

躯干骨包括脊柱骨、肋骨和胸骨 3 部分。

**（一）脊柱骨**

脊柱构成人体的中轴，由多数椎骨借椎间盘、关节及韧带紧密连结而成。其作用是保护脊髓及其神经根，支持体重，传递重力，参与胸腔、腹腔及盆腔的构成，同时也是一些骨骼肌的附着部。

1. 椎骨

(1) 椎骨的一般形态：椎骨主要由前方的椎体及后方的椎弓构成，两部之间围成一孔，称为椎孔。所有的椎孔相连成一管，称为椎管，容纳脊髓及其被膜。

椎体呈短圆柱形，上、下面平坦而粗糙，有椎间盘附着。

椎弓呈弓形，由 1 对椎弓根，1 对椎弓板、1 棘突、4 个关节突和 2 个横突构成。椎弓根连结椎体的后外侧，上、下缘各有一凹陷，分别称为椎骨上切迹和椎骨下切迹，上位椎骨的下切迹与下位椎骨的上切迹相合围成一孔，称为椎间孔，有脊神经及血管通过。

(2) 各部椎骨的形态

①颈椎：共有 7 个。第 1、2、7 颈椎属特殊颈椎，其余 4 个为普通颈椎。

普通颈椎：椎体较小，呈横椭圆形。前面凸隆，上、下缘有前纵韧带附着。后面平坦，中部有小静脉通过的小孔，上、下缘为后纵韧带的附着部。

特殊颈椎：第 1 颈椎又名寰椎，位于颈椎的最上端，与枕骨相连。全骨呈不规则的环形，无椎体及棘突，主要由两侧的侧块之间的前、后弓构成。第 2 颈椎又名枢椎，是颈椎中最肥厚的。自体的上面，向上发出一指状突起，称为齿突，其前、后面均有卵圆形关节面，称为前关节面及后关节面，分别与寰椎前弓的齿突关节面及寰椎横韧带相接。第 7 颈椎又名隆椎，形状及大小与上部胸椎相似。其特点为棘突特长而粗大。横突粗大，后结节大而明显，前结节小而不明显。横突较小，有椎静脉通过。

②胸椎：共 12 个，有支持肋骨的作用，参与胸廓的构成。胸椎的一般形态为椎体呈短柱状。上、下面粗糙，为椎间盘的附着部。椎体两侧面在横径上略为凸隆，上、下各有一半圆形的浅窝，称为上肋凹和下肋凹，与椎间盘相合成一全凹，与肋骨小头相关节。

③腰椎：共有 5 个。腰椎的一般形态为椎体高大，是所有椎骨中最大的，呈横肾形。椎弓根粗大，伸向后方。椎骨上切迹较浅；下切迹则宽而深。椎弓板较胸椎的短宽而厚。关节突比胸椎的粗大。上关节突的关节面凹陷，向后内方；下关节突的关节面则凸隆，向前外方。上关节突的后缘，有一卵圆形的隆起，称为乳状突（图 6-1）。

④骶骨：由 5 个骶椎愈合而成。位于盆腔的后上部，两侧与髋骨相关节。可分为基底、尖部、外侧部、骨盆面及背面。背面粗糙而凸隆。在正中线上，有 3 ~ 4 个结节连接而成的纵形隆起，称为骶中嵴，为棘突愈合的遗迹。其外侧，有一

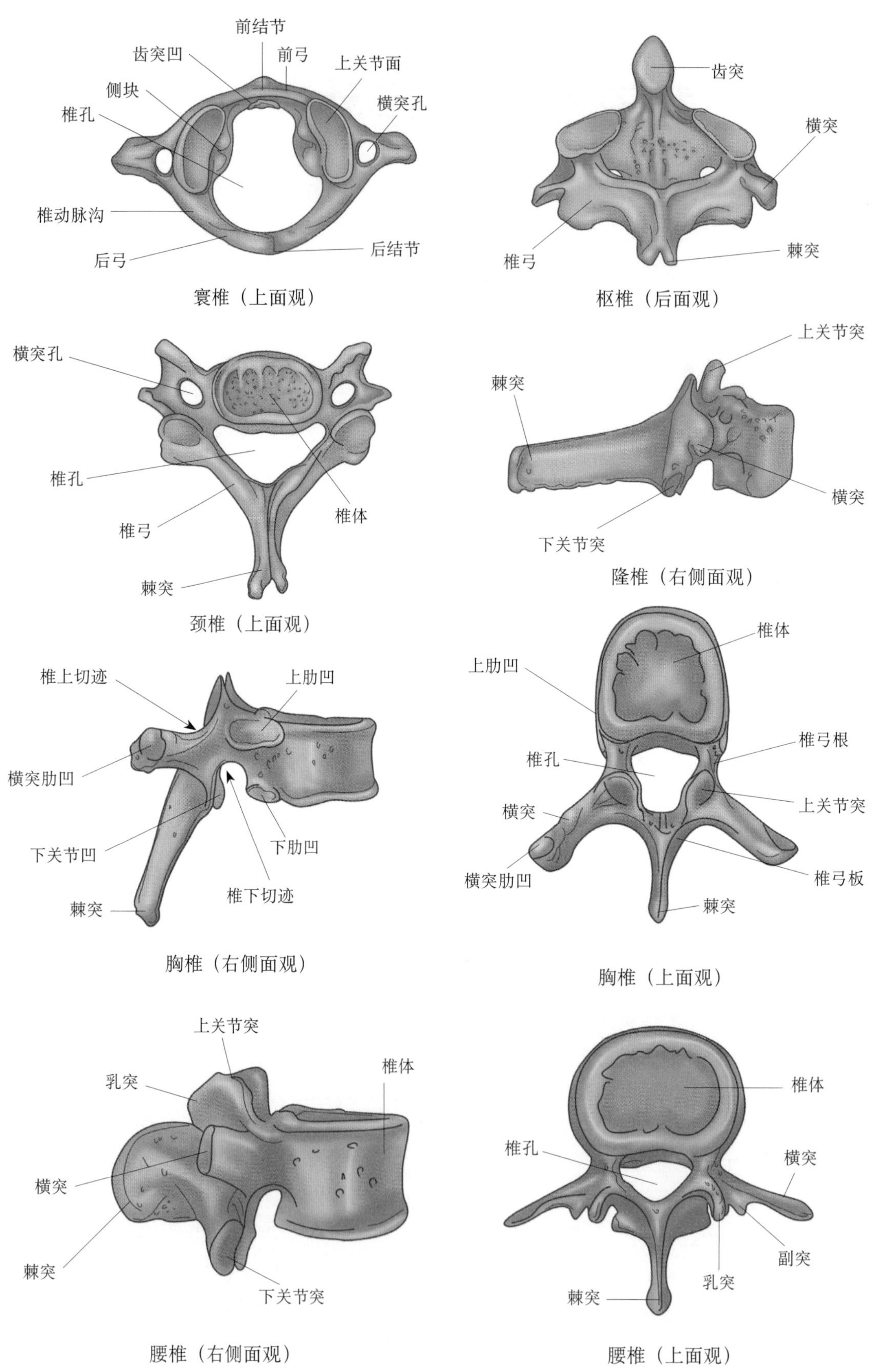
前结节
齿突凹
前弓
上关节面
侧块
横突孔
椎孔
椎动脉沟
后弓
后结节
寰椎（上面观）
齿突
横突
椎弓
棘突
枢椎（后面观）
横突孔
椎孔
椎弓
椎体
棘突
颈椎（上面观）
上关节突
棘突
横突
下关节突
隆椎（右侧面观）
椎上切迹
上肋凹
横突肋凹
下关节凹
下肋凹
椎下切迹
棘突
胸椎（右侧面观）
椎体
上肋凹
椎弓根
椎孔
横突
上关节突
横突肋凹
椎弓板
棘突
胸椎（上面观）
上关节突
乳突
椎体
横突
棘突
下关节突
腰椎（右侧面观）
椎体
椎孔
横突
副突
乳突
棘突
腰椎（上面观）

图 6-1 各部椎骨的形态

列不太明显的粗线，称为骶关节嵴，为关节突愈合的痕迹。嵴的下端突出，称为骶角，与尾骨角相关节。两骶角之间，有一缺口，称为骶管裂孔。骶关节嵴的外侧，有 4 个大孔，称为骶后孔，借椎间孔与骶管相通，有骶神经的后支和血管通过。外侧部为骶前、后孔外侧的部分，由横突与肋突愈合而成。上部有耳状的关节面，称为耳状面，与髂骨相关节。骶骨底由第 1 骶椎的上部构成。中央的关节面与第 5 腰椎相接，其前缘明显向前突出，称为岬。底的后方，有三角形大孔，称为骶管上口。孔的外上侧，有突向上方的上关节突，与第 5 腰椎的下关节突相关节。

⑤尾骨：为三角形的小骨块，通常由 4 个尾椎愈合而成（图 6-2）。

2. 脊柱的观察　脊柱位于躯干背侧部正中，男性长约 70cm，女性约 65cm。

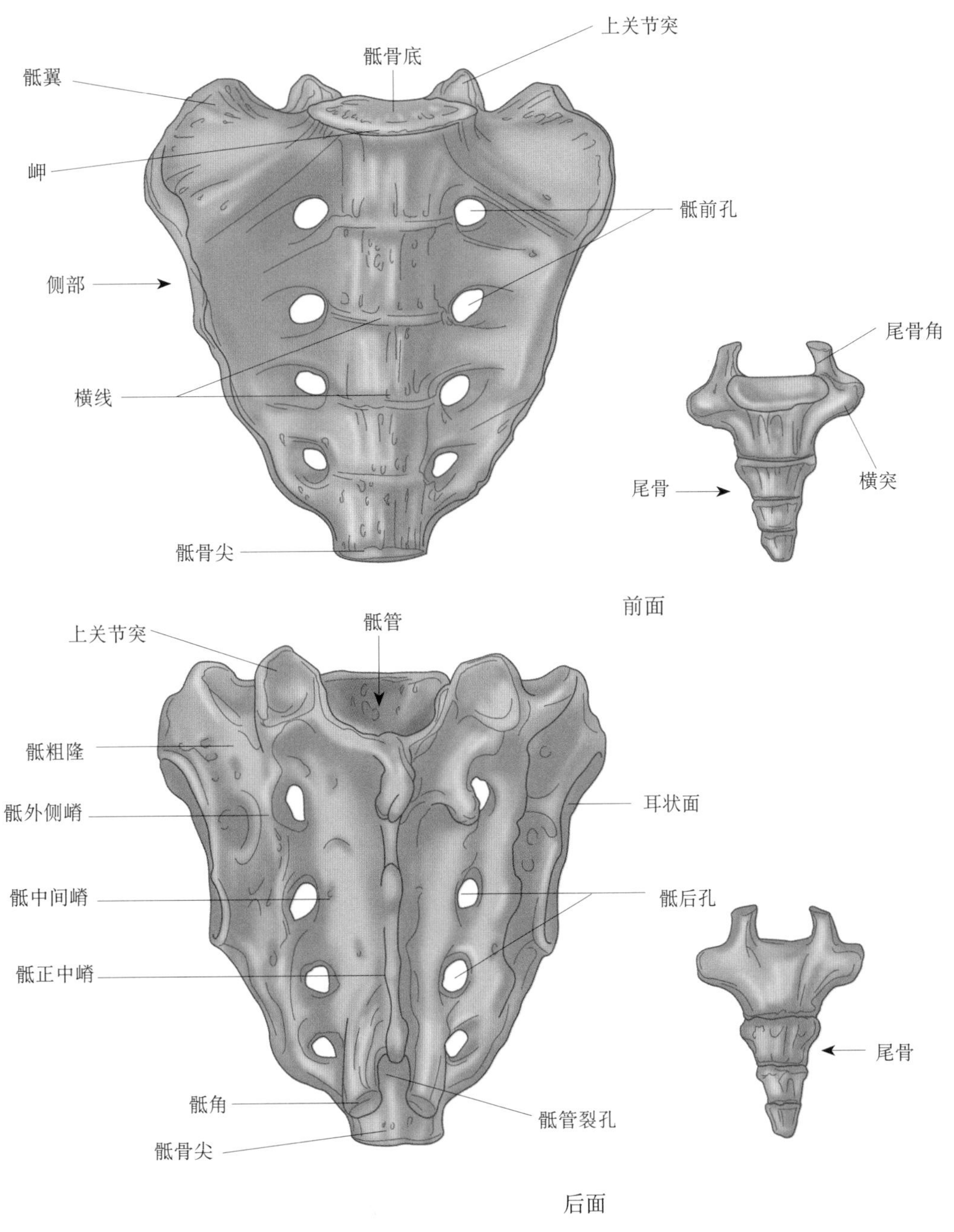


图 6-2　骶骨与尾骨

从侧面观察脊柱，呈S形弯曲，由4个生理弯曲即颈、胸、腰弯曲及骶尾弯曲构成。颈弯曲突向前方；胸弯曲突向后方；腰弯曲突向前方；骶尾弯曲突向后上方。

人类的脊柱因出现上述弯曲而增加其弹性，可减轻由于走路、跳跃时，从下方传到脊柱的震动，而减轻对头部的冲击。

脊柱侧面还可见23对椎间孔，呈卵延续，颈部的最小，腰部的最大，有脊神经通过。

从前方观察脊柱，可见到各部椎体的宽窄及高低不同。第2胸椎至第1胸椎的椎体逐渐增宽；第2胸椎至第4胸椎则轻度变窄；而第5胸椎至骶岬附近的又变宽，由此向下至尾骨尖，又逐渐变窄。椎体的高度，自第3颈椎至第5腰椎逐渐增高。

从后方观察脊柱，于正中线可见由棘突形成的纵嵴。颈椎的棘突一般较短，呈水平位；上部胸椎者，斜向下方，中部者较长，呈垂直方向，下部胸椎及腰椎者，一般近似水平位。颈椎及腰椎的棘突之间均有间隙；而第2胸椎至中部胸椎者，由于棘突逐渐向下方倾斜，因此，棘突之间相互接近并逐渐重叠（图6-3）。

3. 椎管　由各椎骨的椎孔相连而成，上自枕骨大孔，向下终于骶管裂孔，与脊柱的弯曲一致。管内有脊髓、脊神经根、脊髓的被膜及血管。椎管各段的形状及粗细不完全相同，颈部和腰部的呈三角形，较宽，相当于第7颈椎及第5腰椎处最宽；胸部的呈圆形，较狭窄。

### （二）胸肋骨

1. 胸骨　为长方形的扁骨，上宽下窄，观察胸廓前壁的正中部；上部与两侧，分别与锁骨及上7对肋软骨相连结。全骨可分为三部，上部称为胸骨柄，中部为胸骨体，下部为剑突，三部借软骨相互结合。

（1）胸骨柄：胸骨柄上部宽广而肥厚；下部则较薄而狭窄。可分为两面及四缘。前面平滑而凸隆，两侧为胸大肌及胸锁乳突肌的附着部；后面则粗糙而凹陷，两侧有胸骨舌舌肌及胸骨甲状肌附着。

上缘中部，有一浅而宽的切迹，称为颈静脉切迹。切迹两侧，有向上后外方的卵圆形关节面，称为锁骨切迹，与锁骨的胸骨端相关节。

下缘短而厚，为横椭圆形的粗面，与胸骨体相连。两部连结处的前面微显高起，称为胸骨角，角的两端与第2肋软骨相对。

外侧缘斜向内下方，上部有一切迹，称为第1肋骨切迹，与第1肋软骨相结合；下部有半个切迹，与胸骨体外侧缘的半个切迹相结合而成第2肋骨切迹，与第2肋软骨相接。

（2）胸骨体：胸骨体为薄而狭长的方形骨板。前面微凹，向前上方，有3条横行的弱嵴。前面两侧为胸大肌的附着部。后面也有3条粗涩的横线；后面的外下侧有胸横肌附着。

外侧缘有第3～6肋骨切迹，分别与第3～6肋软骨相连。外侧缘的上、下两端，各有半个肋骨切迹，前者与胸骨柄的半个切迹相合；后者与剑突的半个切迹相合，与第7肋软骨相连。

（3）剑突：剑突薄而细长，外侧缘的上端有半个肋骨切迹，与胸骨体下端的半个肋骨切迹相合。剑突下端有的呈尖状或作分叉状，有的还出现穿孔等（图6-4）。

2. 肋骨　为扁长而弯曲的骨板，左右共12对，可分为骨性的肋骨及软骨性的肋软骨。上7对肋以肋软骨与胸骨相连。称为胸骨肋；下5对与胸骨不相连。称为弓肋，弓肋中的上3对，各以肋软骨依次附在上位肋软骨上，又称为附着弓肋，其余2对，其前端游离于腹壁肌层中，称为浮动弓肋。

（1）普通肋骨：第3～9肋骨属于普通肋骨，分为后端、体及前端三部。

①后端，包括肋骨小头、肋颈及肋结节。肋骨小头为肋骨后端膨大的部分，上面有微凸的关节面，称为肋骨小头关节面。关节面被一横行的小头嵴分为上大、下小两部，分别与相邻2个胸椎的肋凹相关节；小头嵴为小头关节间韧带的附着部。

②肋体：介于肋结节与肋骨前端之间。有3

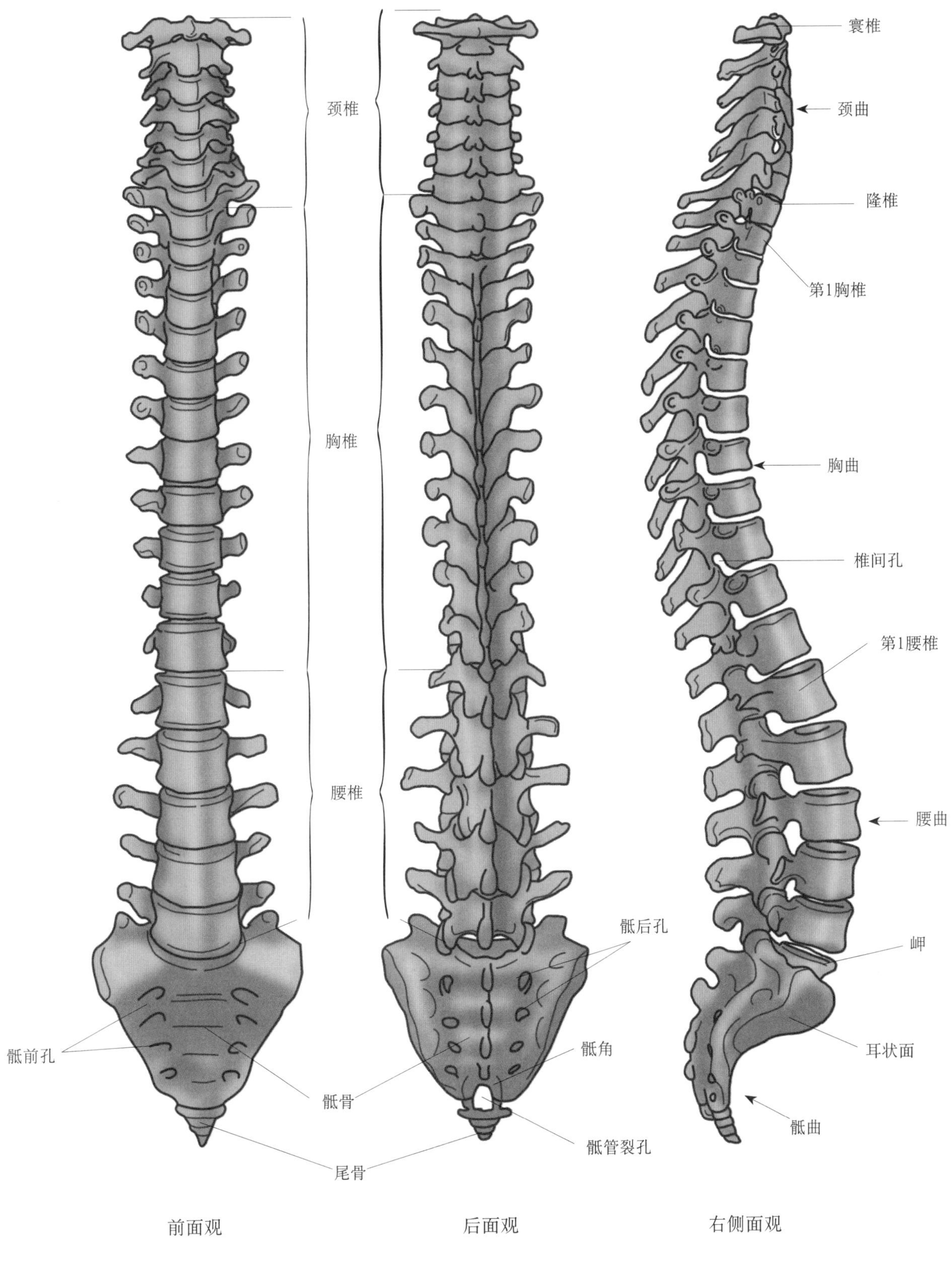
颈椎
胸椎
腰椎
骶前孔
骶骨
尾骨
骶后孔
骶角
骶管裂孔
寰椎
颈曲
隆椎
第1胸椎
胸曲
椎间孔
第1腰椎
腰曲
岬
耳状面
骶曲
前面观
后面观
右侧面观

图 6–3 脊柱全貌

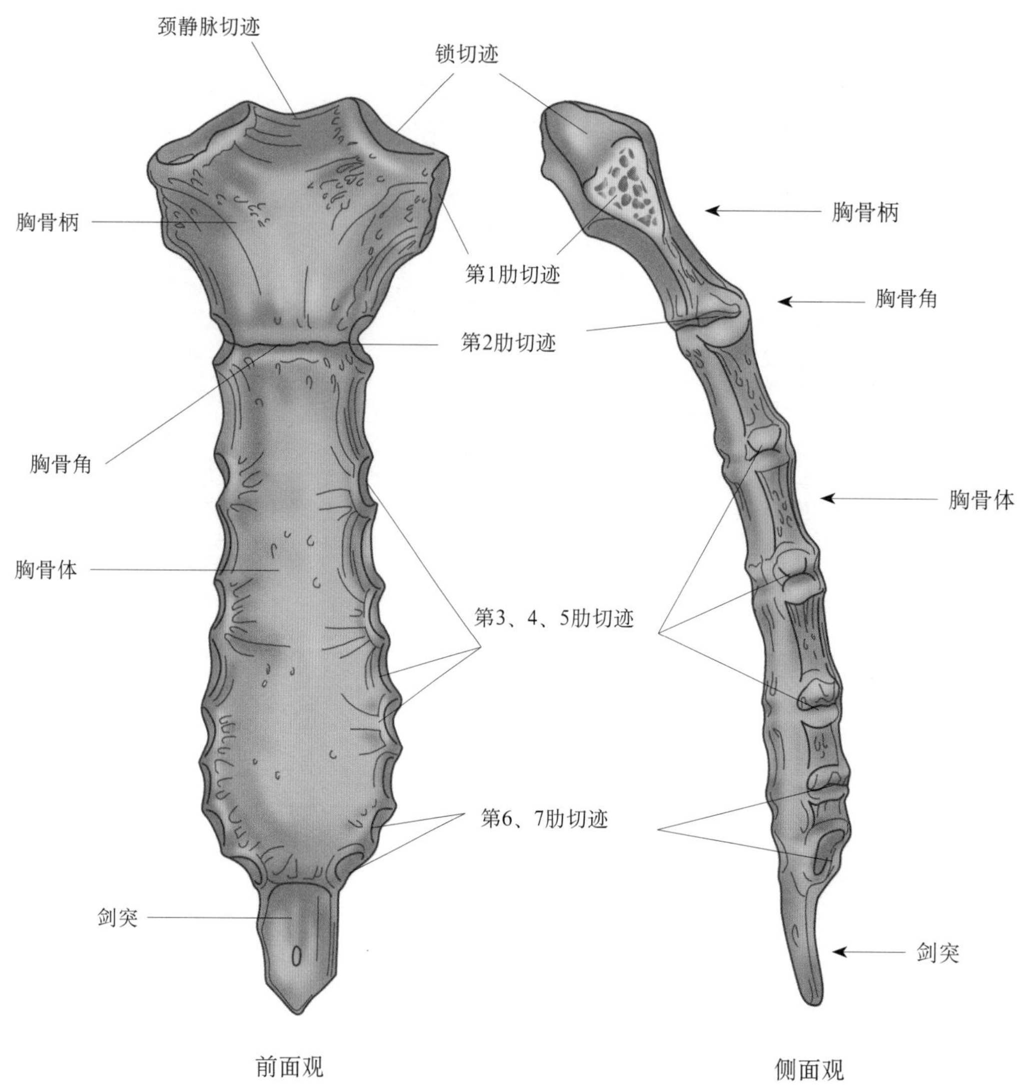


图 6-4 **胸骨**

种弯曲：于肋结节稍外侧，在水平面上为强度的向前弯曲，形成肋角；另一种是在矢状平面上为上下的弯曲；第 3 种为肋骨本身沿长轴向内侧捻转，使肋骨体前段的前面微向上方，后段的外侧面向后下方。

③前端，与肋软骨相接。

（2）特殊肋骨

①第 1 肋骨，扁宽而短，在水平面上的弯曲度较大。有上、下两面及内外两缘。上面向前上方。下面则向后下方。外侧缘凸隆。内侧缘锐薄而凹陷，为筋膜的附着部。

②第 2 肋骨，较第 1 肋骨长而细。肋骨小头呈圆形，有 2 个关节面，分别与第 1 胸椎及第 2 胸椎相关节。肋骨体的外面凸隆，向外上方，中部有一粗面，称为第 2 肋骨粗隆，为前锯肌的附着部。

③第 10 肋骨，肋骨小头只有 1 个关节面，与第 10 胸椎体相关节。

④第 11 肋骨，肋骨小头较大，也有 1 个关节面，与第 11 胸椎体相关节。无肋颈及肋结节。

⑤第 12 肋骨，肋骨小头较大只有 1 个关节面，与第 12 胸椎体相关节（图 6-5）。

（3）肋软骨：肋软骨为透明软骨，呈扁圆形，位于肋骨的前端。可分为两面、两缘和两端。前面凸隆，后面凹陷。上缘凹陷，下缘凸隆。上 7 对肋软骨的内侧端与胸骨相连；其中，第 1 肋软骨与胸骨柄直接愈合，其余 6 个肋软骨则与胸骨相关节。第 8 ~ 10 对肋软骨的下缘以纤维结缔组织相连。第 11 ~ 12 肋软骨的内侧端细小，其末端游离于腹肌中。肋软骨的外侧端与肋骨相连。

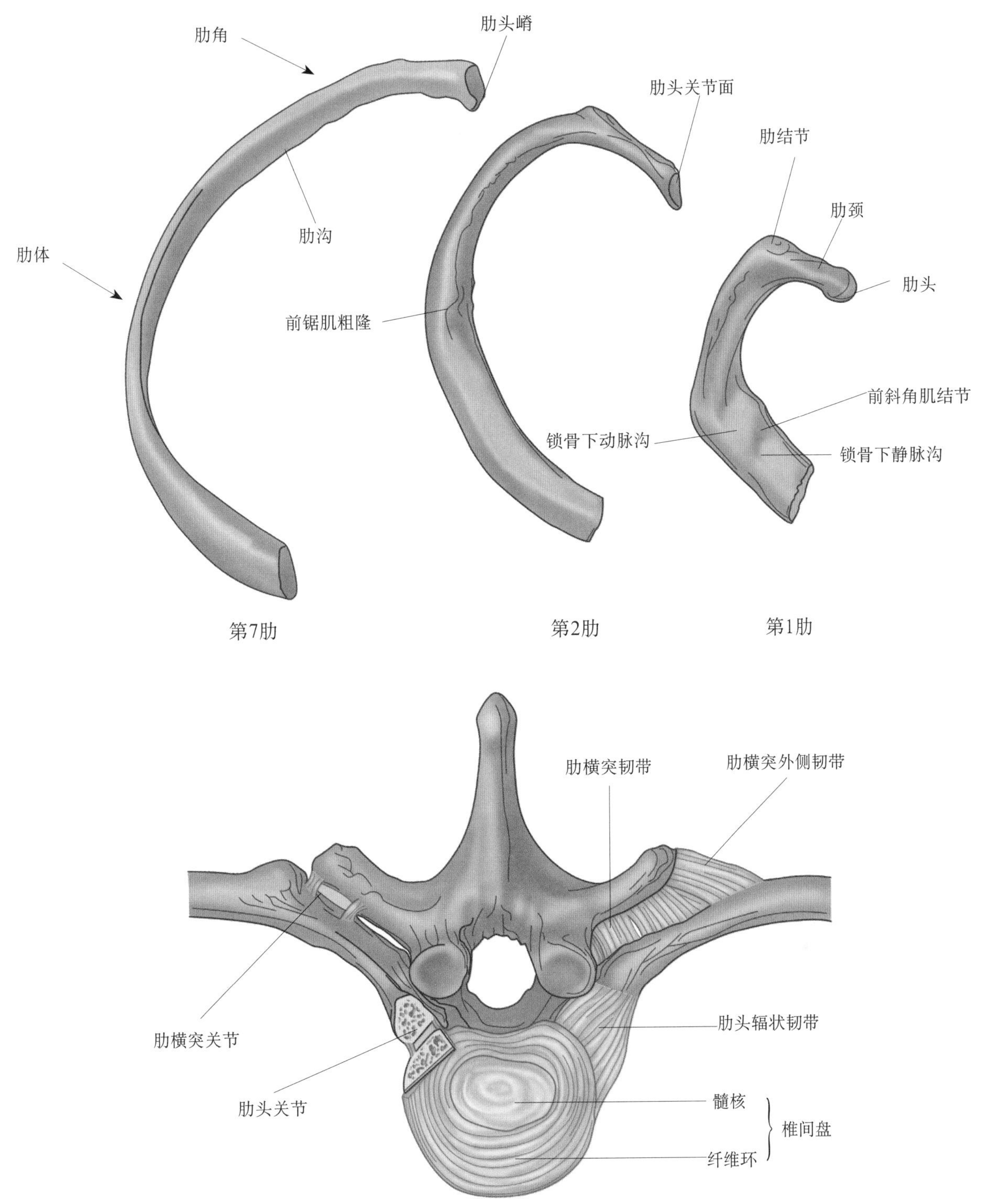


图 6-5 肋骨

### （三）胸廓

胸廓由全部胸椎、12 对肋骨与肋软骨及胸骨共同构成。全体近似圆锥形，横径长，前后径短，上部狭小，下部宽阔。其中围成的空腔，称为胸腔，内有心、肺等重要器官。胸廓有四壁和二口（图 6-6）。

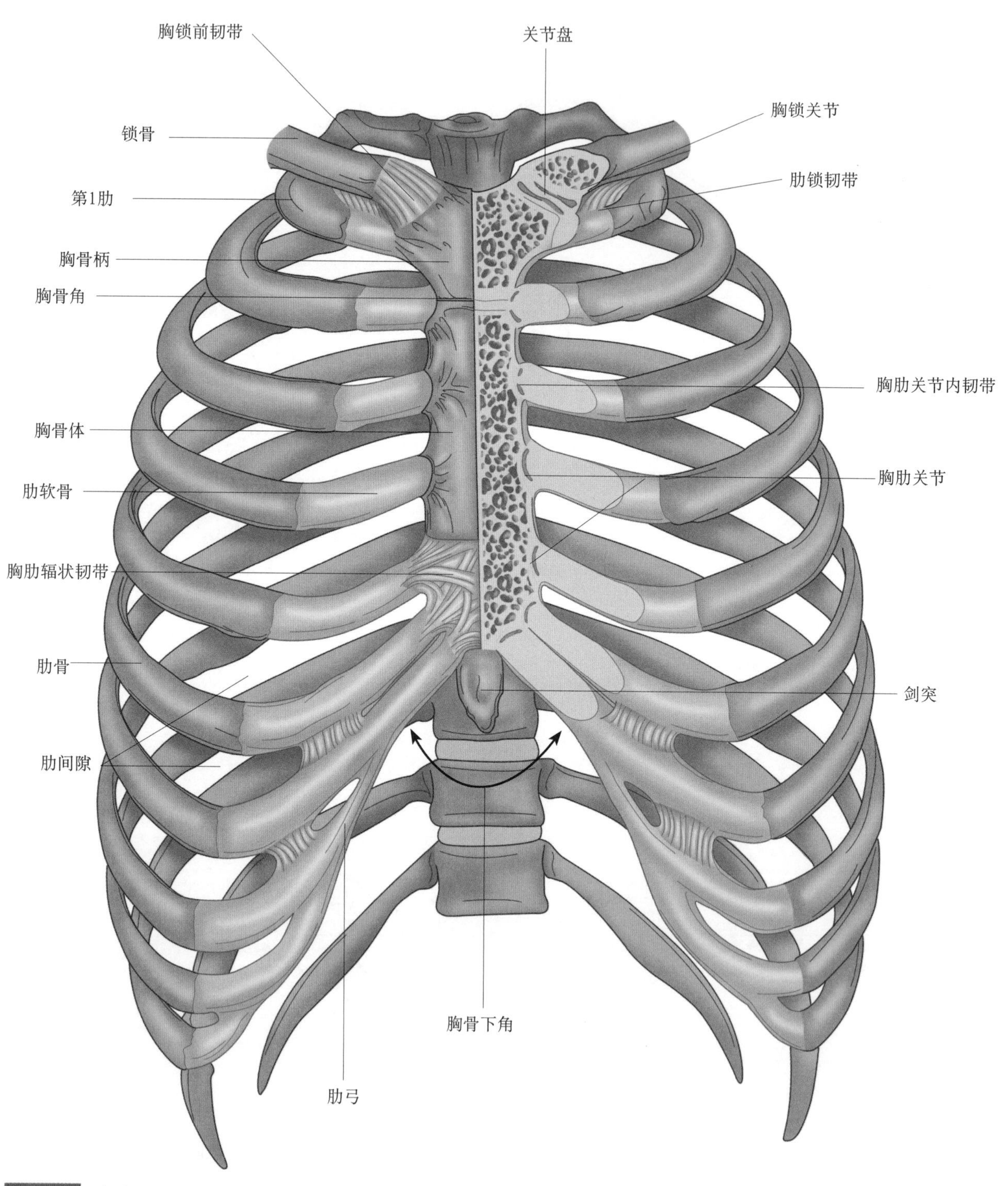


图 6-6 胸廓

## 二、椎骨间的连结

1. *游离椎骨间的连结* 各游离椎骨之间借连结组织相连，可分为椎体间与椎弓间的连结两种。

（1）椎体间的连结：椎体间的连结借椎间盘及前、后纵韧带紧密相连。

①椎间盘，由纤维软骨构成，连结上、下 2 个椎体之间，成人有 23 个。椎间盘的周围部，称为纤维环，坚韧而富有弹性，紧密连结相邻的两个椎体；中部稍偏后方，为白色而有弹性的胶样物质，称为髓核。椎间盘的形状与大小一般与所连结的椎体上下面相似。其厚薄各部不同，颈部和胸上部的较薄，腰部的较厚；颈、腰部的前厚后薄，胸部的则相反。

②前纵韧带，很坚韧。为人体中最长的韧带。上方起自枕骨的咽结节，向下经寰椎前结节及各椎体的前面，止于第 1 骶椎或第 2 骶椎的前面。

③后纵韧带，细长而坚韧，位于椎管的前壁。起自第 2 颈椎，向上方移行于覆膜；向下沿各椎体的滑膜至骶管，与骶尾后深韧带相移行。

（2）椎弓间的连结

①椎间关节：由上位椎骨的下关节突与下位椎骨的上关节突构成。

②弓间韧带或黄韧带：呈膜状，有弹力纤维构成，位于相邻的 2 个椎弓之间。上方起自上位椎弓板下缘的前面，向下止于下位椎弓板的上缘及后面。

③横突韧带：连结相邻的 2 个横突之间，于颈椎部常缺如；胸椎部的呈索状；腰椎部的发育较好，呈膜状。

④棘间韧带：较薄，沿棘突根部至尖部，连结相邻 2 个棘突之间，前方与椎弓韧带愈合；后方移行于棘上韧带。

⑤棘上韧带：起自第 7 颈椎棘突，向下沿各椎骨的棘突尖部，止于骶中嵴；向上移行于项韧带；外侧与背部的腱膜相延续；前方与棘间韧带愈合。

⑥项韧带：为三角形的弹力纤维膜。底部向上方，附着于枕外嵴和枕外隆凸；尖部向下方，与寰椎后结节及下 6 个颈椎棘突的尖部相连；后缘为斜方肌的附着部（图 6-7）。

2. *腰骶连结* 为第 5 腰椎与骶骨之间的连结。

3. *骶尾联合* 为第 5 骶椎体与第 1 尾椎体之间借椎间盘相连构成。

（1）骶尾前韧带：位于骶骨及尾骨的前面，为前纵韧带向下的延续部，沿骶骨及尾骨的前面下降。

（2）骶尾后深韧带：为后纵韧带的延续部，沿第 5 骶椎体和第 1 尾椎体的后面下降，于第 1 尾椎的下缘与终丝及骶尾后浅韧带愈合。

（3）骶尾后浅韧带：为棘上韧带的延续部，沿尾骨的后面下降。

（4）骶尾侧韧带：连结骶骨外侧缘的下端与第 1 尾横突之间。上方与骶结节韧带愈合；与骶骨外侧缘之间围成一孔，有第 5 骶神经的前支通过。

（5）尾侧韧带：连结尾骨尖与皮肤之间。

4. *尾椎间的连结* 幼年时，尾椎间主要借骶尾前韧带和骶尾后深韧带相连；于第 1 尾椎和第 2 尾椎之间，可见到明显的椎间盘。随年龄的增长，尾椎间的连结逐渐骨化形成骨性结合。

## 三、躯干部肌肉

### （一）胸肌

1. *上肢所属的胸肌* 见图 6-8。

（1）胸大肌：位于胸廓的前上部皮下，起点共分 3 部分，上部为锁骨部，起自锁骨内侧 1/2 的前面；中部起自胸锁关节到第 6 肋软骨之间的胸骨前面半侧和上 6 个肋软骨的前面；下部起自腹直肌鞘前叶。3 部分肌纤维向外集中，止于肱骨大结节嵴。此肌使肱骨内收及旋内。受胸前神经支配。

（2）胸小肌：位于胸廓上部的前外侧，胸大肌的深面。起自第 3、4、5 肋骨的前面，止于肩胛骨喙突。此肌可上提肋骨，是呼吸运动的辅助肌。胸小肌受胸前神经支配。

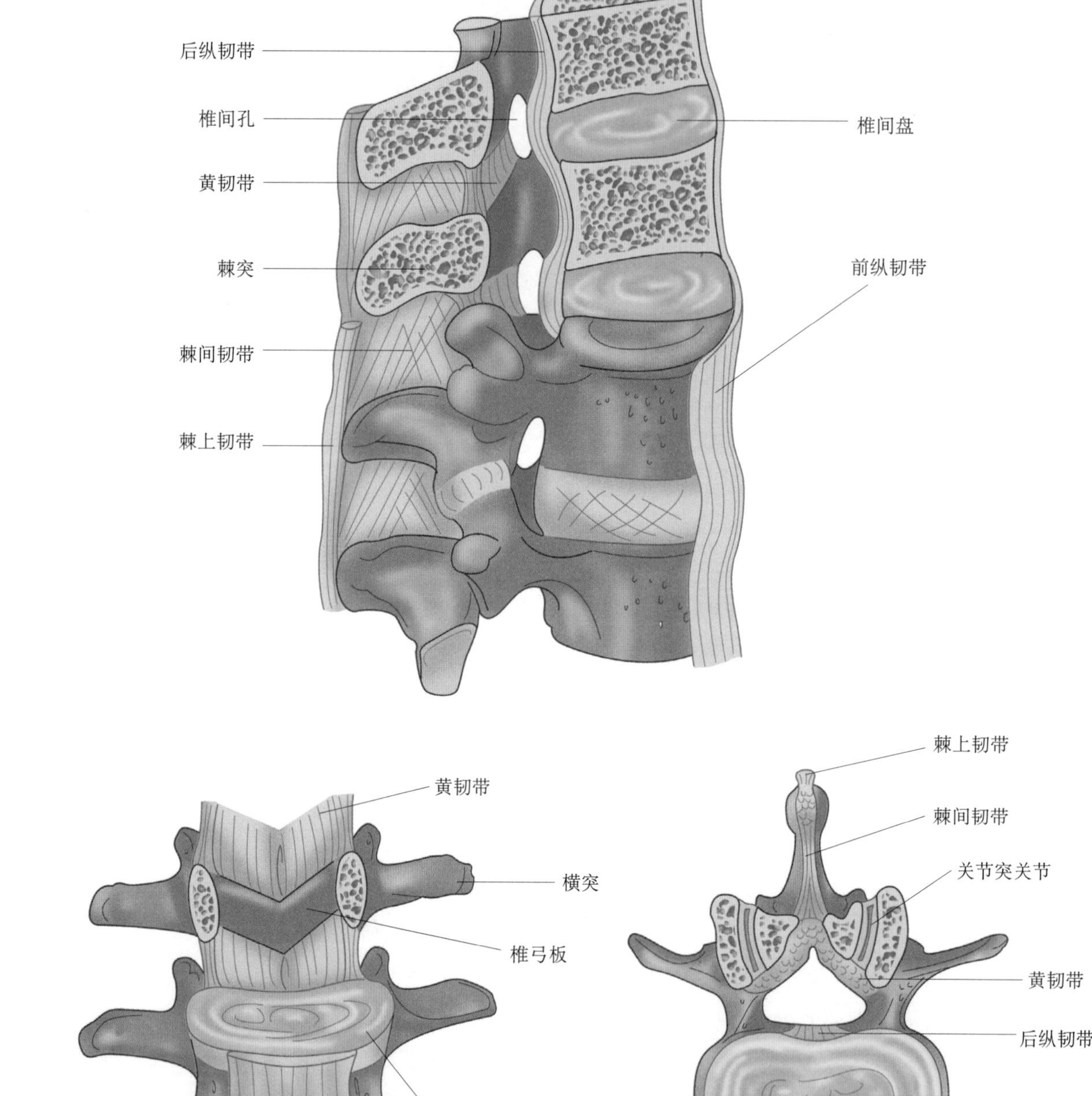

后纵韧带
椎间孔
黄韧带
棘突
棘间韧带
棘上韧带
椎间盘
前纵韧带
黄韧带
横突
椎弓板
前纵韧带
椎间盘
棘上韧带
棘间韧带
关节突关节
黄韧带
后纵韧带
髓核
纤维环
前纵韧带


图 6-7 **椎骨韧带**

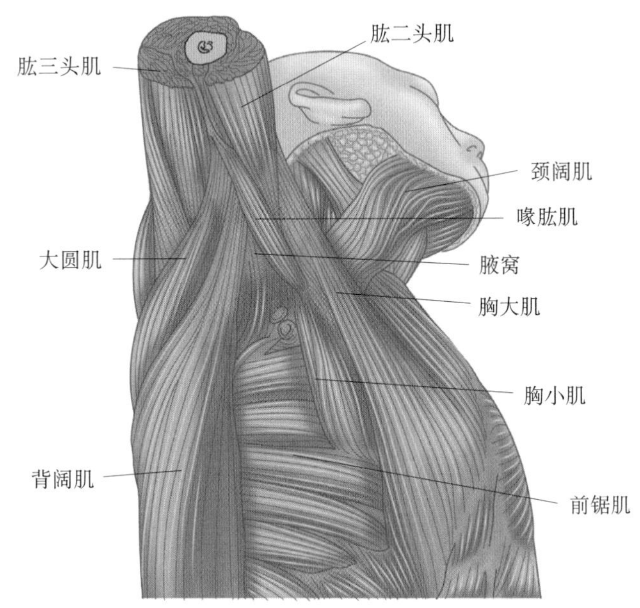


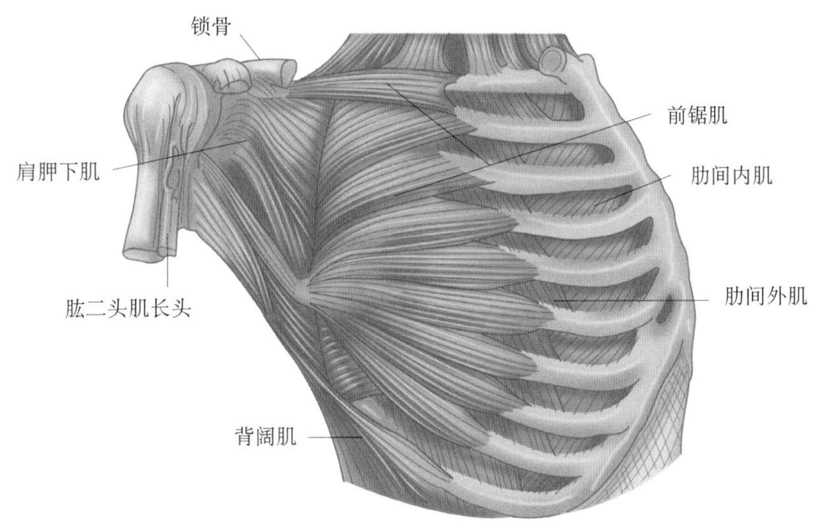


图 6-8 **胸肌**

（3）锁骨下肌：位于锁骨下面。起自第 1 肋软骨及肋骨，止于锁骨近肩峰端的下面。可上提第 1 肋骨，也是呼吸运动的辅助肌。此肌受锁骨下神经支配。

（4）前锯肌：位于胸廓外侧面。起自上 8 ～ 9 个肋骨的外侧面，止于肩胛骨脊椎缘及其下角的内面。有固定肩胛骨的作用。受胸长神经支配。

2. 胸固有肌　见图 6-9，图 6-10。

（1）肋间外肌：位于各肋间隙的外面。起自上位肋骨下缘内面的肋沟的下面，止于下位肋骨的上缘。可提起肋骨，帮助吸气。此肌受肋间神经支配。

（2）肋间内肌：位于各肋间隙内。起自每个肋骨的下缘肋沟的外下方。止于肋沟的内下方。此肌收缩时，使肋骨下降，帮助呼气。肋间内肌受肋间神经支配。

（3）胸横肌：起自剑突及胸骨体下部的内面，止于第 3 ～ 6 肋骨与肋软骨结合处的后面。此肌使肋下降，助呼气。胸横肌受肋间神经支配。

（4）肋下肌：位于胸廓后壁肋间内肌后内侧部的深面。受肋间神经支配。

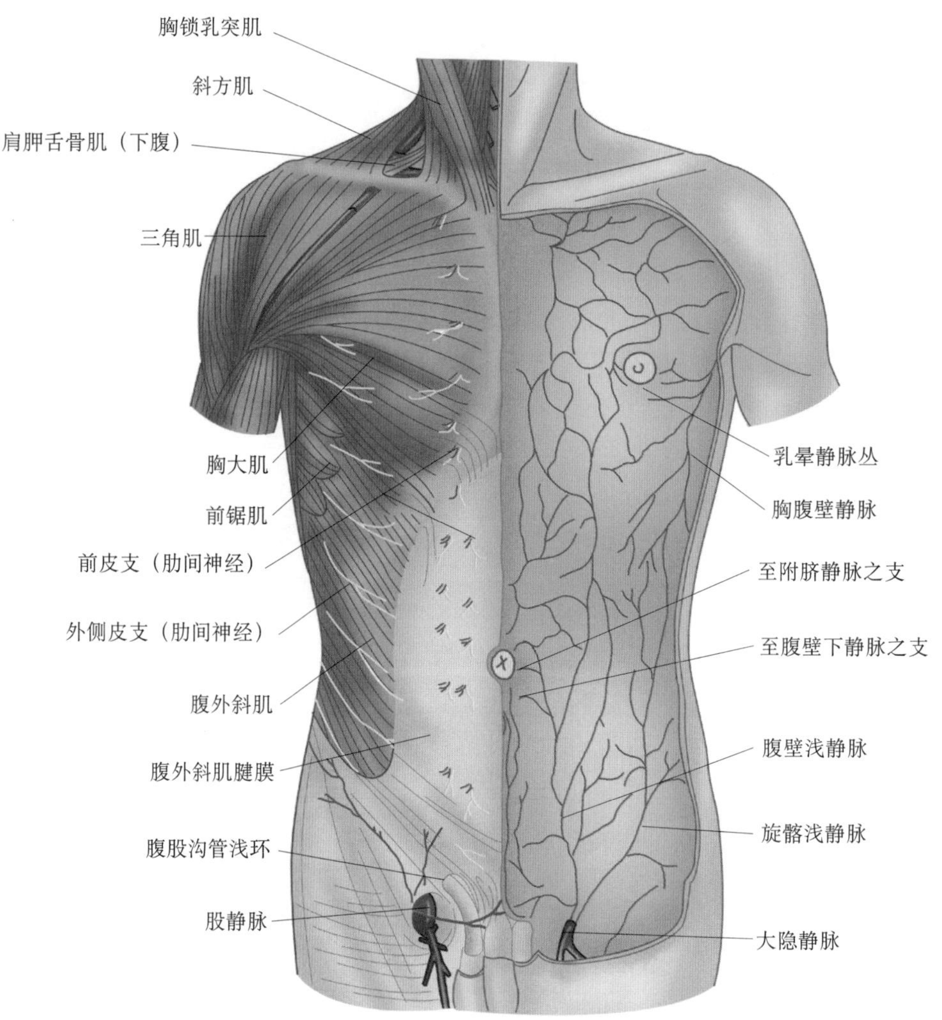


图 6-9　胸腹肌浅层

### （二）背肌和项肌

1. 背浅层肌　见图 6-11。

（1）斜方肌：位于项部和背上部皮下，为三角形的阔肌。起自上项线内 1/3 部、枕外隆凸、项韧带全长、第 7 颈椎棘突、全部胸椎棘突及其棘上韧带。上部肌纤维斜向下外方，止于锁骨外 1/3 部的后缘及其附近的骨面。中部肌纤维止于肩峰内侧缘和肩胛冈上缘的外侧部。下部肌纤维斜向上外方，止于肩胛冈下缘的内侧部。实现两部同时收缩时，可使肩胛骨向外上方旋动，帮助上肢上举。整个肌肉收缩时，使肩胛骨向脊椎移动。一侧收缩则使颈向同侧倾，两侧同时收缩，使头后仰。此肌受副神经支配。

（2）背阔肌：位于腰背部和胸部后外侧的皮下，为全身最大的阔肌，呈直角三角形。起自下 6 个胸椎棘突、全部腰椎棘突、骶中嵴、髂嵴外侧唇后 1 / 3。以 3 ～ 4 个肌齿起自下 3 ～ 4 个肋骨外面，有时有小部分肌纤维起自肩胛骨下角背面。止于肱骨小结节嵴。此肌收缩时使肱骨后伸、旋内及内收。背阔肌受胸背神经支配。

（3）肩胛提肌：位于项部两侧。起自上位 4 个颈椎横突的后结节，止于肩胛骨的内角和肩胛骨脊椎缘的上部。此肌收缩时，上提肩胛骨，同时使肩胛骨下角转向内。肩胛提肌受肩胛背神经支配。

（4）菱形肌：位于斜方的深侧。起自下位 2

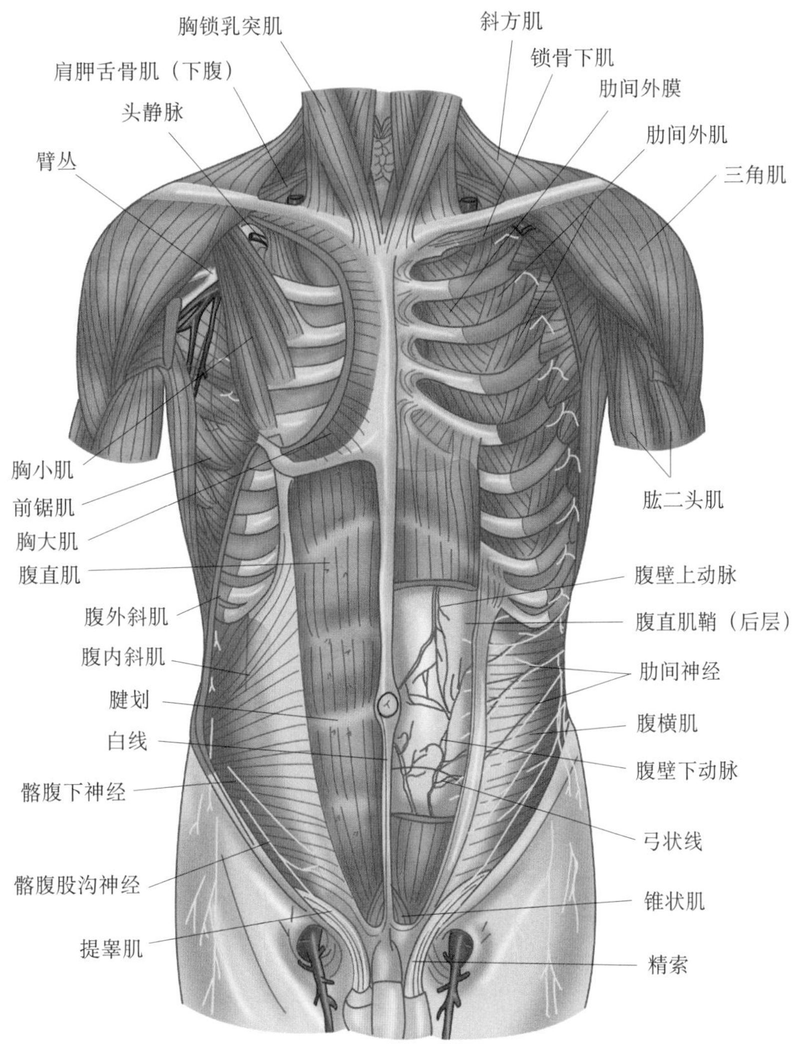


图 6-10 胸腹肌深层

个颈椎及上位 4 个胸椎棘突，止于肩胛骨脊椎缘的下半部。此肌可牵引肩胛骨向内上方，使肩胛骨向脊椎靠拢。菱形肌受背神经支配。

2. 背中层肌

（1）上后锯肌：位于菱形肌的深面。起自项韧带下部和下 2 个颈椎棘突及上 2 个胸椎棘突，止于第 2 ～ 5 肋骨肋角的外侧面。此肌可上提上部肋骨以助吸气。受肋间神经支配。

（2）下后锯肌：位于背阔肌中部的深侧。起自下位 2 个胸椎棘突及上位 2 个腰椎棘突，止于下位 4 个肋骨。此肌可下拉肋骨向后，并固定肋骨，协助膈的吸气运动。受肋间神经支配。

3. 背深层肌　见图 6-12。

（1）夹肌：位于项部，按其部位不同可分为两部分。①头夹肌，起自项韧带的下部及第 3 胸椎棘突，止于上项线的外侧部分；②颈夹肌，起自第 3 ～ 6 胸椎棘突，止于第 2 ～ 3 颈椎横突的后结节。夹肌受颈神经后支的外侧支支配。

（2）骶棘肌：上起于枕骨，下达骶骨的长肌。在背肌中最粗大。居上述诸背肌的深侧，以一总的肌腱及肌束起自骶骨背面、腰椎棘突、后部及腰背筋膜。肌束在腰部开始分为 3 部分，每个部分又分为三部。

①髂肋肌：位于最外侧，自上而下分为 3 部分，即腰髂肋肌、背髂肋肌和项髂肋肌。腰髂肋肌起自骶棘肌的总腱，止于下 6 个肋骨角的下缘。

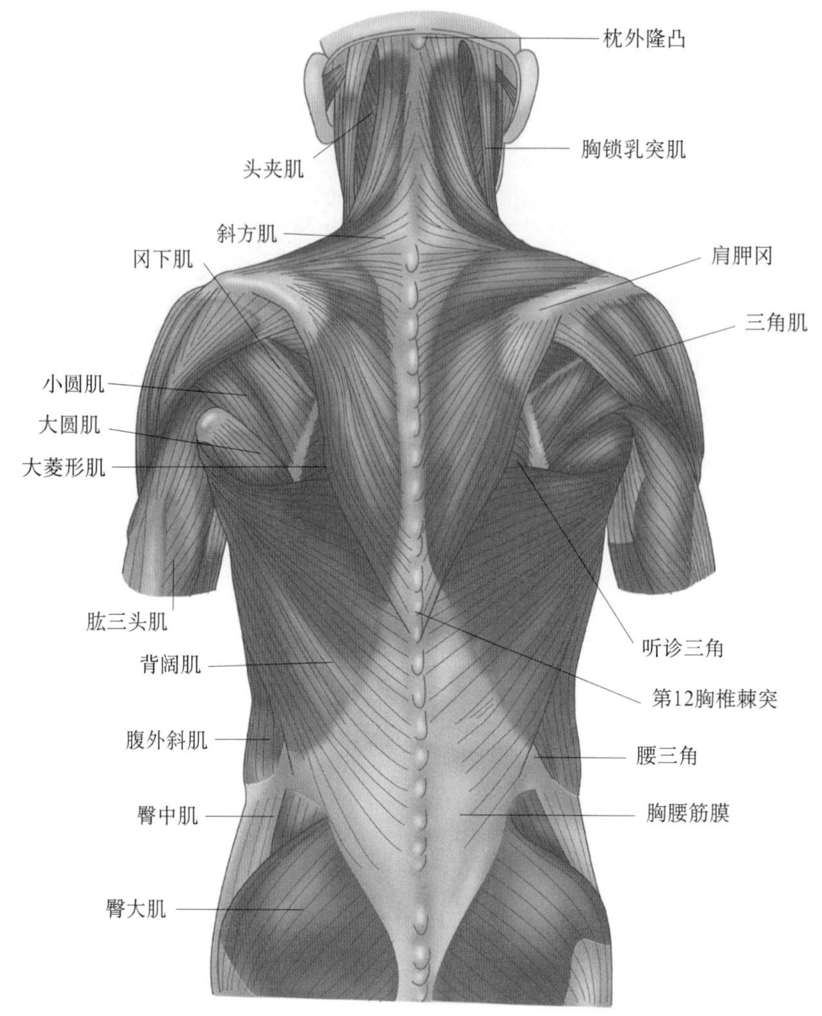


图 6-11 背肌浅层

背髂肋肌起自腰髂肋肌在下 6 个肋骨角的止点的内侧，止于上 6 个肋骨角的下缘。项髂肋肌起自背髂肋肌在上 6 个肋骨止点的内侧，止于第 4 ～ 6 颈椎横突的后结节。全肌通过肋骨作用于脊柱，一侧收缩时，使躯干向同侧屈；两侧收缩时，则竖直躯干。此肌受脊神经后支支配。

②最长肌：自上而下分为 3 部分，即背最长肌、颈最长肌和头最长肌。除起自总腱外，还起自全部胸椎和第 5 ～ 7 颈椎横突，止于全部胸椎横突和其附近的肋骨。此肌使脊柱向同侧屈曲；两侧收缩，能竖直躯干。背和颈最长肌受脊神经后支支配，头长肌受脊神经支配。

③棘肌：在最长肌的内侧。起自总腱和下部胸椎棘突，止于上部胸椎棘突。此肌受脊神经后支支配。

（3）横突棘肌：横突棘肌排列于骶骨到枕骨的整个项背部。其纤维起自下位椎骨的横突，止于上位椎骨的棘突。由浅而深分为 3 层。

①半棘肌：起自第 2 颈椎到第 12 胸椎的横突，止于背上部、项部和枕部的上、下项线之间的部分。此肌使头伸直并使面部稍微转向对侧。受脊神经后支支配。

②多裂肌：起自骶骨背面、腰椎横突。胸椎横突和下位 4 个颈椎关节突，止于全部真椎的棘突。受脊神经后支支配。

③回旋肌：位于多裂肌的深面。受脊神经后支支配。

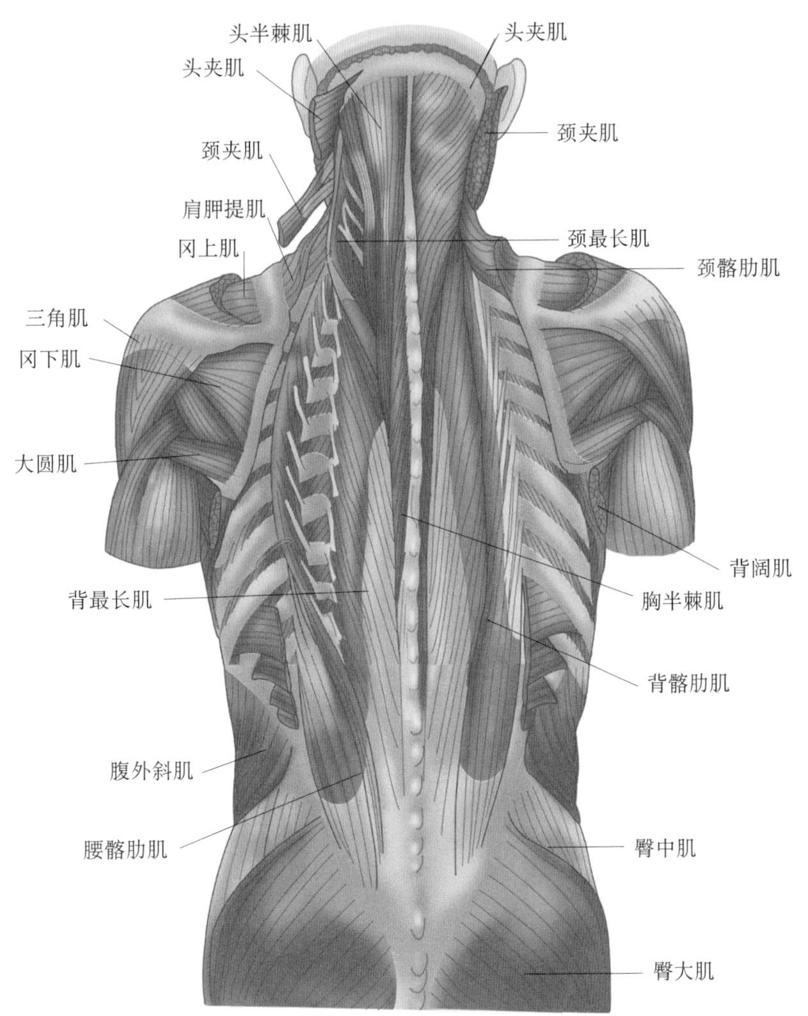


图 6–12 背肌深层

### （三）腹肌

1. 浅肌群

（1）腹外斜肌：位于胸下和腹部的外侧皮下，为腹肌中最大的阔肌。起自第 5 ~ 12 肋骨的外面，止于耻骨联合的前面和耻骨结节。受下 6 对胸神经的腹侧支支配。

（2）腹内斜肌：起自腰背筋膜、髂嵴前部中线和腹股沟韧带外侧 1/2，止于第 12、11 肋软骨及第 10 肋软骨及肋骨的下缘。此肌受下 6 对胸神经及第 1 腰神经腹侧支支配。

（3）腹横肌：为腹部阔肌中最深和最薄者。自上而下起自第 7 ~ 12 肋软骨的内面，腰背筋膜、髂嵴前部的内唇和腹股沟韧带外侧 1/3，止于白线。受下 6 对胸神经及第 1 腰神经腹侧支支配。

2. 深肌群

（1）腹直肌：位于前壁正中线的两侧。起自第 5 ~ 7 肋骨的前面和剑突，止于耻骨上缘及耻骨联合的前面。腹直肌收缩使胸、腰椎屈曲，髂腰肌收缩使髋关节屈曲，实现起床的动作。此外，腹直肌还可帮助维持腹压和协助呼吸。此肌受肋间神经支配。

（2）锥状肌：起自耻骨上支前面，止于白线。受肋下神经支配。

3. 后肌群　腰方肌：位于腹腔后壁脊柱的两侧。起自髂嵴后部的内唇、髂腰韧带及下方 3 ~ 4 个腰椎横突。止于第 12 肋骨内侧半下缘、上方 4 个腰椎横突及第 12 胸椎体。受腰神经丛支配。

## 四、脊神经

脊神经（图 6-13 ～图 6-18）在脊髓的两侧，左、右成对排列，每对神经都以对称的形式附着于脊髓的相应节段。左、右相应的脊神经有 31 对。脊神经于脊髓的起始处，都有 2 个根，即后根及前根。两根都与脊髓的同一节段相连，而且在同一水平面上。2 根在椎间孔附近，合成 1 干，即脊神经。

脊神经的 2 根合成 1 干后，穿椎间孔外出，又分为前支、后支及脊膜支。此 3 支都为混合性神经，即含有传出纤维和传入纤维。后支分布于躯干的背侧部；前支分布于腹侧部。四肢肌和皮肤，是由躯干腹侧部演化而来，所以亦由前支支配。支配皮节的传入纤维，有相互重叠、分界不明的现象，但亦有一定的分布规律。支配肌节的传出纤维，在后支内者，因背部诸肌还保持原来肌节的性质，所以每一脊神经的后支，则单独分布于相应肌节发生的肌内，保持其原始的关系。但躯干腹侧的诸肌，因肌节在发生过程中，由于分裂、转移、合并及四肢的发生等因素，而引起前支的相互交织，遂形成神经丛：颈丛、臂丛、腰丛、骶丛及尾丛。

脊神经的前支以交通支与交感干神经节相连，内有自主神经纤维通过。脊膜支分布于椎骨、椎骨上的韧带、脊髓的血管及脊髓被膜。含有感觉纤维及血管运动纤维。

脊神经按节段的不同可分为 5 种，即颈神经 8 对，胸神经 12 对，腰神经 5 对，骶神经 5 对及尾神经 1 对，共 31 对。

### （一）脊神经根及脊神经

每一脊神经都由感觉性后根和运动性前根组成。所以，脊神经内含有传入和传出两种纤维，为混合性神经。后根上有一神经节，称为脊神经节。

1. 后根　脊神经的后根以连续排列成行的干丝附着于脊髓的后外侧沟。后根大于前根。后根纤维的数目 5 倍于前根。

2. 脊神经节　脊神经节是位于脊神经后根上的神经节，它的大小常与其所在脊神经后根的粗细成正比。此神经节一般位于椎间孔内，在后根硬脊膜鞘之外。但骶及尾神经的脊神经节则位于椎管内，骶神经节包于硬脊膜鞘向外侧的延长部中，尾神经则包在硬脊膜鞘内。

3. 前根　前根主要与脊髓前角细胞发出的躯体运动纤维组成，分布于骨骼肌（横纹肌）。胸部及腰上部的脊神经前根内，有来自脊髓灰质侧柱内的交感性内脏运动纤维。第 2、3、4 骶神经前根内，有来自脊髓灰质中间带细胞的副交感性内脏运动纤维。交感神经的纤维，广泛分布于身体各部。

4. 神经根的粗细及经过　脊神经的前根及后根，都向椎间孔行进。当穿经软脊膜和蛛网膜时，两层脊膜分别作鞘状包于各根的周围，蛛网膜下腔也随之显现于两鞘之间。自此前后 2 根各自穿经硬脊膜，并分别被此膜形成的鞘所包裹，但在脊神经节远端，2 根合成 1 干，硬脊膜鞘也随之合成一鞘，成为脊神经的被膜，即神经外膜。神经根穿经椎间孔时，附着于孔周围的骨膜上。在椎管上部由于神经根附着于椎间孔，从而使脊髓获得支持和固定的作用。

脊神经根的粗细，各部不一。颈神经根通常上 4 条细小，下 4 条粗大；前根与后根粗细的比较，一般后根较前根粗约 3 倍。后根各个根丝也较前根的根丝粗大。但第 1 颈神经例外，其后根小于前根。胸神经根较为细小，而第 1 胸神经例外。胸神经的后根较前根略粗大。腰下部及骶上部的神经根最粗大，根丝数亦最多。尾神经根最小。

各脊神经根自上而下排列，上部的以横位向外方达相应的椎间孔，而以下各根依次抵达其椎间孔时，向下经行的倾斜度也依次逐渐加大。脊髓下端的神经根，几乎呈垂直位下降，形成脊髓下端以下的一大束神经根，称为马尾。这种神经根向下斜行抵达相应椎间孔的状态，是在个体发育中形成的。

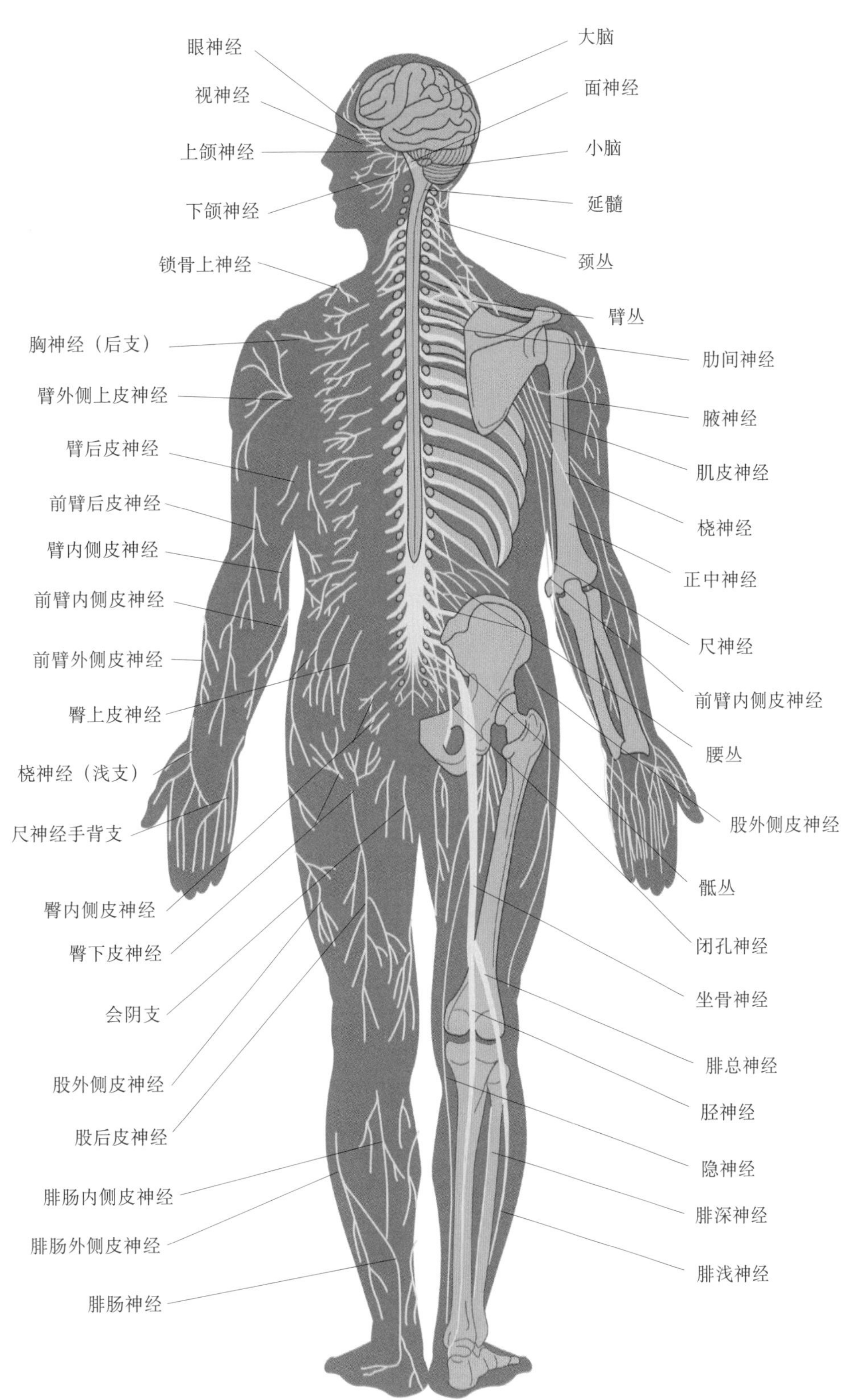
眼神经
视神经
上颌神经
下颌神经
锁骨上神经
胸神经（后支）
臂外侧上皮神经
臂后皮神经
前臂后皮神经
臂内侧皮神经
前臂内侧皮神经
前臂外侧皮神经
臀上皮神经
桡神经（浅支）
尺神经手背支
臀内侧皮神经
臀下皮神经
会阴支
股外侧皮神经
股后皮神经
腓肠内侧皮神经
腓肠外侧皮神经
腓肠神经
大脑
面神经
小脑
延髓
颈丛
臂丛
肋间神经
腋神经
肌皮神经
桡神经
正中神经
尺神经
前臂内侧皮神经
腰丛
股外侧皮神经
骶丛
闭孔神经
坐骨神经
腓总神经
胫神经
隐神经
腓深神经
腓浅神经

图 6-13 人体的神经分布

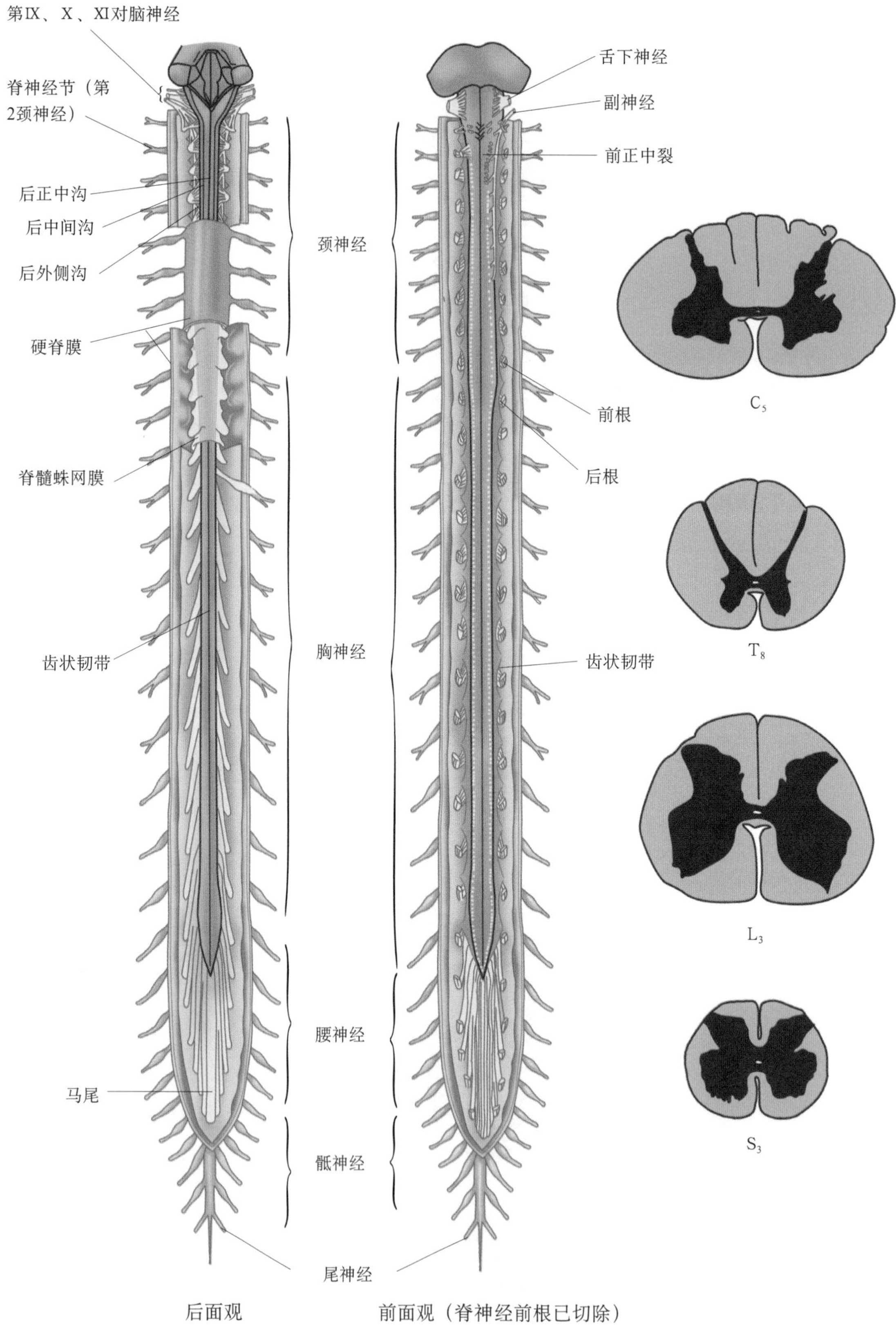


图 6-14 脊髓的外型和被膜

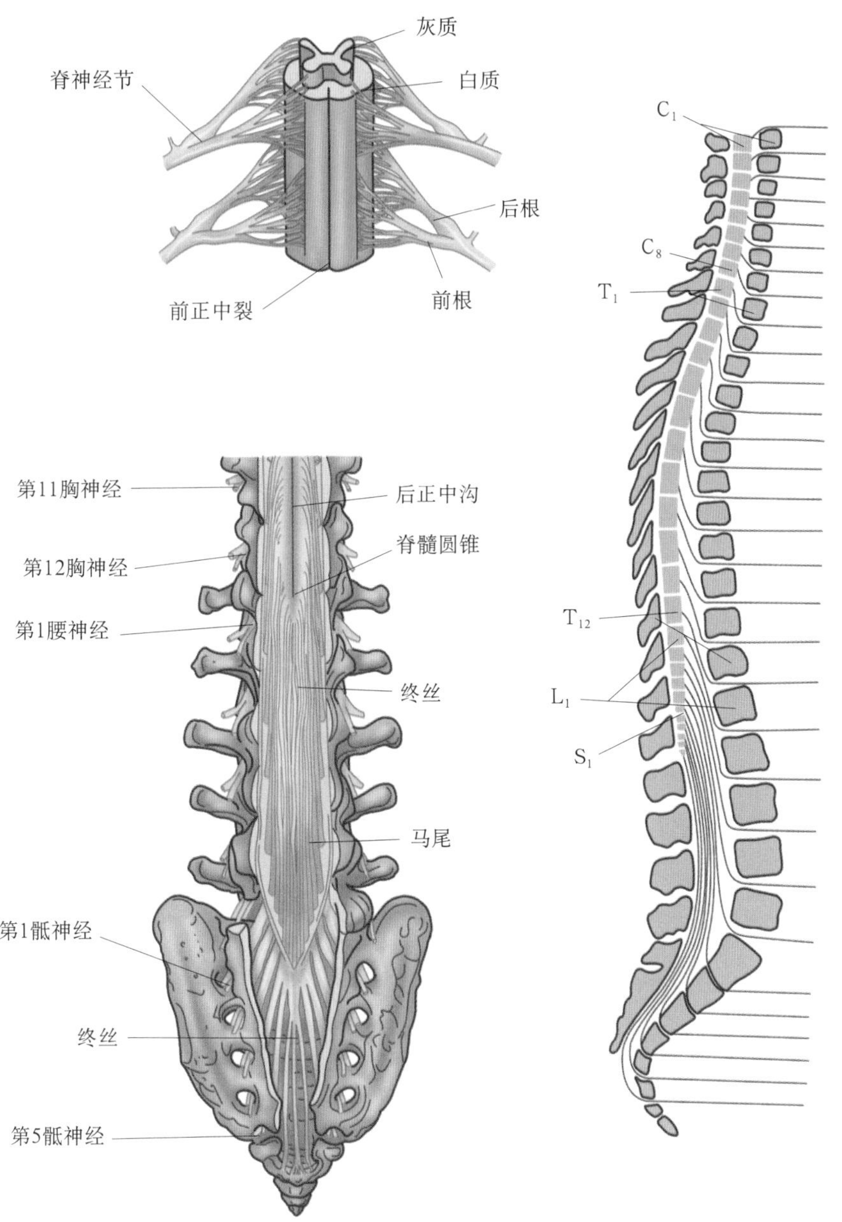


图 6-15 马尾神经

各神经根的长度，在脊髓上端者短，愈近下端愈长。

脊神经前、后根合成 1 干后，第 1 颈神经穿行于枕骨与寰椎后弓之间，经椎动脉沟，在椎动脉的下侧穿出。第 2 ～ 7 颈神经，经相应椎骨上侧的椎间孔穿出。第 8 颈神经经第 7 颈椎与第 1 胸神经以下的各脊神经，都由相椎骨下侧的椎间孔穿出。

### （二）脊神经后支

1. 脊膜支　为一极小的支，在脊神经分为前支与后支之前分出，返向行进，经椎间孔入椎管。在椎管内，此支分成较大的升支和较小的降支。各脊膜支的上、下分支相互吻合，形成脊膜前丛及脊膜后丛；这种丛展达脊膜全长，并延伸入颅内。脊膜支内含有一些来自脊神经节的感觉纤维；

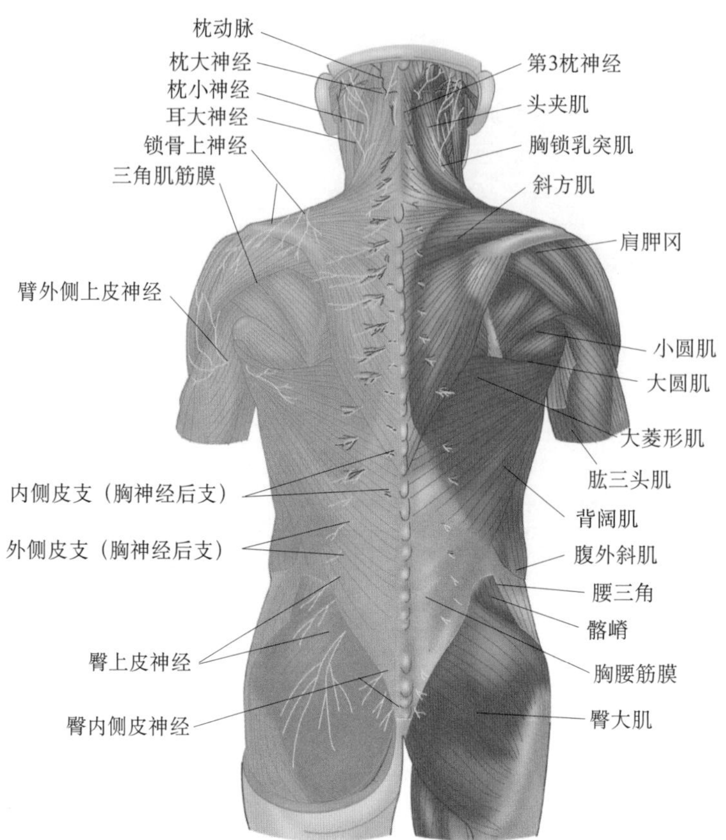


图 6-16　背部肌肉、血管和神经（浅层）

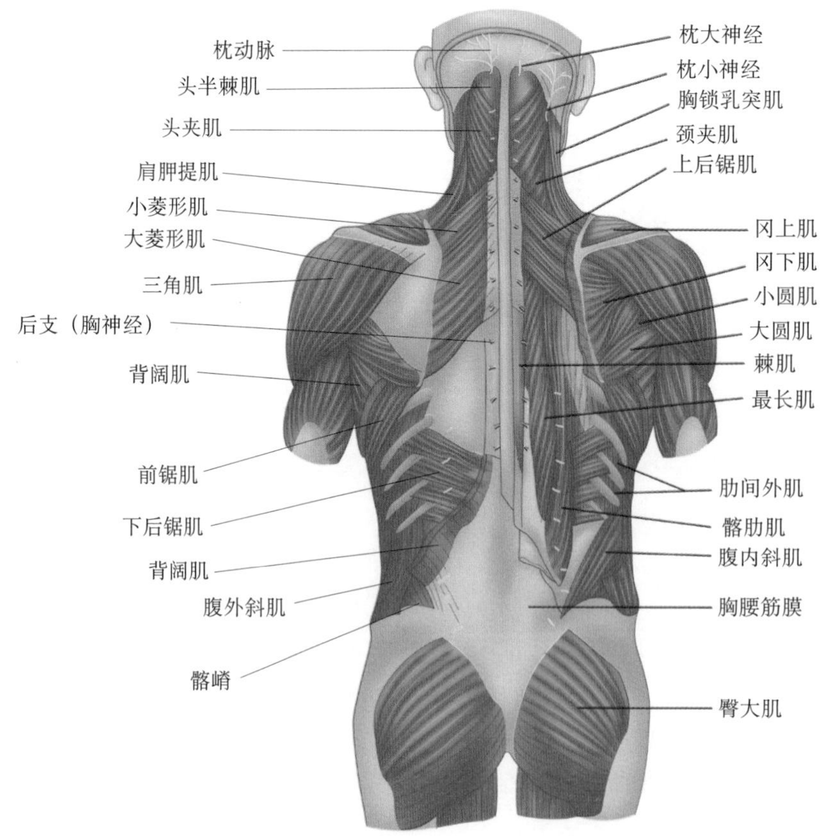


图 6-17　背部肌肉、血管和神经（中层）

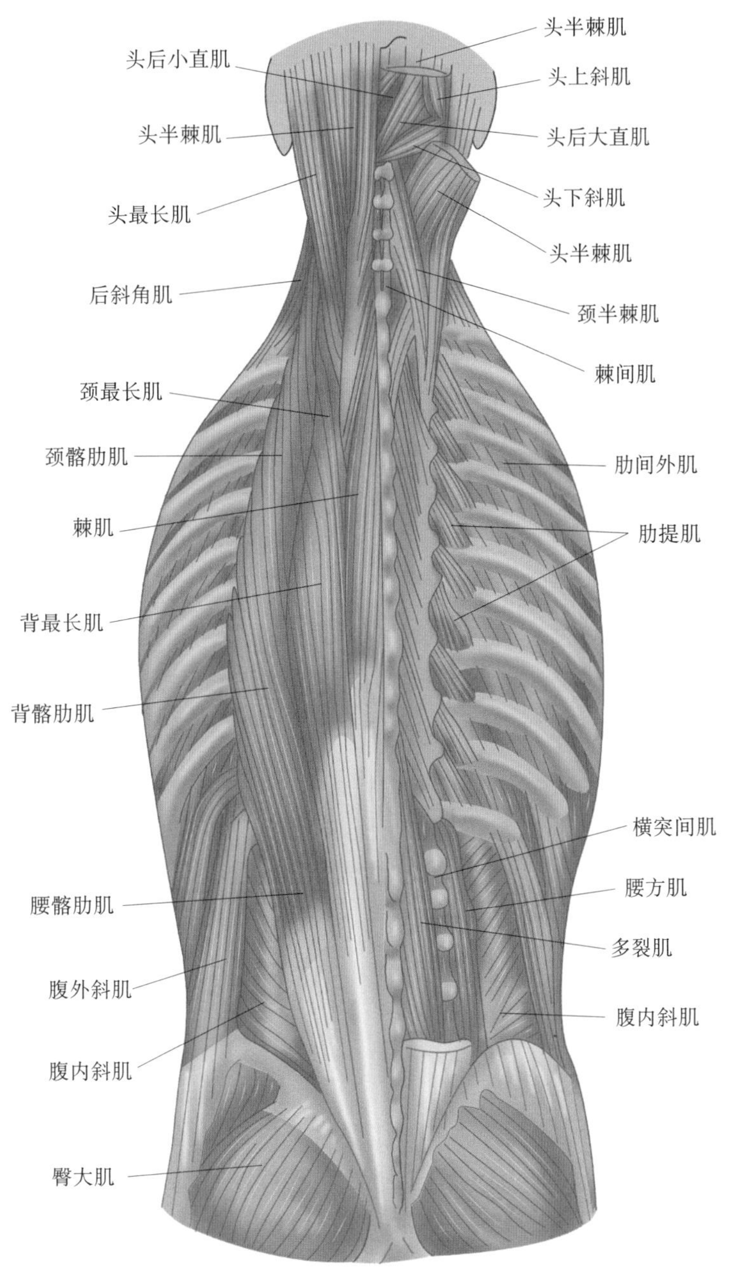


图 6-18 背部肌肉、血管和神经（深层）

并有细支与最邻近的交感干神经节连接，或连于灰交通支，经此细支，血管运动纤维进入脊膜支内。脊膜支分布于脊膜、椎骨、椎骨的韧带及脊髓的血管。

2. 后支

(1) 颈神经的后支

①第 1 颈神经的后支：称枕下神经，较前支大，于寰椎后弓的椎动脉沟内，椎动脉的下侧，自干分出。向后行，进入枕下三角，于此分布于枕下三角周围诸肌；并发一支横越头后大直肌的后侧，至头后小直肌；还有分支至覆盖着枕下三角的头半棘肌。此外，有分支穿过头下斜肌，或经该肌表面，与第 2 颈神经后支的内侧支相连结。

②第 2 颈神经的后支：此支为所有颈神经后支中最大者，也比该神经的前支粗大得多。于寰椎后弓与枢椎弓板之间，头下斜肌的下侧穿出，

发一细支至头下斜肌，并与第 1 颈神经后支交通。然后分为较小的外侧支及较大的内侧支。外侧支支配头长肌、夹肌、头半棘肌，并与第 3 颈神经相应的分支连结。内侧支为枕大神经，斜向上升，经头下斜肌和头半棘肌之间，在头半棘肌附着于枕骨处，穿过该肌，更穿过斜方肌腱及颈部的颈固有筋膜，在上项线下侧，分为几支感觉性终末支，与枕动脉伴行，分布于上项线以上，可达颅顶的皮肤。自枕大神经亦分出 1 ～ 2 支运动性小支，至头半棘肌。当枕大神经绕过头下斜肌时，发支与第 1 颈神经及第 3 颈神经后支的内侧支连结。在头半棘肌下侧，形成颈后神经丛。

③第 3 颈神经的后支：比该神经的前支小；比第 2 颈神经的后支小，但大于第 4 颈神经的后支。绕第 3 颈椎的关节突向后行，经横突间后肌的内侧，然后分为内侧支及外侧支。外侧支为肌支，并与第 2 颈神经的外侧支相连结。内侧支经过头半棘肌与项半棘肌之间，再穿夹肌及斜方肌，终末支分布于皮肤。当其在斜方肌深侧时，发一支穿过斜方肌，终于颅后下部近正中线处，枕外隆突附近的皮肤，此支称为第 3 枕神经。此神经位于枕大神经内侧，与枕大神经之间有交通支相连。

④其余 5 对（第 4 ～ 8）颈神经的后支：绕过各相应的椎间关节后，分为内侧支与外侧支。外侧支均为肌支，支配项髂肋肌、项最长肌、头最长肌及头夹肌。第 4、5 颈神经的内侧支，经项半棘肌与头半棘肌之间，达椎骨的棘突，穿夹肌及斜方肌，终于皮肤。第 6、7、8 颈神经的内侧支细小，分布于项半棘肌、头半棘肌、多裂肌及棘间肌。

（2）胸神经的后支：分出后，经上、下两横突之间，肋横突前韧带及横突间肌之间。上 6 对胸神经的内侧支，经胸半棘肌及多裂肌之间，分布到胸半棘肌、多裂肌、回旋肌、胸棘肌、横突间肌及棘间肌。其终末支为皮支，穿过菱形肌、斜方肌及背固有筋膜后，转向外侧，行于背部的浅筋膜；其分布皮肤的区域，外侧达肩胛线；第 2 胸神经后支的内侧支最长，向外侧行可远达肩峰。下 6 对胸神经的内侧支，向背侧经行于胸最长肌及多裂肌之间，分布于多裂肌及最长肌。上 6 对胸神经的外侧支，由上向下逐渐增大，经胸髂肋肌及胸最长肌之间，支配该肌。下 5 对或 6 对胸神经后支的外侧支较大，亦经过髂肋肌与背最长肌之间，支配此二肌后，发出皮支，穿过下后锯肌及背阔肌，分布于肋骨角的皮下。第 12 胸神经后支的外侧支，下降越髂嵴，至臀外侧部，分布于该处的皮肤。

（3）腰神经的后支：在横突间内侧肌的内侧向后行，即分为内侧支及外侧支。各腰神经后支的内侧支都分布于多裂肌；下 3 对腰神经还发细支至骶部的皮肤。

上 3 对腰神经后支的外侧支，斜向外方行，发支支配附近诸肌；其皮支穿背阔肌的腱膜，在骶棘肌的外侧缘，跨过髂嵴的后部，达臀部皮下，称为臀上皮神经。第 1 腰神经的外侧支较小，分布于臀中肌表面的上部。第 2 腰神经的外侧支，为 3 支中的最大者，分布于臀中肌表面的下部及臀大肌的浅层，长者可达大转子附近。第 4 腰神经的外侧支细小，终于骶棘肌下部。第 5 腰神经的外侧支，分布于骶棘肌，并与第 1 骶神经交通。

（4）骶神经的后支：由上向下逐渐细小。上 4 对骶神经的后支，经骶后孔穿出；而第 5 骶神经后支，在骶尾后韧带之间自骶管裂孔穿出。上 3 对骶神经的后支，其穿出之处被多裂肌被盖，也分为内侧支及外侧支。第 4、5 骶神经的后支则无分支。

外侧支：上 3 对骶神经后支的外侧支相互间、与最末腰神经后支之间，在骶骨背面结合成襻。自此襻发支，支骶结节韧带后面，又形成第 2 列神经襻。自此第 2 列襻分出 2 ～ 3 支皮支，穿臀大肌及固有筋膜，达浅筋膜内，分布于自髂后上棘至尾骨尖端的臀部内侧皮肤。这些皮支统称为臀中皮神经。其浅层的分支可与腰神经后支交通。

内侧支：细小，终于多裂肌。

（5）尾神经的后支：在骶管内与前支分开后，经骶骨管裂孔并穿过骶骨管下部的韧带外出。该神经的后支亦不分叉，与最末骶神经后支结合形成襻，然后自襻发皮支，分布于被盖尾骨部的皮肤。

### （三）脊神经前支

前支一般较后支粗大。颈、腰、骶及尾神经的前支，由于一再分支，互相结合，而形成神经丛，计有颈丛、臂丛、腰丛、骶丛及尾丛。

1. 颈神经的前支　颈神经为 8 对，上位 4 对颈神经的前支组成颈丛；下位 4 对颈神经前支与第 1 胸神经前支的大部分组成臂丛。

颈丛：颈神经为 8 对，颈丛由第 1 ～ 4 颈神经的前支组成，位于肩胛提肌与中斜角肌前面，被胸锁乳突肌遮盖。

第 1 颈神经的前支：在寰椎后弓的椎动脉沟内，于椎动脉的下侧向外行。与后支分开后。前支先在椎动脉内侧，绕寰椎侧块的外侧向前进，然后在寰椎的横突前侧下降。其分支有至头侧直肌、头长肌及头前直肌的肌支；有交通支与迷走神经的结状神经节及颈神经节相连接；并发 2 支至舌下神经。第 1 颈神经前支的大部分纤维，经交通支至舌下神经；小部分纤维加入颈神经丛。合于舌下神经的纤维，有些进入舌下神经鞘内，分布于颏舌骨肌及甲状舌骨肌。有一些则离舌下神经下降的纤维，形成舌下神经降支；此支与自第 2、3 颈神经前支来的颈神经降支结合，形成舌下神经襻。

颈神经丛的分支：可分为浅、深两组。

浅支组：各支都在胸锁乳突肌后缘中点处，所谓神经点，向各方散开，有横行的，上升的及下降的。

①枕小神经，纤维来自第 2、3 颈神经，或来自两者之间的神经襻。其弯曲部绕副神经下侧，沿胸锁乳突肌后缘上升；及至头部附近，穿出深筋膜，越胸锁乳突肌止点的后部，继续上升，到头的侧面，分布于耳郭后面，支配耳郭后上部，乳突部及枕部外侧区域的皮肤，并与耳大神经、枕大神经及面神经的耳后支相连结。

②耳大神经，起于第 2、3 颈神经，为颈丛皮支中最大的分支。绕胸锁乳突肌后缘，向前上方，斜越胸锁乳突肌表面，向下颌角方向进行；穿颈深筋膜，沿颈外静脉后侧，与其平行上升，其表面被颈阔肌覆盖。当此神经在胸锁乳突肌表面到达腮腺时，分成前、中、后 3 部终末支。前部的分支，经腮腺表面，分布于被盖腮腺及咬肌下部的皮肤；并有支至腮腺内，与面神经的颈支结合。中部的分支，分布于耳郭后面。后部的分支，分布于乳突部的皮肤，并与面神经的耳后支及枕小神经的分支结合。

③颈皮神经，由第 2、3 颈神经前支组成。约在胸锁乳突肌的后缘中点，自该肌深侧绕后缘穿出，沿其表面横向内侧，经颈外静脉的深侧，达该肌的前缘。穿固有筋膜，被覆于颈阔肌的深侧，分支成扇形分散。其上部的分支，与面神经的颈支连结成襻。另一部分支穿过颈阔肌，分布于颈前部的皮肤，其范围上达下颌骨，下到胸骨。

④锁骨上神经，起于第 3、4 颈神经。在起始部，常与至斜方肌的肌支先结合；后又分开。在胸锁乳突肌后缘中点处，自该肌深侧，向后下方穿出。通行于颈阔肌及固有筋膜的深面，达锁骨附近；穿出固有筋膜及颈阔肌，而成皮神经。可分为内、中、外 3 组分支。内侧锁骨上神经较细小，分布于胸骨柄上部的皮肤及胸锁关节；中间锁骨上神经较大，分布于遮盖胸大肌及三角肌上 2/3 的皮肤及肩锁关节；外侧锁骨上神经分布于肩后部和上部皮肤。

深支组：为肌支及其他神经的交通支。可分为向后外侧行的外侧组及向前内侧行的内侧组。外侧组与副神经的交通支，其起于第 2 颈神经的分支，行抵胸锁乳突肌时，与副神经结合，其起于第 3、4 颈神经的分支，经胸锁乳突肌的深侧，在副神经的下侧，向外下方行，经肩胛斜方三角，至斜方肌深侧，与副神经结合，形成斜方肌下丛；肌支至胸锁乳突肌的肌支，起自第 2 颈神经，至斜方肌，肩胛提肌的肌支，起于第 3、4 颈神经，至中和后斜角肌的肌支，起于第 3 颈神经或第 4 颈神经，或此两种颈神经均发支至该肌。内侧组分交通支与肌支两种，交通支包括自第 1、2 颈神经到舌下神经、迷走神经的交通支和自第 1、2、

3、4 颈神经与颈上神经的灰交通支；肌支则有以下 3 类。

第一类：第 2、3 颈神经所形成的颈神经降支，与舌下神经降支形成襻，自此襻上发支分布于舌骨下肌群。

第二类：至头侧直肌的肌支（颈 1）：自该肌内面进入。

至头前直肌的肌支（颈 1、2）：在颈椎横突前面，自颈丛第一襻上部发出。

至头长肌的肌支（颈 1、2、3 神经）自上位 3 个颈神经，分别发支至该肌。

至颈长肌的肌支（颈 2、3、4 神经）：自第 2 ～ 4 颈神经各发出分支至该肌。

第三类：膈神经（颈 3、4、5 神经）：主要起自第 4 颈神经，也常接受第 3 颈神经及第 5 颈神经的小支。膈神经在颈部，自前斜角肌上部外缘，沿该肌的前面，于椎前筋膜的深侧，以近似垂直的方向下降，在颈根部被胸锁乳突肌及颈内静脉遮盖，并有肩胛舌骨肌的中间腱、颈横动脉及肩胛上动脉横过其表面。左膈神经的前面，还有胸导管经过。膈神经的前内侧与迷走神经及颈部交感干相邻接。膈神经继续下降，经锁骨下动、静脉之间，自胸廓内动脉的外侧，斜至其内侧，进入胸腔。自此以下，膈神经的经过左右不同。

2. 胸神经的前支　胸神经的前支有 12 对，上 11 对经行于肋间，称为肋间神经；第 12 对经第 12 肋的下侧，特称为肋下神经。除第 1 胸神经前支有纤维参加臂丛，及有时第 12 胸神经前支有纤维参加腰丛外，其余的均不成丛，各自独立经行。胸神经的前支，与后支分离后，沿肋间先由后向前外侧，继又转向强内侧行；并发肌支、外侧皮支；其末梢支穿至皮下成为前皮支。上 6 对胸神经的前支分布于胸部；下 6 对分布于胸部及腹部。

（1）上 6 对胸神经的前支：第 1 胸神经前支，在第 2 肋的肋横突前韧带处，分为大、小 2 支。大支向外上方行，在胸膜顶与第 1 肋骨之间，最上肋间动脉的外侧，至颈根部加入臂丛。小支为第 1 肋间神经，在第 1 肋的下侧，穿行于第 1 肋间隙内，在肋间肌之间前进，到肋间隙前端，穿至皮下，成为胸前第 1 皮支；但此前皮支有否无定。有时很细小，有时缺如。第 1 胸神经经常缺乏外侧皮支，但有时可自至臂丛的大支上发出该支；在腋窝内与肋间臂神经或与臂内侧皮神经结合。第 1 肋神经分布于第 1 肋间的肌肉，有交通支与第 1 胸交感神经节相连。并常接受第 2 肋间神经的交通支；该交通支经第 2 肋骨颈的前面，至第 1 胸神经。

第 2 ～ 6 胸神经的前支，各在相应的肋间隙内，沿肋间动脉下侧前进。在胸廓后部，位于胸膜及肋间后韧带之间，然后穿行于肋间内肌与肋间最内肌之间；在前部，跨过胸廓内动脉及胸横肌，直达胸骨近旁。其末梢叫前皮支，穿肋间内肌、肋间外韧带、胸大肌、固有筋膜至浅筋膜内，分布于胸前部的皮肤。第 2 胸神经前支发交通支至第 1 胸神经前支。

第 2 ～ 6 对胸神经前支的分支如下。

①肌支。在肋间的后部，肋间神经发肌支至肋提肌。第 2 ～ 5 胸神经发支至上后锯肌。在肋间肌之间穿行时，发支支配肋间内肌、肋间外肌、肋下肌及胸横肌。

②外侧皮支。当肋间神经行近肋骨角时分出，与主干伴行达腋中线，斜穿肋间外肌及前锯肌至皮下，分为前、后 2 支。后支向后分布于肩胛区下部的皮肤；前支经胸大肌下缘。转至其前面，分布于胸部外侧的皮肤，并分出乳房外侧支至乳房。

第 2 肋间神经的外侧皮支，其前支细小或缺如；后支较大，称为肋间臂神经，此神经横过腋窝，至上臂内侧，可与臂内侧皮神经及第 3 肋神经的外侧皮支相结合。肋间臂神经在腋窝后缘的远侧，穿臂固有筋膜，分布于臂后内侧部的皮肤，达鹰嘴附近。肋间臂神经的大小无定，有时可代替臂内侧皮神经。

③前皮支。肋间神经于肋间隙前端近胸骨处，横越胸廓内动脉及胸横肌的前侧，穿肋间内肌、肋间外韧带及胸大肌，达于皮下，末梢支成为前皮支，各分布于相应肋间隙前端的胸前皮肤。第

2 肋间神经的前皮支可与颈丛的内侧锁骨上神经结合。第 6 肋间神经的前皮支，有细支分布于胸骨下角上部的腹壁皮肤。

④至胸膜及肋骨骨膜的小支。

⑤肋间神经与交感神经节间的灰交通支及白交通支。

（2）下 6 对胸神经的前支：下 6 对胸神经的前支即第 7 ~ 11 肋间神经及肋下神经。第 7 ~ 11 肋间神经在胸部，也都于相应的肋间隙经行，其经过情形，全与上部肋间神经的相同；但下 6 对胸神经前支，尚有腹部的行程。第 7、8 肋间神经当其达肋间隙的前端，它们先向上内侧经肋弓的深侧，经腹横肌的肌齿之间，达腹内斜肌腱膜后叶深侧，然后穿此腱膜后叶入腹直肌鞘到腹直肌的深侧，继续沿肋弓向内上方行一段距离，进入腹直肌并支配该肌；其末梢支在近该肌外侧缘处穿出，继穿腹直肌鞘前壁至皮下，形成腹部的前皮支。第 9、10、11 肋间神经，穿经腹横肌肌齿之间，即到达腹横肌和腹内斜肌之间，于此第 9 肋间神经几成水平向内侧行，而第 10、11 肋间神经则向下内侧行，当它们行至腹直肌外侧缘时，穿敷内斜肌腱膜后叶入腹直肌鞘，先经行于腹直肌的深侧，再进入腹直肌内支配该肌；其末梢支穿腹直肌及腹直肌鞘前壁到皮下，成为腹部的前皮支。

第 7 ~ 11 肋间神经的分支如下。①肌支，分布于肋提肌，肋间内、外肌，腹横肌，腹内斜肌及腹直肌；此外，第 9、10、11 肋间神经发支至下后锯肌及膈的肋部。②外侧皮支，穿肋间外肌，沿前锯肌、背阔肌与腹外斜肌肌齿交错的线上，穿至浅筋膜层，分为后支与前支。后支向后进达背阔肌表面，分布于该部的皮肤。前支向前下侧，至腹直肌鞘的外侧缘，分布于胸及腹部前外侧壁的皮肤。③前皮支，第 7 肋间神经的前皮支，分布剑突附近的皮肤。第 8、9 肋间神经的前皮支，分布剑突与脐间的皮肤。第 10 肋间神经分布脐部的皮肤。第 11 肋间神经分布于脐下侧的皮肤。④以多数细支，分布于腹膜层及腹膜外组织。第 12 对胸神经的前支，即肋下神经，较其他的胸神经前支为大，第 12 肋的下缘与肋下动脉伴行，经腰大肌上部及胸膜下部的后侧，并经外侧腰肋弓后侧，向下外侧行至腹壁，过腰方肌的前面及肾的后面，在腰方肌外侧缘处，穿腹横肌起始部的腱膜，入腹横肌和腹内斜肌间。在此分出外侧皮支后，继向下内行，穿入腹直肌鞘，达腹直肌前面；其终末支穿腹直肌鞘前壁至皮下，成为前皮支。肋下神经的肌支至腹横肌、腹内斜肌、腰方肌、腹直肌及锥状肌。

## 第二节 躯干部主动运动锻炼方法

躯干部主动运动锻炼方法是根据胸、腰、骶关节的生理的需要，针对躯干部关节韧带和肌肉的病理变化，而总结出科学合理的主动功能锻炼的有效方法。患者坚持躯干部关节和髋关节的主动活动，对不同关节和不同部韧带及肌肉的牵拉收缩，使关节及周围的纤维组织的间隙加大，活动范围及伸展度扩大，弹缩性加强，解除脊柱小关节突绞锁和关节间及关节各组织间的紊乱，缓解躯干部各纤维组织的痉挛。同时，通过反复频繁的不同运动，使韧带和肌肉各纤维组织不断的收缩、舒张和牵拉来扩大关节活动范围，撕脱关节与关节间、关节与韧带间、韧带与韧带间、韧带与肌肉间、肌肉或肌腱与神经鞘膜束间、各纤维组织与血管间的粘连，解除关节、关节周围、韧带周围、肌肉周围和神经血管周围相互机化粘连所形成的压迫，扩大关节和各组织间的间隙，理顺组织关系，加强、调解、改善和恢复躯干关节的稳固、平衡性及关节周围纤维组织的协调性。而且通过不断有效的活动，可加速关节周围各组织的血液循环和新陈代谢，同时防止了脊柱关节相互间的机化、钙化，韧带、肌肉挛缩、萎缩，纤维性及骨性关节强直。达到改善、加强和恢复躯干关节和各纤维软组织功能的目的。

1. *臂撑伸颈伸腰法* 患者取俯卧位，双肘屈曲位于肩的前侧，而双臂用力使双肘伸直，将躯干部撑起，同时患者头颈向后伸，做头颈和胸、腰部后伸运动。头颈和躯干后伸的动度由小逐渐加大，当后伸达到最大限度时反复进行数次结束。每组后伸 20 ~ 40 次，每日 2 ~ 3 组（图 6-19 ~ 图 6-21）。

臂撑头颈和胸腰后伸运动锻炼方法，是通过患者颈背腰部关节的主动活动和颈后及背伸肌的主动收缩，来加强关节和肌肉及韧带的功能。当头后伸时，使颈部的韧带和肌肉主动收缩；而上臂将躯干撑起后伸时，使脊柱、棘上韧带和后纵韧带及肌肉被动收缩，同时牵拉脊柱前后纵韧带和胸前及腹前肌肉，使上述有关韧带和肌肉加强收缩性和伸展度。

2. *躯干背伸法* 患者取俯卧位，双上肢伸直位于躯干的两侧，使头颈和躯干部做后伸运动。后伸的幅度由小逐渐加大，当达到最大限度时结束。每组后伸 10 ~ 20 次，每日 2 ~ 3 组（图 6-22，图 6-23）。

胸腰后伸运动时，使脊柱、棘上韧带、椎间韧带、后纵韧带和两侧的肌肉及胸腰筋膜主动收缩，同时牵拉脊柱前侧的颈前肌、胸肋关节和腹直肌等。

3. *六点支撑躯干屈伸法* 患者肘屈曲，双手、双膝和双足尖同时位于床面或地面上，双肘、双膝关节均为屈曲位，此时使头颈前屈低头，而臀部抬高后伸，双上肢用力支撑，患者使头向前上方伸展，同时挺胸、伸腰而臀部降到最大限度，做伸颈、挺胸、伸腰运动。其动度由小逐渐加大，当脊柱出现屈伸曲线时，反复数次，再向相反方向进行。使臀由低向后上方倾伸，同时使胸、腰、颈关节屈曲位，而胸、腰部关节后弓，头颈由高降到最低处，反复进行，其程度由小到大，达到最大限度时结束。每组屈伸各 5 ~ 10 次，每日 2 ~ 3 组（图 6-24 ~图 6-30）。

当伸颈、挺胸、伸腰时，使颈后部、胸腰部肌肉、韧带收缩，以及上、下肢有关关节肌肉的配合，同时牵拉颈前肌肉和胸前及腹前部有关肌肉。而伸臀、后弓胸腰、屈颈是使腹肌、胸前肌、颈前股份和韧带收缩，同时牵拉臀部肌和胸、腰、骶部筋膜及胸、颈后部肌肉和棘上韧带、椎间韧带、脊柱后纵韧带。

4. *甩臀转腰法* 患者双膝关节屈曲位，跪在床面上，双手支撑床面，此时患者腰臀部肌肉放松，使臀部做甩动旋转运动，其动作由小逐渐加大，当达到最大限度时，再使臀向相反方向旋转，旋转的范围及程度同上而结束。每组各方向旋转 10 ~ 20 圈，每日 2 ~ 3 组（图 6-31）。

当臀部向左旋转时，使左侧髂腰肌和臀肌及腹内外斜肌主动收缩，同时牵拉伸展右侧的髂腰肌、腹内外斜肌和臀肌；当臀部向右旋转时使右

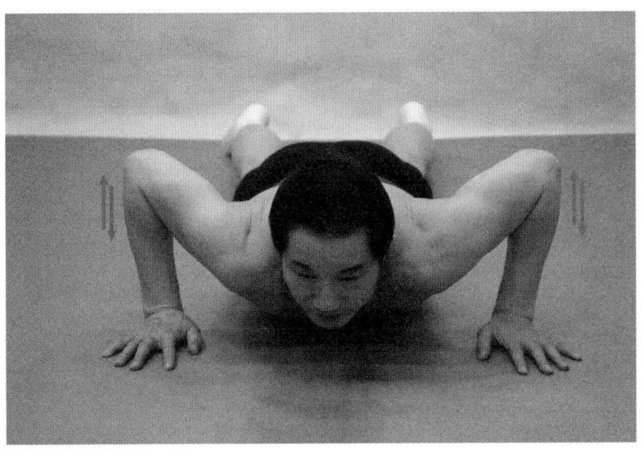

图 6-19 臂撑伸颈伸腰法 1

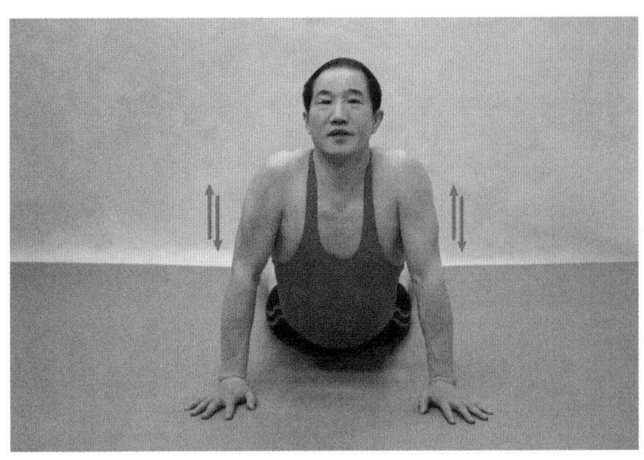

图 6-20 臂撑伸颈伸腰法 2

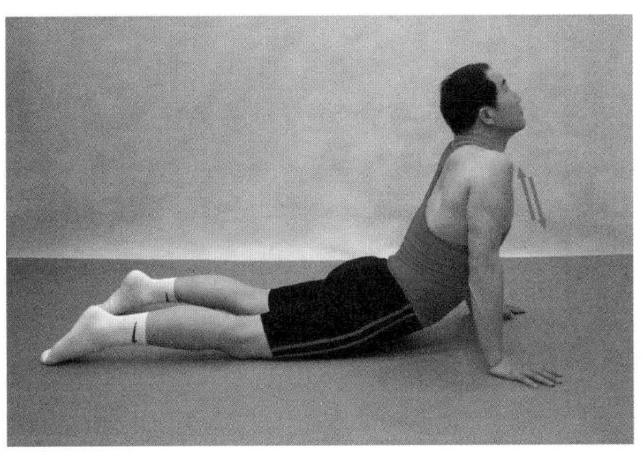

图 6-21 臂撑伸颈伸腰法 3

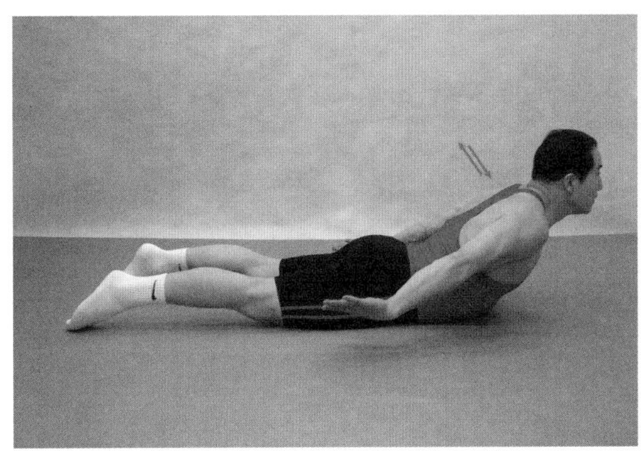

图 6-22 躯干背伸法 1

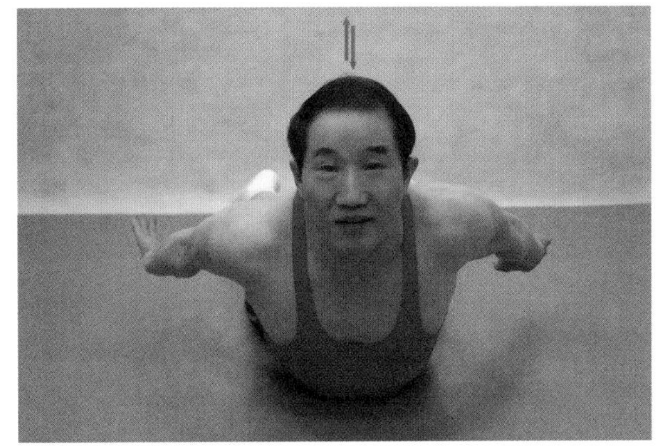

图 6-23 躯干背伸法 2

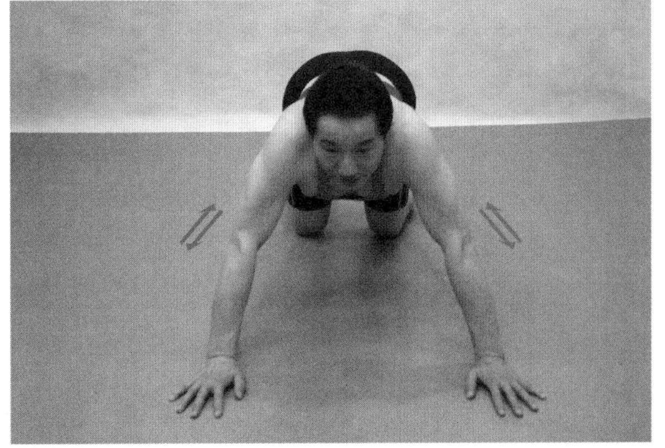

图 6-24 六点支撑躯干屈伸法 1

侧的髂腰肌、腹内外斜肌和臀肌主动收缩，同时牵拉和伸展左侧的上述诸肌。

5. *屈膝转腿拉腰法* 患者俯卧位，双肘屈曲位于头前，胸、腰部肌肉尽量放松，双小腿抬起，双膝关节屈曲位，使双膝同时向一个方向旋转。转动的范围和角度由小逐渐加大。当转到最大限

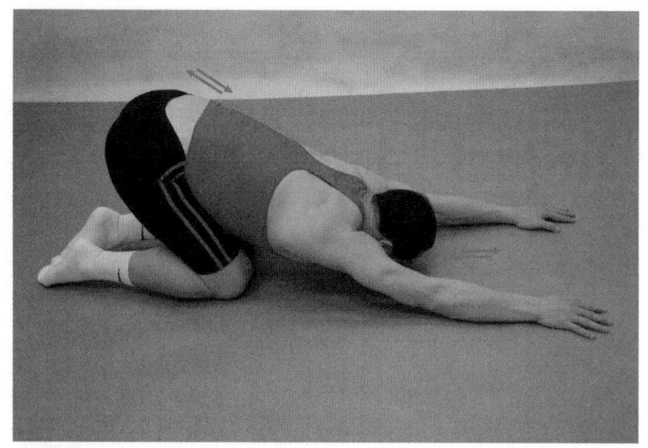
图 6–25　六点支撑躯干屈伸法 2

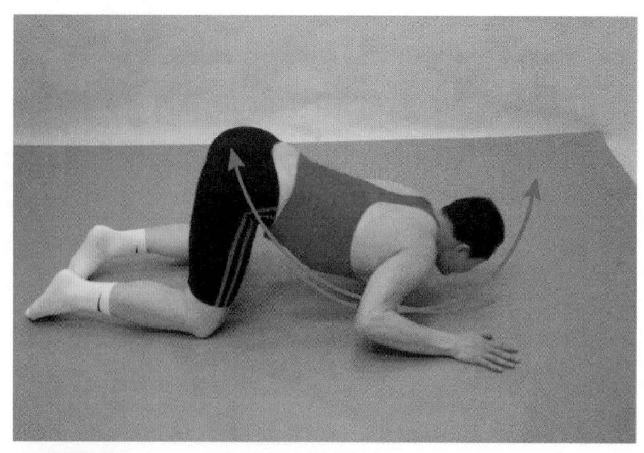
图 6–26　六点支撑躯干屈伸法 3

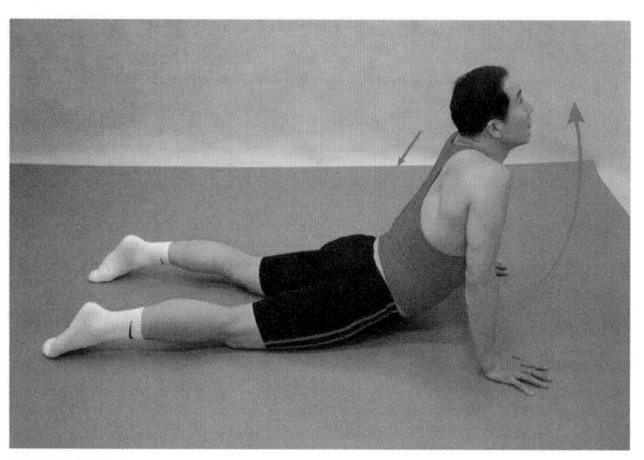
图 6–27　六点支撑躯干屈伸法 4

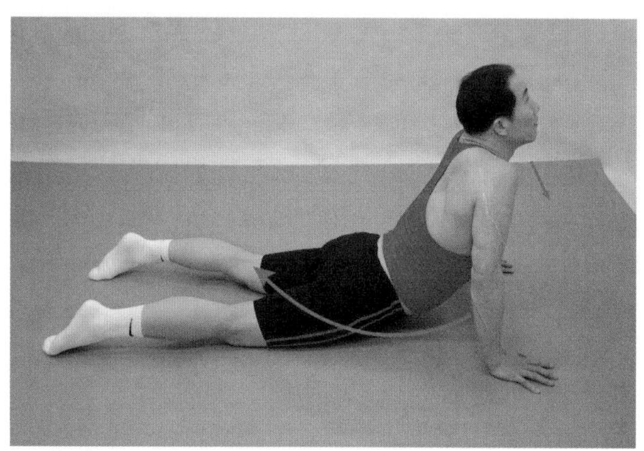
图 6–28　六点支撑躯干屈伸法 5

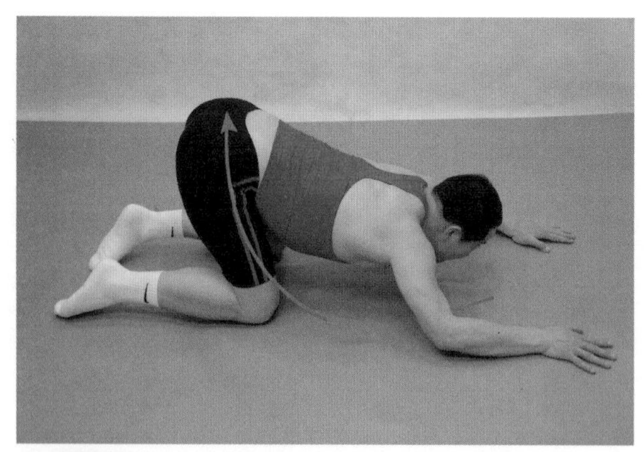
图 6–29　掌六点支撑躯干屈伸法 6

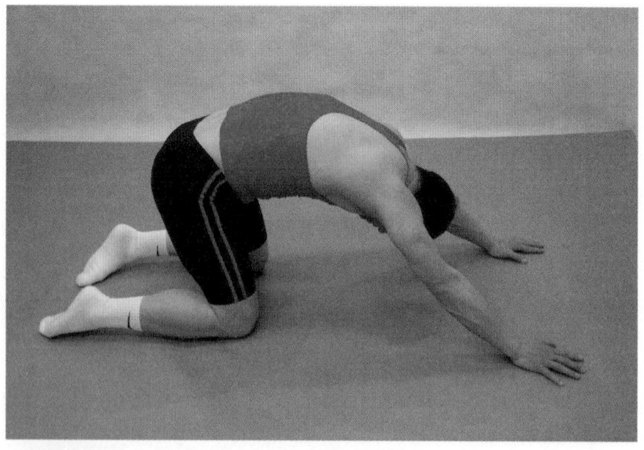
图 6-30　六点支撑躯干屈伸法 7

度时，再使双膝向相反方向旋转，其旋转的范围和角度同上，当达到本组的最大限度时结束。双膝旋转时，各方向旋转 20 ～ 40 圈为 1 组，每日 2 ～ 3 组（图 6-32）。

双膝旋转时，主要利用双膝关节不同方向的旋转来收缩、牵拉腰椎关节的韧带和腰后部肌肉及两侧的有关肌肉、韧带。

6. *甩下肢摆髋拉腰法* 患者取俯卧位，双肘屈曲位于头前方，双膝屈曲使双小腿抬起，同时向左、右甩动。在双小腿向左、右甩动的同时，患者腰部肌肉要放松。左、右甩动的动度要根据患者腰、髋和双膝关节功能状况而由小逐渐加大，当达到最大限度时结束。每左、右甩动为 1 次，每组 30 ～ 60 次，每日 2 ～ 3 组（图 6-33）。

双膝关节向左甩动时，使左髂腰肌、股外侧髂胫束、股二头肌收缩和右股部的内收肌主动收缩，同时牵拉右侧髂腰肌、臀肌、右股外侧的髂胫束和左股内侧的内收肌。当双小腿向右甩动时，使右髂腰肌、臀肌、股外侧的髂胫束和左股部的内收肌收缩，同时牵拉左侧髂腰肌、臀肌、股外侧的髂胫束和右股内侧的内收肌。

7. *抱下肢躯干摇滚法* 患者取仰卧位，双膝关节屈曲位，使双手用力抱住双膝关节的后侧，将股部屈曲高抬，达到最大高度时，患者再使双下肢向下降落，同时患者头及躯干部抬起，像摇椅样来回摇动。其动度由小逐渐加大，当达到最大限度时结束。每仰起为 1 次，每组 15 ～ 30 次，每日 2 ～ 3 组（图 6-34，图 6-35）。

抱下肢摇滚运动时，使脊柱前侧和上肢屈肌及股四头肌主动收缩，同时牵拉脊柱后的韧带和肌肉。

8. *屈膝摆髋拉腰法* 患者取仰卧位，双上肢外展或位于头上方，双膝关节屈曲位，并双膝分开 40cm 左右，腰部放松，使双下肢同时做内、外收展摆动运动。左、右摆动时要根据双髋关节病情程度而由小逐渐加大，当达到最大限度时结束。每左、右收展为 1 次，每组 30 ～ 60 次，每日 2 ～ 3 组（图 6-36）。

双髋关节向左摆动时，是左侧髂腰肌、臀肌、左股外侧的髂胫束和右股内侧的内收肌主动收缩，同时牵拉右髂腰肌、臀肌、右股外侧的髂胫束和左股内侧的内收肌。当双髋关节向右侧摆动时，使右侧的髂腰肌、臀肌、右股外侧的髂胫束和左股内侧的内收肌主动收缩，同时牵拉左侧髂腰肌、臀肌、左股外侧的髂胫束和右股内侧的内收肌。

9. *甩臂扭腰法* 患者立位，双足分开与肩同宽，双上肢自然下垂。而使双上肢向左、右甩动的同时，脊柱关节随着甩动左、右扭转。动度由小逐渐加大，反复进行，当达到最大限度时结束。每左、右甩动为 1 次，每组 30 ～ 60 次，每日 2 ～ 3 组（图 6-37）。

甩臂扭腰运动时，主要通过双上肢的左、右甩动，使脊柱各关节随着左、右的甩动而左、右扭转，同时使躯干不同部位的肌肉和韧带随着左、右扭转而不停地收缩、牵拉，来加强肌肉弹性和扩大关节活动范围及活动角度。

10. *叉腰转臀拉腰法* 患者取立位，双足分开，双肘屈曲，双手叉腰位于双髂骨的后部，而后使臀部做划圈旋转运动。旋转运动时，臀部的旋转方向与躯干相反。旋转的范围与角度由小逐渐加大，反复进行。当达到最大限度时，再使臀向相反方向旋转。其范围、角度和旋转的程度同上。每组各方向旋转 20 ～ 40 圈，每日 2 ～ 3 组（图 6-38 ～图 6-40）。

该方法主要收拉腰、髂、臀部诸肌及前侧腹肌、后侧腰肌和椎间韧带。通过牵拉和收缩来撕脱相互间的机化粘连，扩大间隙，恢复各纤维组的弹缩性。

11. *躯干侧屈法* 患者直立位，双足分开，双上肢自然下垂，使躯干向左、右做侧屈运动。侧屈的动度由小逐渐加大，反复进行，当达到本组的最大限度时巩固数次结束。左、右侧屈为 1 次，每组 30 ～ 60 次，每日 2 ～ 3 组（图 6-41）。

躯干向左侧屈时，是脊柱左侧韧带、背伸肌、背阔肌、腹肌和躯干左侧的有关肌肉收缩，同时牵拉躯干左侧的韧带、背伸肌、背阔肌、髂腰肌和腹肌等有关肌肉。当躯干向右侧屈时，使脊柱右侧的韧带、背伸肌、背阔肌、髂腰肌和腹肌及其他有关的肌肉收缩，同时牵拉躯干左侧的韧带、背伸肌、背阔肌、髂腰肌、腹肌和其他相关肌肉。

12. *躯干后伸法* 患者立位，双足分开，双手位于髂后部，使头和躯干部向后挺伸。后伸的动度由小逐渐加大，当达到本组的最大限度时结

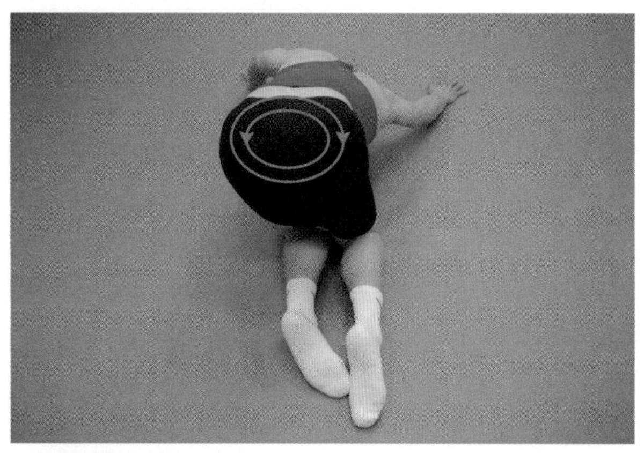

图 6-31 甩臀转腰法

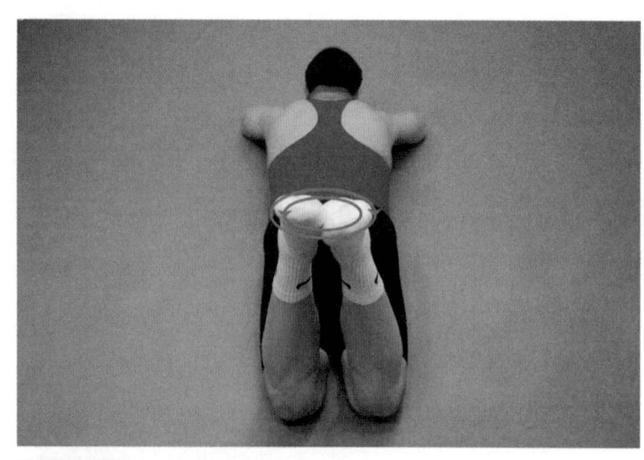

图 6-32 屈膝转腿拉腰法

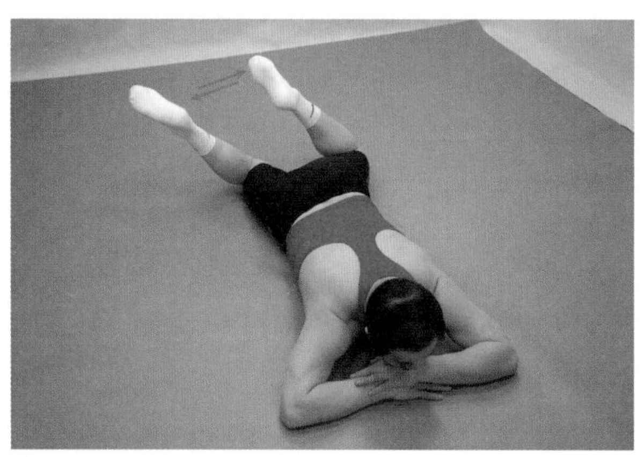

图 6-33 甩下肢摆髋拉腰法

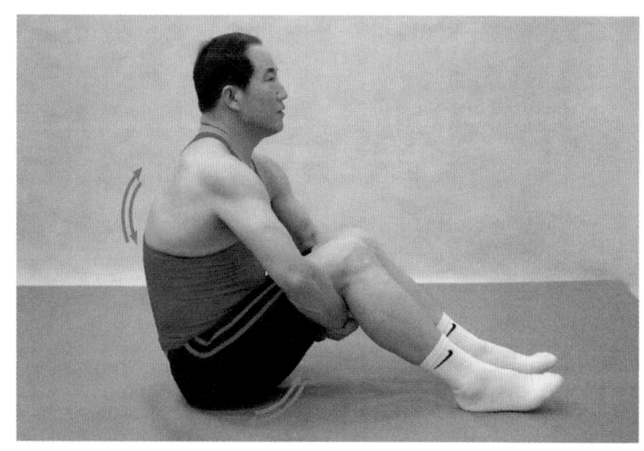

图 6-34 抱下肢躯干摇滚法 1

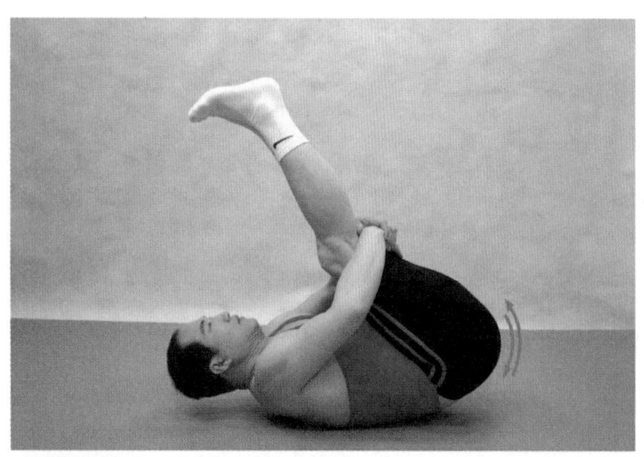

图 6-35 抱下肢躯干摇滚法 2

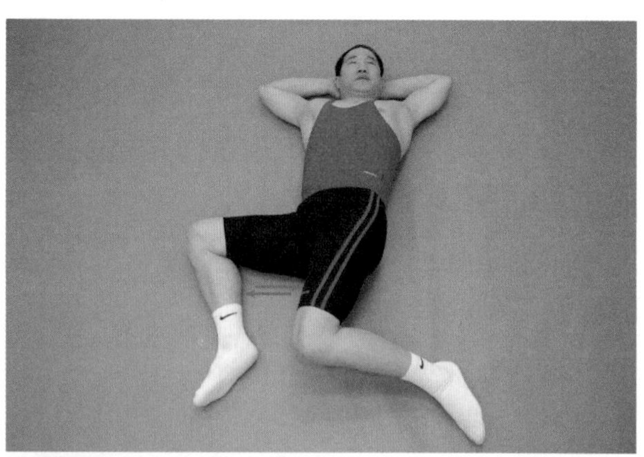

图 6-36 屈膝摆髋拉腰法

束。每组 20 ~ 40 次，每日 2 ~ 3 组（图 6-42）。

躯干后伸时使棘上韧带、椎间韧带和脊柱两侧的背伸肌及其他有关肌肉的收缩，同时牵拉脊柱前纵韧带、椎间韧带、胸前部诸肌和腹直肌等。

13. *躯干前屈法* 患者立位，双足分开，使躯干向前做屈曲运动。屈曲的动度由小逐渐加大，

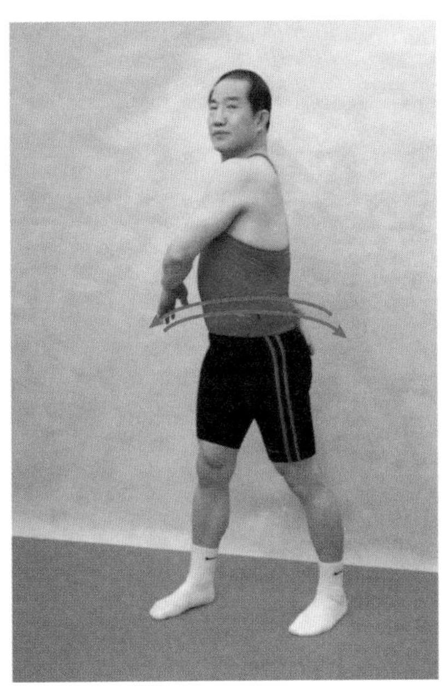

图 6-37 甩臂扭腰法

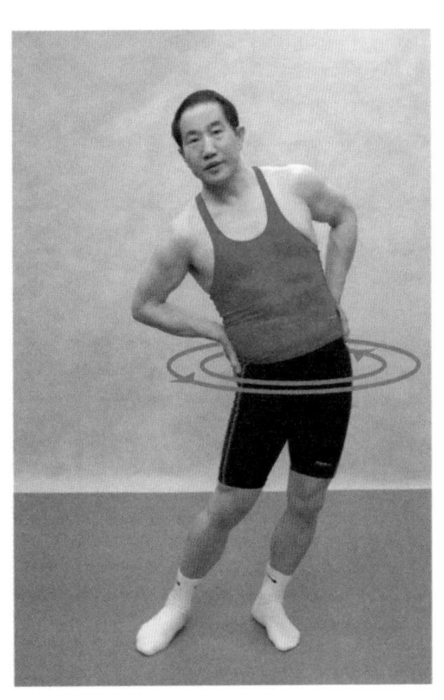

图 6-38 叉腰转臀拉腰法 1

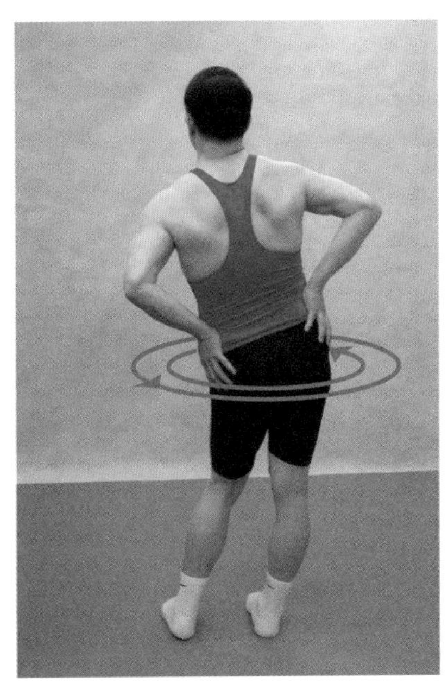

图 6-39 叉腰转臀拉腰法 2

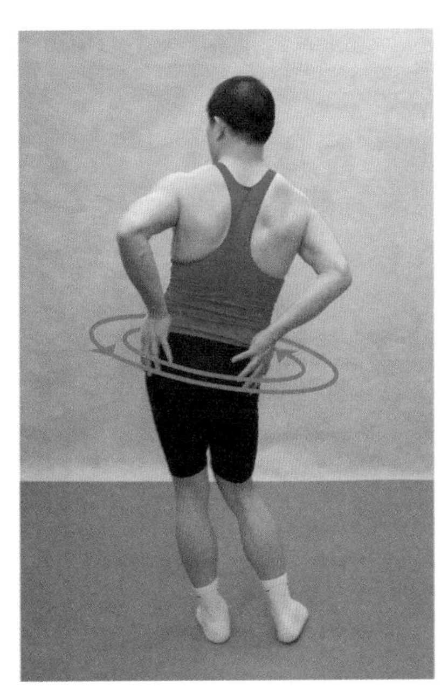

图 6-40 叉腰转臀拉腰法 3

反复进行，当达到本组的最大限度时巩固数次结束。每组 5 ～ 10 次，每日 2 ～ 3 组（图 6-43）。

躯干前屈时，使脊柱前侧的韧带、椎间韧带和胸前及腹部诸肌收缩，同时牵拉脊柱后的韧带和脊柱两侧的背伸肌及躯干部其他诸肌。

14. *躯干斜屈法* 患者立位，双足分开，躯干前屈向左、右做斜屈运动。向左、右斜屈时，双膝关节要伸直，不要屈曲。斜屈的动度和角度由小逐渐加大，当达到最大限度时巩固数次结束。每左、右斜屈为 1 次，每组 20 ～ 40 次，每日 2 ～ 3 组（图 6-44）。

脊柱向左斜屈时，使躯干前侧的韧带、腹直

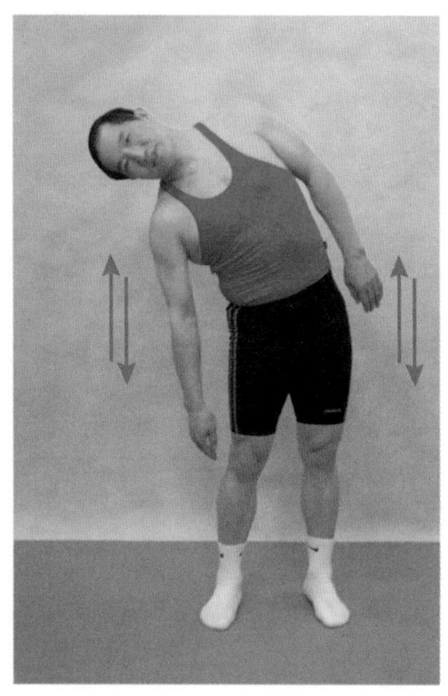

图 6-41 躯干侧屈法

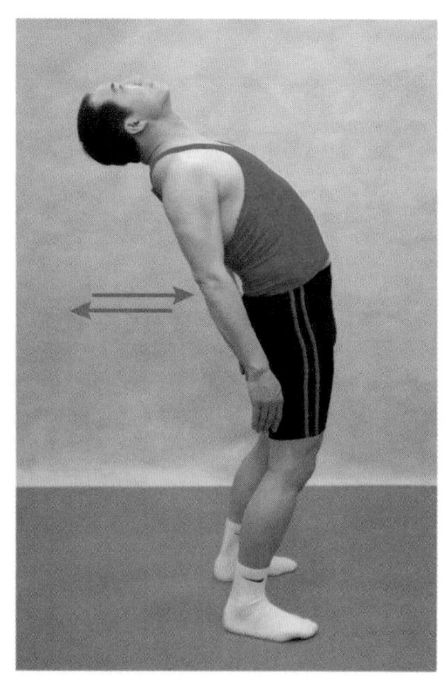

图 6-42 躯干后伸法

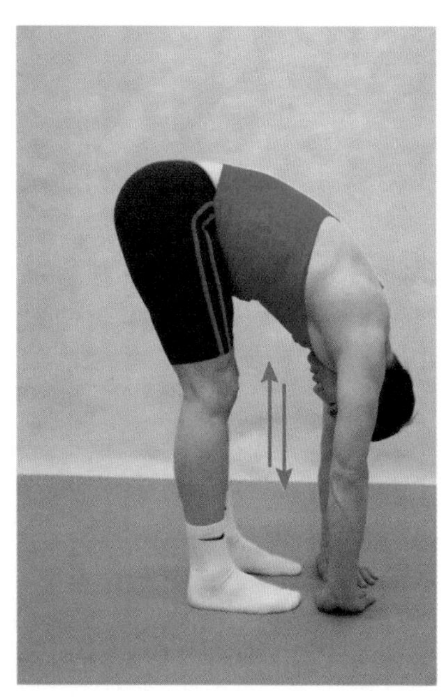

图 6-43 躯干前屈法

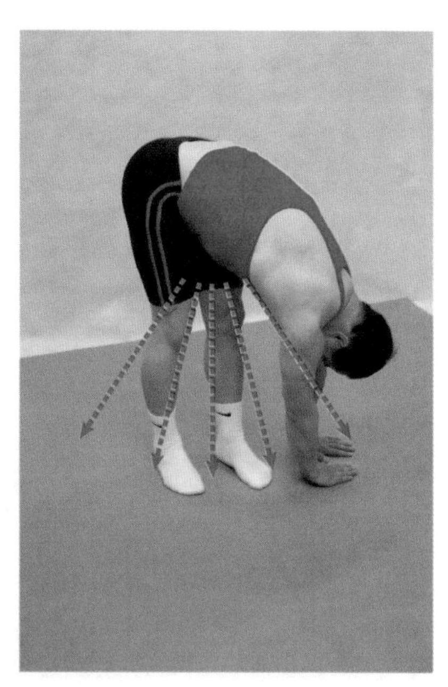

图 6-44 躯干斜屈法

肌、腹内外斜肌和左侧的髂腰肌及背阔肌收缩，同时牵拉脊柱后的韧带、右侧的背伸肌、背阔肌、髂腰肌和腹内外斜肌。当向右侧斜时，使前右侧的韧带、胸前和腹部诸肌、背阔肌、髂腰肌及腹内外斜肌的收缩，同时牵拉左侧的韧带、背伸肌、背阔肌、髂腰肌和腹内外斜肌等。

15. *挺胸弓腰法* 患者取立位，双足分开，双膝做屈曲位，躯干中立位，使躯干向前向上和后方倾伸，同时使髋关节和腹部向前挺伸，而臀向后伸，腰部后弓、胸部向前倾。以上挺腹、伸臂、屈胸的动作要连贯，协调一致，其动度由小逐渐加大，当达到最大限度时再向相反方向做伸臂、弓腰、挺胸运动。其动作与上相同，反复进行至结束。每组 10 ~ 20 次，每日 2 ~ 3 组（图 6-45 ~图 6-48）。

以上伸髋、挺腹、屈胸法和伸臂、弓腰、挺胸脊柱屈伸运动，通过脊柱不同动作的活动，使棘突上、椎体间韧带和前后纵韧带及躯干部前后诸肌的收缩、牵拉，来加强韧带、肌肉的弹缩性和伸展度，扩大关节间隙，加大肌肉和关节的活动范围，防止脊柱关节强直。

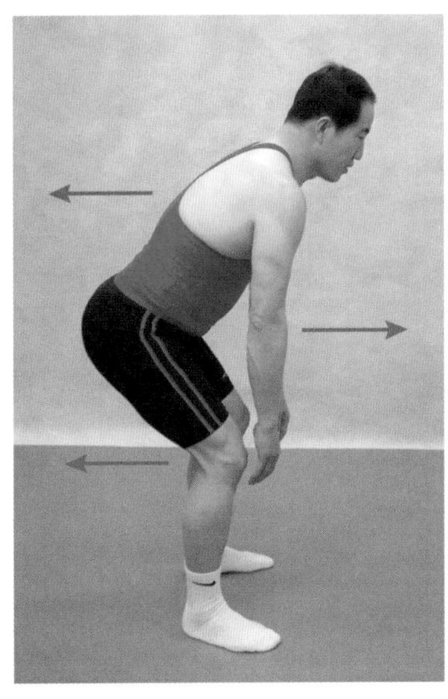

图 6-45 挺胸弓腰法 1

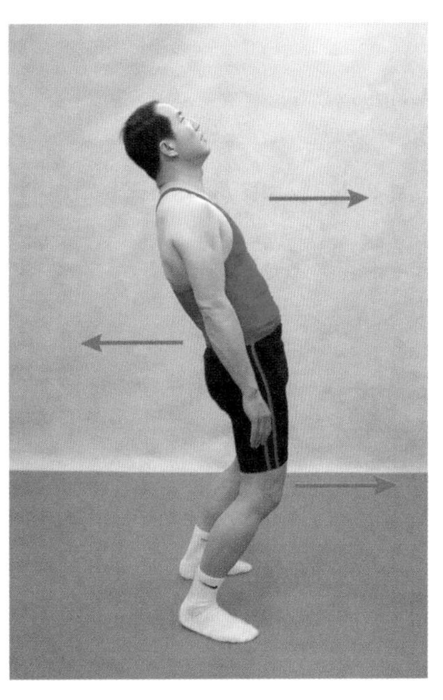

图 6-46 挺胸弓腰法 2

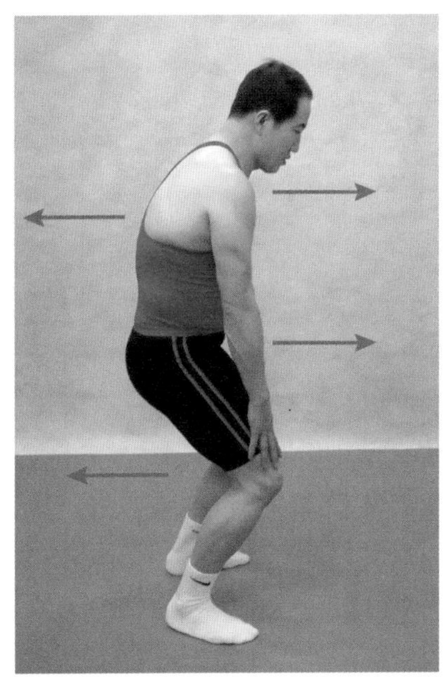

图 6-47 挺胸弓腰法 3

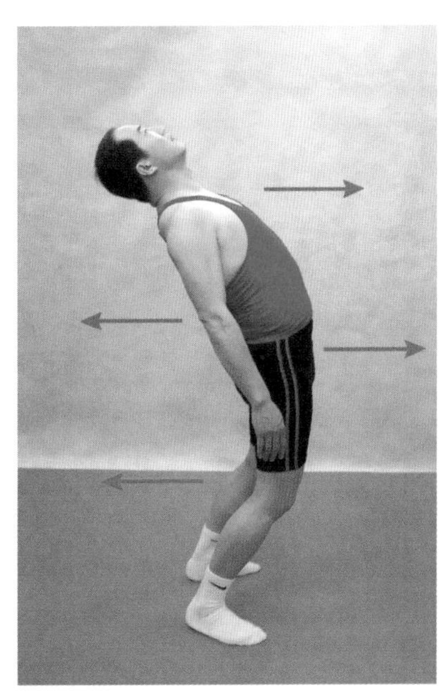

图 6-48 挺胸弓腰法 4

# 第 7 章　下肢主动运动

## 第一节　下肢应用解剖

### 一、下肢骨

#### （一）下肢带

1. 髋骨　为扁板状的骨块，位于躯干下端的两侧，由髂骨、坐骨及耻骨三部组成。幼年时，三骨彼此分离；成年后各骨在髋臼处相互愈合。

（1）髂骨：位于髋骨的上部。呈长方形，可分为髂体、髂骨翼、两面及三缘。

髂体位于髂骨的下部，构成髋臼的上半部。髂骨翼为髂骨上部宽广的部分。

下缘称为髂嵴，呈 S 状弯曲。其前端向前下方突出，称为髂前上棘，为腹股沟韧带及缝匠肌的附着部；髂嵴的后端突向后下方，称为髂后上棘，有骶结节韧带、骶髂后长韧带及多裂肌附着。

前缘上方起自髂前上棘，下达髋臼的边缘；下部形成一隆起，称为髂前下棘，为股直肌的附着部。

后缘上方起自髂后上棘，向下移行于坐骨体的后缘。上部形成一锐薄的突起，称为髂后下棘，有骶结节韧带附着；下部构成坐骨大切迹的上半部。

外侧面有前、下、后 3 条粗线，均为臀肌的附着部。前方的最长，称为臀前线，下方的称为臀下线，后方的最短，称为臀后线。

内侧面的前部光滑而凹陷，称为髂窝，构成大骨盆的后外侧壁；后部有粗糙的耳状关节面，称为耳状面，与骶骨的耳状面相关节。

（2）坐骨：位于髋骨的后下部，可分为坐骨体、坐骨上支及下支。

坐骨体为坐骨上部肥厚的部分，构成髋臼的后下部。

坐骨上支位于坐骨体的下方。前缘形成闭孔的后界。后缘形成一深切迹，称为坐骨小切迹。坐骨上支的下端向前移行于坐骨下支。

坐骨下支自坐骨上支的下端弯向前上内方。上缘构成闭孔的下界。其前端移行于耻骨下支。

（3）耻骨：位于髋骨的前下部。分为耻骨体、耻骨上支及下支。

耻骨体连接髂体与坐骨体，构成髋臼的前下部。与髂体的愈合处，骨面粗糙而隆起，称为髂耻隆起。

耻骨上支自耻骨体水平伸向前内下方，其内侧端移行于耻骨下支。

耻骨下支自耻骨上支的内侧端，向下弯曲。前面为短收肌、长收肌及闭孔外肌的附着部。

（4）髋臼：为髋骨外侧面中部的半球形深窝，由髂体、坐骨体及耻骨体构成，与股骨头相关节。髋臼的中央称为髋臼窝。窝的周围有半月形关节面，称为月状面（图 7-1）。

2. 骨盆　由左右髋骨、骶骨及尾骨构成，有保护盆腔器官及传递重力的作用。可分为上部的大骨盆及下部的小骨盆，其间以界线为界（图 7-2）。

#### （二）游离下肢骨

1. 股骨

（1）上端：由股骨头、股骨颈、大转子和小转子构成。

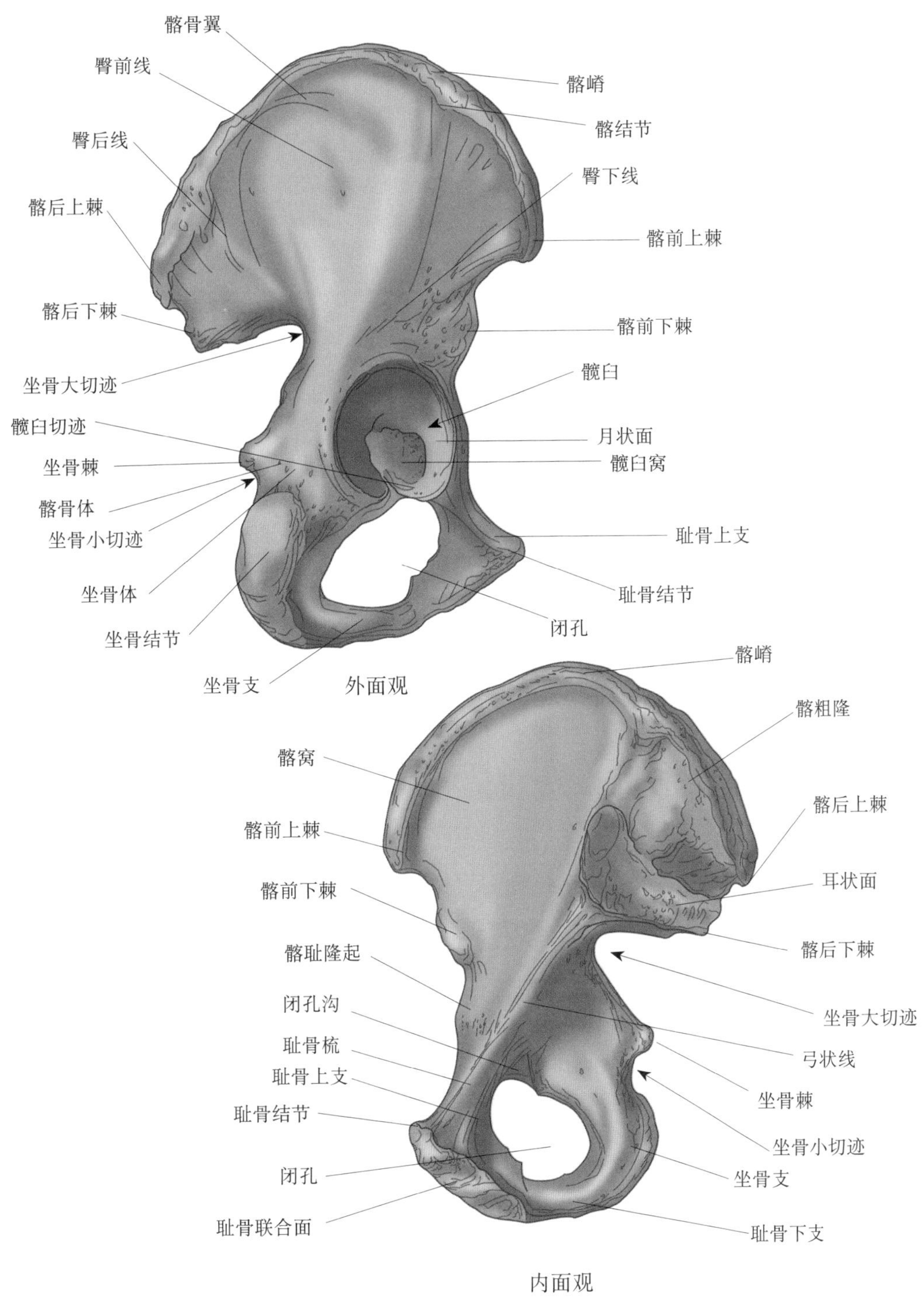


图 7-1 髋骨

股骨头膨大呈球形，向内上方并稍向前方，有光滑的关节面，与髋臼相关节。头的中央稍靠下侧，有一小窝，称为股骨头凹，为股骨头韧带的附着部。

股骨颈为股骨头下侧较细的部分，呈长方形，向前内上方。上缘向下方移行于大转子；下缘向外下方移行于小转子。

大转子为方形隆起，位于体与颈连接处的外

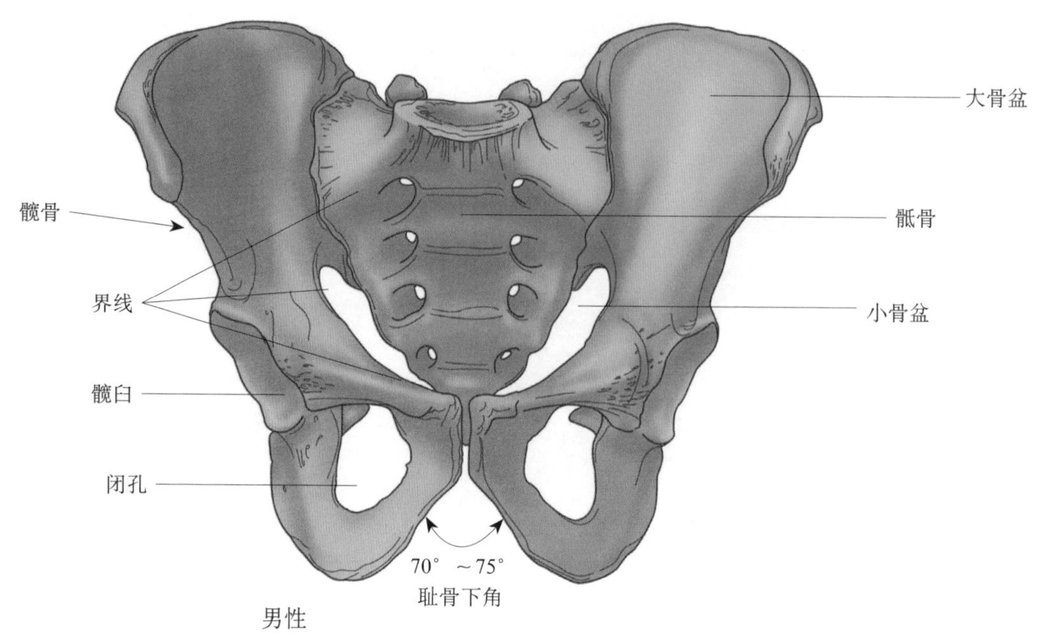


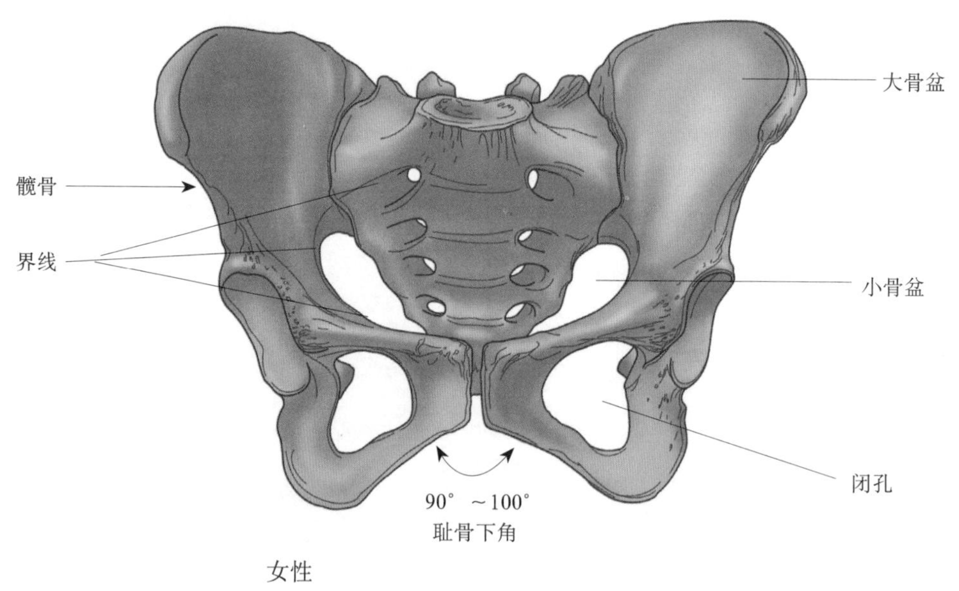


图 7-2 骨盆

侧。外侧面有一条自后上方斜向前下方的微嵴，为臀中肌的附着部。内侧面有一深窝，称为转子窝，有闭孔外肌腱附着。大转子上缘为梨状肌的附着部。

小转子为圆锥形的突起，位于颈与体连接处的后内侧，前面为腰大肌的附着部。

（2）股骨体：上部呈圆柱形，下部逐渐呈三棱柱形。前面圆隆而光滑。后面的中部有一条纵嵴，称为股骨嵴。此嵴分为内侧唇及外侧唇。两唇向上方逐渐分开，外侧唇终于一粗糙部，称为臀肌粗隆。

(3) 下端：膨大，有内外 2 个髁状突，称为内侧髁与外侧髁。两髁的前面、后面及下面均为光滑的关节面，其中，前面的关节面相连而成髌面，与髌相关节（图 7-3）。

2. 髌骨　为人体内最大的籽骨。全骨扁平，呈三角形，位于膝关节前方的股四头肌腱中。前面有许多血管孔。后面光滑，称为关节面，由一纵行钝嵴，分此面为内、外两侧。外侧部宽阔，内侧部狭窄，与股骨下端的髌面相关节。髌的上缘称为髌底，有股四头肌腱附着。

3. 胫骨

(1) 上端：膨大，内外两侧突出，称为内侧髁与外侧髁。两髁上面，均有凹陷的卵圆形关节面，称为上关节面，与股骨的同名髁相关节。

(2) 胫骨体：前缘自胫骨粗隆的外侧缘，弯向内下方，终于内髁的前缘。内侧缘起于内侧髁的后面，向下达内髁的后缘，上部有膝关节胫侧副韧带及比目鱼肌附着。

(3) 下端：膨大呈四角形。前面的上部圆隆；下部粗糙而微凹，为踝关节囊的附着部。后面有内、外 2 条沟，内侧沟称为踝沟，有胫骨后肌腱及趾长屈肌腱经过；外侧沟则通过踇长屈肌腱。外侧面有一切迹，称为腓骨切迹，与腓骨下端相接。内侧面向下发出一短突，称为内踝。内踝的外侧面光滑，称为踝关节面，与距骨相关节；内踝的内侧面凸隆，向上移行于胫骨体的内侧面；内踝的下缘有一切迹，为踝关节三角韧带的附着部。胫骨下端的下面称为下关节面，与距骨相关节。

4. 腓骨　为细长的管状骨，居小腿的外侧。

(1) 上端：略膨大，称为腓骨小头。小头的内侧面，有圆形的关节面，称为小头关节面，与胫骨外侧髁相关节。小头的外侧面有一粗隆，为股二头肌及膝关节腓侧副韧带的附着部。小头的顶部呈结节状，称为腓骨小头尖，有肌及韧带附着。

(2) 腓骨体：前嵴自小头的前面，向下达外踝的后缘，为腓骨前肌间隔的附着部。骨间嵴向上与前嵴相合，向下与内侧嵴相接，有小腿骨间膜附着。内侧嵴起于小头的内侧，向下移行于外踝的前缘。外侧嵴自小头的后面。

(3) 下端或外踝：内侧面的前上部，有微凹的三角形关节面，称为踝关节面，与距骨相关节；后下部有一窝，为胫腓横韧带与距腓后韧带的附着部（图 7-4）。

5. 足骨

(1) 跗骨：共有 7 块，分为近侧及远侧两列。近侧列有距骨、跟骨及足舟骨；远侧列有第 1、2、3 楔骨及骰骨。

①距骨：位于胫、腓骨与跟骨之间。距骨头为距骨前端呈圆形的部分，斜向前内下方。前面有一关节面，称为舟骨关节面，与舟骨相关节；内下部称为跟骨中关节面，与跟骨相关节；介于上述两部之间的称为跟骨前关节面。距骨体的上面与胫骨相接。下面有一凹陷的菱形的关节面，称为跟骨后关节面，与跟骨相关节。内侧面的上部，有半月形的关节面，称为内踝关节面，与内踝相关节；内侧面的下部为踝关节三角韧带深层纤维的附着部。外侧面有三角形的关节面，称为外踝关节面，与外踝相关节。

②跟骨：为足骨中最大的，位于距骨的下方。跟骨后部称为跟骨体，体的后端突出，称为跟结节。跟骨上面的中部有卵圆形凸隆的关节面，称为后关节面，与距骨体的跟骨后关节面相关节。

③足舟骨：介于距骨头与 3 块楔骨之间。前面凸隆由 2 条微嵴分成 3 个关节面，分别与 3 个楔骨相关节。

④楔骨：有 3 个，均呈楔形，位于足舟骨与第 1、2 跖骨及第 3 跖骨之间。

第 1 楔骨最长。前面有肾形的关节面，与第 1 跖骨底相关节。后面凹陷有梨形关节面，与舟骨相关节。

第 2 楔骨最短，在第 1 楔骨的外侧。前面有平滑的关节面，与第 2 跖骨底相关节。后面有三角形凹陷的关节面，与舟骨相关节。沿内侧面的上缘及后缘，有一关节面，与第 1 楔骨相关节。

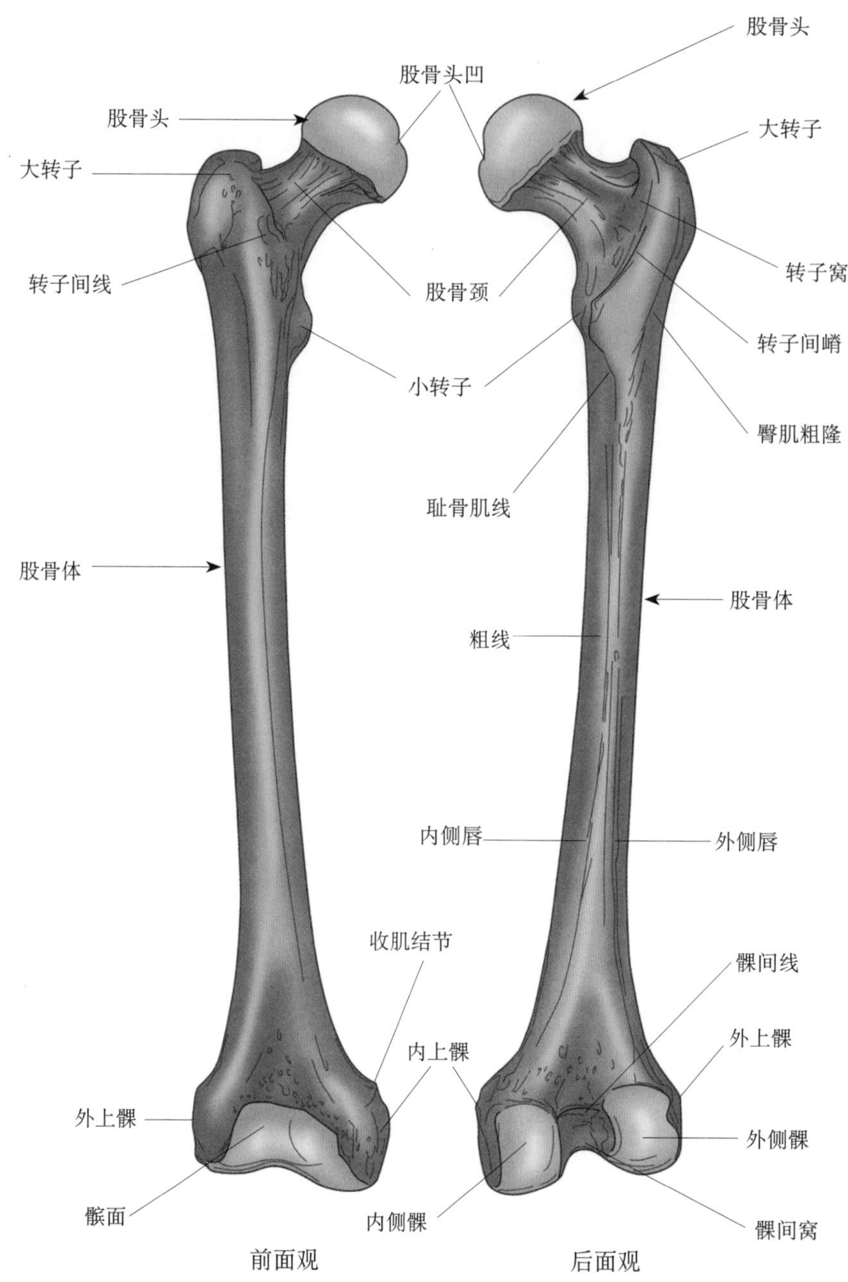


图 7–3 **股骨**

第 3 楔骨，介于第 2 楔骨与骰骨之间。前、后两面均有三角形的关节面，分别与第 3 跖骨及舟骨相关节。

⑤骰骨：呈不规则的立方形，居足的外侧缘。前面由一垂直的微嵴分为内、外两部，分别与第 4 跖骨及第 5 跖骨底相关节。后面近似四角形，有鞍状的关节面，与跟骨相关节。

⑥跖骨：为短管状骨，共有 5 个，位于跗骨与趾骨之间。各跖骨的后端呈楔形，称为底。底的后面与跗骨相关节；两侧与相邻的跖骨相关节；上、下面为韧带的附着部。跖骨的前端称为小头，有凸隆的关节面，与第 1 趾骨底相关节。小头的两侧微凹，周围呈结节状，为跖趾关节副韧带的附着部。小头与底之间的部分，称为体。体的上

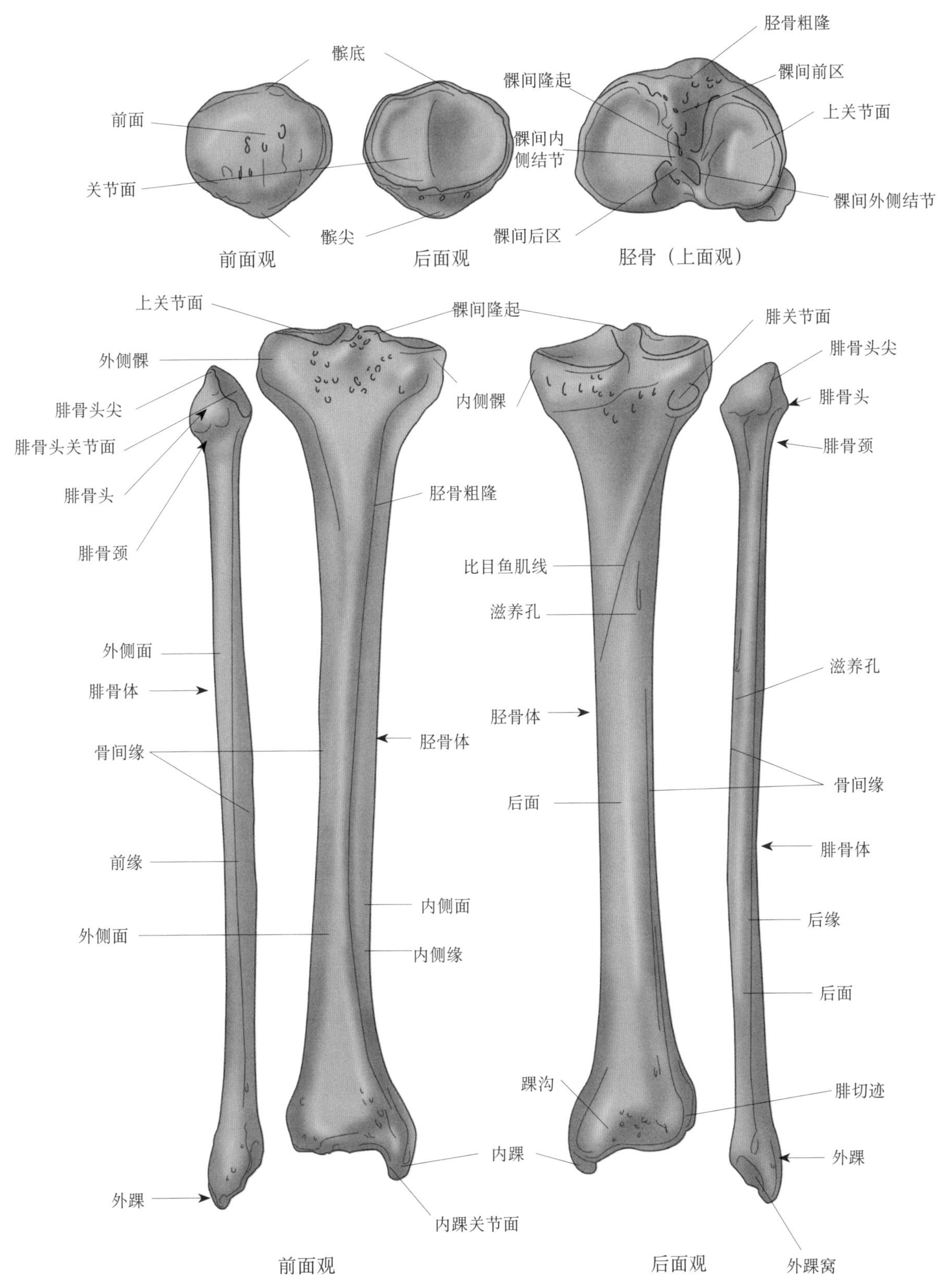
髌底
前面
关节面
髌尖
前面观
后面观
胫骨粗隆
髁间前区
髁间隆起
上关节面
髁间内
侧结节
髁间外侧结节
髁间后区
胫骨（上面观）
上关节面
髁间隆起
腓关节面
外侧髁
腓骨头尖
内侧髁
腓骨头
腓骨头尖
腓骨头关节面
腓骨颈
腓骨头
胫骨粗隆
腓骨颈
比目鱼肌线
滋养孔
外侧面
滋养孔
腓骨体
胫骨体
胫骨体
骨间缘
骨间缘
后面
腓骨体
前缘
内侧面
后缘
外侧面
内侧缘
后面
踝沟
腓切迹
内踝
外踝
外踝
内踝关节面
前面观
后面观
外踝窝

图 7-4 髌骨、胫骨和腓骨

面及内、外两面均有肌附着。

⑦趾骨：总数为14个，除踇趾为2节外，其他均为3节。每节趾骨与指骨相似，也分为趾骨底、趾骨体及趾骨滑车三部。

第1节趾骨最长。底的后面有卵圆形凹陷的关节面，与跖骨小头相关节。远侧端呈滑车状，中部凹陷，两侧凸隆，接第2节趾骨底。体扁细。

第2节趾骨短小。底有2个凹陷的关节面，与第1节趾骨相关节。趾骨滑车接第3节趾骨。

第3节趾骨的底较宽，接第2节趾骨。下面粗糙，称为甲粗隆（图7-5，图7-6）。

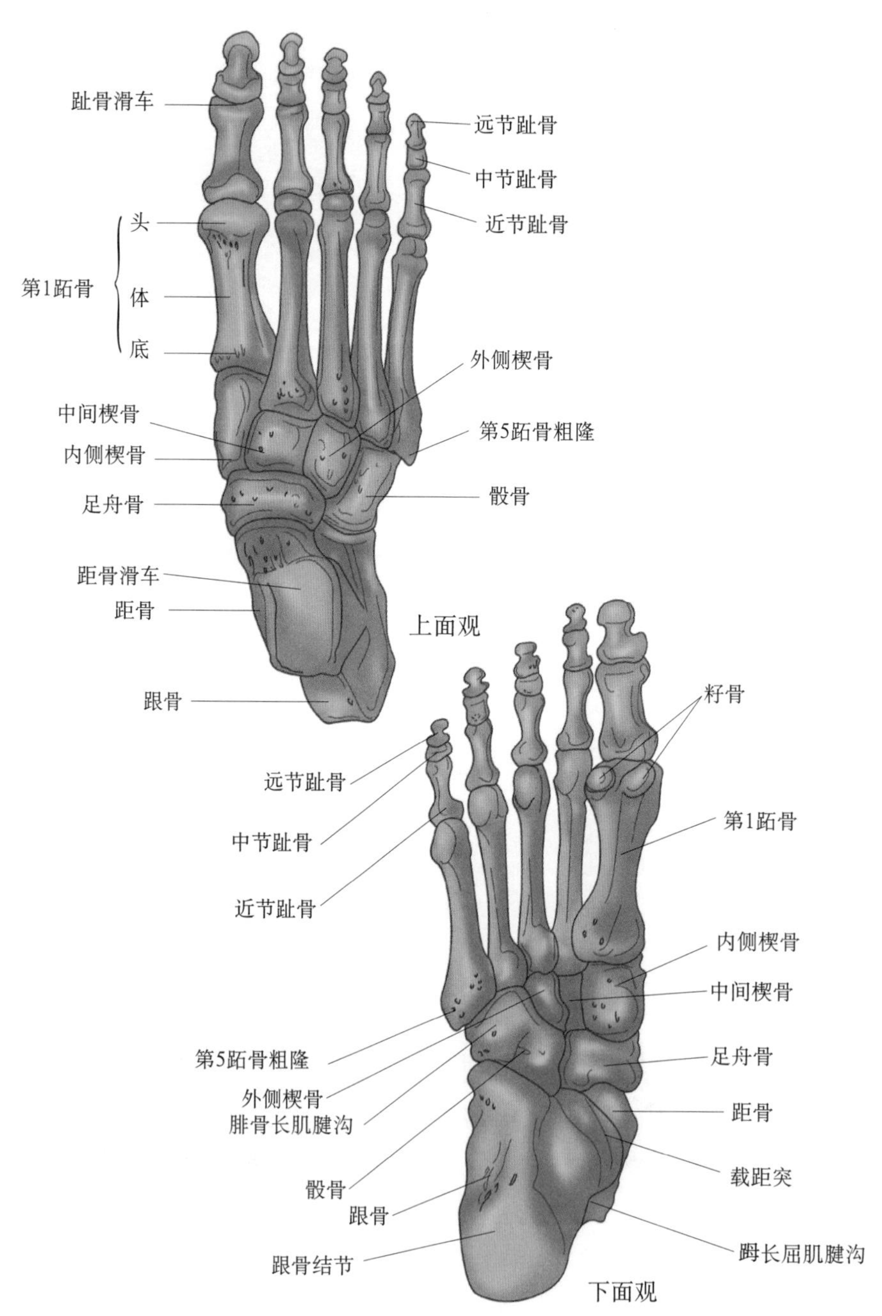


图7–5 趾骨（正位）

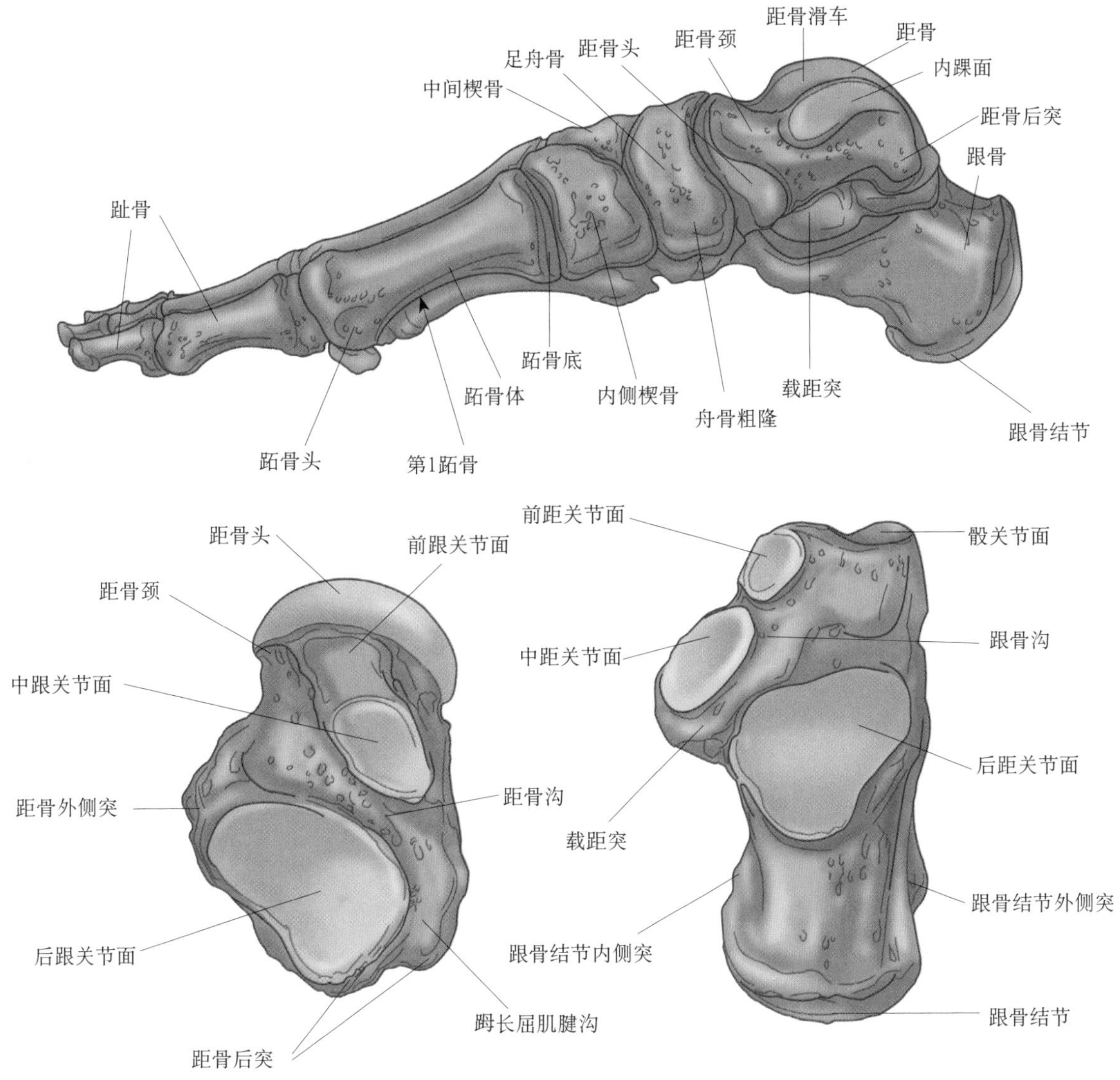


图 7–6 趾骨（侧位）

## 二、下肢骨的连结

下肢骨的连结包括下肢带的连结与游离下肢骨的连结两种。

### （一）下肢带的连结

1. 骶髂关节　由髂骨的耳状面与骶骨的耳状面构成。

（1）关节囊：很紧张，附着于关节面的周缘。

（2）骶髂关节的韧带

①骶髂前韧带：位于关节的前面，连结骶骨骨盆面的侧缘与髂骨的附关节沟之间。

②骶髂后短韧带：起自髂粗隆、髂骨耳状面后部和髂后下棘，止于骶外侧嵴和骶关节嵴；浅层的称为骶髂后长韧带，自髂后上棘，达第 2 ~ 4 骶椎的关节突，外侧与骶结节韧带相连，内侧接腰背筋膜。

③骶髂骨间韧带：连结髂骨粗隆与骶骨粗隆之间，由纵横交错的短纤维构成，填充于关节囊的上方与后方。

2. 髋骨与脊柱的韧带联合　主要连结骶骨与坐骨和髂骨与腰椎之间，有骶结节韧带、骶棘韧带和髂腰韧带、骶腰韧带。

（1）骶结节韧带：位于骨盆的后下部。起自髂后下棘、骶骨下部的外侧缘和尾骨的岬部，斜向外下方，经骶棘韧带的后方，止于坐骨结节的内侧缘，有一部分纤维则呈钩状，继续延伸至坐骨下支，称为镰突。

（2）骶棘韧带：位于骶结节韧带的前方。起自骶骨和尾骨的外侧缘，向外方与骶结节韧带交叉后，止于坐骨棘。

（3）髂腰韧带：起自第 5 腰椎横突前面、横突尖部的后面及第 4 腰椎横突的前面和下缘，呈放射状止于髂嵴的内唇。

（4）骶腰韧带：为髂腰韧带的一部分，起自第 5 腰椎体与横突，止于髂窝与骶骨底（图 7-7）。

### （二）游离下肢骨的连结

1. 髋关节　由股骨头与髋臼构成。

（1）关节囊：于髋臼处，起自髋臼的周缘与髋臼横韧带。在股骨上，前后面分别附着于转子间线与转子间嵴的内侧；上下方则分别止于大转子和小转子附近。

（2）髋关节的韧带

①髂股韧带：位于关节囊的前面。上方起自髂前下棘的下方，向外下方呈扇形分散，止于股骨的转子间线。

②耻骨囊韧带：起自髂耻隆起、耻骨上支、闭孔嵴及闭孔膜，斜向外下方，移行于关节囊及髂股韧带的内侧部。

③坐骨囊韧带：位于关节的后面，起自髋臼的后部与下部，向外上方，经股骨颈的后面，一部分纤维移行于轮匝带；另一部分则附着于股骨大转子的根部。

④轮匝带：由关节囊纤维层的环形纤维构成，环绕股骨颈的中部。其外侧部肥厚，略向关节腔突出。此韧带有一部分纤维分别与耻骨囊韧带及坐骨囊韧带愈合，但不直接附着在骨面上。

⑤股骨头韧带：为关节囊内扁平的三角形纤维带。基底部附着于髋臼横韧带及髋臼切迹两侧；尖部连结股骨头凹的前上部。

⑥髋臼横韧带：也在关节囊内，呈桥状横跨髋臼切迹的两端，二者围成一孔，有血管和神经通过。此韧带与关节囊及股骨头韧带愈合。

（3）盂缘：由纤维桡骨构成。基底部附着于髋臼的周缘和髋臼横韧带；游离缘锐薄而紧缩；外侧面凸隆；内侧面凹陷而光滑（图 7-8）。

2. 膝关节　为人体中较大而复杂的关节，由 3 部分构成，即股骨的内、外侧髁与半月板的上面；胫骨的内、外侧髁与半月板的下面，以及股骨的髌面与髌的关节面直接（图 7-9 ～图 7-11）。

（1）关节囊：关节囊的纤维层，上方起自股骨两髁关节面的周缘与髁间窝的后缘，向下止于髌的上面及其内外两缘和胫骨两髁的前缘；外侧与腘肌腱相连；内侧与胫侧副韧带愈合。纤维层的一部分深层纤维，与半月板的周缘及邻近的胫骨两髁边缘相连，称此连结为冠状韧带。

（2）膝关节的半月板：分为内侧半月板与外侧半月板，均由纤维桡骨构成，分别位于胫骨内侧髁与外侧髁的关节面上。内、外侧半月板的外侧缘肥厚而凸隆，借冠状韧带与胫骨两髁的周缘相连；内缘锐薄而凹陷；上面光滑而微凹，与股骨的两髁相接；下面平坦，覆盖在胫骨两髁的关节面上。

（3）膝关节的韧带

①髌韧带：位于关节囊的前部，为股四头肌腱延续的部分。上方起自髌尖和髌关节面的下方，向下止于胫骨粗隆及胫骨前嵴的上部；其内外两缘分别移行于髌内侧支持带。

②髌内侧支持带：为股内肌肌腱的一部分。起自股内肌肌腱及髌底，沿髌韧带的内侧向下，止于胫骨上端的内侧面。

③髌外侧支持带：为股外肌肌腱的一部分。起自股外肌肌腱及髌底，沿髌韧带的外侧向下，止于胫骨上端的外侧面。此韧带的外侧与髂胫束重叠。

④腘斜韧带：位于关节的后面，为半膜肌肌腱的延续部分。起自胫骨内侧髁，沿关节囊的后部斜向外上方，止于股骨外上髁。有一部纤维与

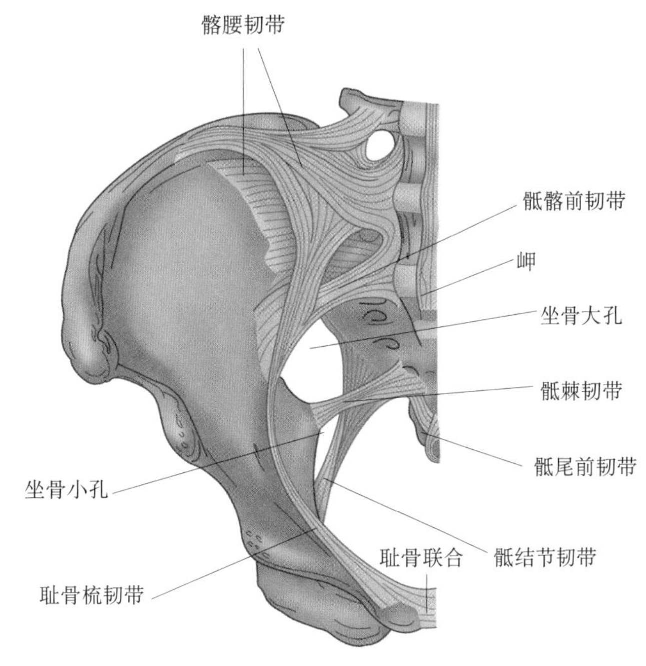


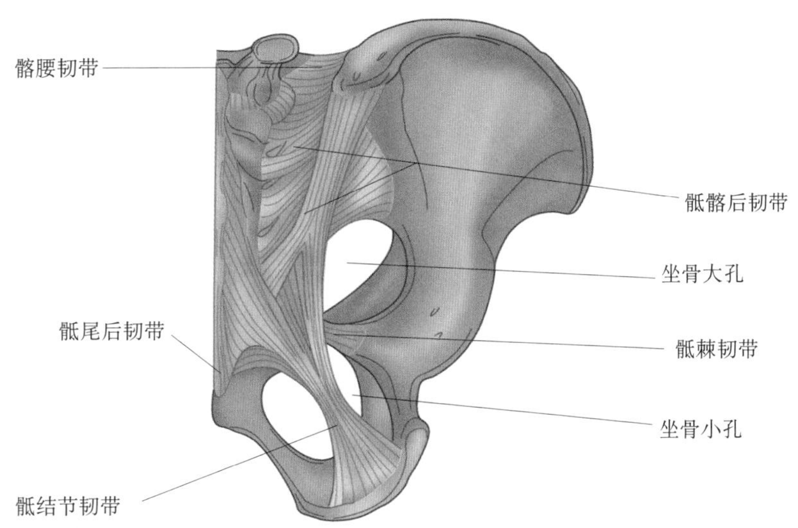


**图 7-7　骨盆的韧带**

关节囊后部的纤维会合。

⑤腘弓韧带：位于关节的后外侧。起自腓骨小头后面，斜向后上方，分为前、后两部，前部与腓肠肌的外侧头会合；后部则附着于胫骨髁间后窝的后缘。

⑥胫侧副韧带：位于关节的内侧。上方起自股骨内上髁，向下止于胫骨内侧髁及胫骨体的内侧面。韧带的前部与髌内侧支持带会合，与关节囊之间有黏液囊相隔，后部则与关节囊及内侧半月板会合。

⑦腓侧副韧带：位于关节的外侧。上方起自股骨外上髁，向下止于腓骨小头外侧面的中部。此韧带与关节囊之间有疏松结缔组织；与半月板之间，以腘肌腱相隔，二者不直接相连。

⑧膝交叉韧带：位于关节囊内，为连结股骨与胫骨之间的强韧韧带，可分为前、后 2 条，彼

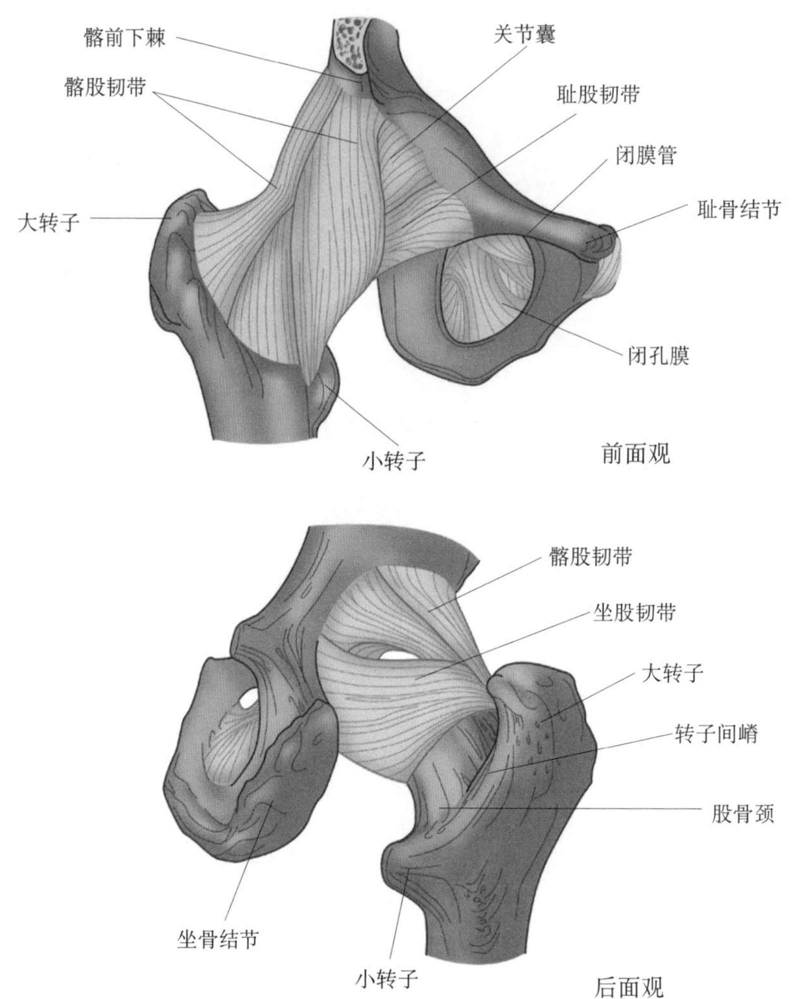


图 7-8 髋关节的韧带

此相互交叉。

⑨膝横韧带：横行连结 2 个半月板的前端。

⑩半月板腓侧韧带：起自外侧半月板的后缘，沿后交叉韧带的后方，斜向内上方，止于股骨内侧髁。

⑪半月板股骨前韧带：起自外侧半月板的后部，沿后交叉韧带的前方，斜向内上方，止于股骨内侧髁。

3. 胫骨与腓骨的连结　可分为胫腓关节、小腿骨间膜及胫腓韧带联合。

（1）胫腓关节：由腓骨小头关节面与胫骨的腓骨关节面构成。关节囊附着于两骨关节面的周缘。关节腔有时通过腘肌囊与关节相通。关节囊的周围有腓骨小头韧带加强。此韧带分为前、后两部：前部位于股二头肌腱的深部，起自腓骨小头前面，斜向内上方，止于胫骨外侧髁的前面；后部起自腓骨小头后面，斜向上方，止于胫骨外侧髁的后面。

（2）小腿骨间膜：连结胫、腓两骨的骨间嵴之间。大部分纤维起自胫骨，斜向外下方，止于腓骨；小部分则自胫骨，斜向外上方，达腓骨。

（3）胫腓韧带联合：由胫骨的腓骨切迹与腓骨下端的内侧面构成。两面均覆盖一层骨膜，并借下列的韧带紧密相连。

①外踝前韧带：位于胫、腓两骨的前面。起自胫骨下端踝关节的边缘，斜向外下方，止于覆

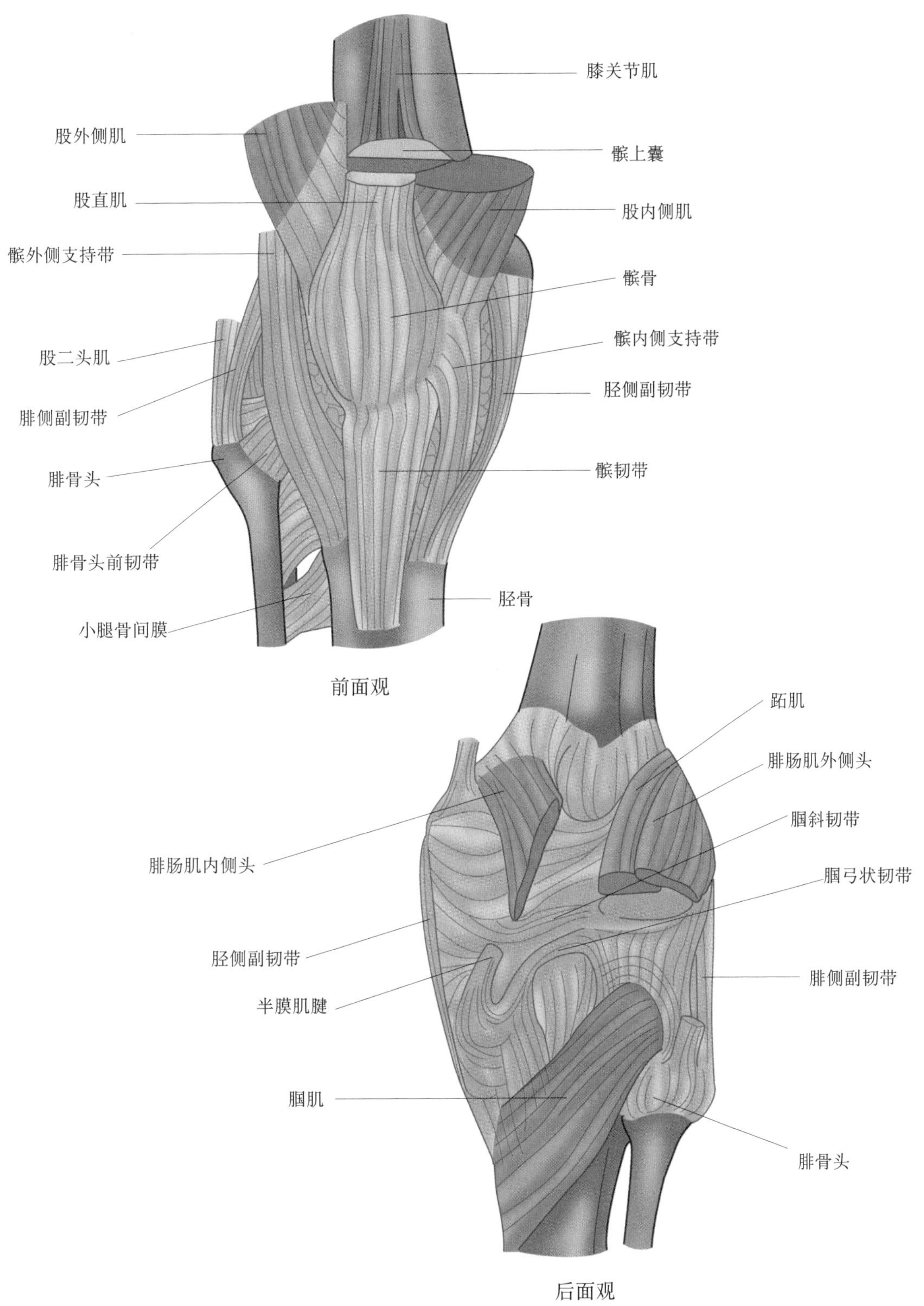
膝关节肌
股外侧肌
髌上囊
股直肌
股内侧肌
髌外侧支持带
髌骨
髌内侧支持带
股二头肌
胫侧副韧带
腓侧副韧带
腓骨头
髌韧带
腓骨头前韧带
胫骨
小腿骨间膜
前面观
跖肌
腓肠肌外侧头
腘斜韧带
腓肠肌内侧头
腘弓状韧带
胫侧副韧带
腓侧副韧带
半膜肌腱
腘肌
腓骨头
后面观

图 7-9 膝关节 1

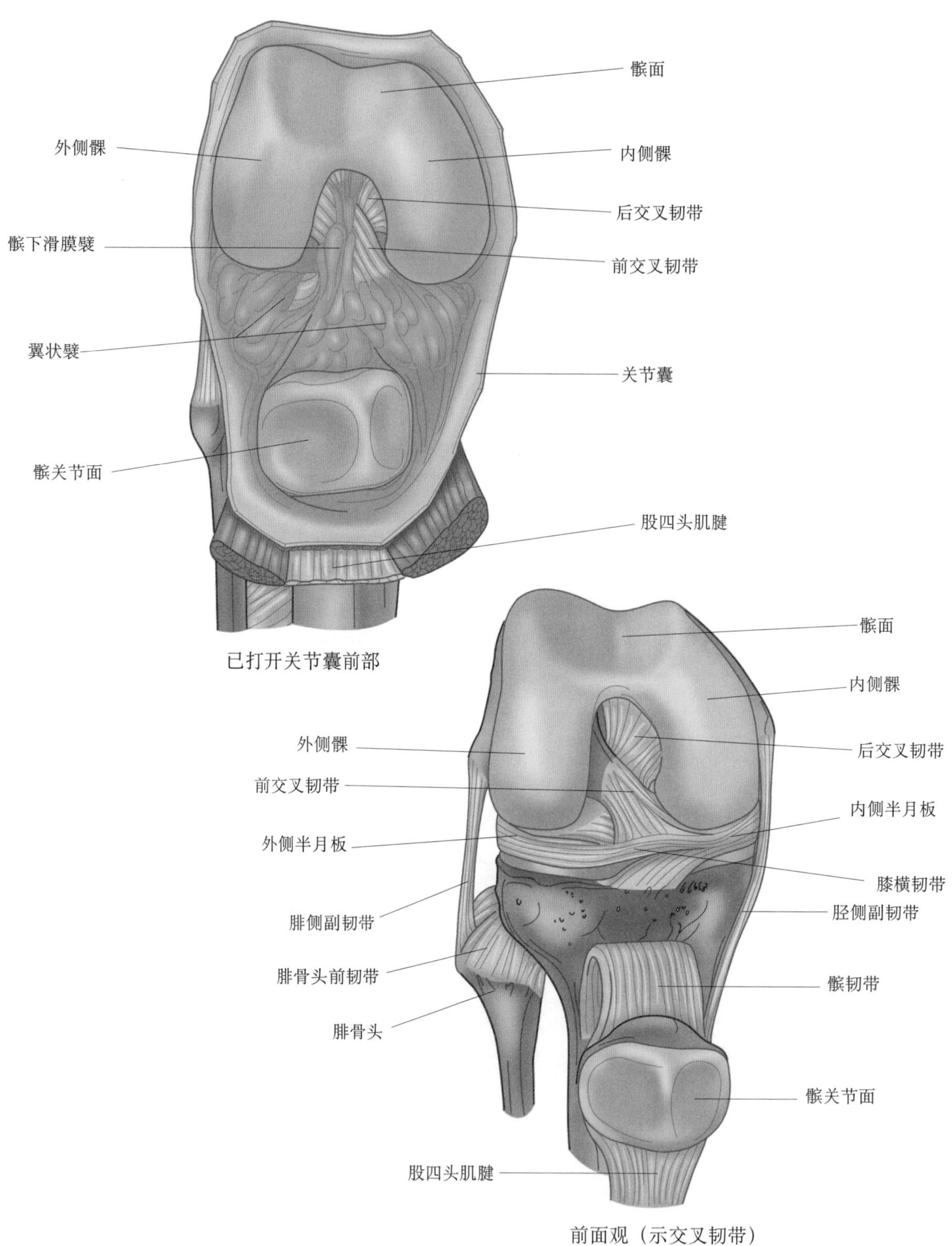
髌面
外侧髁
内侧髁
后交叉韧带
髌下滑膜襞
前交叉韧带
翼状襞
关节囊
髌关节面
股四头肌腱
已打开关节囊前部
髌面
内侧髁
外侧髁
后交叉韧带
前交叉韧带
内侧半月板
外侧半月板
膝横韧带
腓侧副韧带
胫侧副韧带
腓骨头前韧带
髌韧带
腓骨头
髌关节面
股四头肌腱
前面观（示交叉韧带）

图 7-10 膝关节 2

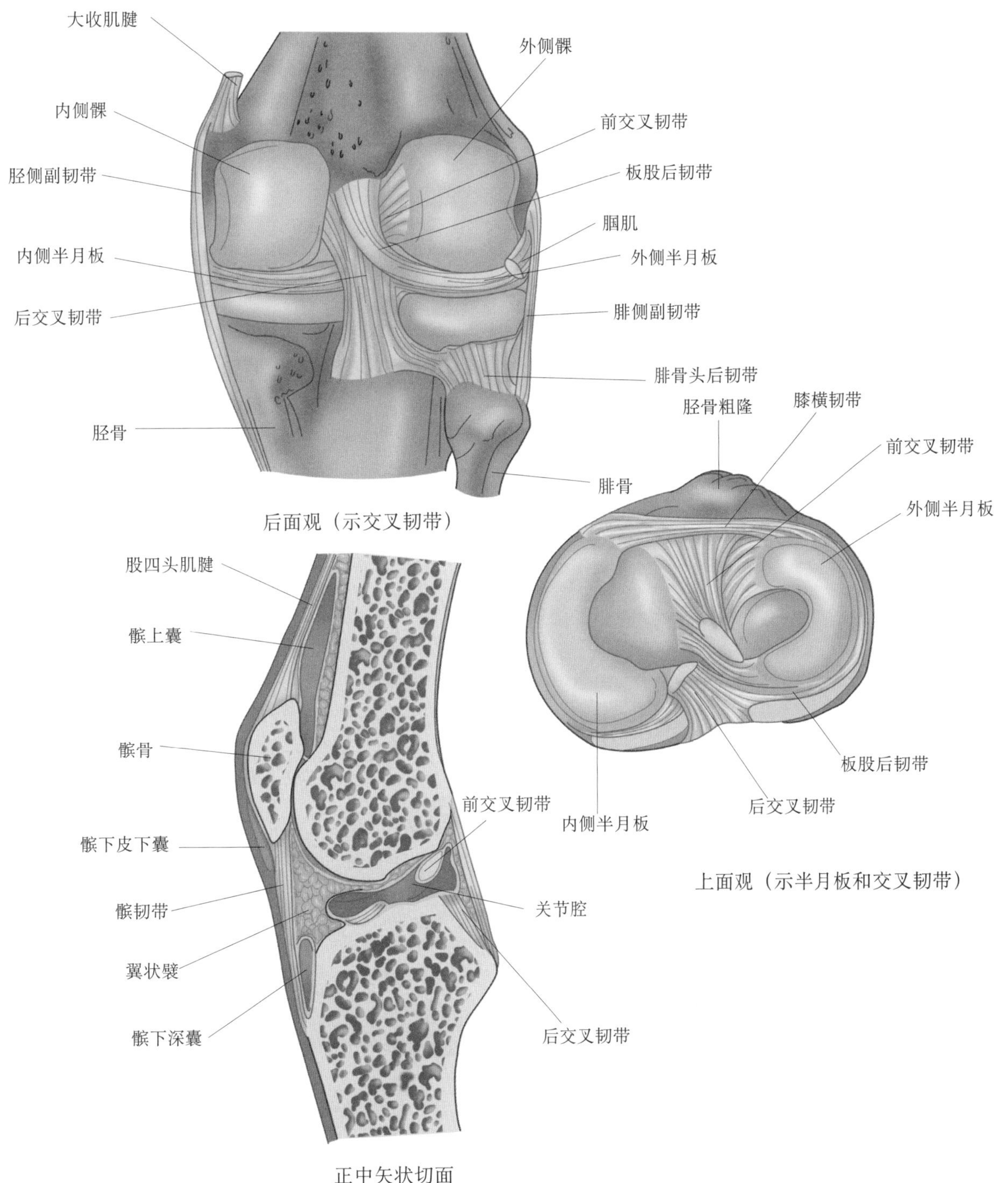


图 7-11 膝关节 3

盖下端的前缘及附近的骨面上。

②外踝后韧带：连结胫、腓二骨下端的后面。前部与骨间韧带相连；下部会合于胫腓横韧带。

③骨间韧带：由许多强韧的短纤维构成，连结胫、腓两骨下端的相接面之间，向上移行于小腿骨间膜。

④胫腓横韧带：起自胫骨后面的下缘，斜向前外下方，止于外踝的内侧面。

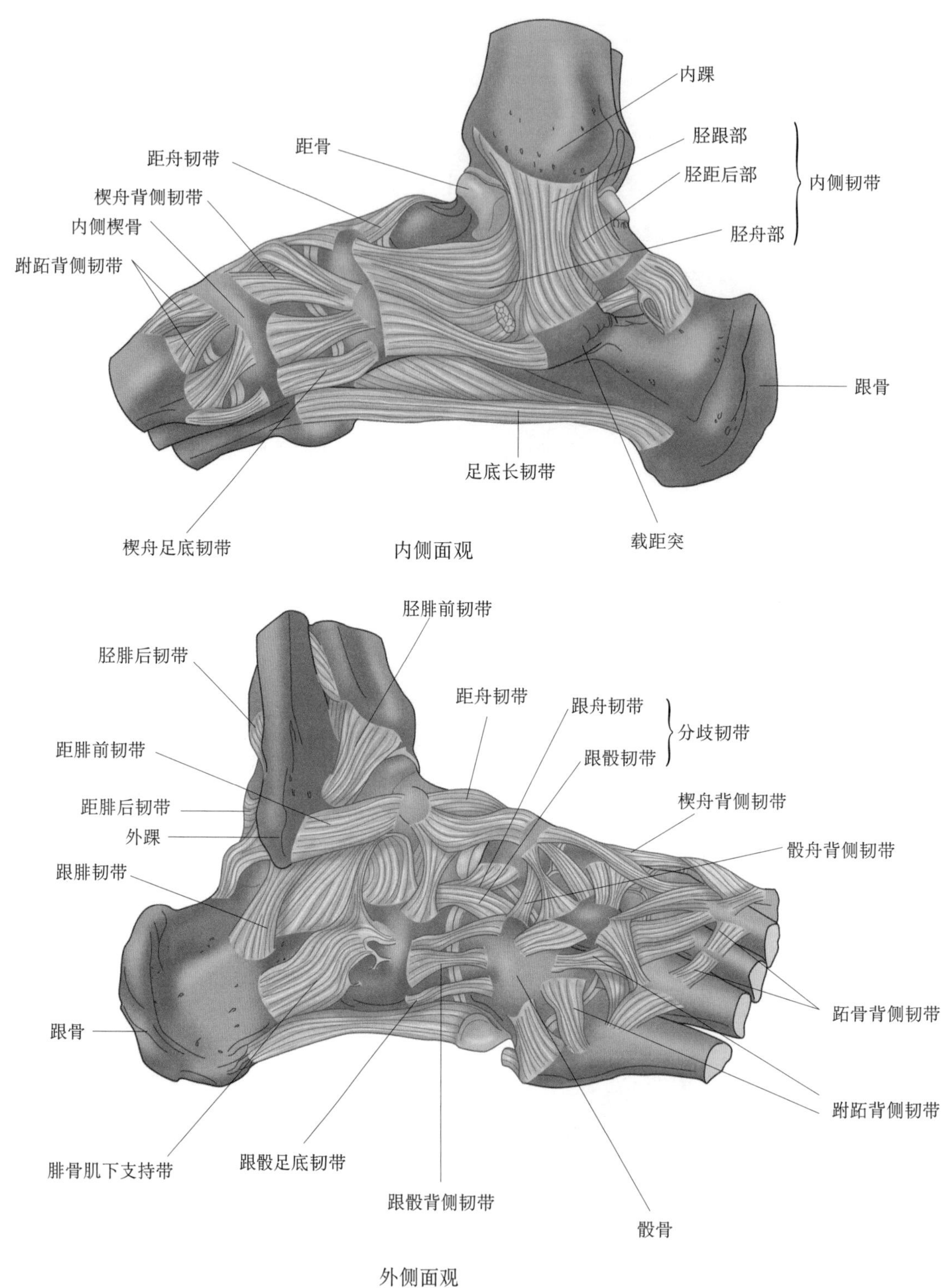


图 7-12 **足的韧带**

4. *足关节* 包括距骨小腿关节、跗骨间关节、跗跖关节跖骨间关节、跖趾关节及趾关节 6 种(图 7-12，图 7-13)。

(1) 距骨小腿关节（踝关节）：由胫骨的下关节面、踝关节面和腓骨的踝关节面，与距骨的上面和内、外踝关节面构成。关节囊上方起自胫

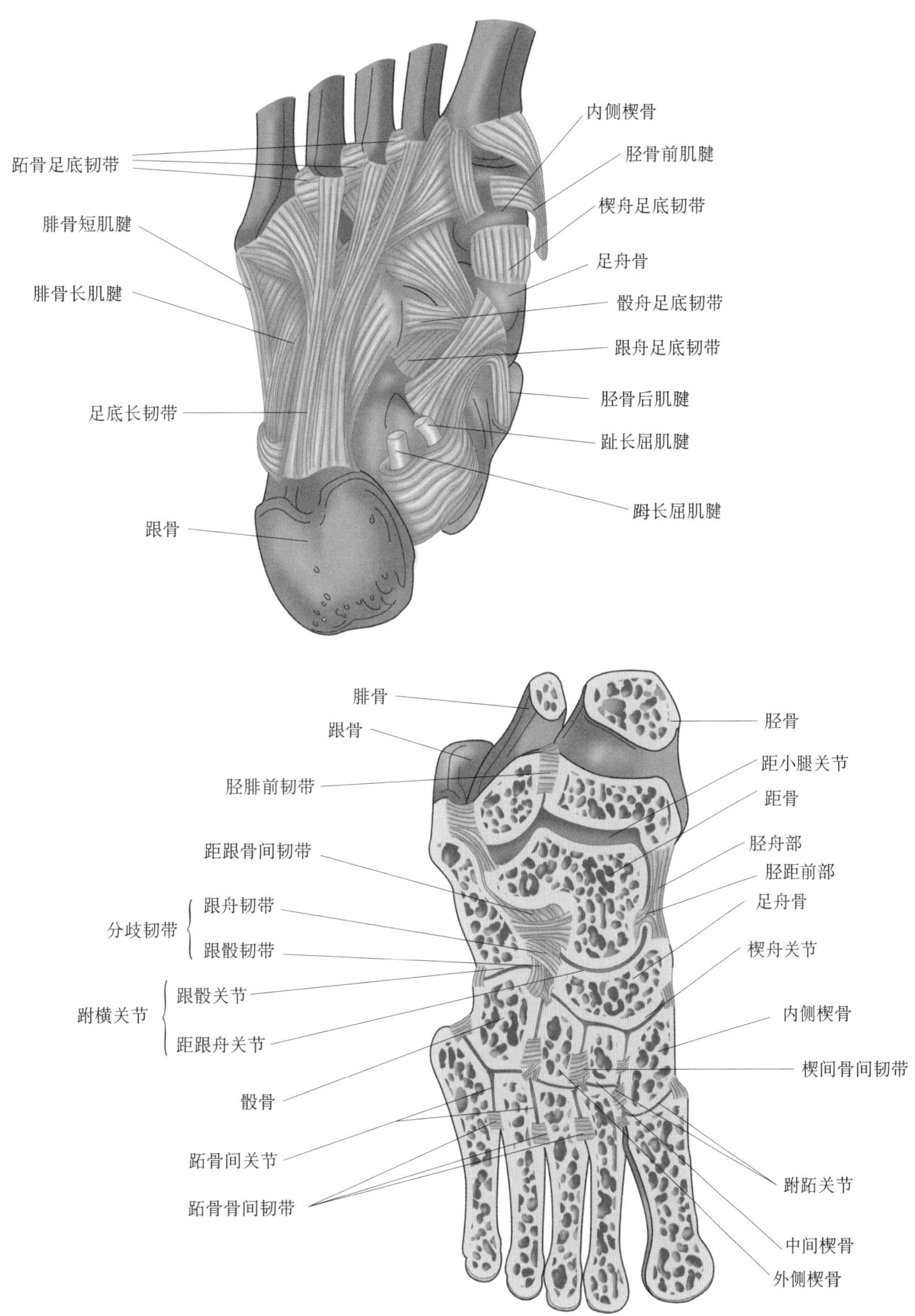
跖骨足底韧带
腓骨短肌腱
腓骨长肌腱
足底长韧带
跟骨
内侧楔骨
胫骨前肌腱
楔舟足底韧带
足舟骨
骰舟足底韧带
跟舟足底韧带
胫骨后肌腱
趾长屈肌腱
蹞长屈肌腱
腓骨
跟骨
胫腓前韧带
距跟骨间韧带
分歧韧带
跟舟韧带
跟骰韧带
跗横关节
跟骰关节
距跟舟关节
骰骨
跖骨间关节
跖骨骨间韧带
胫骨
距小腿关节
距骨
胫舟部
胫距前部
足舟骨
楔舟关节
内侧楔骨
楔间骨间韧带
跗跖关节
中间楔骨
外侧楔骨

图 7-13 足底的韧带

骨下关节面和胫骨踝关节面的周缘，向下止于距骨滑车的半月及距骨颈的上面。关节囊的滑膜层，除被覆于纤维层的内面外，还沿胫、腓两骨之间，达骨间韧带。有下列韧带附着。

①三角韧带：位于关节的内侧。上方起自内踝的前后缘及尖部，呈扇状向下止于跗骨。由于附着部不同，可分为以下4部，即距胫后韧带位于后部，止于距骨的内侧面及距骨后突内侧的小结节；跟胫韧带位于中部，起自内踝的尖部，向下止于跟骨的载距突；胫舟韧带位于前部，起自内踝的前面，止于舟骨粗隆与跟舟跖侧韧带的内侧缘；距胫前韧带位于胫舟韧带的内侧，起自内踝前缘，止于距骨内踝关节面的前缘。

②距腓前韧带：位于关节的外侧，起自外踝的前缘，止于距骨外踝关节面的前方及距骨颈的外侧面。

③距腓后韧带：起自外踝后缘，止于距骨后突。

④跟腓韧带：起自外踝尖部的前方，止于跟骨外侧面中部的小结节。

（2）跗骨间关节：可分为距跟关节、距跟舟关节、跟骰关节、跗横关节、楔横关节、楔舟关节、楔骨间关节、舟骰关节与楔骰关节8种。关节周围主要有下列韧带附着。

①距跟前韧带：位于跗骨窦入口的后侧，连结距、跟两骨。

②距跟后韧带：起自距骨后突及踇长肌腱沟的下缘。止于跟骨后关节面的后侧。

③距跟内侧韧带：起自距骨后突的内侧，止于跟骨载距突的后部。

④距跟外侧韧带：位于跟腓韧带的前上方。起自距骨外突，止于跟骨的外侧面。

⑤距跟骨间韧带：位于跗骨窦内。起自跗骨窦的顶部，止于跟骨后关节面的前方。

⑥跟舟跖侧韧带：起自跟骨载距突前缘，止于舟骨的下面和内侧面。

⑦分歧韧带：后方起自跟骨前关节面的外侧，向前分为内、外两部。内侧部称为跟舟部，起自跟骨上面，止于舟骨的外侧面；外侧部称为跟骰部，向前附着于骰骨的上面。

⑧距舟韧带：起自距骨颈上面和外侧面，止于舟骨的上面。

⑨跟骰背侧韧带：连结跟、骰两骨的上面。

⑩跖长韧带：后部起自跟骨下面的跟结节内外侧突的前方，大部分纤维向前，附着于骰骨下面的锐嵴上；另一部纤维则向前内方，跨过骰骨的腓骨长肌腱沟，止于第2～4跖骨底。

⑪跟骰跖侧韧带：起自跟骨下面前端的以下隆起，止于骰骨下面。

⑫舟楔背侧韧带：起自舟骨上面与骰舟背侧韧带之间，止于3个楔骨的上面。

⑬舟楔跖侧韧带：位于足的跖侧，连结舟骨的下面与3个楔骨下面之间。

⑭骰舟背侧韧带：起自舟骨的上面，止于骰骨上面。

⑮骰舟跖侧韧带：起自舟骨的下面，止于骰骨的内侧面及下面。

⑯骰舟骨间韧带：连结骰、舟两骨的相对面之间。其后部纤维可延伸至足跖下面，并斜向后外方，与跟骰跖侧韧带会合。

⑰楔骰背侧韧带：连结骰骨与第3楔骨上面之间。

⑱楔间背侧韧带：连结楔骨的上面之间。

⑲楔骰跖侧韧带：连结第3楔骨的尖部与骰骨的内侧面之间，后方与骰舟跖侧韧带会合。

⑳楔间跖侧韧带：连结第1楔骨底部与第2楔骨尖部之间。

㉑楔骰骨间韧带：位于第3楔骨与骰骨之间，连结两骨的相对面，与楔骰背侧及跖侧韧带会合。

㉒楔骨间韧带：连结3个楔骨的相对面之间。

（3）跗跖关节：由3部分组成，分别位于第1楔骨前面与第1跖骨底之间，第2、3楔骨前面与第2、3跖骨底之间及骰骨前面与第4、5跖骨底之间。关节周围有下列韧带。

①跗跖背侧韧带：由一些扁宽的纤维束组成，分别连结第1楔骨的外侧缘与第2跖骨底的内侧缘之间；第2楔骨与第2跖骨底之间；第3楔骨与第2～4跖骨之间及骰骨与第4、5跖骨底之间。

②跗跖跖侧韧带：为一强韧的纤维束，分别

连结第 1 楔骨与第 2、3 跖骨底之间及骰骨与第 4、5 跖骨底之间。

③楔跖骨间韧带：有 3 条，分别连结第 1 楔骨外侧面与第 2 跖骨底的内侧面之间；第 3 楔骨与第 2 跖骨底之间及第 3 楔骨与第 3、4 跖骨底之间。

(4) 跖骨间关节：有 3 个，位于第 2 ～ 5 跖骨底之间。有下列韧带。

①底背韧带：连结第 2 ～ 5 跖骨底的上面。

②底跖侧韧带：连结第 2 ～ 5 跖骨的下面。

③底骨间韧带：连结第 2 ～ 5 跖骨底相对面的粗糙部。

(5) 跖趾关节：由跖骨小头与第 2 节趾骨底构成。关节周围有下列韧带。

①副韧带：位于关节两侧。起自跖骨小头两侧的结节，止于第 1 节趾骨底的两侧及跖侧副韧带。

②小头横韧带：连结跖骨小头之间的下面，与跖侧副韧带愈合。

③跖侧副韧带：位于关节的下面，介于两侧副韧带之间，与跖骨连结较松，但紧密连结于趾骨、小头横韧带及副韧带。

(6) 趾关节：共有 9 个，由远位趾骨底与近位趾骨滑车构成。有下列韧带。

①副韧带：位于关节两侧，连结近位趾骨滑车与远位趾骨底之间。

②背侧韧带：为关节上面的膜状韧带，两侧与副韧带会合。

③跖侧副韧带：为关节下面的纤维软骨板，两侧与副韧带会合，与骨面之间有短纤维相连。

## 三、下肢肌

### （一）髋肌

1. 髋内肌

(1) 腰大肌：在脊柱腰部两侧。起自第 12 胸椎体、上四个腰椎体和椎间盘的侧面，止于股骨小转子。此肌可屈股并旋外，使躯干前屈。受腰丛的肌支支配。

(2) 腰小肌：位于腰大肌的前面。上端起自第 12 胸椎及第 1 腰椎体的侧面，下端止于髂耻隆起。此肌使脊椎腰段趋向同侧，并紧张髂筋膜。受腰丛的肌支支配。

(3) 髂肌：起自髂窝、髂筋膜、髂前下棘和骶骨翼。止于股骨小转子及髋关节囊。此肌可屈股并外旋。受腰丛的肌支支配。

(4) 梨状肌：位于小骨盆的后壁。起自骶骨两侧部的盆面骶前孔外侧的部分。止于大转子尖端。此肌使股外旋并外展。受骶丛的肌支支配。

(5) 闭孔内肌：位于小骨盆的侧壁。起自闭孔筋膜的内面及其周围的骨面。止于转子窝。此肌使股外旋。受骶丛的分支支配。

2. 髋外肌

(1) 臀大肌：几乎占据整个臀部皮下。起自髂后上棘到尾骨尖之间的部位、髂骨背面、骶骨下部和尾骨的背面及两骨之间的韧带、腰背筋膜和骶结节韧带，至股骨上部。止于股骨的臀肌粗隆。此肌可伸股并稍旋外，当股部被固定时，则使骨盆向后倾斜，维持身体直立姿式。受臀下神经支配。

(2) 阔筋膜张肌：位于股的前外侧。起自髂前上棘。止于胫骨外侧髁。有前屈股部并稍旋内的作用。受臀上神经支配。

(3) 臀中肌：起自臀前线以上、臀后线以前的髂骨背面。止于股骨大转子尖端的上面和外侧面。有使股旋内或旋内及使股外展的作用。受臀上神经支配。

(4) 股方肌：位臀大肌的深侧。起自坐骨结节的外面，止于转子间嵴和大转子。有使股旋外的作用。受骶神经丛的分支支配。

(5) 臀小肌：位臀中肌的深面。起自臀前线以下、臀白以上的髂骨背面。止点和神经支配与臀中肌相同。

(6) 闭孔外肌：起自闭孔膜外面和闭孔周围的耻骨和坐骨骨面，止于转子窝。有使股外旋的作用。此肌受闭孔神经支配（图 7-14 ～图 7-16）。

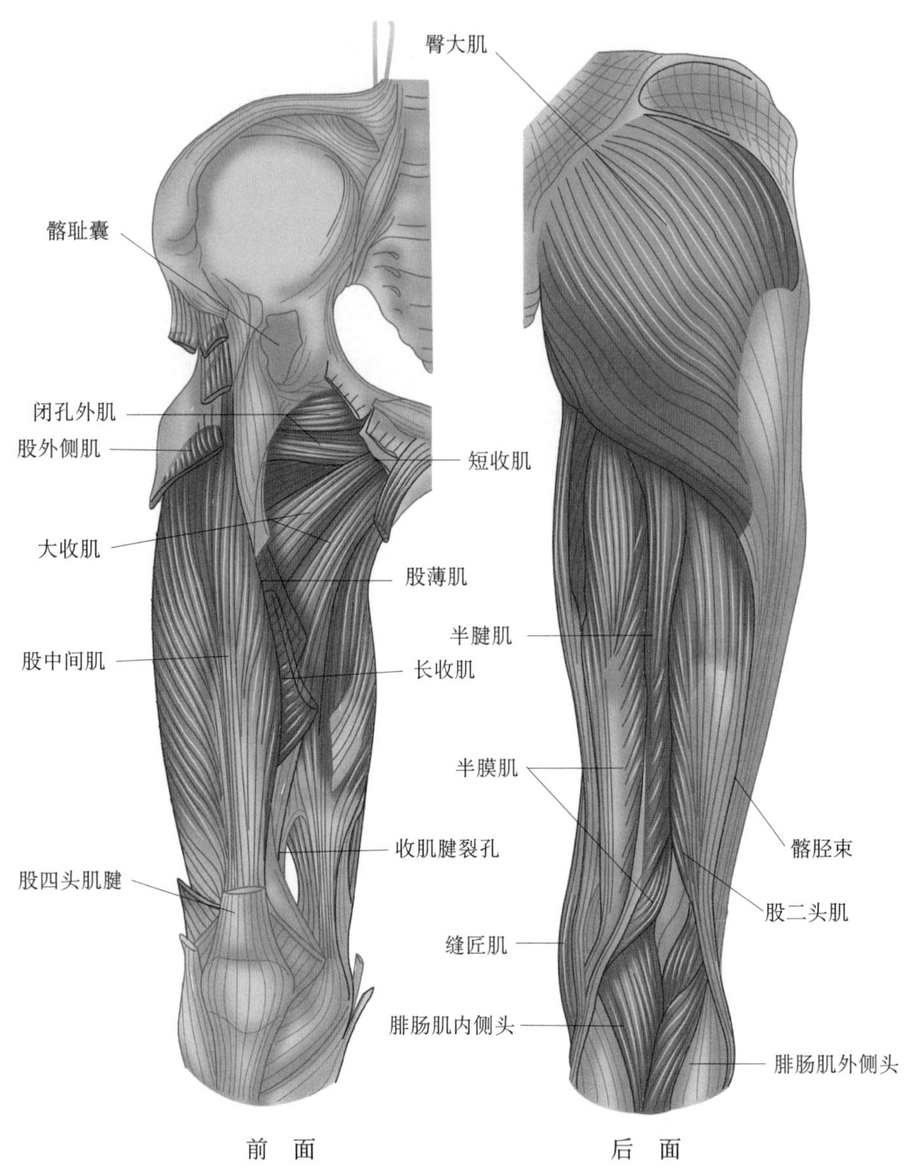


图 7-14 髋和股肌

### （二）游离下肢肌

1. 股肌

前浅群

（1）缝匠肌：位股前面及内侧面的皮下，为全身最长的肌肉。起自髂前上棘，止于胫骨粗隆。有使股旋外、外展和前屈的作用。此肌受股神经的分支支配。

（2）股四头肌：为全身最大的肌肉，位于股前面及外侧的皮下。起点由 4 个头组成，其中 1 个头起自髂前下棘，其余 3 个头均起自股骨。4 个头于股骨下端合成一扁腱，跨过膝关节前面而止于胫骨粗隆。此肌为强大的小腿伸肌，股直肌还有前屈股的作用。受股神经的分支支配。

现将此肌的 4 个头分述于下：①股直肌，为股四头肌的中部肌束。起自髂前下棘和髋臼上部，止于髌的上缘。②股外肌，位于股的外侧，股直肌和股间肌的外侧。起自股骨大转子根部，抵止于髌的外侧缘和上缘。③股内肌，位于股的前内侧。起自股骨粗线的内侧和内侧肌间隔，止于股

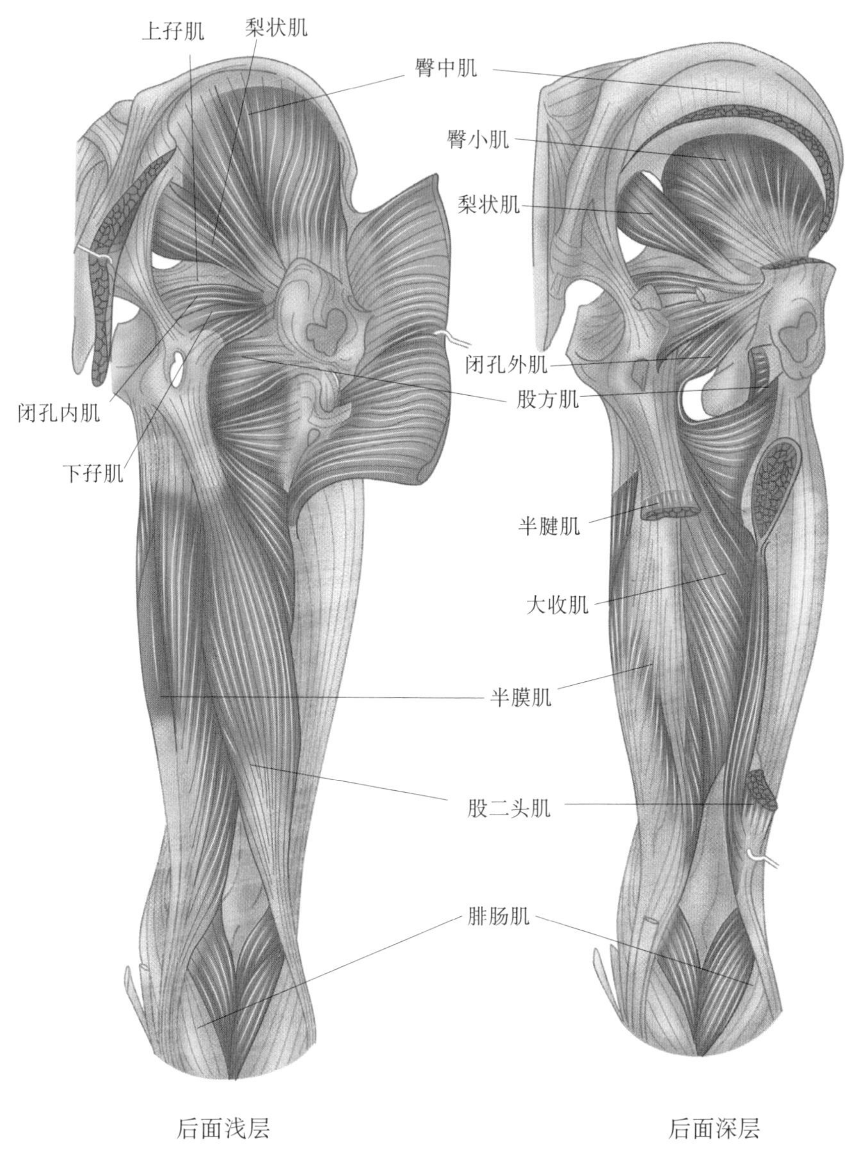


图 7–15 髋和股肌后面

四头肌腱及髌的内侧缘、髌上缘及膝关节囊。④股间肌，位于股直肌的深面。起自转子间线以下至股骨下 1/4 以上的股骨前面，止于髌的上缘。

前深群

（1）耻骨肌：位于股上部前面的皮下，髂腰肌的内侧，长收肌的外侧。起自耻骨梳和耻骨上支，止于股骨小转子以下的耻骨线。有使股屈曲、内收和旋外的作用。此肌受股神经的支配。

（2）长收肌：位于股上部前内侧的皮下，耻骨肌的内侧。起自耻骨体和耻骨上支前面上部，止于股骨粗线内侧唇中 1/3。此肌使股内收并旋外。受闭孔神经的前支支配。

（3）股薄肌：位于股最内侧的皮下，覆盖大收肌。起于耻骨下支的前面，止于胫骨粗隆内侧。使股内收，屈小腿并使屈曲的小腿旋内。此肌受闭孔神经支配。

（4）短收肌：位于股前内侧的上方，长收肌和耻骨肌的深侧。起自耻骨下支，抵止于股骨粗线的上 1/3。使股屈曲并内收。此肌受闭孔神经支配。

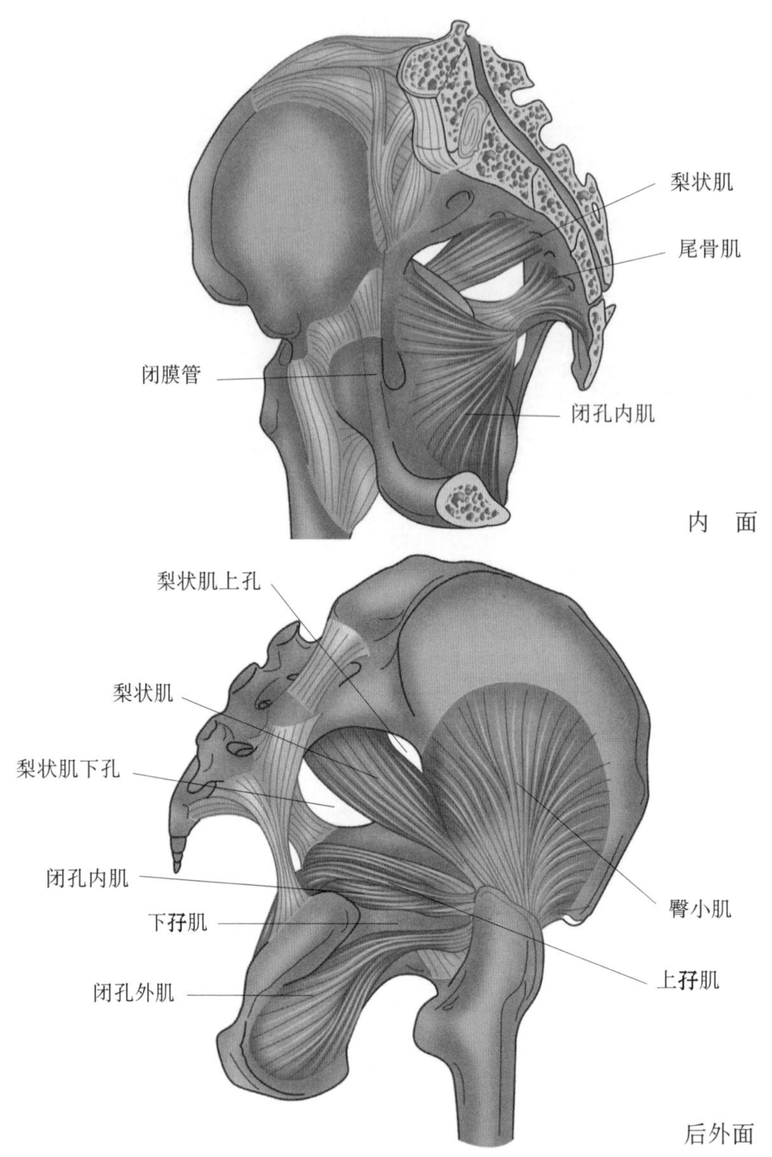


图 7-16　**髋肌（后面）**

（5）大收肌：位于股的内侧。起自坐骨结节、坐骨下支和耻骨下支的前面，止于股骨内上髁。使股内收，上部肌束还有使股旋外的作用。此肌受闭孔神经后支和坐骨神经分支支配（图 7-17）。

*后群*

股后部由 3 个肌肉构成，其共同的起点为坐骨结节，向下跨过髋关节和膝关节的后面，分别止于胫骨和腓骨的上端。其作用是伸股、屈小腿。当膝关节在屈曲状时，止于胫骨上端者使小腿旋内，止于腓骨上端者使小腿旋外，这 3 个肌肉均由坐骨神经支配。

（1）股二头肌：位于股后外侧的皮下。肌的长头起自坐骨结节，短头起自股骨嵴的外侧唇和外侧肌间隔，止于腓骨小头。有伸股，屈小腿并使小腿旋外的作用。

（2）半腱肌：位于股后内侧的皮下。起自坐骨结节，止于胫骨粗隆内侧。有伸股，屈小腿，并使小腿旋内的作用。

（3）半膜肌：位于股后内侧皮下，半腱肌的内侧。起自坐骨结节，止于腘斜韧带，胫骨髁下

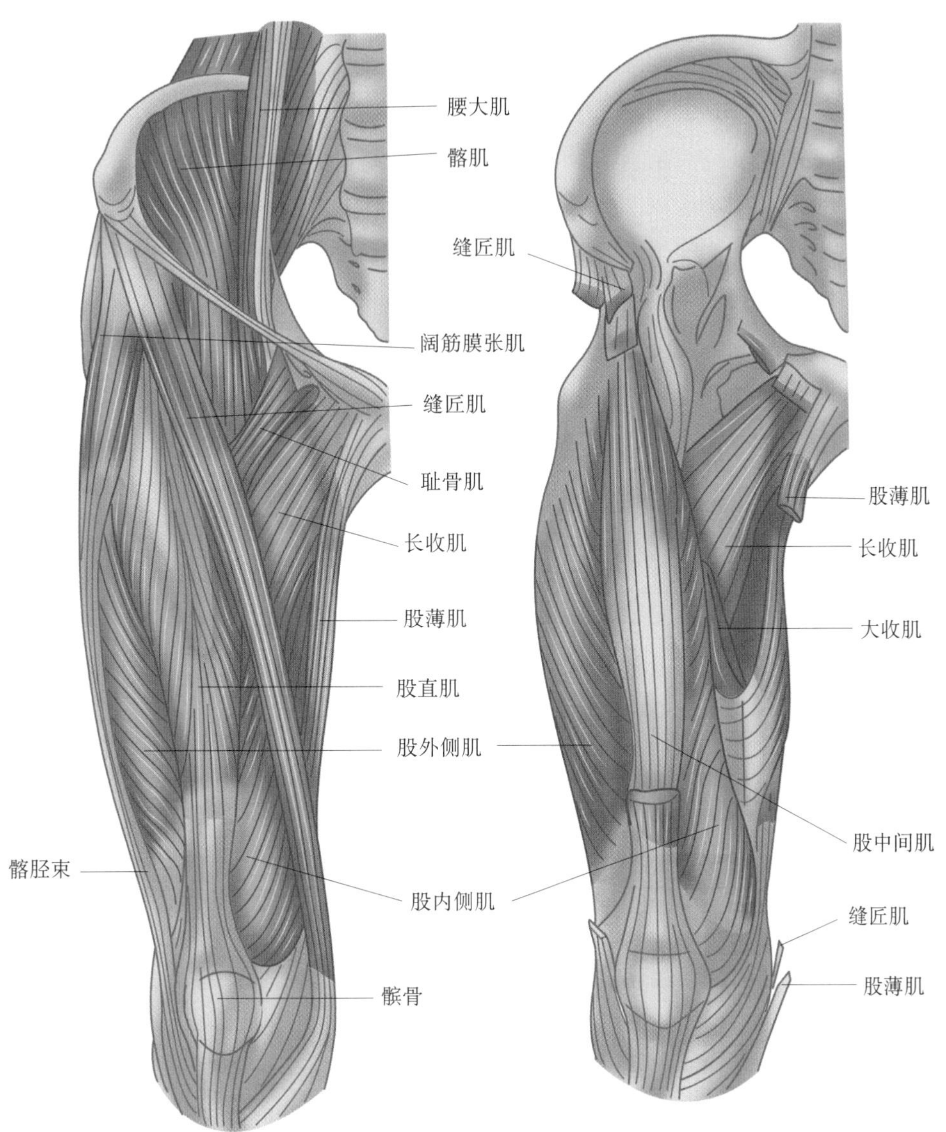


图 7-17 髋和股肌前面

缘和腘肌筋膜。有伸股、屈小腿及使小腿旋内的作用。

2. 小腿肌

前群

(1) 胫骨前肌：位于小腿前外侧皮下，紧贴胫骨的外面。起自胫骨外侧面的上 2/3，止于第 1 楔骨及第 1 跖骨基底部。有伸足，使足内翻及内收的作用。受腓深神经支配。

(2) 踇长伸肌：位于胫骨前肌和趾长伸肌之间，其上端被两肌遮盖。起于腓骨内侧面下 2/3 及其邻近的骨间膜，止于踇趾末节趾骨基底的背面。有伸踇趾及足并使足内翻的作用。受腓深神经支配。

(3) 趾长伸肌：位于小腿前外侧皮下，其内侧上方为胫骨前肌。起自腓骨前嵴和邻近骨间膜、胫骨上端，止于第 2 ~ 5 趾的末节趾骨及中节趾骨的基底部的背面。有伸足、伸趾及使足外翻的作用。受腓深神经支配。

外侧群

(1) 腓骨长肌：位于小腿外侧皮下，紧贴腓骨的外侧面。起自腓骨小头，止于第1楔骨和第1跖骨基底部跖侧面的外侧。有使足外翻、跖屈及足外展的作用。受腓神经支配。

（2）腓骨短肌：位于腓骨长肌的深面。起自腓骨外侧面下2/3及前后肌间隔，止于第5跖骨粗隆。有使足外翻、跖屈及足外展的作用。受腓浅神经的分支支配。

后群

（1）浅层：①腓肠肌，位于小腿后面皮下，比目鱼肌的表面。起自股骨内上髁，止于跟骨结节。有屈小腿，使足跖屈并稍使足内翻的作用。受胫神经支配。②比目鱼肌，位腓肠肌的深面。其起点延至腓骨上端、腓骨小头、比目鱼肌腱弓。胫骨腘线和胫骨体后面内侧缘中1/3。肌束向下移行于一腱，为构成跟腱的主要部分。其作用如腓肠肌。受胫神经支配。③跖肌，位于腓肠肌外侧头与比目鱼肌之间。起自股骨外上髁及膝关节囊，止于跟骨。有屈趾作用。受胫神经支配。

（2）深层：①胫骨后肌，位于小腿三头肌的深面。起自小腿骨间膜上2/3及邻近的胫腓骨骨面，止于舟骨粗隆及第1、2、3楔骨的基底面。有使跖屈的作用。受胫神经支配。②踇长屈肌，位于小腿后面的外侧。起自腓骨后面下2/3及其邻近的小腿骨间膜，止于踇趾末节趾骨基底部。有屈踇趾、使跖屈及内翻的作用。受胫神经支配。③趾长屈肌，位于胫骨后面。起自胫骨后面中1/3及小腿固有筋膜深层，止于末节趾骨的基部。有使足跖屈及内翻的作用。受胫神经的分支支配。④腘肌，位于腓肠肌的深面，胫骨上端的后面。有屈膝关节，使小腿旋内并紧张膝关节囊的作用。受胫神经支配（图7-18，图7-19）。

3. 足肌

（1）足背肌：①趾短伸肌：位于足背皮下，趾长伸肌腱的深面。起自跟骨前端的上面和外侧面及小腿十字韧带，移行于第2～4趾的趾背腱膜。此肌收缩时，可伸中间3趾。受腓深神经支配。②踇短伸肌：位于趾短伸肌的内侧，起点与趾短伸肌同，抵止于踇趾第一趾骨基底部的背面。其作用为伸踇趾。受腓深神经支配。

（2）足底肌

内侧群

①踇展肌：位于足底内侧缘皮下。起自跟骨结节的内侧及舟骨粗隆，止于第1趾骨基底部的跖侧。可使踇趾远离中趾而外展。受足底内侧神经支配。

②踇短屈肌：位于足内侧缘前端的皮下，踇展肌腱的外侧及深面。起于第1楔骨的底面、胫骨后肌的肌腱和足底面的各个肌腱，止于踇趾第1节趾骨基底部跖面的内侧。可屈踇趾的第1节趾骨。受足底内侧及外侧神经支配。

③踇收肌：位于足底中部，分为斜头及横头；斜头位于趾长屈肌腱，蚓状肌和跖方肌的深面。起自跖长韧带、腓骨长肌腱、第3楔骨跖面和第2～3跖骨基底部的跖面，止于踇趾第1节趾骨基底部跖侧面的外侧。可屈踇趾。受足底外侧神经支配。

外侧群

①小趾展肌：位于足的外侧缘，跖腱膜的深面。起自跟骨结节的跖侧，止于第5跖骨粗隆及第1节趾骨基底部跖侧面。其作用为外展及屈小趾。受足底外侧神经支配。

②小趾短屈肌：位于足外侧缘的前端。起自第5跖骨基底和跖长韧带，抵止于小趾第1节趾骨基底部跖侧面的内侧。有屈小趾第1节趾骨的作用。受足底外侧神经支配。

中间群

①趾短屈肌：位于足底中部。起自跟骨结节及跖腱膜，抵至第2～5趾。受足底内侧神经支配。

②跖方肌：位于趾短屈肌的深面。起自跟骨底面的外侧、小部分起自内侧，止于趾长屈肌腱的外侧缘。可屈曲足趾。受足底外侧神经支配。

③足蚓状肌：位于跖腱膜前端的深面。一般有4条。第1条起自屈第2趾的趾长屈肌腱内侧缘，其余3条起自第2～5趾的趾长屈肌腱的相对缘。各腱分别沿小头横韧带的跖面绕过第2～5趾的第1趾骨基底部的内侧，移行行各相当趾的趾背腱膜。其作用为屈跖趾关节，伸趾关节，并使各趾内收。第1～2蚓状肌由足底内侧神经

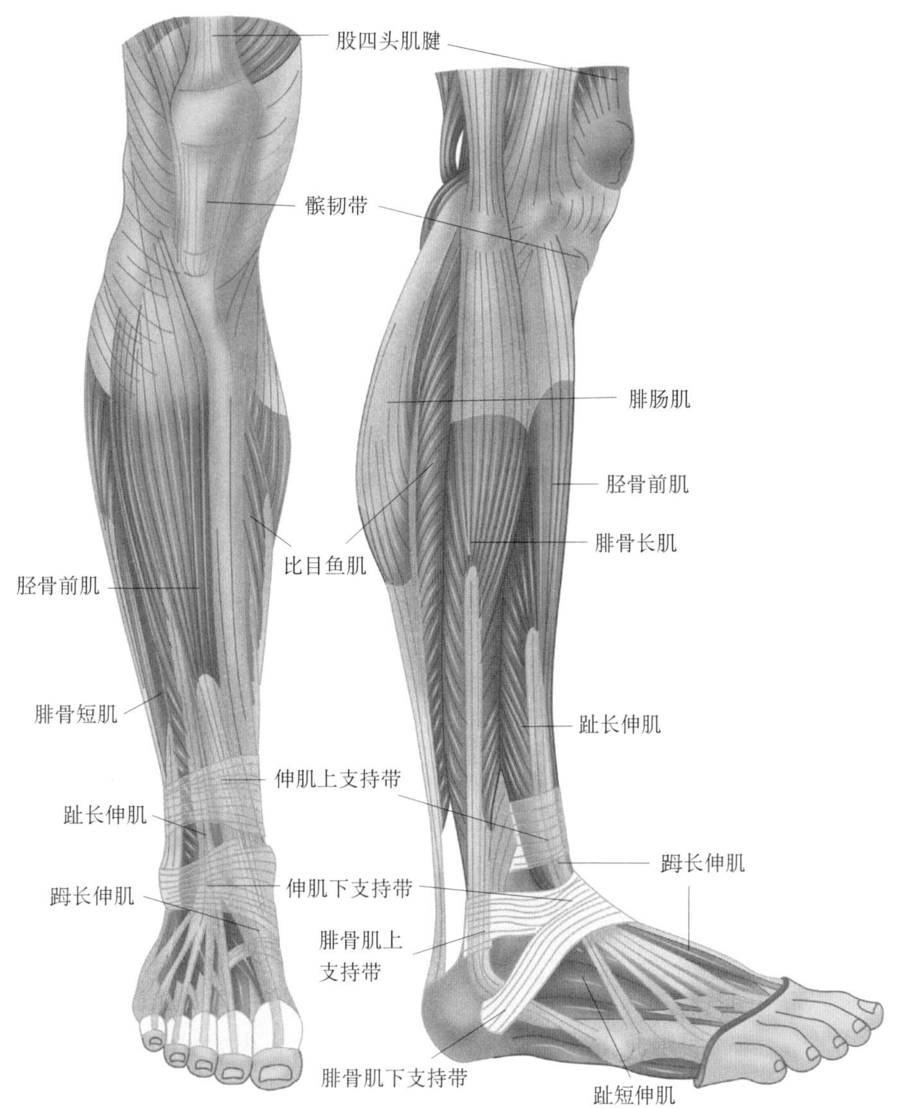


图 7-18 小腿肌和足肌

支配，第 3 ～ 4 蚓状肌由足底外侧神经支配。

④足骨间肌：位于跖骨间隙内，有 7 条肌肉，即 3 条骨间跖侧肌和 4 条骨间背侧肌。

⑤骨间跖侧肌：位于第 2 ～ 5 跖骨间隙内。起自第 3 ～ 5 趾的第 1 节趾骨基底部。其作用为屈跖趾关节、伸趾关节和使第 3 ～ 5 趾内收。

⑥骨间背侧肌：位于 4 个跖骨间隙内。起自相邻两跖骨的侧面，止于该节骨基底部的内侧、部分移行于趾背腱膜。可屈第 2 ～ 4 趾跖关节及伸趾关节。以上两肌均受腓深神经和足底外侧神经支配（图 7-20）。

## 四、下肢神经

### （一）腰神经的前支

腰神经的前支由上而下逐渐粗大。第 1 ～ 4 腰神经的前支，大部分组成腰神经丛。第 4 腰神经的小部与第 5 腰神经合成腰骶干，参与骶神经丛的组成。

腰神经前支与交感神经节的交通：每支腰神经的前支与交感神经节都有交通支。此交通支细长，排列亦不规则；1 个腰神经节可以发出交通

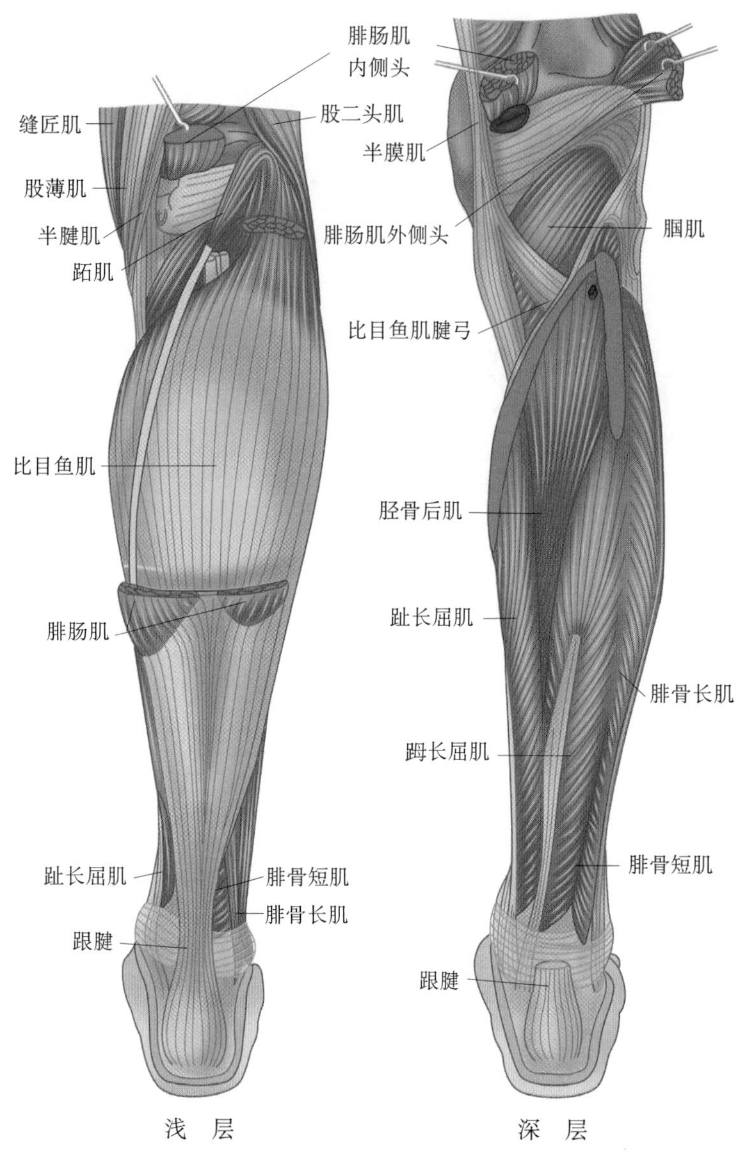


图 7-19　**小腿肌后面**

支至 2 个腰神经；或 1 腰神经可接受 2 个腰神经节的分交通支。第 1、2 腰神经与交感干的上部腰神经节之间，可有白交通支连结。

1. 腰丛　腰丛由第 1、2、3 腰神经前支及第 4 腰神经前支的大部而成。第 1 腰神经可能接受第 12 胸神经来的一束纤维。腰丛位于腰大肌后侧，腰椎横突前侧，腰方肌的内侧缘。

腰丛组合的情形可有各种不同。一般自第 1 腰神经前支，分为 3 支：一为髂腹下神经，一为髂腹股沟神经，另一支为连接第 2 腰神经上支的生殖股神经。第 2 腰神经下支，与整个第 3 腰神经、第 4 腰神经的一部分，均分成较小的前股及较大的后股。前股合成闭孔神经，后股组成股外侧皮神经及股神经（图 7-21）。

（1）肌支：至腰方肌所肌支，起于第 12 胸神经至第 4 腰神经。至腰大肌的肌支，起于第 2、3 腰神经，有时亦起于第 4 腰神经。至腰小肌的肌支起于第 1 腰神经。至髂肌的肌支，起于第 2、3 腰神经。

（2）终末支

①髂腹下神经：起于第 1 腰神经，第 12 胸神经的纤维咽加入其中。自腰大肌上部外侧缘穿

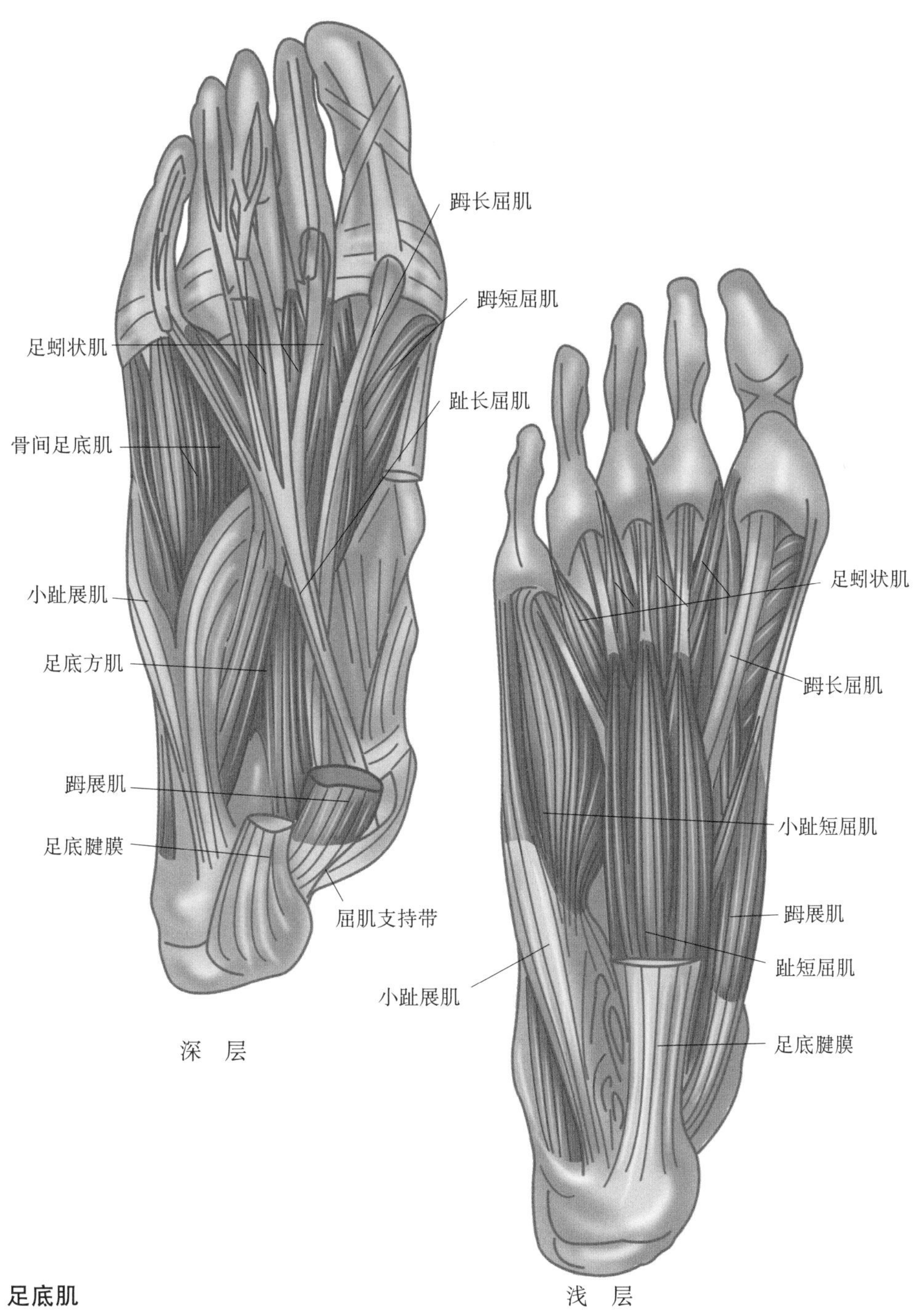


图 7-20　足底肌

出，斜经肾下部的背侧，在腰方肌腹侧，髂嵴上方，穿过腹横肌后部的腱膜，经腹横肌与敷内斜肌之间，分为前皮支（腹下支）及外侧皮支（髂支）。

②髂腹股沟神经：较髂腹下神经细小。含有第 1 腰神经的纤维，第 12 胸神经的纤维也常加入其中。此神经出现于腰大肌的外侧缘，与髂腹下神经共干，位于该神经的下侧。沿腰方肌前面，肾的后面，经浅嵴内唇后部的内侧，继沿髂肌前面前进，当其行近髂嵴前部时，则穿腹横肌；又于髂前上棘下侧稍前处，穿腹内斜肌，进入腹股沟管。沿精索的外下侧下降，穿出该管皮下环至浅筋膜，分布于股上部内侧的皮肤。并发支分布

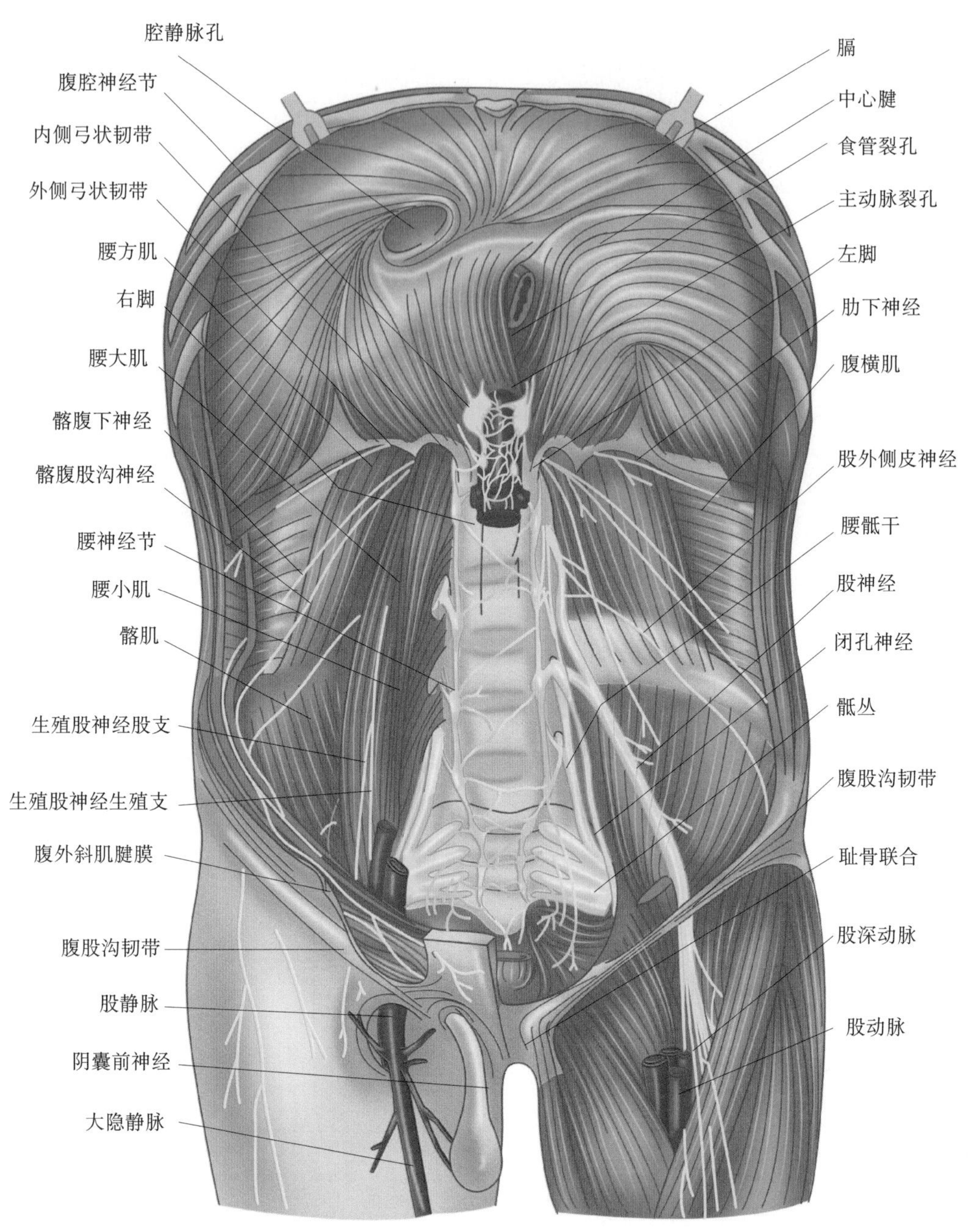


图 7-21 **腰骶丛及其分支**

于阴茎根部及阴囊部的皮肤，称为阴囊前神经。

③生殖股神经：小部分纤维来自第 1 腰神经，大部分来自第 2 腰神经。穿腰大肌，沿其前面下降。在髂总动脉外侧，输尿管后侧分为 2 支，即股支与生殖支。

④股外侧皮神经：来自第 2、3 腰神经前支的后股。出现于腰大肌外侧缘，斜向外下方，经髂肌前面，在髂前上棘内侧的近旁，穿经腹股沟韧带深侧至股部；经缝匠肌的前面或后面，或穿过该肌上部，分为前、后 2 支。先在阔筋膜的深面行，继穿出阔筋膜至浅筋膜内。

⑤股神经：为腰丛中最大的一支，自第 2、3、

4 腰神经前支的后股组成。穿腰大肌，在该肌下部外侧缘穿出，在髂筋膜后面，沿髂肌前面下降；经腹股沟韧带深面的肌腔隙至股部；于股三角内，先分为前后 2 股，再分为肌支和皮支。

⑥闭孔神经：起于第 2、3、4 腰神经前支的前段，而自第 3 腰神经来的纤维最多，第 2 腰神经的纤维最少。此神经出现于腰大肌内侧缘，在髂总动脉后侧，骨盆入口的后部，其与腰骶干间隔以腰动脉，沿盆筋膜入小骨盆；沿骨盆侧壁，在髂内动脉与输尿管外侧，贴闭孔膜下部，与闭孔血管共同穿闭膜管至股部（图 7-22 ～图 7-24）。

2. *腰骶干* 此干由第 4 腰神经前支的一小部和第 5 腰神经前支的全部合成。位于腰大肌深侧，贴近骶骨翼；经髂总动脉及静脉后侧，达闭孔神经内侧；其与闭孔神经之间，隔以髂腰动脉。下降入骨盆，与第 1、2 骶神经连接，形成骶丛上干。

第 4 腰神经前支常称为分叉神经，由于它分叉成两部分，一部分加入腰丛，另一部分加入骶丛。

### （二）骶神经的后支

上 4 对骶神经的前支经骶前孔入骨盆，第 5 骶神经在骶骨与尾骨之间入骨盆。各支的大小不一，上部者大，愈往下愈小，即第 1 骶神经最大，以下各支则递次缩小。尾神经的前支最小，自第 1 尾骨残留横突的下侧，弓曲向前入盆腔。这些神经的前支相互结合，形成骶丛及尾丛。

骶神经及尾神经的前支与相应的交感神经节之间，都有灰交通支。自第 2、3、4 骶神经发出的脏传出纤维，称为盆内脏神经。内含副交感性神经纤维，直接与盆腔内脏壁内的小神经节联系。

骶丛：由腰骶干和第 1、2、3 骶神经的前支及第 4 骶神经前支的一部分组成的。骶丛位于盆腔后壁，梨状肌前面，而在盆筋膜及髂内动脉多数分支的后侧，输尿管于骶丛前面经过，其间隔以髂内动静脉的分支；左侧骶丛前面有乙状结肠，右侧骶丛前面可与回肠下段接触。臀上动脉及臀下动脉，穿过骶丛自盆腔至臀部。臀上动脉夹在腰骶干及第 1 骶神经之间，或第 1、2 骶神经之间。臀下动脉则夹在第 1 骶神经与第 2 骶神经之间，或第 2、3 骶神经之间。骶丛略呈三角形，渐向坐骨大孔下部集合，向下移行于坐骨神经。骶丛的分支，可以由丛的前股、后股或前后股混合发出。按其性质划分为肌支、皮支及内脏支。

1. *内脏支* 盆内脏神经或称盆神经由第 2、3、4 骶神经发出，分布于盆腔内脏，为副交感性神经。

2. *皮支*

（1）股后皮神经：由骶丛的第 1、2 骶神经后股的一部分及第 2、3 骶神经前股的一部合成。经梨状肌下孔，随坐骨神经及臀下动脉出骨盆腔，至臀部。在臀大肌的深面，沿坐骨神经内侧或背侧下降，经股后在股二头肌长头的浅面及股后的固有筋膜深侧，达腘窝。在膝关节的后面，穿出固有筋膜。终末支沿小隐静脉下降，达小腿后面的中部，并可与腓肠神经发生交通。主要分布于股后部、腘窝、小腿后面上部及会阴部的皮肤。

（2）臀下内皮神经，或称穿皮神经、穿骶结节韧带神经、穿神经。自第 2、3 骶神经后股发出。穿骶结节韧带下部，绕臀大肌下缘，分布于覆盖臀大肌下部及内侧部的皮肤。

（3）肌支

①至梨状肌的肌支：是由第 1、2 骶神经后股发出的 1、2 小支，于梨状肌的前面进入该肌。

②臀上神经：自第 4、5 腰神经及第 1 骶神经后股发出。经梨状肌上孔，穿出盆腔至臀部，与臀上动脉伴行，在臀部分为上、下 2 支。上支较小，与臀上动脉深支的上支伴行，分布于臀中肌，有时亦发支至臀小肌。下支较上支大，与臀上动脉深支的下支伴行，横过臀小肌中部，发支支配臀小肌及臀中肌，终支至阔筋膜张肌的后内侧部，并支配该肌。

③臀下神经：自第 5 腰神经及第 1、2 骶神经的前股发出。经梨状肌下孔，自盆腔穿出至臀部，分为数支，在臀大肌的深面进入该肌。

④至股方肌的神经：自第 4、5 腰神经及第 1 骶神经的前股发出。经梨状肌下孔穿出至臀部，位于坐骨的背侧，坐骨神经的深侧，经上下孖肌、

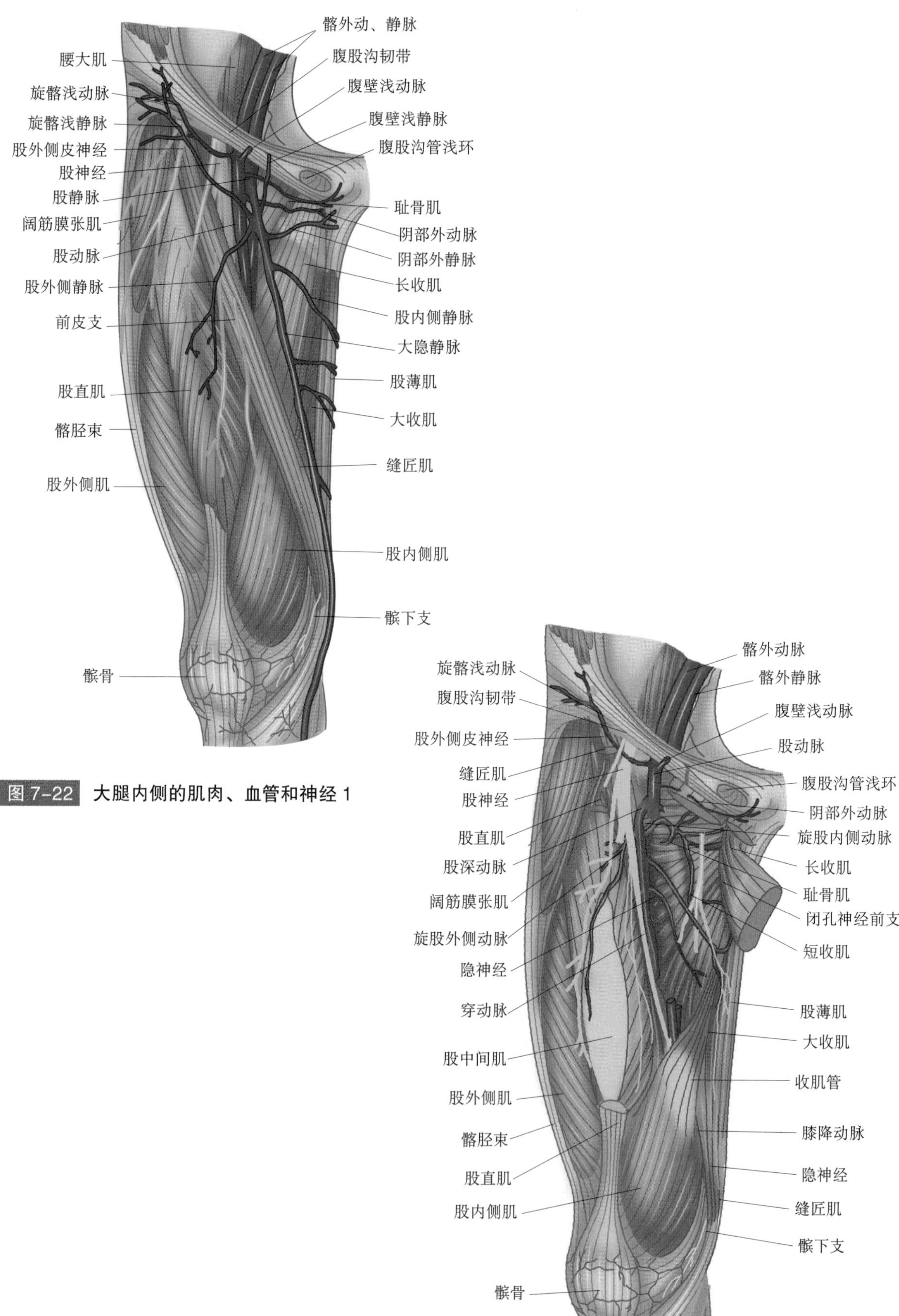


图 7-22 大腿内侧的肌肉、血管和神经 1

图 7-23 大腿内侧的肌肉、血管和神经 2

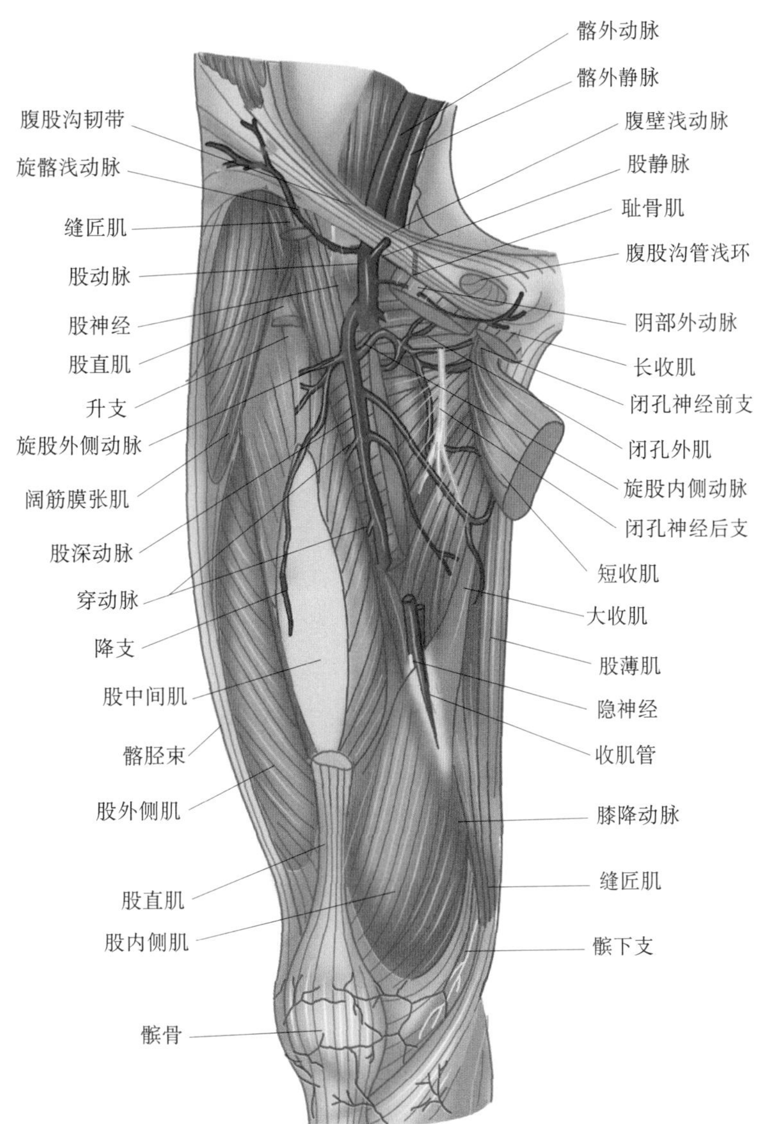


图 7-24 大腿内侧的肌肉、血管和神经 3

闭孔肌腱的深侧与坐骨之间下降，在股方肌前面进入该肌。发支至下孖肌，并发出关节支至髋关节。

⑤至闭孔内肌的肌支：由第 5 腰神经及第 1、2 骶神经的前股发出。经梨状肌下孔穿出盆腔至臀部，发出分支至上孖肌；继于阴部内动脉外侧，跨过坐骨棘，经坐骨小孔至会阴，在闭孔内肌的内侧面进入该肌。

3. 混合支　包括坐骨神经及阴部神经。

坐骨神经为全身最大的神经，在神经的起始处横宽约 2cm。可分成胫神经和腓总神经两部分。腓总神经起于第 4、5 腰神经及第 1、2 骶神经的后股；胫神经起于第 4、5 腰神经及第 1、2、3 骶神经的前股。此两股合并，包于一个总的结缔组织鞘内，成为坐骨神经。但这两部分可自骶丛至股后下 1/3 处的任一点上分开。

坐骨神经一般自梨状肌下孔穿至臀部。被盖于臀大肌深侧，约在坐骨结节与大转子之间中点处下降。在此神经的内侧有臀下动脉及后皮神经。在股后部坐骨神经行于大收肌与股二头肌长头之间，下降至腘窝。一般于腘窝的上角处分为两终支，内侧为胫神经，外侧为腓神经。

坐骨神经的分支如下。

(1) 关节支：自坐骨神经上部发出至髋关节，由关节囊的后部穿入。此关节支有时直接起于骶丛。

(2) 肌支：于股上部自坐骨神经发出的肌支，计有支配股二头肌长头、半腱肌、半膜肌及大收肌诸支，常起于一干。在股中部发出的肌支，至股二头肌短头。上述各肌支，只有股二头肌短头的肌支来自腓总神经，其他各支均起于胫神经(图7-25，7-26)。

(3) 坐骨神经两大终末支——胫神经和腓总神经

①胫神经：自坐骨神经分出后，经腘窝中间垂直下降，初位于腘动脉外侧；至腘窝中点，跨过动脉背面至其内侧；下达腘肌下缘，与腘动脉共同穿过比目鱼肌腱弓深侧抹小腿后侧。在小腿后侧的上部，神经位于深浅层屈肌之间。至小腿后侧下 1/3 以下，该神经仅被皮肤及固有筋膜覆盖。胫神经深侧，大部分贴在胫后肌的后面，而至小腿下部则贴在胫谷的后面。胫神经与胫后动脉的关系：在小腿后上部，神经位于胫后动脉的内侧，继而神经由动脉的后侧转至其外侧。在内踝后侧，胫神经与胫后动脉一同穿过分裂韧带的深侧，并行进入足底，于此胫神经分为足底外侧神经及足底内侧神经。其分支如下。

在腘窝分出的分支：一是腓肠内侧皮神经。随小隐静脉下降于小腿固有筋膜的深侧，在腓肠肌两头之间的沟内；约在小腿中点处穿出固有筋膜，接受来自腓总神经的交通支以后，则称腓肠神经。腓肠神经沿跟腱外侧缘下降，经外踝及跟骨间，在外踝的下侧转向前行，改称足底外侧皮神经，沿足及小趾外侧缘，达小趾末节基底部。腓肠内侧皮神经分布于小腿后侧的下部，足及小趾外侧缘的皮肤。足背外侧皮神经可与腓浅神经的足背中间皮神经以交通支相连结。腓肠内侧皮神经在小腿后侧，尚可与股后皮神经有支相连结。二是肌支。在腓肠两头之间发出，支配腓肠肌两头，跖肌、比目鱼肌及腘肌。至比目鱼肌的肌支较大，在腓肠肌与跖肌之间下降，由比目鱼肌表面进入肌内。至腘肌的肌支，在该肌后面下降，绕过其下缘，自深面进入该肌；自此肌支发一细支支配胫骨后肌；发关节支支配胫腓关节及膝关节；发至胫骨的一小支，伴胫骨营养动脉入骨；此外，尚发一骨间支，沿骨间膜靠近腓骨下降，直达胫腓韧带联合。三是关节支。一般有 3 支，支配膝关节，即膝上内关节支、膝下内关节支及膝中关节支，与同名动脉伴行，穿膝关节韧带入关节内。

在小腿后侧的分支：一是肌支。起于一干或各自独立分出。支配比目鱼肌的肌支，自深面入肌内。此外，并有支配胫骨后肌、踇长屈肌及趾长屈肌的肌支。至踇长屈肌的肌支，与腓动脉伴行。比目鱼肌的肌支数以 1 ～ 3 支居多；胫骨后肌者多为 1 ～ 2 支；踇长屈肌者多为 1 ～ 2 支；趾长屈肌者多为 1 ～ 3 支。二是关节支。在胫神经的下部，当其将要分成足底神经的分叉处发出，穿三角韧带，进入踝关节。三是跟内侧支。在小腿的下端，自胫神经分出，穿分裂韧带，分布于足跟的内侧（图 7-27，图 7-28)。

胫神经的终末支：一是足底内侧神经。较足底外侧神经粗大，是胫神经经分裂韧带深侧时自胫神经分出。入足底，达踇展肌深侧，经踇展肌与趾短屈肌之间，穿行于足底内侧沟的肌间隔内。该神经与足底内侧动脉伴行，神经在动脉的外侧。足底内侧神经先分出趾底固有神经至踇趾内侧缘。然后在跖骨基底处，又分出 3 条趾底总神经。这 3 条神经行于跖腱膜与趾短屈肌之间，又分为 2 条趾底固有神经。足底内侧神经的分支如下：皮支，穿跖腱膜分布于足底内侧的皮肤；肌支，支配踇展肌及趾短屈肌的肌支起于一分，在踇展肌深侧，自足底内侧神经起始处发出，至踇短屈肌的肌支，发自踇趾内侧底固有神经，至第 1 蚓状肌的肌支，起于第 1 趾底总神经；关节支，至跗骨及跖骨间的关节；踇趾内侧的趾底固有神经，分布于踇趾内侧缘的皮肤，并发支支配踇短屈肌。二是足底外侧神经。与足底内侧神经分开后，经踇展肌的深侧，继而斜向前外侧，行于趾长屈肌腱及跖方肌的浅面，而在趾短屈肌的

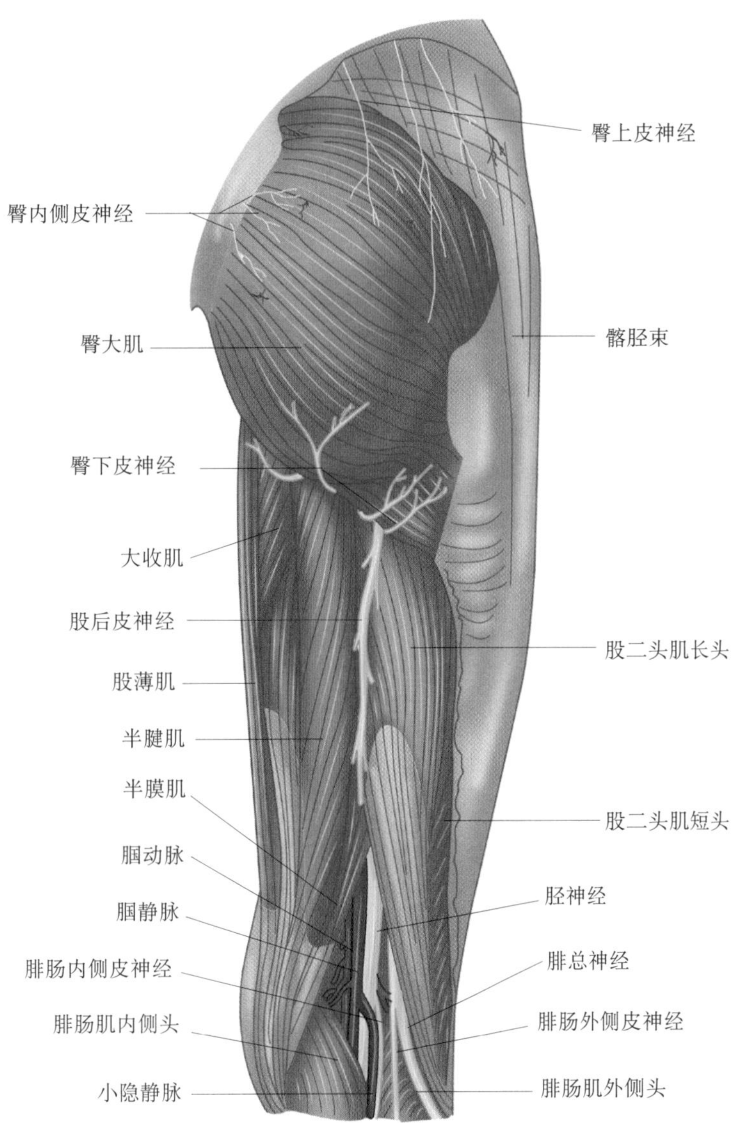


图 7-25 臀部及大腿后肌肉血管和神经 1

深侧，至足底外侧沟内向前进，达第 5 跖骨基底，分为浅支与深支。在此神经尚未分成深、浅支之前，发肌支支配跖方肌及小趾展肌。并发出一些小皮支，穿跖腱膜支配足底外侧部的皮肤，关节支支配跟骰关节（图 7-29 ～图 7-31）。

②腓总神经：较胫神经为小，在腘窝上角分出后斜向外下侧，沿腘窝的上外侧缘，股二头肌的内侧而降。达股二头肌腱与腓肠肌外侧头之间，经腓骨长肌的深侧绕腓骨颈，分为腓深神经及腓浅神经两终支。腓总神经的分支如下。

皮神经：有 2 支，但常共干。自腘窝发出，即腓肠外侧皮神经及腓神经交通支。腓肠外侧皮神经在小腿固有筋膜与腓肠外侧头之间下降，至小腿中部穿出固有筋膜，分布于小腿远侧端外侧面的皮肤。腓神经交通支自腓肠外侧皮神经的下侧，近腓骨小头处发出。斜跨过腓肠肌外侧头的浅面，在小腿中点处与腓肠内侧皮神经合在一起，而形成腓肠神经。

关节支：有 3 支，即上关节支、下关节支及关节返支。上关节支伴随膝上外动脉；下关节支

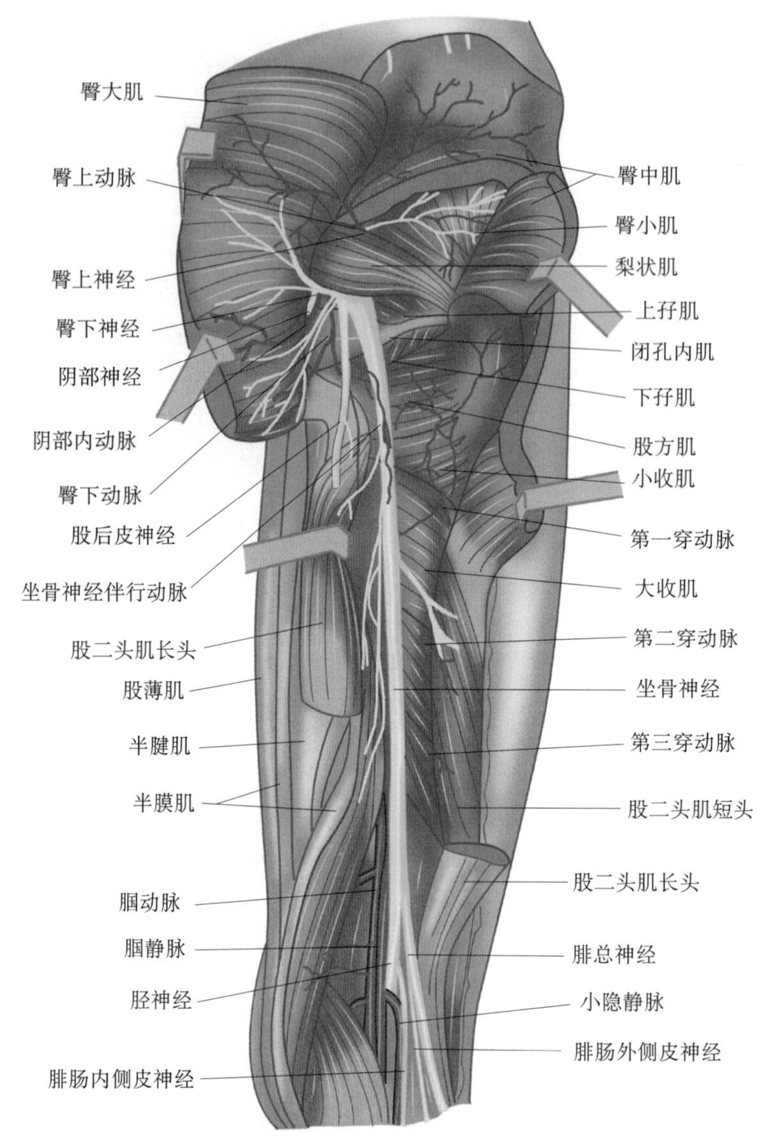


图 7-26 **臀部及大腿后肌肉血管和神经 2**

伴随膝下外动脉入膝关节内。上关节支起于坐骨神经干。关节返支自腓总神经分成 2 终支之处发出，穿胫骨前肌，与胫前返动脉伴行，在膝关节前面入关节，并支配胫腓关节及胫骨前肌。

终末支如下。

腓浅神经。腓浅神经先位于腓骨长肌与腓骨短肌之间，下降至腓骨肌与趾长伸肌之。在小腿下 1/3 处，穿固有筋膜至浅筋膜层内下降，分为足背内侧皮神经及足背中间皮神经。其分支为肌支和皮支。肌支，当腓浅神经行于肌肉之间时分出，至腓骨长肌及腓骨短肌。腓骨长肌的肌支数以 1 ～ 3 支，至腓骨短肌者以 1 支为多见。皮支，足背内侧皮神经向下内侧行，跨过小腿横韧带及十字韧带的表面，分为内、外 2 支。内侧支分布于踇趾内侧及足内侧的皮肤，可与隐神经及腓深神经的分支结合。外侧支分为 2 支，分布于第 2、3 趾背的相对缘。足背中间皮神经经十字韧带表面，至足背外侧部分为 2 支。内侧支分布第 3、4 趾相对缘；外侧支分布第 4、5 趾相对缘，并与腓肠神经间有交通支。

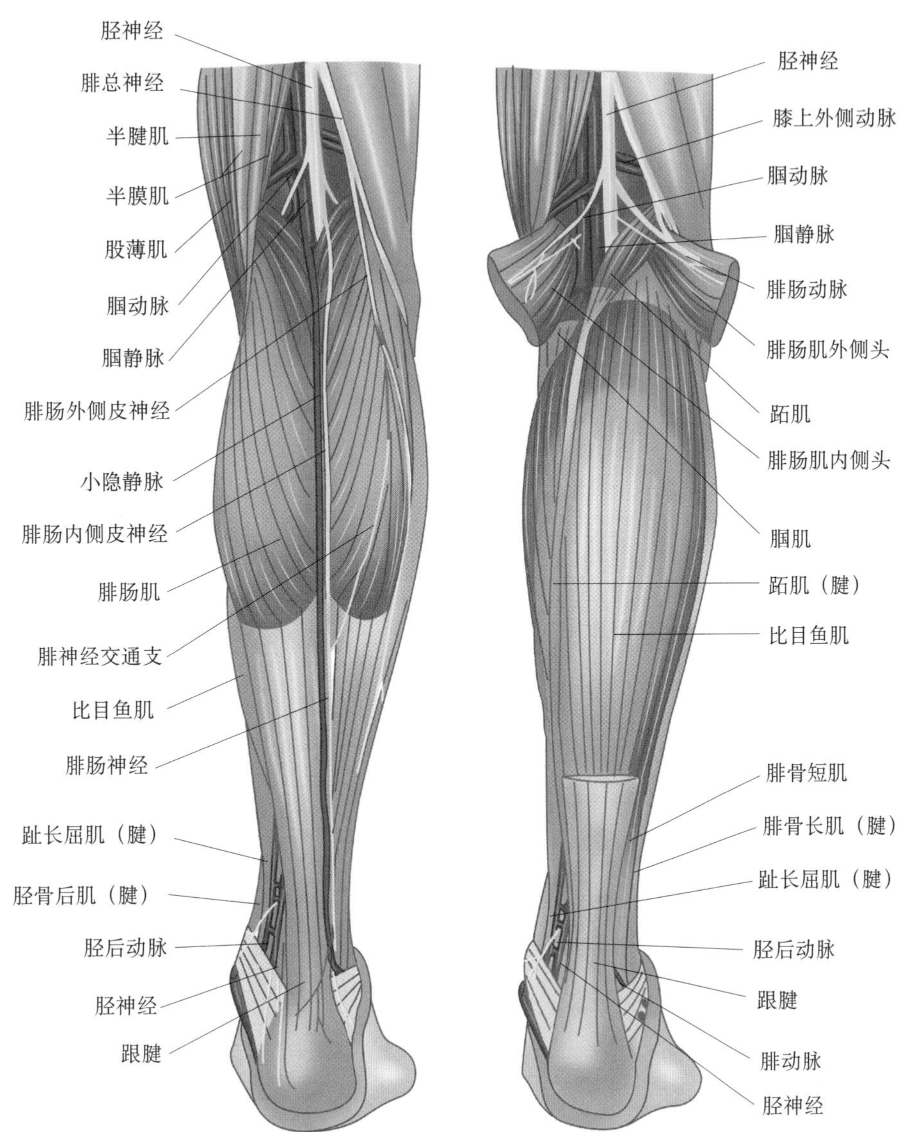


图 7-27 小腿后面肌肉血管和神经 1

腓深神经：在腓总神经绕腓骨小头处，于腓骨长肌上部的深侧分出。穿过腓骨前间隔及趾长伸肌，下降于趾长伸肌及胫骨前肌之间，沿骨间膜前侧与胫前动脉伴行；于小腿上部，神经在动脉的外侧。到小腿中部，则神经位于动脉的前面，而介于踇长伸肌及胫骨前肌支，在小腿的下部，神经又复居于动脉外侧，而介于踇长伸肌与趾长伸肌之间。在踝关节前侧，分为 2 终支。其分支为肌支、关节支和终末支。肌支，至胫骨前肌、趾长伸肌、踇长伸肌及第 3 腓骨肌。关节支，至踝关节。终末支分为 2 支，即外侧支和内侧支。外侧支在趾短伸肌的深侧，有一神经节样的膨大，自此膨大发分支分布于踇短伸肌、趾短伸肌、跗骨关节及外侧 3 个跖骨间隙。在跖骨间隙内发小支，分布于邻近诸骨，骨膜及第 2、3、4 跖趾关节。内侧支沿足背动脉外侧至第 1 跖骨间隙，与腓浅神经的内侧支交通，并分为 2 条趾背支，分布于第 1、2 趾相对缘。亦发细支，至邻近骨的骨膜、跖趾关节、趾间关节，并发支至第 1 背侧骨间肌，及发穿支经此骨间隙与足底外侧神经结合（图 7-32，图 7-33）。

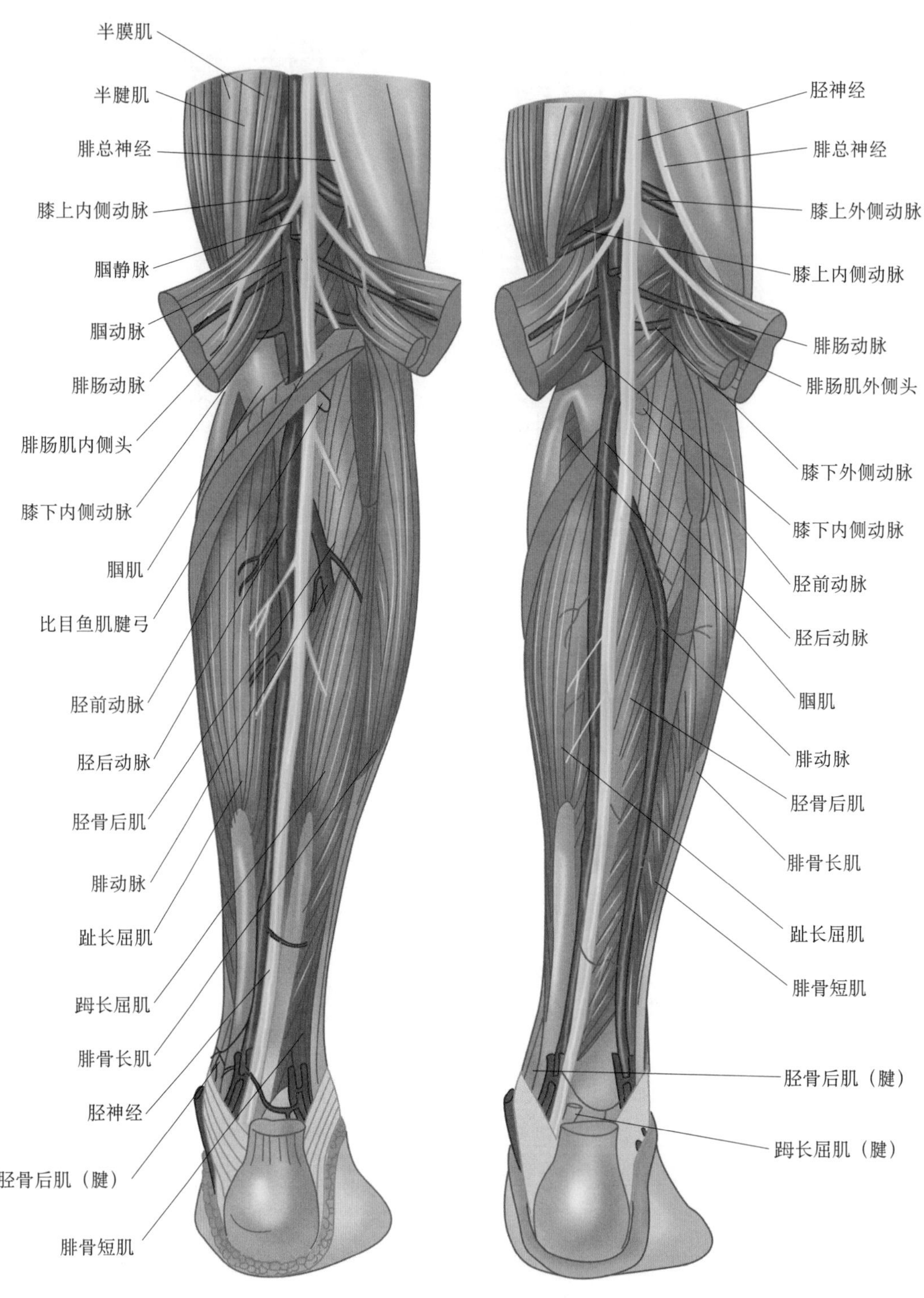


图 7-28 小腿后面肌肉血管和神经 2

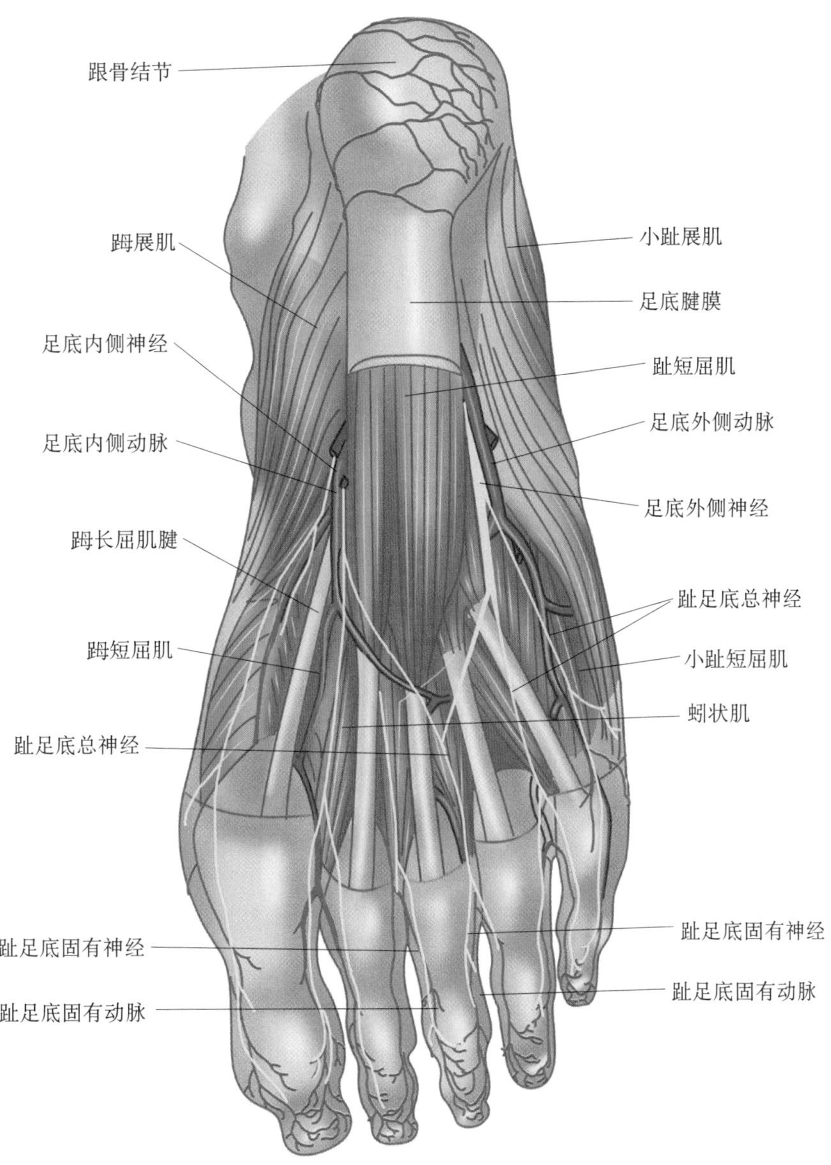


图 7-29 足底部的肌肉血管和神经 1

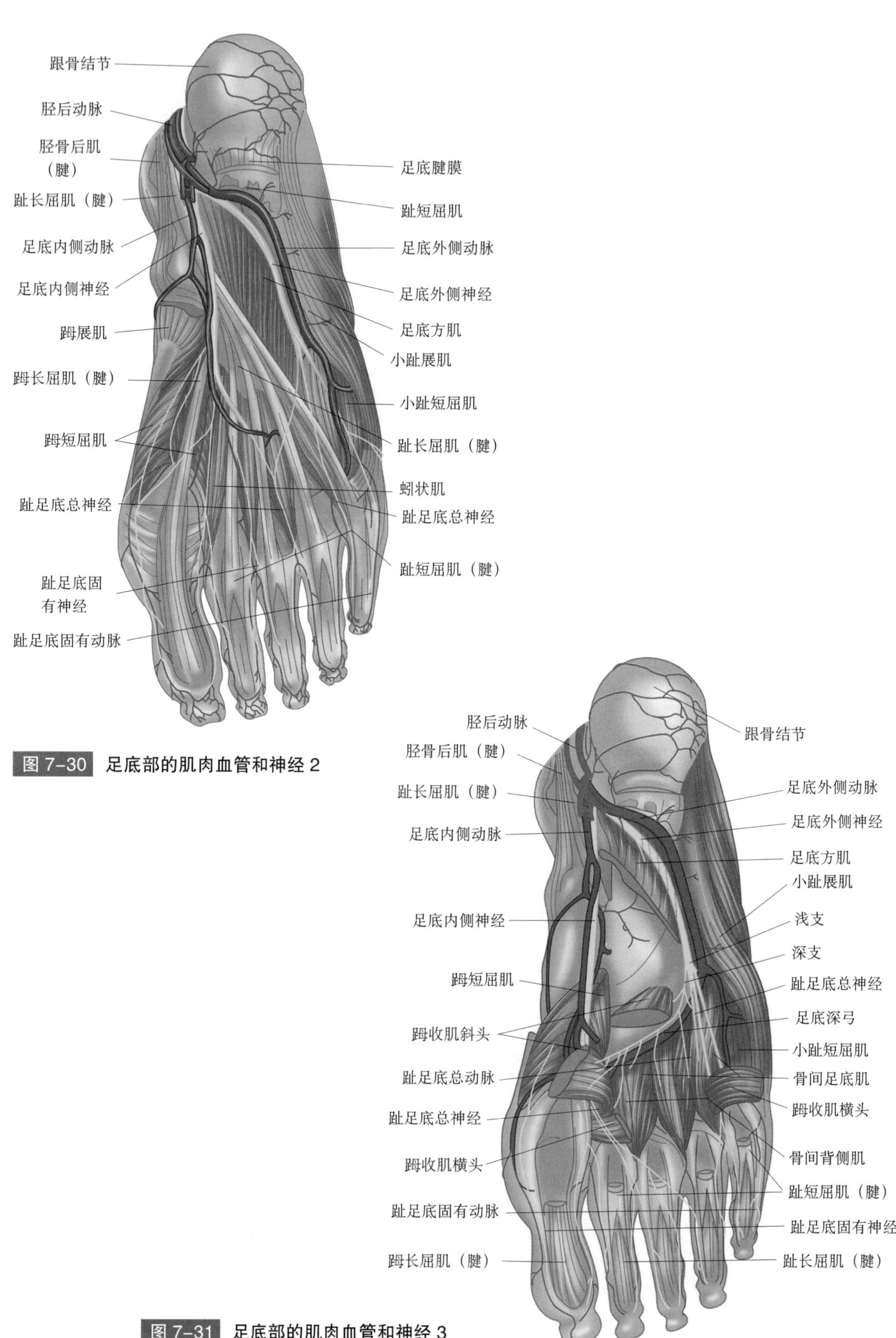


图 7-30 足底部的肌肉血管和神经 2

图 7-31 足底部的肌肉血管和神经 3

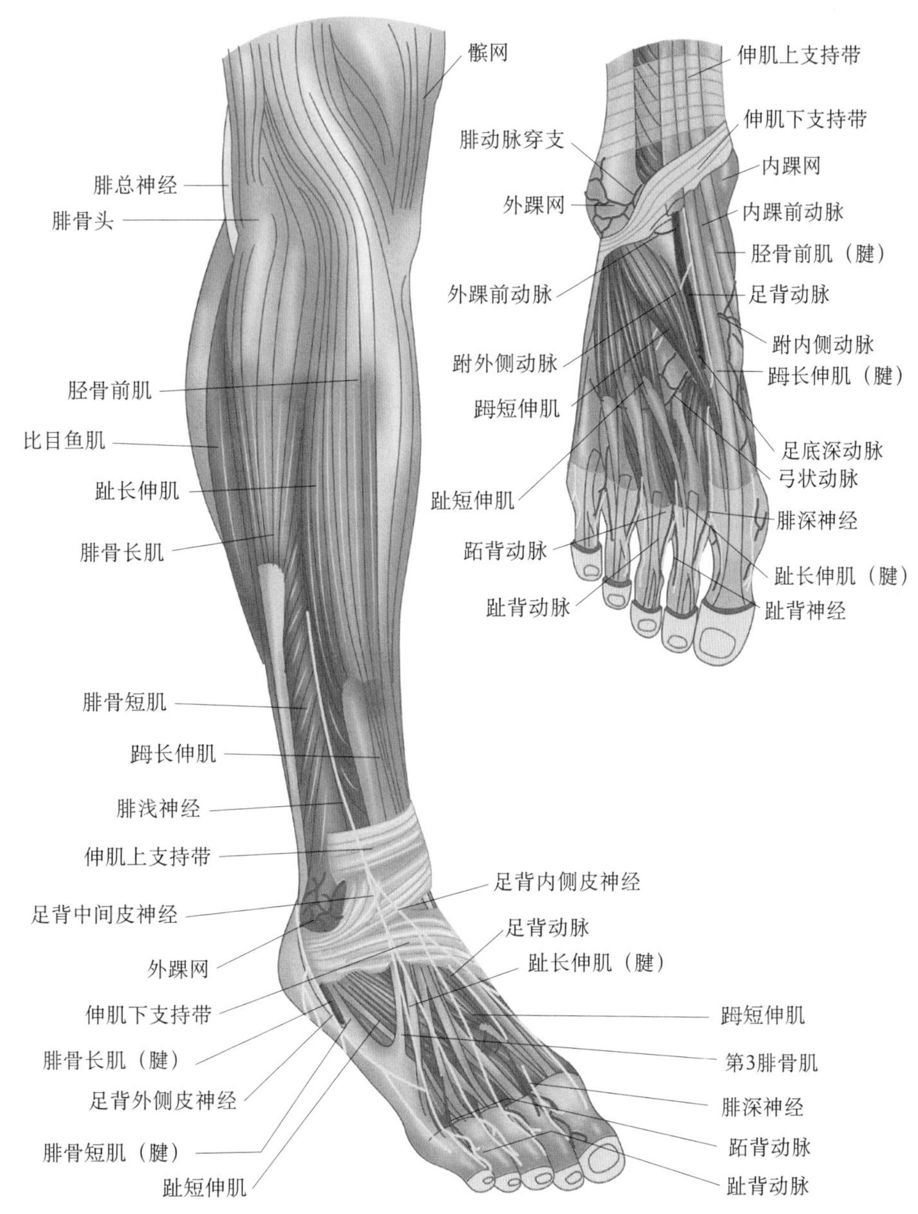
髌网
腓总神经
腓骨头
胫骨前肌
比目鱼肌
趾长伸肌
腓骨长肌
腓骨短肌
踇长伸肌
腓浅神经
伸肌上支持带
足背中间皮神经
外踝网
伸肌下支持带
腓骨长肌（腱）
足背外侧皮神经
腓骨短肌（腱）
趾短伸肌
足背内侧皮神经
足背动脉
趾长伸肌（腱）
踇短伸肌
第3腓骨肌
腓深神经
跖背动脉
趾背动脉
伸肌上支持带
伸肌下支持带
腓动脉穿支
内踝网
外踝网
内踝前动脉
胫骨前肌（腱）
外踝前动脉
足背动脉
跗内侧动脉
跗外侧动脉
踇长伸肌（腱）
踇短伸肌
足底深动脉
弓状动脉
趾短伸肌
腓深神经
跖背动脉
趾长伸肌（腱）
趾背动脉
趾背神经

图 7-32 小腿前外侧肌肉血管和神经 1

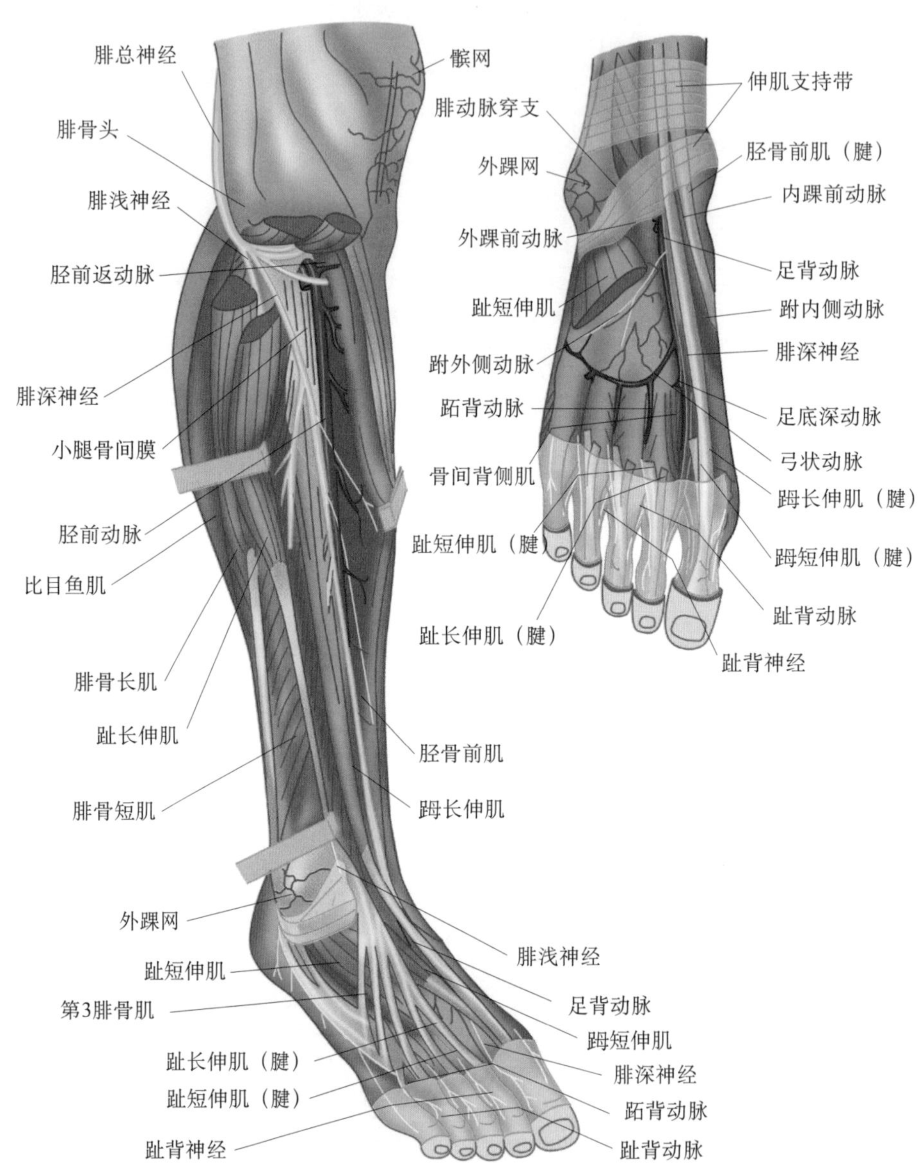
腓总神经
髌网
腓骨头
腓浅神经
胫前返动脉
腓深神经
小腿骨间膜
胫前动脉
比目鱼肌
腓骨长肌
趾长伸肌
腓骨短肌
胫骨前肌
姆长伸肌
外踝网
趾短伸肌
第3腓骨肌
趾长伸肌（腱）
趾短伸肌（腱）
趾背神经
腓浅神经
足背动脉
姆短伸肌
腓深神经
跖背动脉
趾背动脉
伸肌支持带
腓动脉穿支
胫骨前肌（腱）
外踝网
内踝前动脉
外踝前动脉
足背动脉
趾短伸肌
跗内侧动脉
腓深神经
跗外侧动脉
跖背动脉
足底深动脉
弓状动脉
骨间背侧肌
姆长伸肌（腱）
趾短伸肌（腱）
姆短伸肌（腱）
趾背动脉
趾长伸肌（腱）
趾背神经

图 7-33 小腿前外侧肌肉血管和神经 2

## 第二节　下肢主动运动锻炼方法

### 一、髋部主动运动锻炼方法

髋关节是人体的主要关节之一，因此需要有效而合理的运动，加强关节功能和局部的血液循环，防止功能障碍发生。为了加强髋关节功能，充分发挥人的主观能动性，改善和恢复髋关节功能，笔者根据髋关节的生理运动功能的需要，针对髋关节及关节周围软组织的病理变化，总结出髋关节主动功能运动锻炼方法。根据锻炼者的身体状况，患者病情的轻重、时间的长短、肌肉肿胀、肌肉萎缩和关节挛缩轻重而选择适度的运动，做到量力知病而行，健身祛病要动。

健身者通过髋关节主动运动可加强臀部、股部各侧肌肉纤维组织的伸展度和收缩性，使肌肉更发达、更强壮有力，同时扩大髋关节的活动范围，使活动更自如灵便，增强自我防御和抵抗疾病及损伤发生的能力。

患者通过髋关节积极主动的运动，撕脱髋关节周围各组织相互粘连，加大髋关节各方向的活动范围，扩大关节外、韧带、肌肉、肌腱及血管、神经相互间隙。加强了各纤维组织伸展度和弹缩性，加速了髋关节及周围软组织的血液循环和新陈代谢，促使血肿、水肿和炎症的吸收，同时理顺了组织关系。防止了血肿、水肿和炎症在关节周围的集聚，形成再度机化粘连，使关节囊、韧带和臀部肌肉造成失用性肌萎缩。

无论是病患者还是健身者都要要循序渐进、坚持不懈地锻炼，方能达到关节、肌肉功能改善和恢复的目的。为人体整体抵抗能力的增强和健康长寿起到积极的作用。做到局部顺从整体，局部为整体服务。不能因局部功能障碍而影响和破坏整体的功能，甚至导致整体抵抗力下降或各器官功能紊乱。力求达到局部刺激整体，而整体带动和调解局部的一种相辅相承的目的。

#### （一）卧位主动运动锻炼方法

1. *屈膝屈髋法*　患者取仰卧位，膝关节屈曲，双下肢分别做屈膝屈髋运动。屈伸的动度可随着疼痛的减轻和肌肉痉挛的缓解由小逐渐加大。当达到本组最大限度时巩固数次结束。每组 20 ～ 40 次，每日 2 ～ 3 组（图 7-34）。

屈髋时使髋关节前侧的腹股沟韧带、关节囊、髂肌等组织主动收缩，同时牵拉和伸展臀后部诸肌及髋后侧的关节囊等。

2. *伸膝屈髋伸髋法*　患者取仰卧位，膝关节伸直，将股抬起做直腿屈髋运动。其动度由小逐渐加大，反复进行。当达到最大限度时巩固数次结束。双腿分别进行。每屈伸为 1 次，每组 20 ～ 40 次，每日 2 ～ 3 组（图 7-35）。

屈膝屈髋和伸膝屈髋时，使髋关节前侧的关节囊、腹股沟韧带、阔筋膜张肌、髂胫束和股四头肌收缩，同时牵拉和伸展股后侧的肱二头肌、半腱肌。当髋关节伸直时，使股后侧的臀肌、股二头肌和半腱肌收缩，同时牵拉和伸展股前侧上述诸肌。伸膝屈髋运动时，肌肉的收缩和牵拉与屈膝屈髋运动方法大致相同，但伸膝屈髋法股前、后两侧肌肉收缩、牵拉的力度大于屈膝屈髋运动。

3. *屈膝收髋展髋法*　患者取仰卧位，双足并拢，双膝屈曲使双髋关节做内收外展运动。收展的动度要由小逐渐加大，当达到最大限度时巩固数次结束。每收展为 1 次，每组 30 ～ 60 次，每日 2 ～ 3 组（图 7-36）。

髋关节内收时，是髋关节内侧的关节囊、股内侧的收长短肌、耻骨肌和股薄肌收缩，同时牵拉伸展髋关节外侧的关节囊、韧带、臀肌和髂胫束。当髋关节外展时，使髋关节外侧的关节囊、韧带、臀肌、髂胫束和阔筋膜张肌收缩，同时牵拉伸展髋关节内侧的关节囊和上述诸肌。

4. *伸膝收髋展髋法*　患者取仰卧位，将膝关节伸直抬起，使髋关节做内收和外展运动。其动度由小逐渐加大，反复进行。当达到最大限度时巩固数次结束。每收展为 1 次，每组 10 ～ 30 次，每日 2 ～ 3 组（图 7-37）。

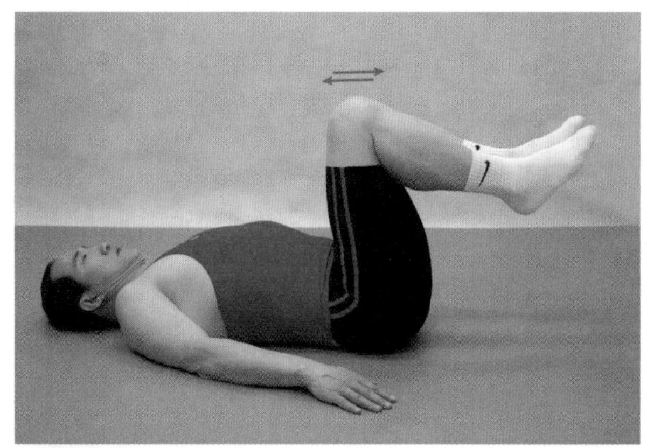

图 7-34 屈膝屈髋法

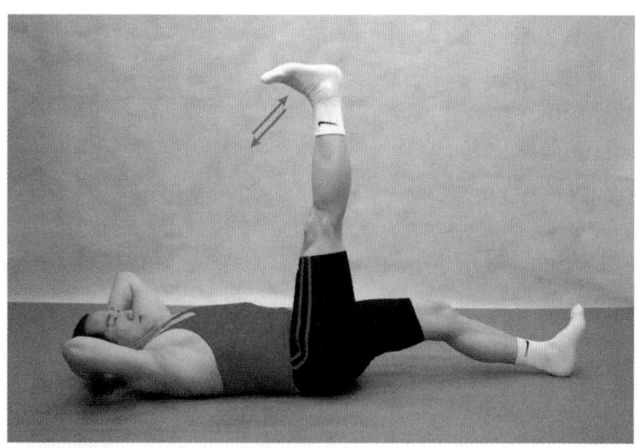

图 7-35 伸膝屈髋伸髋法

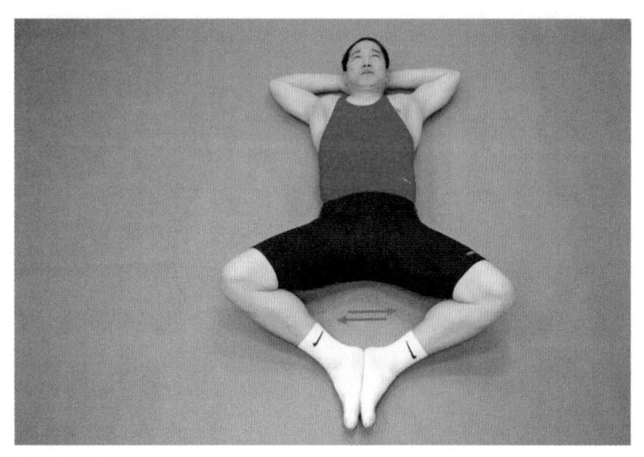

图 7-36 屈膝收髋展髋法

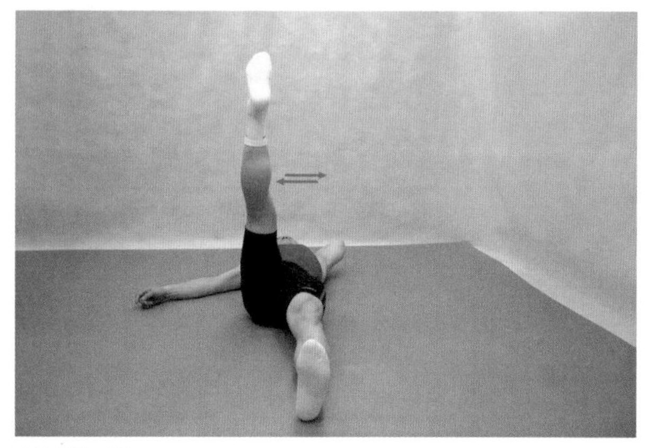

图 7-37 伸膝收髋展髋法

伸膝收髋展髋运动与屈膝收髋展髋运动，股内、外侧肌肉的收缩和牵拉相同，但收缩和牵拉的力要大于屈膝收髋展髋运动，所不同的是股四头肌、阔筋膜张肌和髂胫束始终保持紧张的收缩状态，保障髋关节内收外展运动的完成。

5. *屈膝旋髋法* 患者取仰卧位，将膝髋关节屈曲，使髋关节做外展内旋运动。其旋转的范围和幅度由小逐渐加大。当达到最大限度时，再使髋关节向相反方向做内收外旋运动。旋转的范围和幅度及程度均同外展内旋运动。每组各方向旋转 20 ～ 40 圈，每日 2 ～ 3 组（图 7-38）。

髋关节外展时，使髋关节外侧的关节囊、股直肌、阔筋膜张肌、髂胫束和臀肌收缩；内旋时是股薄肌和内收长短肌及耻骨肌收缩。外展的同时牵拉髋关节内侧的关节囊、股内侧的内收肌和缝匠肌；内旋的同时牵拉髋关节外后侧的关节囊、臀肌、股二头肌、髂胫束及阔筋膜张肌等。

当髋关节内收时收缩髋关节内侧的关节囊、内收长短肌、耻骨肌，同时牵拉髋关节外侧的关节囊、臀肌、阔筋膜张肌、髂胫束。外旋时使臀肌、阔筋膜张肌、髂胫束和股二头肌收缩，同时牵拉髋关节内侧的关节囊、内收长短肌、耻骨肌、股薄肌和大收肌。

6. *伸膝旋髋法* 患者取仰卧位，将膝关节伸直并抬起，使髋关节做外展内旋运动。旋转的范围和幅度由小逐渐加大。当达到最大限度时，再向相反方向做内收外旋运动。旋转的范围和幅度同上。每组各方向旋转 10 ～ 20 圈，每日 2 ～ 3 组（图 7-39）。

伸膝旋髋运动所收缩、牵拉的肌肉与屈膝旋

髋运动收缩、牵拉的肌肉、韧带相同，但股部周围的肌肉、韧带和关节的收缩及牵拉的力度大于屈膝旋髋运动。

7. 臀肌收缩法　患者取卧位或立位，双膝关节伸直，患者用力使双下肢后侧的臀大肌主动收缩。收缩 1 次，舒张放松 1 次，反复进行。收缩的力量由小逐渐加大，当收缩的肌肉感到有酸沉感时巩固数次结束。每收缩放松为 1 次，每组 10 ～ 40 次，每日 2 ～ 3 组（图 7-40）。

臀肌和股四头肌收缩时，使肌纤维强度收缩，使肌纤维缩短变粗、变硬，舒张时使肌纤维放松，肌纤维变细、变长。一收一缩撕脱纤维间的粘连，同时消肿疼痛，达到增强肌力，肌肉增长和功能改善和恢复的目的。

### （二）立位主动运动锻炼方法

1. 伸膝伸髋屈髋法　患者取立位，徒手或扶物，膝关节伸直，使髋关节做后伸前屈运动。动度由小逐渐加大，当达到最大限度时巩固数次结束。每组伸髋 20 ～ 40 次，每日 2 ～ 3 组（图 7-41，图 7-42）。

伸膝伸髋时，使髋关节后侧的关节囊、韧带及股后侧的臀大、中、小肌和股二头肌、半腱肌收缩，同时牵拉伸展髋关节前侧的关节囊、股前侧的腹股沟韧带、阔筋膜张肌、股直肌和股间肌等相关的肌肉。当髋关节前屈时，使髋关节前侧的关节囊、韧带、腹股沟韧带、阔筋膜张肌、髂胫束肌和股沟头肌收缩，同时牵拉伸展髋关节后侧的关节囊、韧带、臀肌和股后侧的股二头肌和半腱肌等邻近肌。

2. 屈髋压下肢拉腰法　患者可取坐位或立位，立位双下肢可分别进行，坐位双下肢可同时进行。立位单下肢和坐位双下肢膝关节均需伸直，而后患者的双手按压膝关节处，躯干向前做屈曲运动。屈曲的动度由小逐渐加大，反复进行。当达到最大限度时结束。每组 20 ～ 60 次，每日 2 ～ 3 组（图 7-43，图 7-44）。

此动作为髋关节被动屈曲运动，当躯干前屈时，使髋关节前侧的肌肉收缩，而主要牵拉臀肌、股二头肌、半腱肌和坐骨神经及血管。

3. 分下肢压髋法

患者取立位，双足分开，双手分别按于髂骨外侧，使双髋做内收外展运动。其动度由小逐渐加大，反复进行。当双髋关节内收外展，达到本组最大限度时结束。每组 30 ～ 60 次，每日 2 ～ 3 组（图 7-45）。

分下肢压髋运动，使髋关节同时向左、右做收展运动，左、右足不动，而躯干向左倾斜。左髋关节外展右髋关节内收时，左髋外侧的关节囊、韧带、臀大肌、阔筋膜张肌和髂胫束等肌肉松弛，右髋关节内侧的关节囊、韧带、内收长短肌和耻骨肌收缩，同时牵拉伸展右髋关节内侧的关节囊、内收长短肌、耻骨肌、股薄肌和右髋关节外侧的关节囊、韧带、臀肌、阔筋膜张肌和髂胫束。当左髋关节内收、右髋关节外展时，使左髋关节内侧的关节囊、韧带、内收长短肌、耻骨肌、股薄肌收缩，而外展的右髋关节外侧的关节囊、韧带、臀肌、髂胫束和阔筋膜张肌松弛，同时牵拉伸展

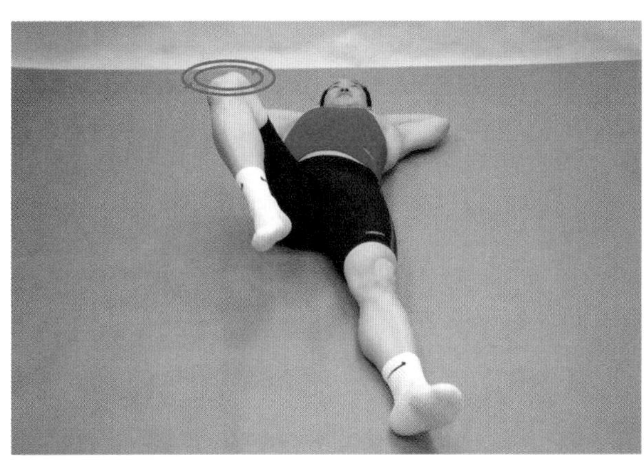

图 7-38　屈膝旋髋法

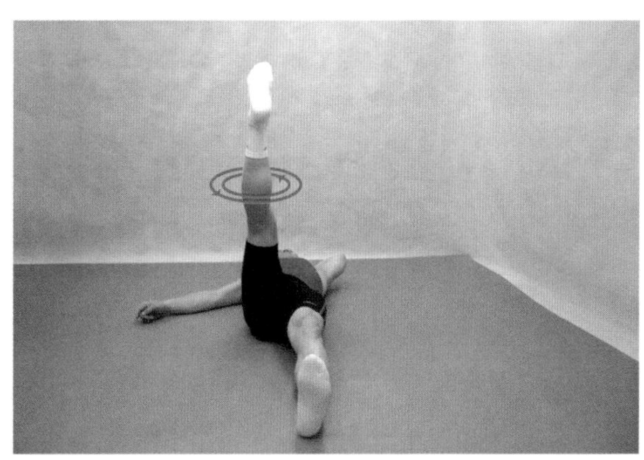

图 7-39　伸膝旋髋法

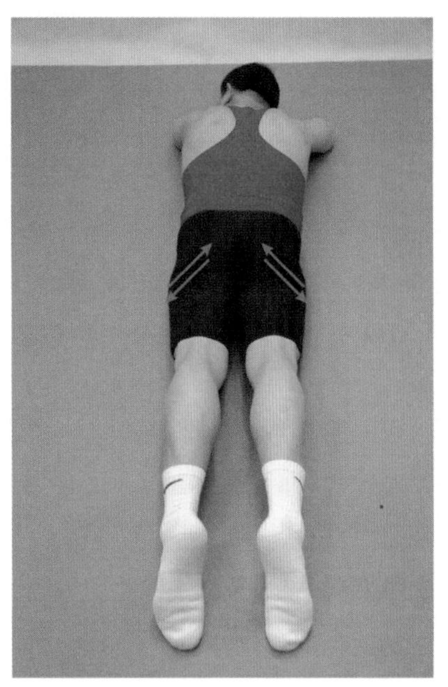

图 7-40　臀肌收缩法

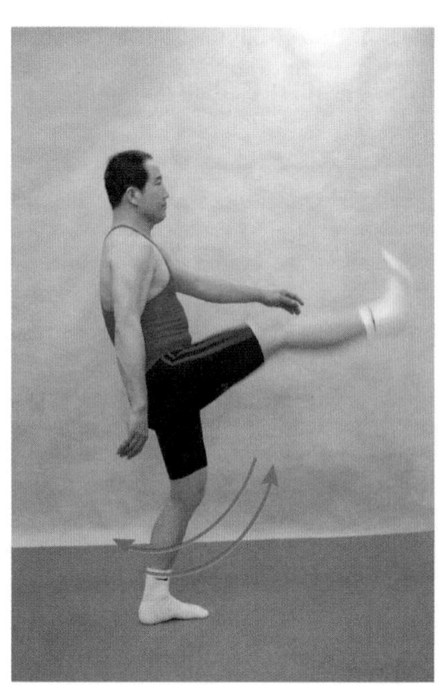

图 7-41　伸膝伸髋屈髋法 1

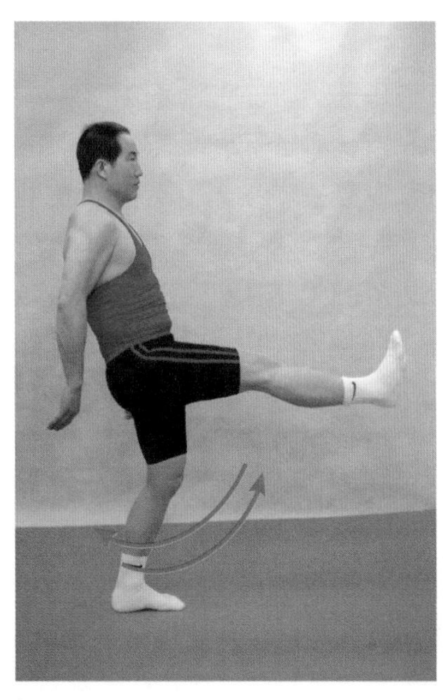

图 7-42　伸膝伸髋屈髋法 2

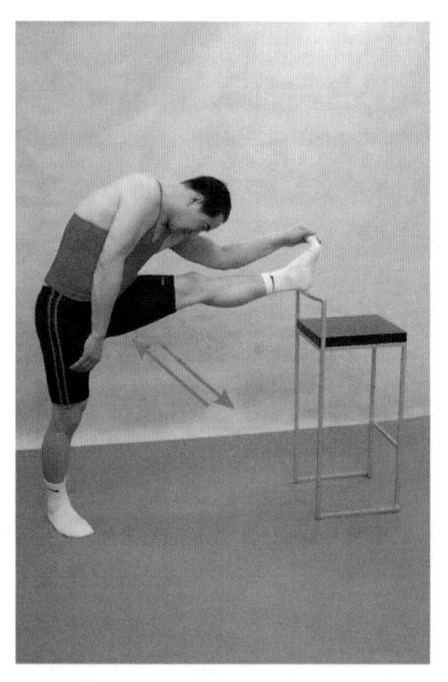

图 7-43　屈髋压下肢拉腰法 1

右髋关节内侧的关节囊、韧带、内收长短肌、耻骨肌、股薄肌和左髋关节外侧的关节囊、韧带、臀肌、阔筋膜张肌和髂胫束。

4. 提髋降髋法　患者取立位，双下肢立直，双足分开 20 ~ 30cm。左膝关节屈曲的同时，左髋关节放松下降，而右髋关节上升；当右膝关节屈曲时，右髋关节放松下降，而左髋关节上升。左、右髋关节分别反复进行。当达到最大限度时，巩固数次结束。每髋关节升降 30 ~ 50 次，每日 2 ~ 3 组。（图 7-46）。

松髋降、升髋关节运动，左髋下降时，左髋及左、右下肢的肌肉均处于松弛状态，而右髋关节上升时，臀部和股部诸肌均处于收缩紧张状态。当右髋关节下降时，右髋关节及周围的诸肌均处

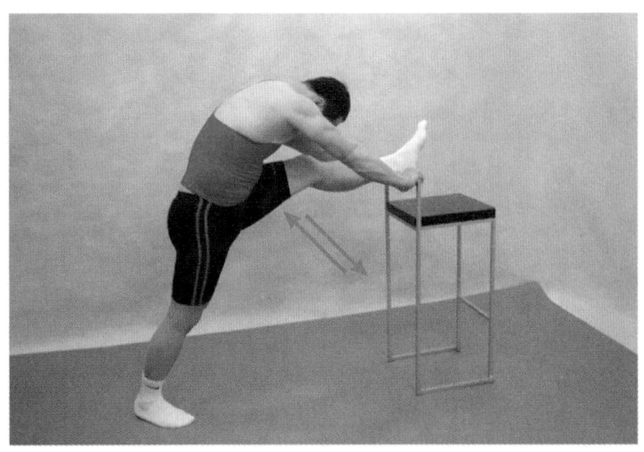

图 7-44 屈髋压下肢拉腰法 2

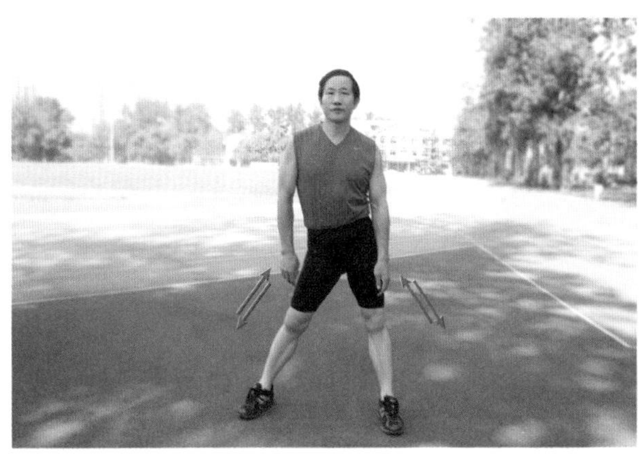

图 7-45 分下肢压髋法

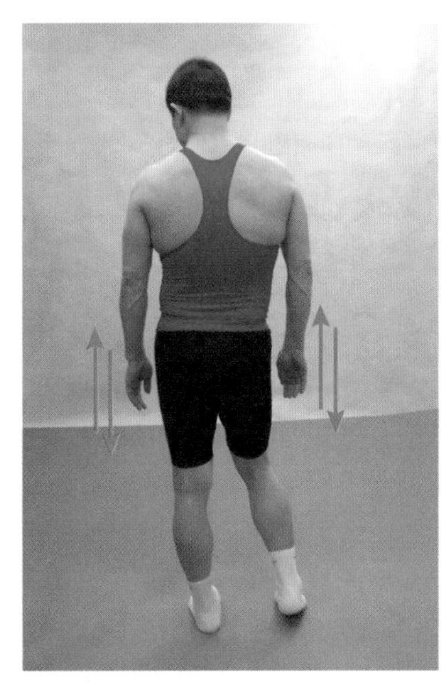

图 7-46 提髋降髋法

于松弛状态，而左髋关节上提时，臀部和股周围诸肌均紧张收缩。

## 二、膝部主动运动锻炼

膝关节是人体关节中结构最复杂的一个关节，是根据人体的运动需要和关节所担负的责任而组建的。同时，膝关节是人体关节运动、工作、生活中最重要的一个关节，起到人体运动中介作用，更是全身关节中负重最大的关节。人体全身的关节根据人体运动的需要各有不同的分工，有的关节可做内收外展、旋转、屈伸，而膝关节主动运动时仅有屈曲和伸直功能。因此不管人体走路、跑步、蹲起、跳跃、蹦跳等运动，都是由膝关节的屈伸来完成。膝关节的屈曲和伸直动作都依靠大腿周围的肌肉、肌腱等纤维组织起到缓解、接纳、借力、用力等连接的作用。大腿肌肉相当于强有力的弹速器，也是强有力的接纳外力的缓冲器。大腿的肌肉收缩与伸展运动多、频率高、负重大，因此大腿的肌肉是全身肌肉最发达的肌肉，只有强大发达而有力的肌肉肌腱和坚韧而牢固的关节周围的支持带的支持，才能保障膝关节的稳固性，才能保护膝关节的正常功能，才能保障膝关节完成其所担负的责任，才能完成全身各关节运动负重的支撑点的重要作用。

### （一）膝关节和大腿肌肉功能

大腿肌肉分为大腿的前侧肌群、后侧肌群、内侧肌群和外侧肌群，各肌群均有自己的主动功能和次要的协助功能。各肌肉群的上端为坚韧而有力的纤维结缔组织附着在髂骨和髋各侧的骨嵴上，向下延伸为肌腹（肌肉），接近膝关节之前的各肌肉均转变为肌腱，跨跃过膝关节的各侧分别抵达在膝关节各侧小腿胫、腓骨的上端，大腿各侧肌肉运动时各有分工，大腿内收是大腿内收肌群的收缩，可使髋关节内收。而大腿外展时是大腿外侧肌肉的收缩，可使髋关节及大腿做外展运动。

而股前侧肌群收缩时的功能使膝关节和小腿

伸直。大腿后侧肌群收缩时功能使膝关节和小腿屈曲。以上4组肌肉强壮发达有力与否直接关系到膝关节的稳固程度和损伤的概率。

### （二）膝关节不能蹲起、上下台阶和省着用的观点是错误的

运动是人体的本能，唯有经常不断的运动才能保持人体的生命力，保持关节的正常功能。

根据人体的运动需要人类具有特有的运动功能。每个关节的运动都是根据肢体的肌肉收缩和伸展运动功能使关节运动的。关节长期静止不运动，关节周围的纤维组织挛缩、萎缩、纤维化，关节就会僵直，关节间隙就会变窄。此时忍痛运动，关节面相互摩擦即出现关节面变薄、磨透、破坏性损伤，甚至消失、融合成为一体，从而丧失关节的功能和自身的价值。同时，因血液循环较差造成骨质疏松、肌肉萎缩、机化粘连和纤维化组织形成，进而导致各功能消弱，为各种外伤史侵入和自身损伤创造机会。

笔者多年来根据对人体各种组织分工和运动功能的研究，加上自身几十年的运动实践，针对目前在医生和民众中广为流传、根深蒂固、老少皆知的“关节省着用”的观念进行了全面系统的研究。研究结果证明：“关节省着用”的理论、观点和理念是错误的，是“被动、消极”的，与人体各运动功能的理念相违背。首先，它把人体骨骼和关节作为了运动主体，忽略了肌肉等软组织在人体运动和负重方面所承担的重大作用，从而限制和剥夺了肌肉运动功能，韧带、肌腱、神经和血管的积极主动功能的权利，极易造成关节和各纤维组织不同程度的损伤。其次，关节省着用违背了人体运动和动物要动的自然生理规律，是消极、静止、废用。因此，坚持关节和肌肉等组织适度、合理、科学有效的运动才是积极而正确的人体运动理念。只有这样才能充分发挥保障各运动组织的正常功能，更好地为全身各脏器功能服务。

### （三）蹲起、上下台阶和爬山下山不会损伤膝关节

膝关节是为大腿肌肉运动服务的，膝关节就是关节屈伸运动的一个枢纽和运动滑车，大腿肌、肌腱和关节周围的纤维结缔组织均处于正常情况下，关节间隙正常，膝关节做屈伸运动是不会有任何损伤的。膝关节腔内有自生润滑液和光滑的软骨板及滑膜，它们永远保持润滑而光泽，运动不会使关节直接挤压、碰撞和摩擦。因此只要大腿肌肉正常，膝关节运动就不会造成任何损伤。运动过度即便有不同程度的损伤，也不是关节损伤，而是关节周围的某一部分软组织损伤。

### （四）上下台阶和爬山下山不会损伤膝盖骨（髌骨）

无论是上下楼梯（台阶）还是上山、下山都会损伤膝盖骨而产生疼痛，甚至运动后膝关节会产生肿胀、疼痛或运动受限。上述运动后的现象和症状的发生来源于从事久坐、长期直立或走动的工作，特别是久坐工作者，膝关节长期90度屈曲，大腿后侧屈肌群长期处于收缩状态，而大腿前侧的肌群和肌腱长期处于牵拉和伸展状态，大腿前肌群跨过髌骨的肌腱均已产生轻度或轻微的损伤，虽然没有产生疼痛，不影响走路，但是由于上下台阶和上山下山运动已超出了以往的运动范围、运动角度和膝关节的负重，此时极易造成大腿前侧肌肉和肌腱等组织的损伤，另外上台阶（爬山）时大腿前侧肌群牵拉性收缩用力，下台阶（下山）时是大腿前侧肌群收缩性牵拉。大腿前侧肌群的肌腱跨过髌骨止于髌骨下缘的胫骨结节处，其症状表现为膝盖骨前下缘和膝盖骨疼痛。因膝盖骨下缘是大腿前侧股头四肌的肌腱抵达在小腿胫骨上端骨嵴上，又称为胫骨结节（粗隆），损伤来于股前侧肌肉，疼痛点则会表现在髌下缘的髌腱上或髌骨（膝盖骨）上，而实际并不是髌骨痛，而是髌腱等结缔组织痛。

### （五）蹲起、上下台阶和上下山不会损伤关节面

膝关节面上有股骨下端滑车关节面，下有小腿胫骨上端的胫骨平台关节面。两者之间有内外侧半月板，前侧有髌骨的内关节面、软骨和软骨板。膝关节静止伸直时，关节间隙是松弛的，此时膝关节面没有发生碰撞和摩擦。主动屈曲、伸直、甚至负重蹲起时主要是大腿前侧的股四肌强有力的收缩将膝关节伸直，关节面只起到滑车、中轴的作用。不管负重多少，蹲起和上下台阶都是大腿周围肌肉、肌腱收缩与伸展配合协作，在神经指挥、兴奋及血液营养供给下共同完成的。因为有强大的大腿肌肉、肌腱和坚韧有力的关节周围的韧带固定，保护了膝关节的稳固性，所以不会间接或直接损伤到膝关节面。例如，从事举重、体操、跳马、高山滑雪、花样滑雪、蹦床等运动项目的运动员，训练中时有意外发生各种损伤，但均没有运动员因为训练把膝关节面磨损破坏。如在大腿周围肌肉等组织损伤，紧张或使大腿周围诸肌处于纵向紧缩、横向性压迫的情况下，继续从事训练就会造成膝关节变窄，形成挤压和摩擦性损伤。因损伤的部位和程度不一，大腿肌肉无能力保护和完成相关运动，无能力保护膝关节，此时仍维持训练和重复相关运动，因重量直接作用于膝关节，就会使膝关节软滑板的关节面相互之间出现直接碰撞和摩擦。久而久之，外力就会把关节面磨薄，磨透，造成破坏损伤。

综上，笔者认为“关节省着用，蹲起、爬山和上下台阶损伤关节”等观点是片面、消极的，更是不科学的。无论什么运动项目，只要坚持循序渐进、适度合理、科学有效的运动原则，就会促使肌肉增长、肌力增强，关节韧带坚韧，关节运动灵便，就不会造成各组织的损伤，远离各种损伤。

### （六）膝部主动运动锻炼方法

膝部主动运动锻炼方法，是根据股部和膝关节运动功能情况而制定的。通过膝关节的主动功能锻炼，起到巩固和加强股部肌肉和膝关节功能的作用。通过关节的活动，使肌肉、韧带和关节囊主动收缩、牵拉，撕脱关节周围韧带、肌肉和神经、血管间的相互粘连，扩大关节活动范围，增大关节周围各纤维组织的间隙。同时理顺关节及纤维组织的关系，解除关节及软组织间的紊乱，加速关节及各纤维组织间的血液循环和新陈代谢，促进血肿、水肿和炎症的吸收，防止血肿、水肿和炎症的再度机化粘连。经过反复的收缩和伸展，增强膝关节周围韧带和股部肌肉及肌腱纤维的弹缩性，使肌肉增长、力量增强，使膝关节的活动范围加大、活动更灵便，达到膝关节功能加强、改善和恢复的目的。

1. *股四头肌收缩法*　患者取仰卧位或立位，双膝关节伸直，使双股四头肌同时做收缩和舒张（放松）运动。收缩的力量由小逐渐加大，当达到最大限度时结束。每收缩、舒张为 1 次。每组 20 ～ 40 次或以上，每日 2 ～ 3 组（图 7-47）。

收缩时股四头肌主动强烈收缩，使肌纤维缩短，撕脱股四头肌静止时肌纤维的粘连；舒张时是使股四头肌放松和伸展、收缩和舒张，还可加速肢体和局部的血液循环，促使局部血水肿吸收，防止再粘连，同时加强了股四头肌和膝关节的功能。

2. *屈膝伸膝法*　患者取仰卧位、俯卧位、立位或坐位均可。取俯卧位的患者，双膝关节伸直，使双膝关节分别或同时进行屈伸运动；取立位的患者，双膝关节可分别交替抬起做屈伸运动；取坐位时，患者坐在高处，双小腿悬空，使双膝关节做屈伸运动。3 种体位的屈膝运动的动度均由小逐渐加大，反复进行，当达到最大限度时巩固数次结束。每屈伸为 1 次，每组屈伸 30 ～ 60 次或以上，每日 2 ～ 3 组（图 7-48 ～图 7-50）。

患者膝关节屈曲时，使股部后侧的股二头肌、半腱肌和髂胫束肌及膝关节后侧的韧带、关节囊主动收缩，同时牵拉股前侧的股四头肌、膝关节前侧的髌腱和前内外侧的副韧带。当膝关节伸直时，使股前侧的股四头肌、膝关节髌腱及关节副韧带主动收缩，同时主动牵拉股后侧的股二头肌、半腱肌和胫神经、腓总神经及血管。

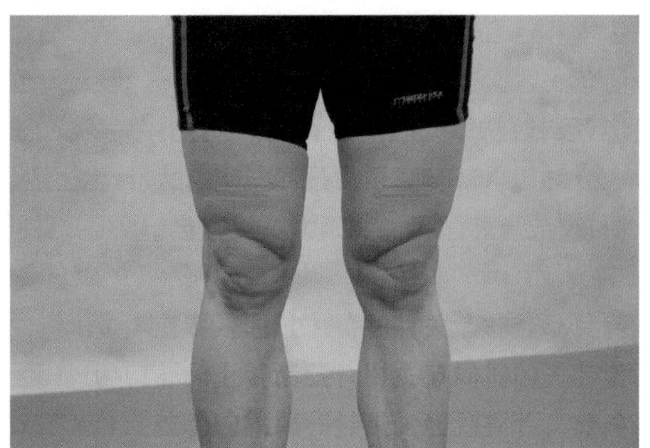
图 7-47 股四头肌收缩法

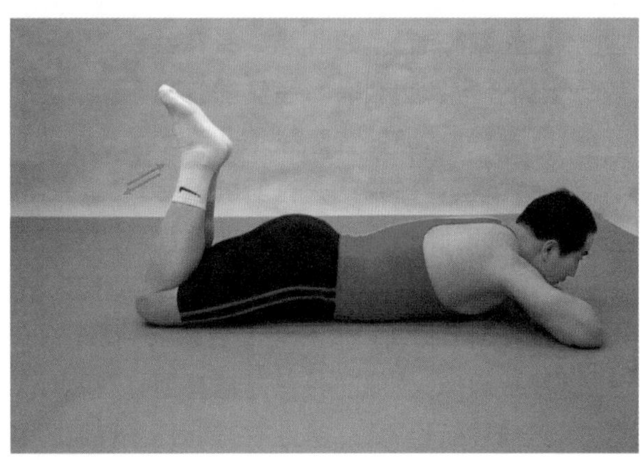
图 7-48 屈膝伸膝法 1

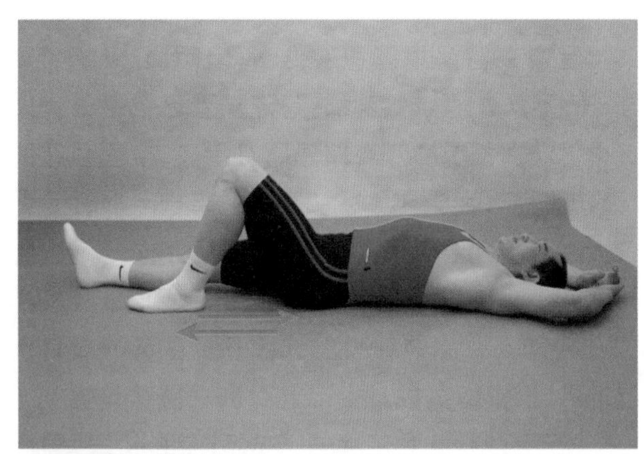
图 7-49 屈膝伸膝法 2

3. *膝关节旋转法* 患者可取俯卧位、坐位和立位 3 种不同方式分别进行。

(1) 俯卧位：患者双膝同时或单膝分别交替进行。

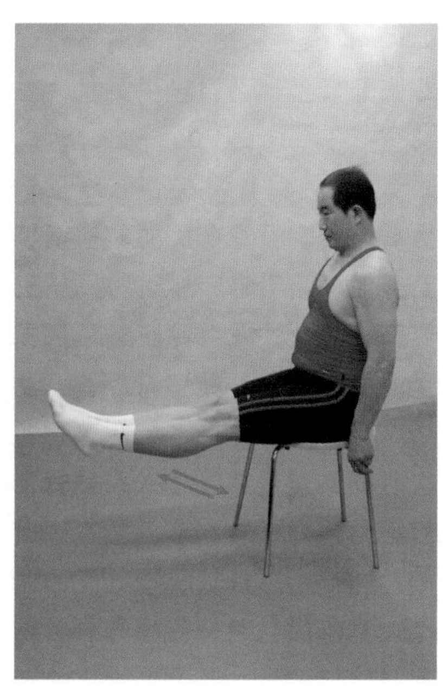
图 7-50 屈膝伸膝法 3

(2) 坐位：患者坐在较高床边上，将双足悬空，使双膝关节做旋转运动。

(3) 立位：患者双足分开，使膝关节同时做旋转运动。

以上这 3 种不同体位的膝关节旋转方法，在进行旋转时，其范围和角度均由小逐渐加大。当达到最大限度时巩固数次后，再向相反方向旋转，其程度和范围同上。每组各种体位均旋转 20 ～ 40 圈或以上，每日 2 ～ 3 组（图 7-51 ～图 7-53）。

膝关节不同体位的旋转，由周围的韧带、肌腱和关节囊及上、下诸肌的收缩、舒张、牵拉，相互配合支持而完成。

以上三种膝关节旋转运动的方式虽然不相同，但它们所要达到的运动目的是一致的。通过小腿旋转使大腿前、后、左、右各侧肌肉收缩与伸展，来撕脱开大腿周围和膝关节周围粘连的纤维组织，扩大组织间隙和膝关节间隙，加大膝关节的活动范围，加强膝关节的整体性、均称性和协调性，巩固膝关节的稳固性。

4. *蹲起屈膝伸膝法* 患者取立位，双足分开。患者根据膝关节肿胀和疼痛及关节功能障碍

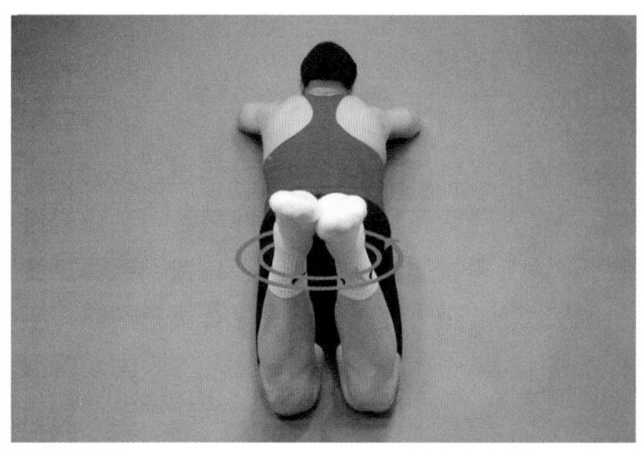

图 7-51 膝关节旋转法 1

程度，可采用不同的屈伸锻炼方式。轻者可徒手进行膝关节屈伸活动，重者可持物借力进行膝关节屈伸锻炼运动。其动度由小逐渐加大，当达到本组的最大限度时，巩固数遍结束。每蹲起为 1 次。每组 10 ~ 40 次或以上，每日 2 ~ 3 组（图 7-54，图 7-55）。

膝关节下蹲的一瞬间和起立的一瞬间，使股四头肌、髂胫束肌和股二头肌及有关肌收缩。当膝关节蹲下去时，主动牵拉大腿前的诸肌和关节前内、外侧的韧带及大腿后侧的股二头肌。膝关

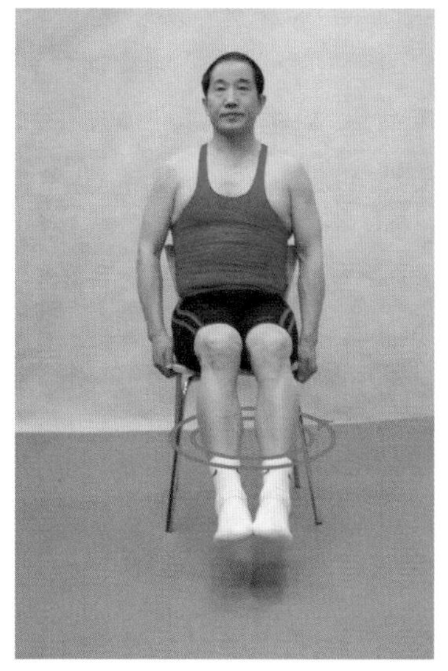

图 7-52 膝关节旋转法 2

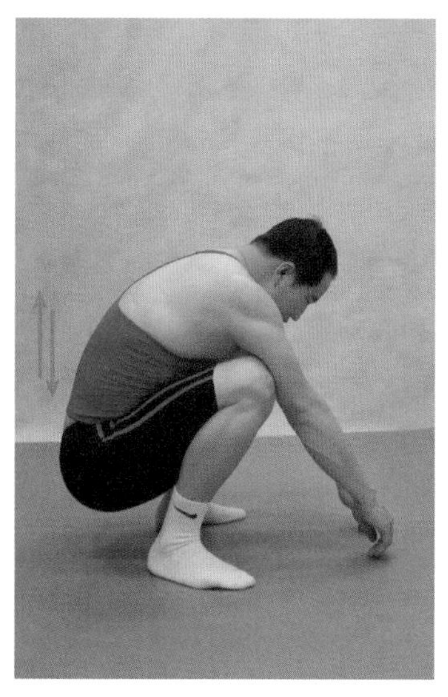

图 7-54 蹲起屈膝伸膝法 1

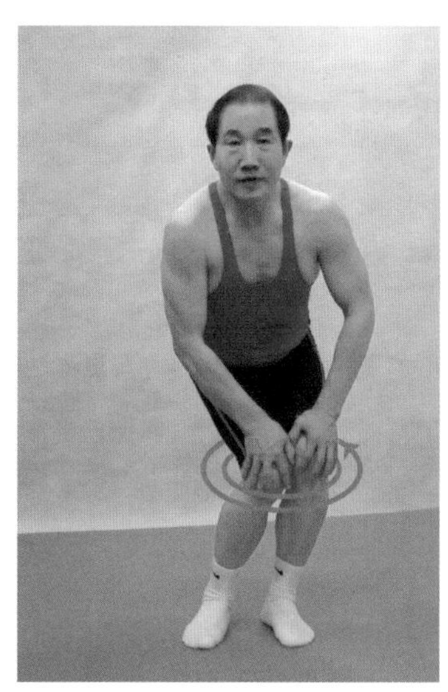

图 7-53 膝关节旋转法 3

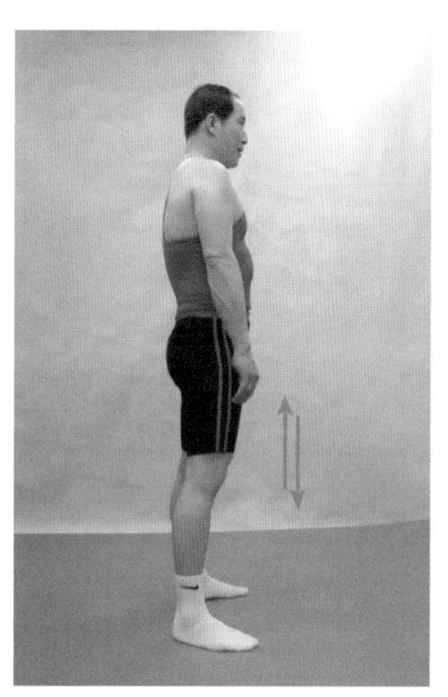

图 7-55 蹲起屈膝伸膝法 2

节立起伸直时使股二头肌和髂胫束肌和相关的肌肉收缩，同时松解股四头肌。

5. *弓步屈膝伸髋屈髋法* 患者取立位，将双足前后分开。左下肢在前，膝、髋关节屈曲；右下肢在后，膝、髋关节伸直。躯干正直，双手按于左下肢的膝关节处。而后做屈髋伸髋运动。其动度由小逐渐加大，当达到最大限度时，再将躯干向相反方向转动。使右下肢在前，膝、髋关节屈曲，而左膝、髋关节伸直，按上述屈伸运动进行。其角度和顺序及程度均同上。每个关节屈伸20 ~ 40 次，每日 2 ~ 3 组（图 7-56）。

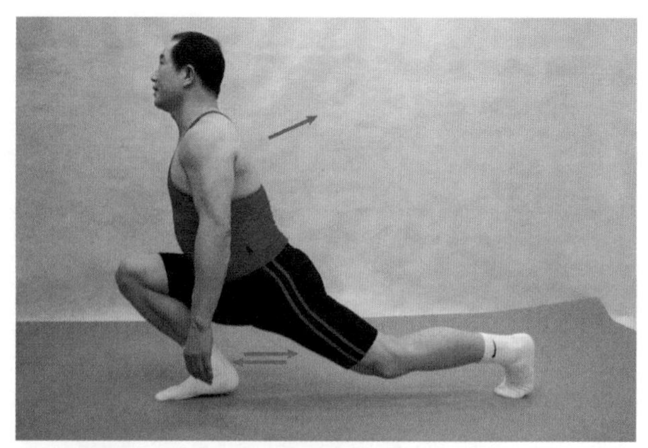

图 7-56 弓步屈膝伸髋屈髋法

弓步伸髋屈髋运动，左下肢屈膝屈髋时，使左髋关节的前侧关节囊、韧带、腹股沟韧带、阔筋膜张肌收缩，同时牵拉伸展股四头肌、髋关节后侧的关节囊、韧带、臀肌、股二头肌和半腱肌，而后伸的右腿臀肌、股二头肌、半腱肌收缩，同时牵拉伸展着右髋关节前侧的关节囊、腹股沟韧带、阔筋膜张肌、股四头肌和缝匠肌。

6. *跑步拉膝拉髋法* 患者取立位，可采取原地跑步和跑动性跑步。原地跑步时，患者分别使双小腿向后屈做髋关节后伸运动，小腿后屈的同时用力向后上踢。其动度由小逐渐加大，当达到最大限度时结束。每屈伸为 1 次，每组屈伸 30 ~ 60 次，每日 2 ~ 3 组（图 7-57）。

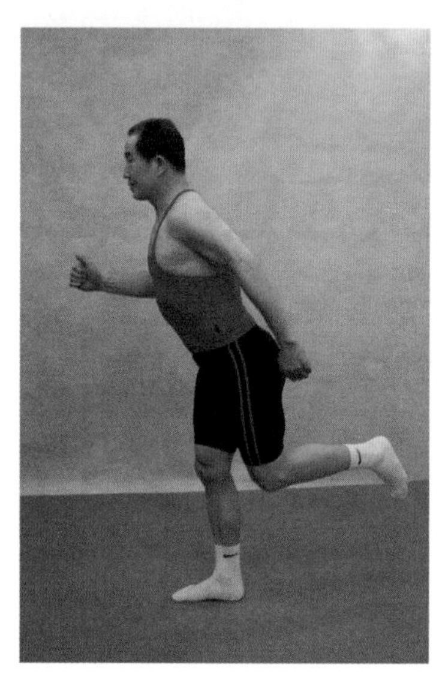

图 7-57 跑步拉膝拉髋法

屈髋时，使髋关节前侧的关节囊、腹股沟韧带、腰大肌、阔筋膜张肌和髂腰肌收缩，同时牵拉髋关节后侧的关节囊、韧带、臀肌、股二头肌和半腱肌。当髋关节后伸时，使臀肌、股二头肌、髂胫束肌和半腱肌收缩，同时牵拉伸展髋关节前侧的关节囊、韧带和股前侧的股四头肌、缝匠肌和腹股沟韧带及神经、血管。

### （七）上下楼梯和爬山下山锻炼要领及方法

锻炼者根据自己双下肢和双膝关节的健康状况及运动程度来确定上楼及下楼的方式及多少。如膝关节不存在疼痛和功能受限，就以增长大腿肌肉、加强大腿力量和膝关节稳固性为锻炼目的。如膝关节运动功能受限，并伴有一定疼痛和肿胀的病人，上下台阶时就需要持扶栏杆，借力进行。无论哪种情况在上下台阶时一定要遵循循序渐进，由少到多，逐渐增多，增高的运动原则，并以自己能接受为度。同时切记上多少级台阶必须要下多少级台阶，这样才能达到大腿肌肉膝关节周围的结缔组织和小腿的肌肉、踝关节周围的结缔组织的收缩与伸展运动的对称性、平衡性和协调性。否则就会使大、小腿和膝、踝关节周围组织损伤。

1. *前方上台阶方法* 患者可持扶楼梯栏杆借力向上爬蹬。根据病人病情轻重选择爬蹬方式，功能尚可的可一步一个台阶，双腿交替进行，双膝关节功能差的可一只脚先上去不动，另一只脚再上去，两腿交替进行（图 7-58 ～图 7-60）。

正常人上台阶时要求徒手进行，脚尖向正前方。当腿部有酸沉感时，使脚外展，脚尖向外前方（外八字）。一步上一个台阶，达到一定的限度时（制定的目标），当双腿前部肌肉感觉酸沉时结束（图 7-61 ～图 7-65）。

前方上台阶时，大腿前方的肌肉用力上蹬的一瞬间使大腿前侧肌肉牵拉性收缩，同时大腿后侧肌肉松弛性牵拉，前后协作完成膝关节屈伸运动。上台阶时，小腿前侧肌肉为牵拉性收缩，小腿后侧肌肉为牵拉性伸展。

2. 前下方下台阶方法　患有膝关节疾患的病人，下台阶时可借楼梯的栏杆安全下行，形式自选（图 7-66 ～图 7-68）。

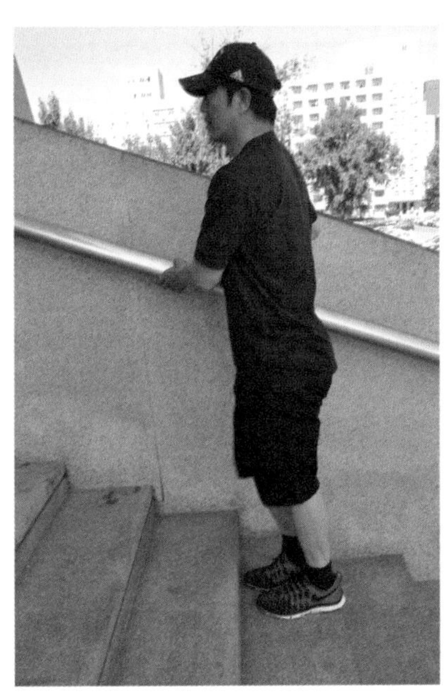

图 7-58　前方上台阶方法 1

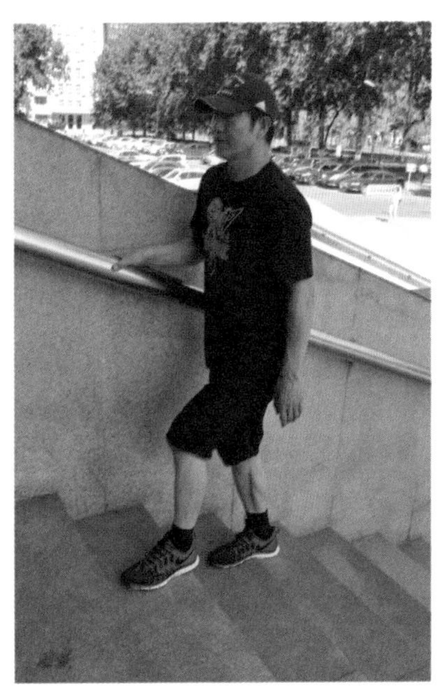

图 7-59　前方上台阶方法 2

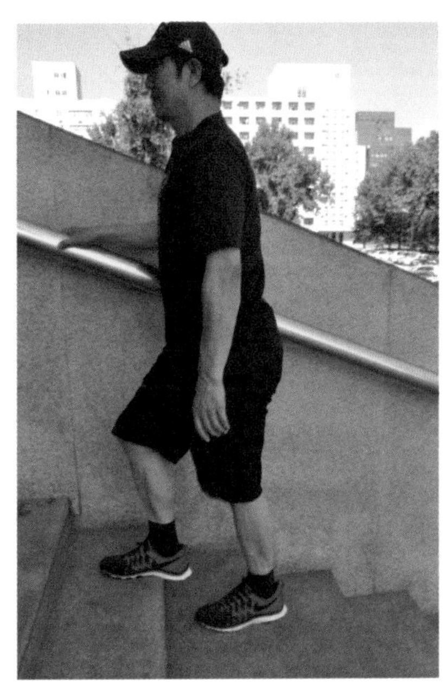

图 7-60　前方上台阶方法 3

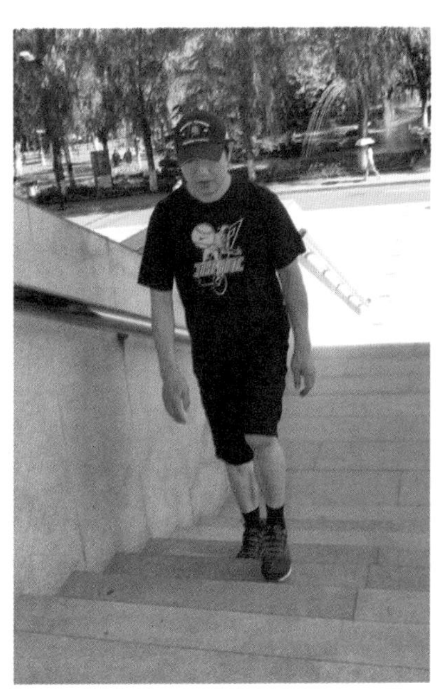

图 7-61　前方上台阶方法 4

膝关节功能正常者可徒手下行，一只脚着地的同时另一只脚向前下方踏空，膝关节伸直的一瞬间再着地，着地时先脚掌后足跟，两腿交替进行（图 7-69 ～图 7-71）。

下台阶时，为了使大、小腿前后肌肉和膝、踝关节前后软组织得到休息，避免软组织损伤，再使髋关节稍外展位，脚落地时脚尖向外，呈外八字（图 7-72 ～图 7-74）。

此运动主要通过被动牵拉放松大腿及膝关节周围的软组织，同时缓解上台阶时产生的疲劳。下台阶时大腿前侧肌肉为收缩性牵拉，后侧肌肉为牵拉性收缩，小腿前后侧肌肉与上台阶时相反。

以上前方上、下台阶的方法主要是通过上下台阶，使大小腿前后侧肌肉和膝踝关节前后肌腱

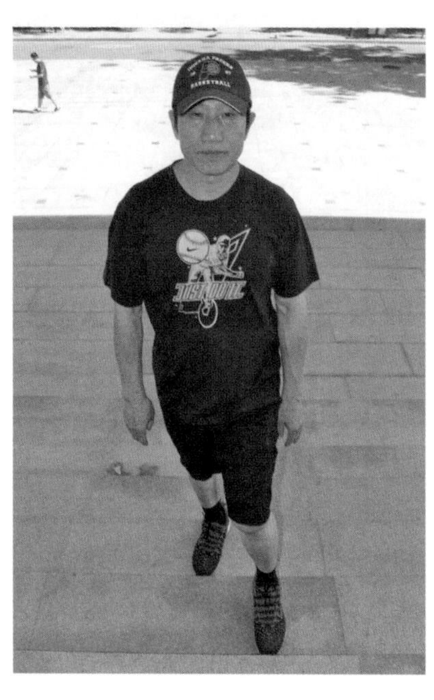

图 7-62　前方上台阶方法 5

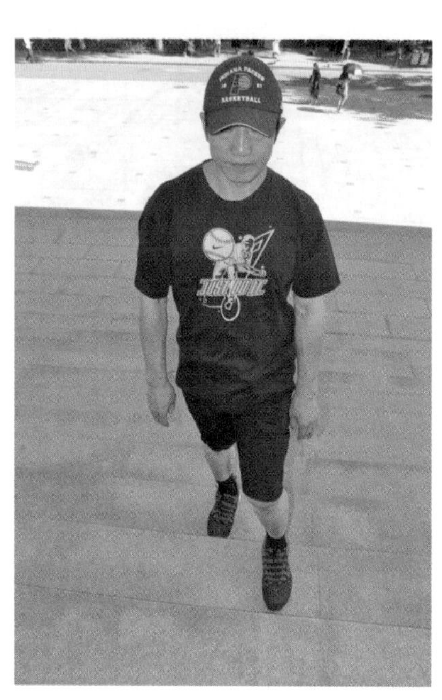

图 7-63　前方上台阶方法 6

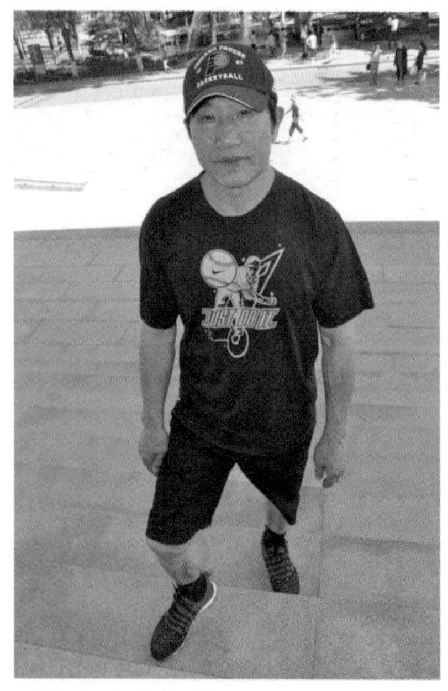

图 7-64　前方上台阶方法 7

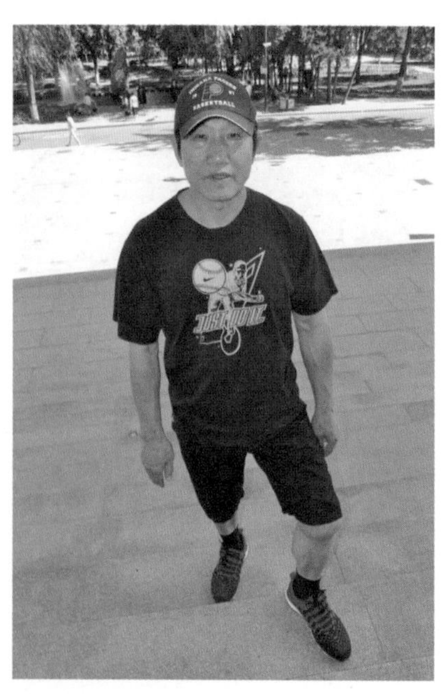

图 7-65　前方上台阶方法 5

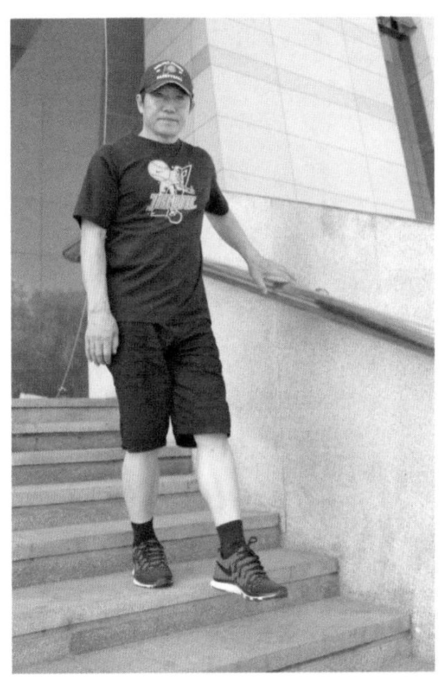

图 7-66 前方下台阶方法 1

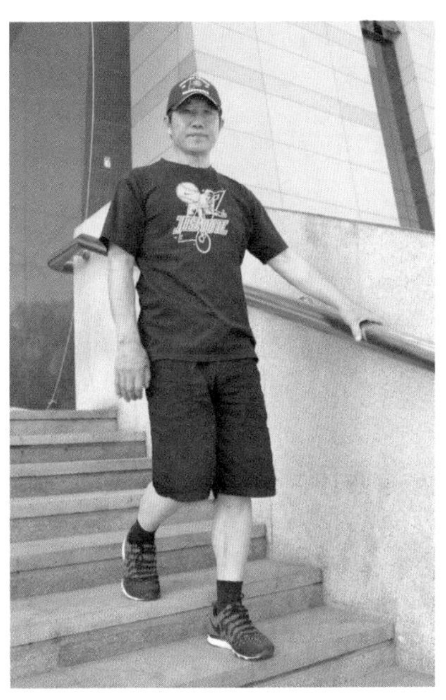

图 7-67 前方下台阶方法 2

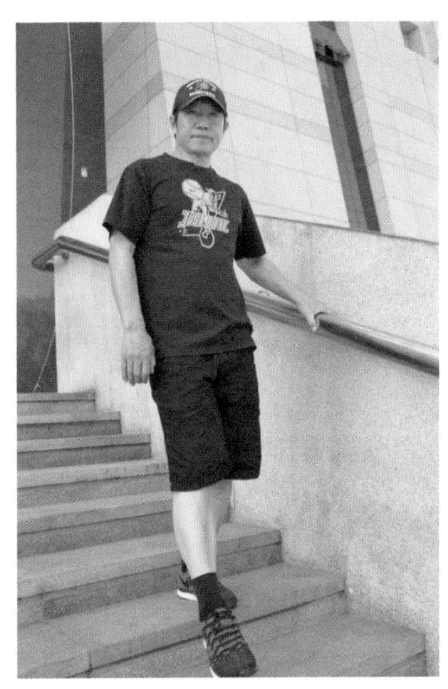

图 7-68 前方下台阶方法 3

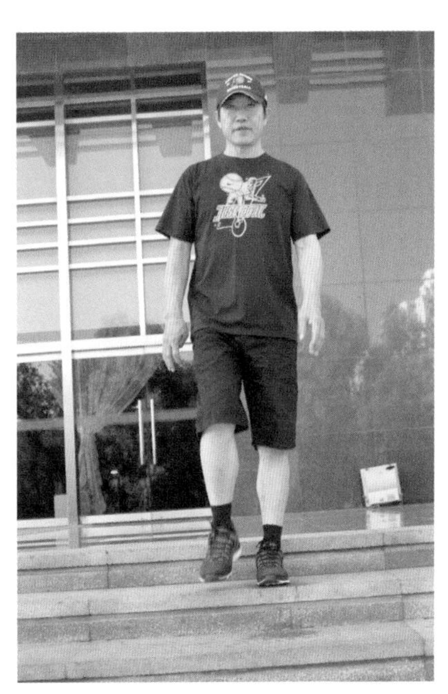

图 7-69 前方下台阶方法 4

结缔组织主动收缩与伸展，撕脱开组织间的相关粘连，促进各渗出液体的吸收。扩大上述各部组织间的间隙，理顺各组织间的关系。对病患者而言，促使下肢运动功能的恢复；对健康者而言，起到防止损伤、加强大小腿、膝关节和踝关节前后两侧软组织功能，促进肌肉增长，力量增强，使各关节活动灵便，保障膝关节运动功能正常。

3. 侧方上台阶方法　患者根据膝关节的损伤程度可扶持栏杆一个一个地向上移动，如膝关节功能尚可即可一脚一个交替交叉上行（图 7-75 ～图 7-77）。

对正常人要求徒手侧方上台阶，一脚上一个

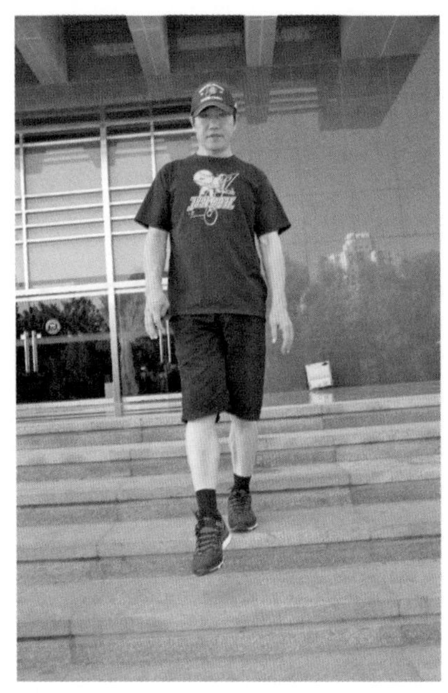

图 7-70 前方下台阶方法 5

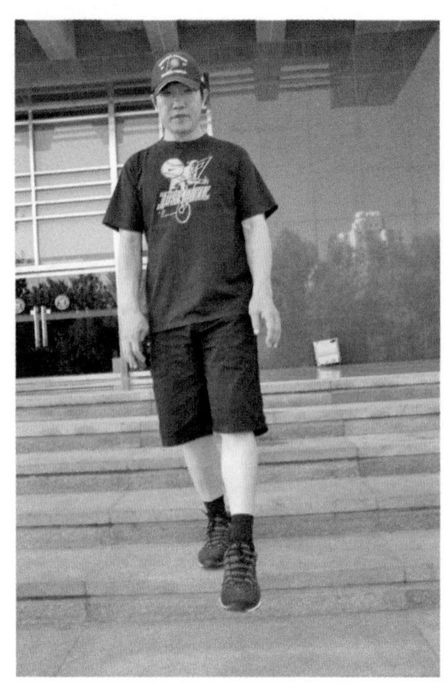

图 7-71 前方下台阶方法 6

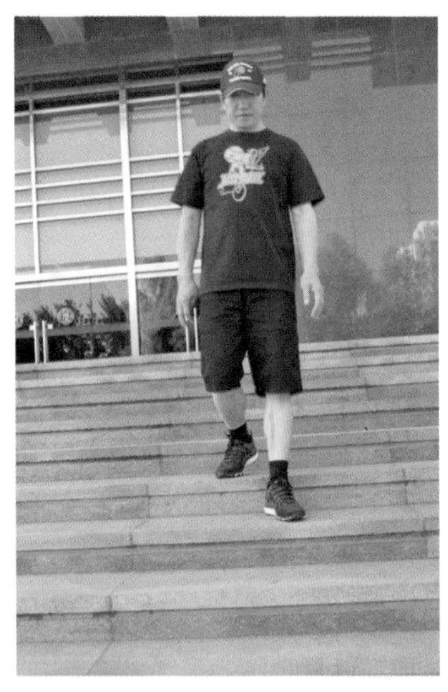

图 7-72 前方下台阶方法 7

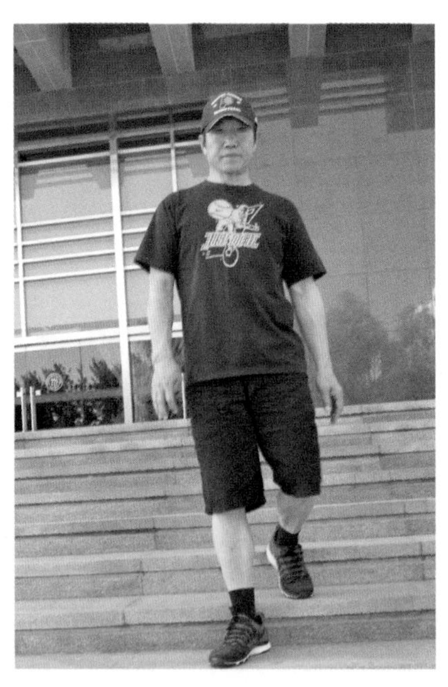

图 7-73 前方下台阶方法 8

台阶，双腿交替进行直到目的地（图 7-78 ～图 7-80）。

右腿侧方向上蹬台阶的同时，右大腿外侧肌肉、肌腱（髂胫束）牵拉性收缩，大腿内侧肌肉为收缩性牵拉。当右大腿膝关节伸直的一瞬间，左大腿内收高抬交替位蹬在另一个台阶上，此时左大腿膝关节屈曲位的一瞬间，膝关节伸直将身体撑起，膝关节伸直时，左大腿内侧肌肉牵拉性收缩，而左大腿外侧肌肉和肌腱为收缩性牵拉。两大腿反复交替横向上移，直到达到目的地结束。

4. *侧方下台阶方法* 患者根据自身情况可借栏杆横向一个一个地向下移动（图 7-81 ～图 7-83）。

正常人可徒手横向上台阶，左右大腿交替交

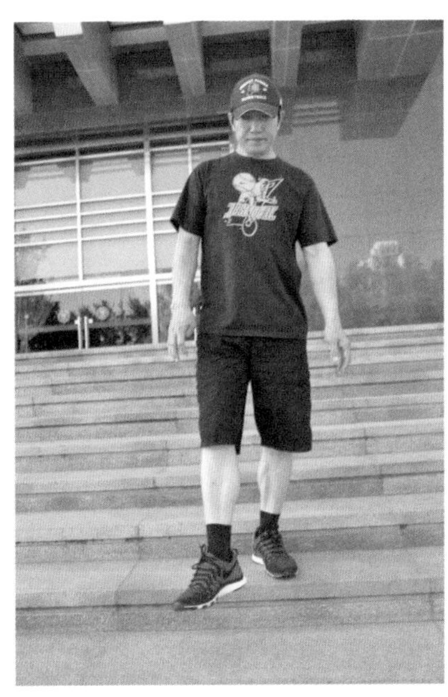

图 7-74 前方下台阶方法 5

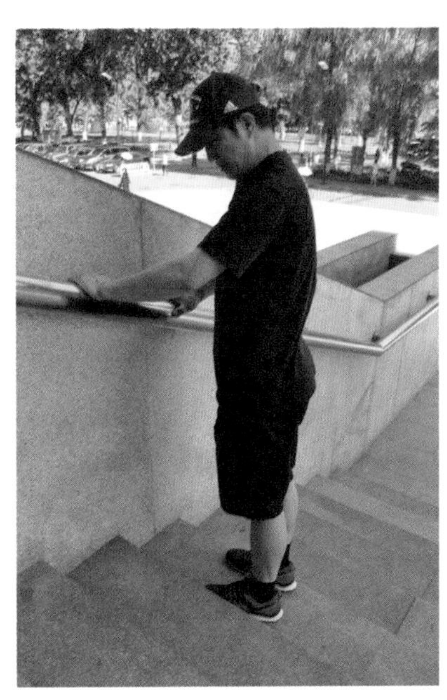

图 7-75 侧方上台阶方法 1

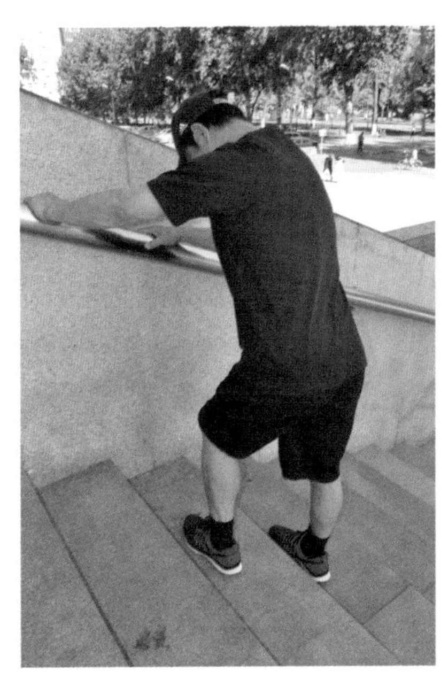

图 7-76 侧方上台阶方法 2

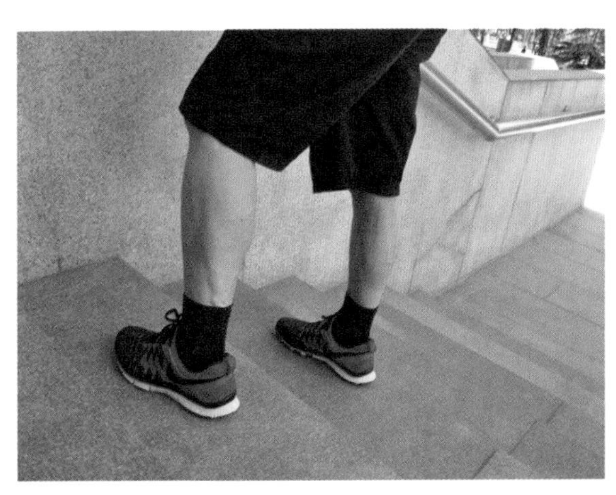

图 7-77 侧方上台阶方法 3

又反复进行，直到达到目的地为止（图 7-84 ～图 7-86）。

下台阶时双大腿内外侧肌肉的收缩与伸展牵拉的形式与侧方上台阶时相反。双大腿内侧和外侧肌肉、肌腱的主动收缩与伸展（牵拉）达到撕脱内外两侧组织间的粘连，促使功能的恢复。对正常人使大腿和膝关节的运动功能更加坚固稳定和运动灵便。

5. 爬山（有台阶）的方法　爬山者有的是爱好者，有的是专业运动员，有的是为锻炼身体。

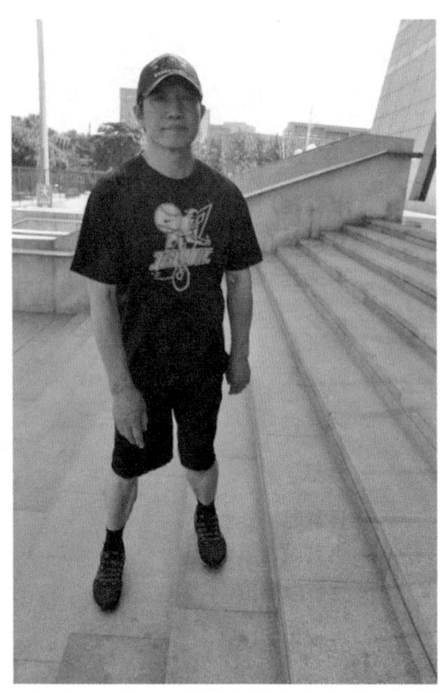

图 7-78 侧方上台阶方法 4

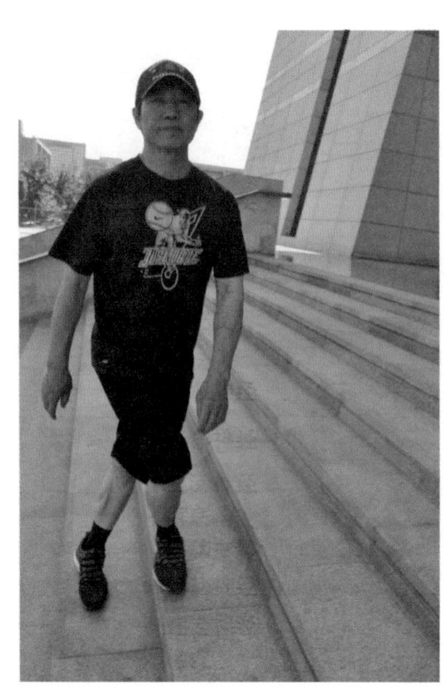

图 7-79 侧方上台阶方法 5

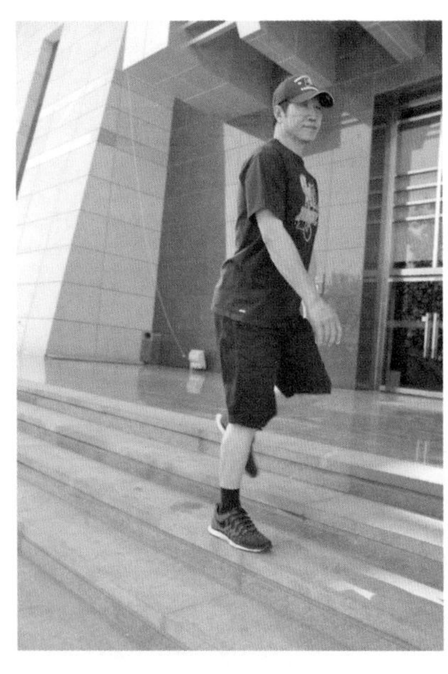

图 7-80 侧方上台阶方法 6

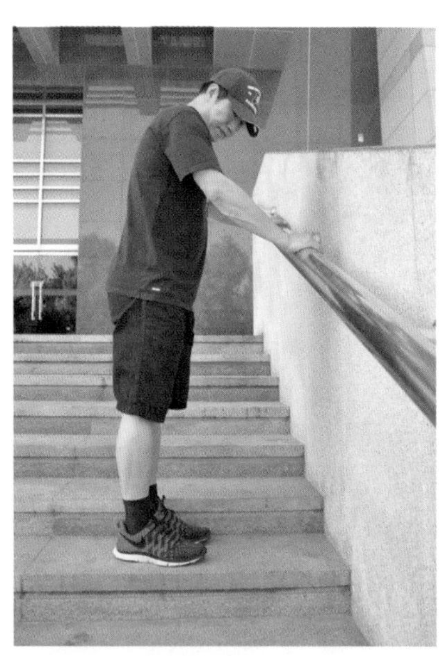

图 7-81 侧方下台阶方法 1

不管出发点和目的，其结果是想达到自己的目标而进行的。爬山与上下楼梯的台阶不一样，楼梯高度有限度，且每一台阶高度一致。而爬山的高度、陡度、坡度及每一阶台阶的盖度等都不一样。有人甚至是爬野山，无人修道和台阶，均属于无人道和自然小道，所以爬山时必须了解和清楚掌握自身的肌肉和关节的运动能力及心、脑、肺等器官的功能强弱。如不经常从事爬山运动的人，或心脏、肺和大脑，或腰部、腿部有不同程度的损伤的人，要想通过爬山加强运动功能，保持运

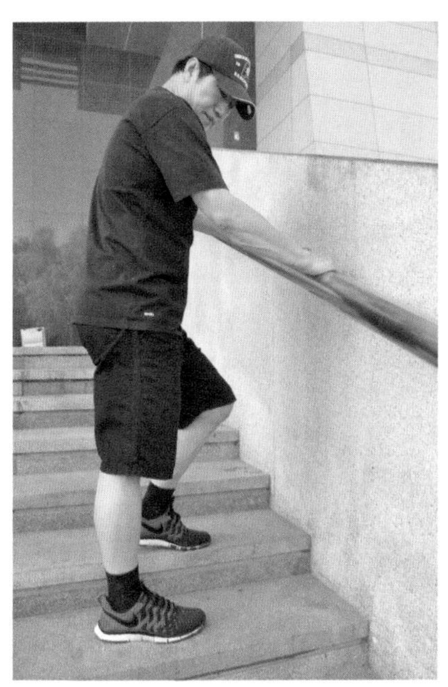

图 7-82 侧方下台阶方法 2

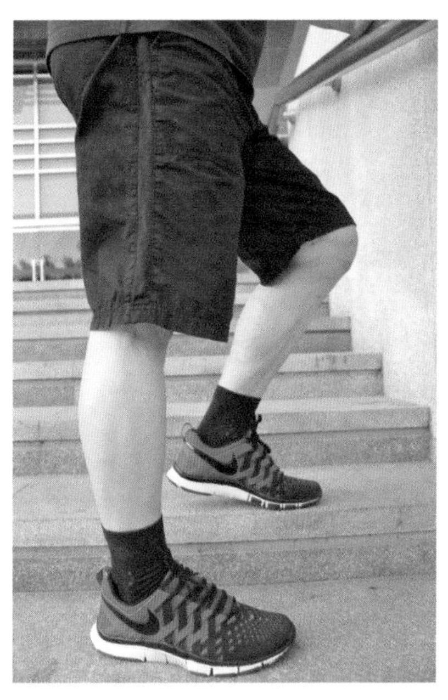

图 7-83 侧方下台阶方法 3

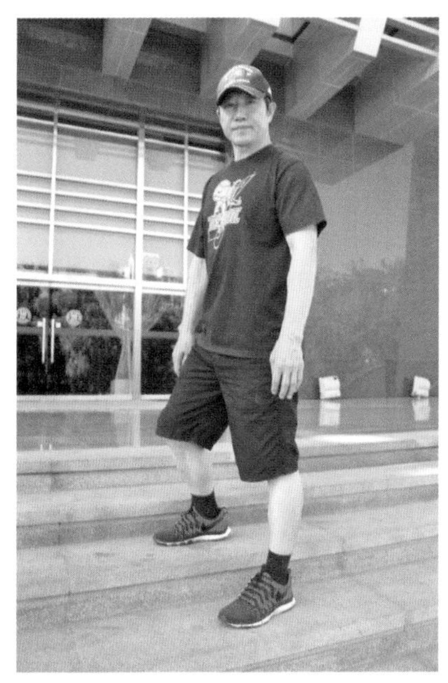

图 7-84 侧方下台阶方法 4

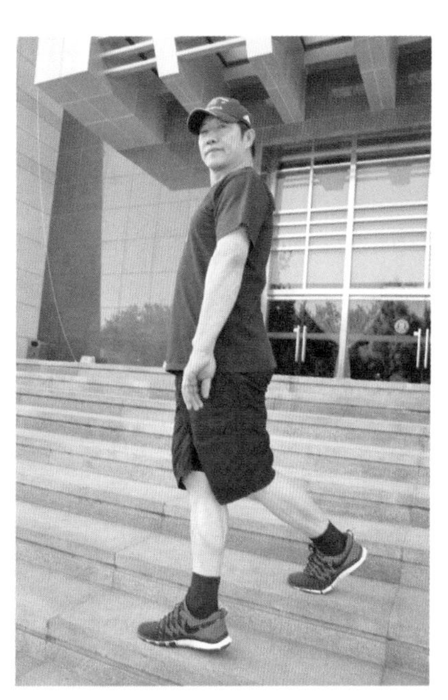

图 7-85 侧方下台阶方法 5

动能力，不要损伤各种器官和组织，那么一周爬山不要少于 2 次，所爬山的高度、爬山距离相同的情况下，就不会造成新的损伤。若爬山时间间隔两周以上者，再爬山后即可造成损伤，出现腰腿疼痛、膝部肿胀等不同程度的反应。

所以笔者强调，爬山一定要坚持，并且要有连续性，而在登山的过程中要逐渐循序渐进地让心、肺、脑和腰、腿、膝关节有一个接受和适应的时间，切记不要突然性、突猛、突大、突多，时间过长，距离过高过长，否则非伤不可。

此外，爬山时切记千万别只上山不下山。笔者的研究证明：只上山不下山会加重腰腿损伤。

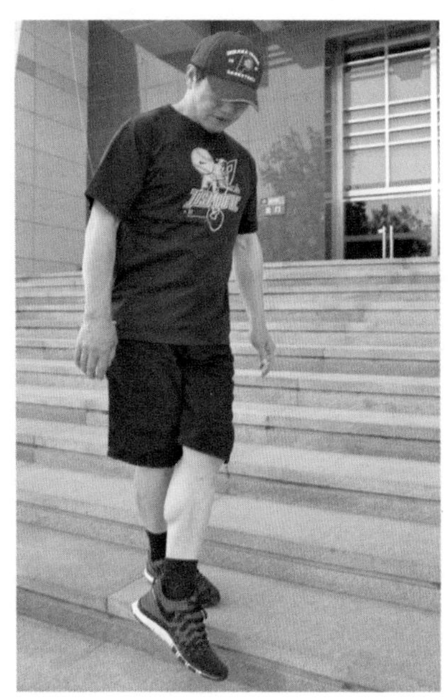

图 7-86 侧方下台阶方法 6

上山与下山对应了也是对人体大腿肌肉前后侧左右侧肌肉，也是一种相对的放松和休息。因此强调上下山要对应成正比，就会少损伤、不易损伤或不会损伤，腰腿的力量和功能也会相应加强。

爬山时不要过度兴奋，千万不要求快，一定要心脑肺及全肌肉和谐一致，同时让腰腿肌肉要有一个应适过程。当心脑肺和腿部肌肉均适应，血液循环畅通时，保持一个节奏、一个速度向上攀登直到山顶。如有能力的运动员和爱好者想冲击一下自己的心脏、肺和大脑，一定要在可控的情况下量力而行。

（1）爬（上）山方法：对有台阶的人行道，分别可采取前方爬。前方爬时开始脚正直前方，而后再让脚外八字。这样会缓解一下，不那么疲劳。侧方爬山时可左右横向上爬，作用同上。爬山的方法和所用的肌肉收缩与伸展功能与上楼梯台阶均一致。

（2）下山的方法：有前下法、侧下法两种。前下法下山时一种是脚正前方、脚前掌落地时不斜，而后脚心和脚跟再跟着着地，前后要连贯，不脱节。当感觉累时改为向外展（外八字），这样大腿负重和小腿负重的肌肉不同，相对会放松肌肉缓解一下疲劳。

侧下法下山时左右脚交替进行，双脚着地方式同上，但形式不同。目的和所应用的双大腿肌肉及要达到的目的与爬楼梯上下台阶相同。

最后，提醒大家不管什么运动，只要你遵循了科学运动的要领、规律和正确有效的方法就是有利无害的。人体只有通过锻炼，才能使肌肉增长、力量加强，肢体运动轻松和灵便，达到健康长寿的目的。人也是动物，动物不动就违背了动物本能的自然规律，运动元素不运动就会出现僵化、纤维化、组织关系紊乱，运动功能减弱甚至消失，周身的血液循环受阻、不畅通，新陈代谢差而影响到各内脏器官的功能消退。

总之，笔者认为不论是职业运动员、大众健身锻炼，还是不同程度的病人功能恢复，只要适度、合理、循序渐进，执行“李培刚台阶式运动”方式进行科学有效的锻炼，皆可受益和达到预期的锻炼目的。

## 三、踝部主动运动锻炼方法

踝部主动运动锻炼方法是针对踝部软组织急性损伤和慢性损伤程度的轻重、临床表现和临床症状而制定的。是根据踝部软组织急性损伤和慢性损伤时间的长短及病理变化和病情恢复的需要而研究出来的。在新手法治疗的基础上，配合科学而有效的锻炼方法，在巩固治疗效果的同时，加强了小腿肌肉、肌腱和踝关节周围韧带收缩和伸展的功能，使肌纤维增粗、弹性和力量增强，扩大了踝关节屈伸、旋转的活动范围，使踝关节稳固性加强。避免习惯性踝部软组织损伤的再次发生和后遗症的形成，防止外伤的侵犯。

*1. 踝关节屈伸法* 患者取坐位、立位或仰卧位均可，使踝关节做主动屈伸运动。屈伸的程度要由小逐渐加大，反复进行。当达到最大限度时巩固数遍结束。每屈伸为 1 次，每组 30 ～ 60 次，每日 2 ～ 3 组（图 7-87）。

踝关节背伸时，使小腿前侧的胫前肌、踇长伸肌、腓骨长、短肌和踝关节前侧的伸肌上、下支持韧带及关节囊主动收缩，同时牵拉小腿后侧的腓肠肌、比目鱼肌、跟腱和踝关节后侧的关节囊及有关韧带。

2. *踝关节收展法* 患者取坐位、立位或仰卧位，使踝关节做内收外展运动。运动的动度由小逐渐加大，当达到最大限度时巩固数次结束。内收和外展为 1 次，每组 20 ～ 40 次，每日 2 ～ 3 组（图 7-88，图 7-89）。

踝关节内收时，使小腿内前侧胫前肌、䟢长屈肌和腓肠肌的小头及踝关节内侧的韧带、关节囊主动收缩，同时牵拉小腿和踝关节外侧腓骨长、短肌、踝关节韧带和关节囊及神经、血管。当踝关节外展时，使胫前肌、趾长伸肌、䟢长伸肌、腓骨长短肌和踝关节外侧的韧带、关节囊及神经、血管主动收缩，同时牵拉小腿内侧腓肠肌内侧头、比目鱼肌、跟腱和踝关节内侧的肌腱、关节囊及韧带等纤维组织。

3. *踝关节旋转法* 患者取坐位、立位或仰卧位，使踝关节先做内收外旋旋转运动。旋转的动度由小逐渐加大。当达到最大限度时，再使踝关节做外展内旋旋转运动。旋转的范围由小到大，反复进行。当达到最大限度时巩固数次结束。每组各方向旋转 20 ～ 40 圈或以上，每日 2 ～ 3 组（图 7-90）。

踝关节内旋时，使胫前肌、趾长屈肌、䟢趾屈肌、腓肠肌内侧头和踝关节内侧的韧带及关节囊等组织收缩，同时牵拉小腿外侧的腓骨长、短肌、腓肠肌外侧头和踝关节外后侧的关节囊及韧带。当踝关节外旋时，使小腿前外后侧的胫前肌、趾长伸肌、䟢长伸肌、腓骨长短肌和踝关节外侧

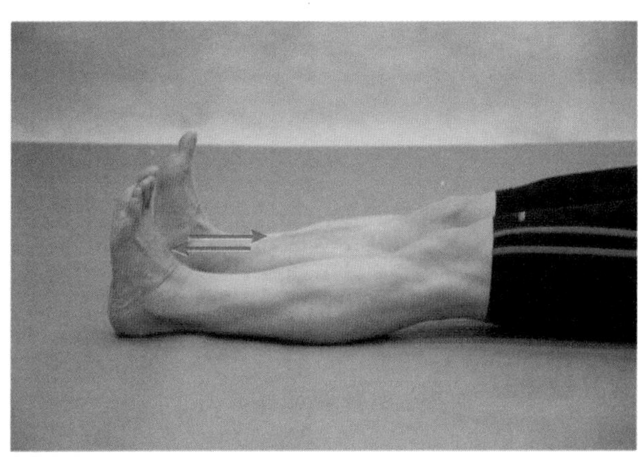

图 7-87 踝关节屈伸法

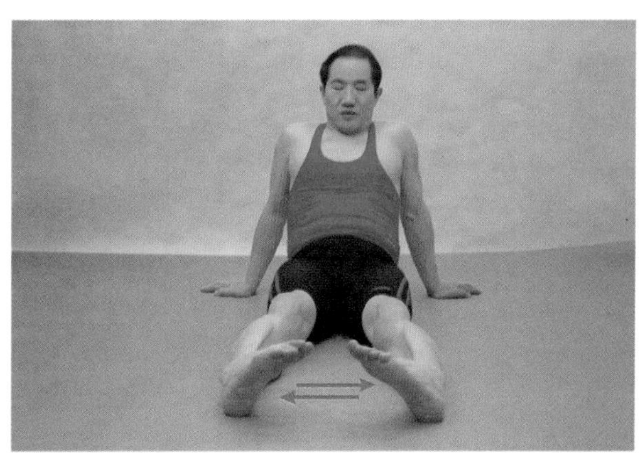

图 7-88 踝关节收展法 1

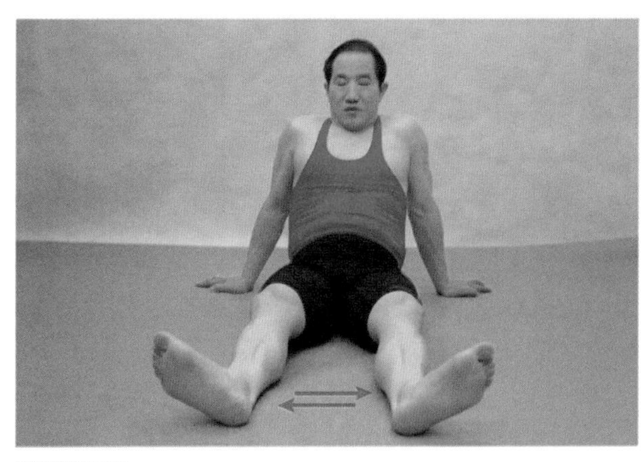

图 7-89 踝关节收展法 2

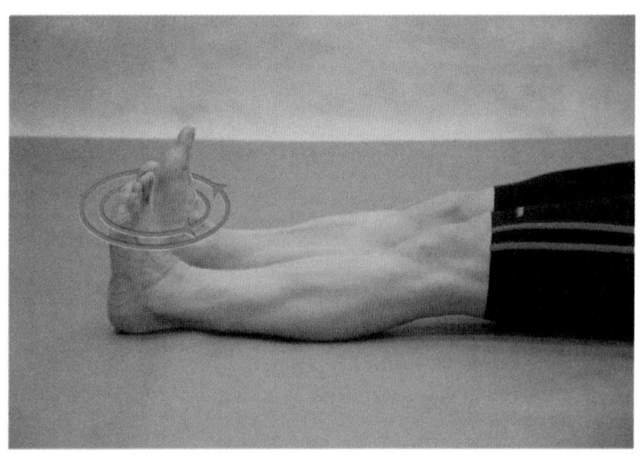

图 7-90 踝关节旋转法

的关节囊及关节韧带等纤维组织主动收缩，同时牵拉小腿和踝关节内侧的诸肌、肌腱和关节囊及韧带等组织。

## 四、足、趾部主动运动锻炼方法

足、趾关节主动屈伸活动，是使足、趾关节和肌肉功能恢复的主要方法之一。它通过足、趾关节的屈伸主动运动可撕脱足趾背、底两侧肌肉、肌腱、韧带、神经和血管间的粘连，理顺组织关系，扩大关节活动范围和组织间隙，加速局部血液循环，促使足和趾局部的血肿、水肿及炎症的吸收。同时加强肌肉、肌腱和关节面的润滑度及光泽感，使肌纤维组织的弹缩性和伸展功能加强。对有损伤的患者起到消肿止痛的作用，达到改善和恢复足趾关节功能的目的。对日常锻炼者起到加强足部和足趾部肌肉、肌腱、关节周围韧带及关节运动功能，促进血液循环的作用。

*足趾屈伸法* 患者取仰卧位或坐位均可，使足趾关节做跖屈和背伸运动。屈伸的动度由小逐渐加大，当达到最大限度时，巩固数次后结束。屈伸为 1 次，每组进行 30 ～ 60 次，每日 2 ～ 3 组（图 7-91，图 7-92）。

足趾屈曲时，使足踇展肌、踇长短屈肌、足底腱膜、趾短屈肌、小趾长短屈肌、蚓状肌、关节囊、韧带和伴行分布的神经及血管支随着运动而收缩。同时牵拉足趾背侧的踇长短伸肌、趾短伸肌、关节囊、韧带和分布伴行的神经及血管。

足趾背伸时，使足背侧踝关节前的伸肌上下支持带、踇长短伸肌、趾短伸肌、肌腱、关节囊、韧带和分布伴行的神经及血管主动收缩，同时牵拉足底部诸屈肌、关节囊、韧带和神经及血管。

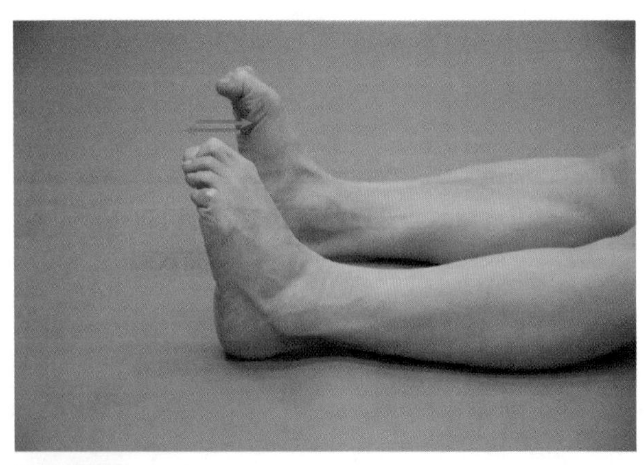

图 7-91 足趾关节屈伸法 1

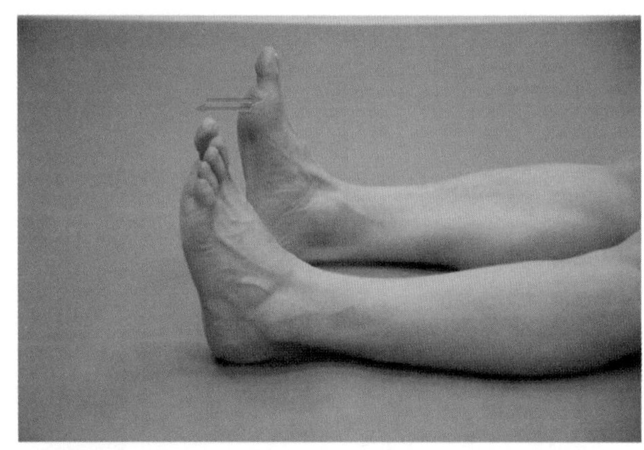

图 7-92 足趾关节屈伸法 2

# 第三部分　被动运动

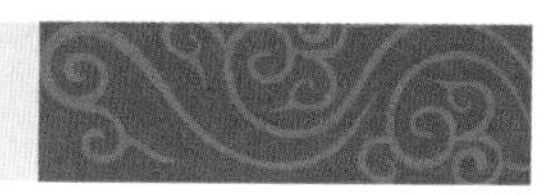

# 第 8 章　颈部被动运动

颈部被动运动锻炼方法，主要通过他人使颈椎关节做被动活动，来扩大颈椎关节不同方位间隙，增大颈椎关节的活动范围和活动角度，同时通过被动收缩和伸展加强椎间韧带、前后纵韧带和肌肉纤维的弹缩及伸展度，撕拉脱离各种纤维组织间的粘连，扩大椎间和层次及邻里之间的间隙，理顺组织关系，达到消肿止痛、改善和恢复功能的目的。起到颈部主动锻炼的作用，达到主动锻炼达不到的效果。

1. *头颈侧屈法*　患者取坐位或仰卧位。术者位于患者的后侧，一手位于颈肩部，另一手使患者头颈做左、右侧屈运动，其屈曲动度根据患者颈部的障碍程度，由小逐渐加大，反复进行，当达到最大限度时结束，左、右屈曲为 1 次，每组屈曲 40 ～ 60 次，每日 2 ～ 3 组（图 8-1）。

头颈向左侧屈时，使头颈左侧的斜方肌前束、胸锁乳突肌和前、中、后斜角肌及左侧椎间韧带等纤维组织和伴行的神经及血管被动活动，同时被动牵拉和伸展颈部右侧的上述诸肌神经和血管。当头颈向右侧屈曲时，使头颈右侧的上述诸肌、韧带和伴行的神经及血管被动收缩，同时被动牵拉伸展颈部左侧的上述诸肌、韧带、神经和血管等组织。

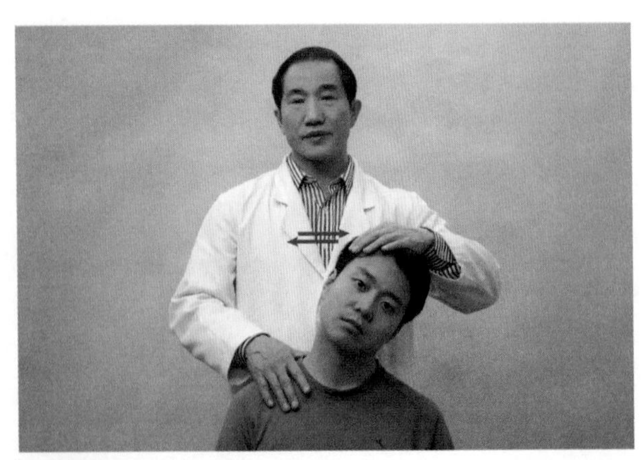

图 8-1　头颈侧屈法

2. *头颈屈伸法*　患者取坐位或仰卧位。术者位于患者的一侧，一手位于颈后部进行固定，另一手位于头顶部，使头颈做前屈、后伸运动。屈伸的动度根据患者颈部功能障碍程度由小逐渐加大，反复进行，当达到最大限度时结束。屈伸为 1 次，每组 40 ～ 60 次，每日 2 ～ 3 组（图 8-2，图 8-3）。

头颈前屈时，使颈前侧的胸锁乳突肌、胸骨舌骨肌、胸骨甲状肌、颈阔肌和神经及血管等组织被动收缩，同时被动牵拉、伸展头颈后侧的斜方肌、头夹肌、颈夹肌、头半棘肌、项韧带、椎间韧带和伴行的神经及血管等组织。当头颈后伸时，使颈后部上述诸肌、韧带和神经血管被动收缩，同时被动牵拉和伸展颈部前侧的上述诸肌、韧带和神经及血管等组织。

3. *头颈旋转法*　患者取坐位或仰卧位。术者位于患者的后侧或一侧均可，术者一手位于患者的颈肩部进行固定，另一手位于头顶部使头颈旋转运动。旋转范围和角度要根据患者颈部功能障碍程度由小逐渐加大。当达到最大限度时，再使头颈向相反方向旋转，其旋转的范围和角度同上。反复进行，当达到最大限度时结束。各方向旋转 30 ～ 50 圈，每日 2 ～ 3 组（图 8-4）。

头颈旋转时，根据旋转的方向不同，而颈部肌肉韧带、神经、血管等组织，随着头颈的被动旋转运动而相应地被动收缩和牵拉伸展。

4. *头颈斜屈伸法* 患者取坐位或仰卧位。术者一手位于颈肩部固定，另一手按头颈使头颈左、右做斜屈和斜伸运动，其动度要根据颈椎的病情轻重而宜，由小逐渐加大，当达到最大限度时结束。左、右斜屈和斜伸各 20 ～ 30 次为 1 组，每日做 2 ～ 3 组（图 8-5）。

每做一次斜屈和斜伸，均对颈前、颈后、颈前斜方和颈后斜方的肌肉、椎间、韧带、血管、神经产生相应地被动收缩及牵拉伸展。达到功能改善和恢复的目的。

5. *头颈牵引法* 患者取坐位或仰卧位，术者位于患者的一侧，双手同时分别位于头枕后和下颌处，双手同时用力将头端起，力量的方向正上方，使颈椎关节做牵引运动，其牵引的力量渐渐加大，当达到最大限度时渐渐放松结束，反复进行，每组 2 ～ 6 次，每日 2 ～ 3 组（图 8-6，图 8-7）。

颈部关节牵引方法，被动牵引和拔伸颈部椎间韧带、前后纵韧带，颈部周围的肌肉和神经及血管等组织；同时纠正颈椎小关节突紊乱和椎间韧带绞锁。

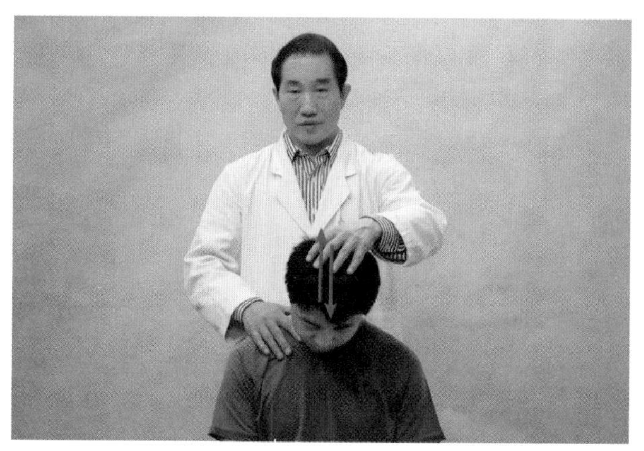

图 8-2 头颈屈伸法 1

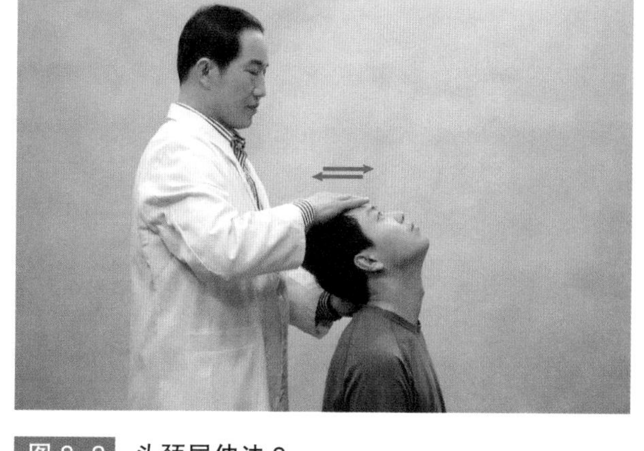

图 8-3 头颈屈伸法 2

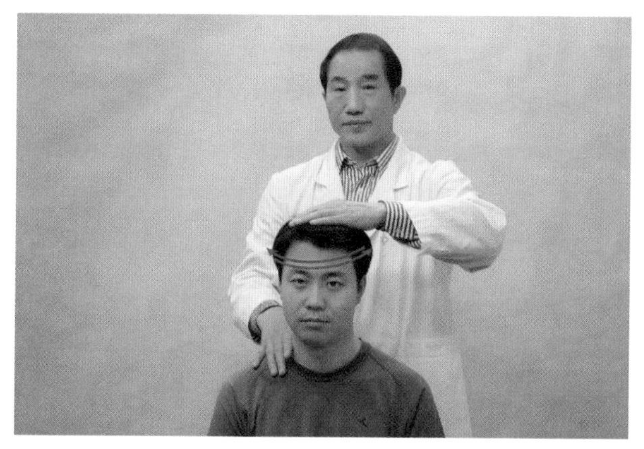

图 8-4 头颈旋转法

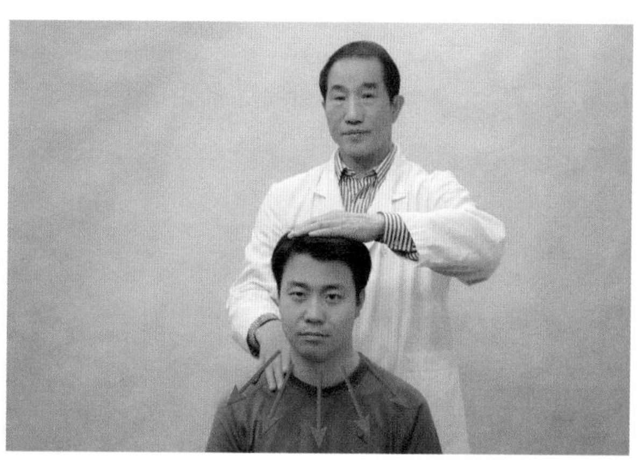

图 8-5 头颈斜屈伸法

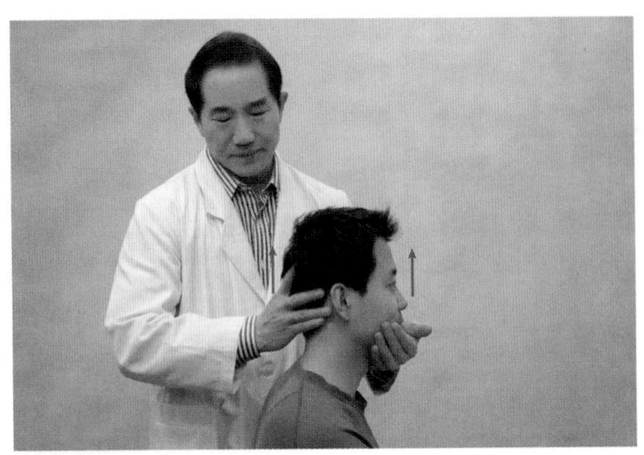

图 8-6 头颈牵引法 1

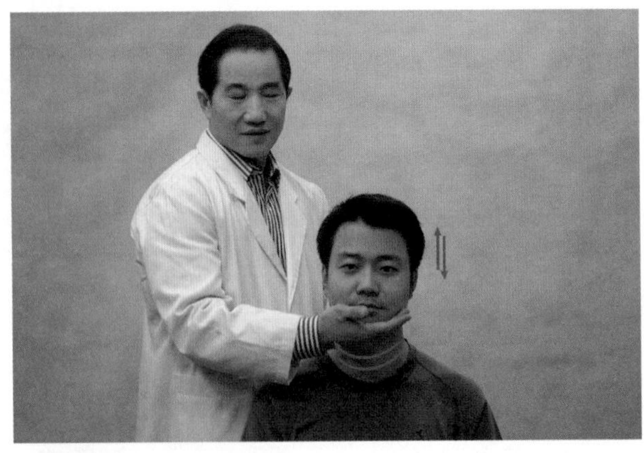

图 8-7 头颈扭转牵引法 2

# 第 9 章　上肢被动运动

## 第一节　肩部被动运动锻炼方法

肩部被动运动锻炼方法主要针对肩关节周围损伤的挛缩僵硬、萎缩瘫痪的肌肉起到被动收缩和伸展的作用，同时可以撕脱粘连、防止关节挛缩和肌肉萎缩。以每一种运动锻炼方法，均是根据肩关节周围的关节囊、韧带和肌肉的生理功能而进行的，同时对肩关节周围软组织产生的粘连，关节囊、韧带和肌肉的挛缩、萎缩，关节功能受限或障碍，甚至纤维性关节强直等病理变化而有针对性进行的有效的运动锻炼方法。使肩关节周围的挛缩、粘连、功能受限等症状，在治疗的同时通过以下 9 种不同方向的被动收缩、舒张和牵拉，撕脱了肩周围软组织纤维间的粘连，扩大了肩关节间隙和活动范围，同时也扩大了肩关节周围各软组织间的间隙，理顺了组织关系，解除了粘连压迫，加强了肩部肌肉和肌纤维的弹缩性和伸展度，加速了局部软组织的血液循环，增强了局部软组织的新陈代谢，使肩关节周围的关节囊、韧带、肌肉和肌腱被动收缩、舒张和牵拉，防止肩关节周围软组织失用性萎缩、瘫痪和粘连、机化及纤维化。解除了腋下各纤维组织机化粘连对腋下臂丛神经和血管的压迫，加强了肩关节的协调性和平衡性，同时也加强了肩关节的稳固性，为肩关节和上肢神经传导功能的恢复起到积极作用，达到被动运动和促使主动功能恢复的目的。

1. *屈肘旋肩法*　患者取坐位或仰卧位。术者位于一侧，一手持握患前臂的下端，另一手位于肘部，双手同时使患肩做外展内旋旋转。其角度和旋转的范围要根据患者肩关节的病情轻重和疼痛而异，要由小逐渐加大。当达到最大限度时，再使肩关节向相反方向做内收外旋旋转运动，进行的角度和旋转的范围均同上。当达到最大限度时，巩固数次结束。每组各方向旋转 30 ～ 60 圈，每日 2 ～ 3 组（图 9-1，图 9-2）。

肩内收外旋时，内收的一瞬间使肩前关节囊、韧带、胸大肌、肱二头肌和伴行的神经、血管被动收缩，同时牵拉肩后侧关节囊、韧带、肱三头肌和喙肱肌及有关神经、血管；向外向后旋的一瞬间使三角肌中、后束和肱三头肌及伴行的神经、血管被动收缩，同时牵拉肩前的关节囊、韧带、胸大肌、肱二头肌、三角肌前束和伴行的神经及血管等组织；内旋的一瞬间使肩前外侧的关节囊、韧带、胸大肌及三角肌前、中束和肱二头肌被动收缩，同时牵拉肩后外侧的关节囊、韧带、三角肌后束、肱三头肌、背阔肌和伴行的神经及血管等组织。

2. *伸肘旋肩法*　患者体位不变。术者位于患者的一侧或后侧，患者肘关节伸直，术者一手位于肩部，另一手持握前臂下端使肩关节做外展内旋转运动。伸肘旋转时，收缩和牵拉的难度相对大于屈肘旋肩运动。其旋转的角度和范围由小逐渐加大，当达到最大限度时，再使肩关节向相反方向做外旋内收旋转运动。旋转的角度和范围及程度同外展内旋运动。每组各方向旋转 30 ～ 60 圈，每日 2 ～ 3 组（图 9-3）。

旋转运动时各方旋转所被动收缩和牵拉的关节囊、韧带、肌肉、伴行的神经及血管一切与屈肘旋肩相同。

3. *屈肘旋肩法* 患者取坐位或仰卧位。术者位于患侧，一手持握患者腕关节，并使肘关节屈曲位，另手托住肘后部，使肘关节做旋转运动。动度由小到大，当达到最大限度时，再向相反方向旋转数遍。当达到最大限度时巩固数遍结束(图9-4)。

该动作主要是通过上臂和肘关节的被动旋转运动，使肩部和上臂诸肌、肘关节周围的关节囊和韧带得到被动的收缩和伸展。起到撕脱、分离肩部、上臂和肘关节周围纤维组织粘连、扩大肩关节、上臂和肘关节周围组织间隙及活动范围的作用。达到加强肩关节、肘关节运动功能的目的。

4. *屈肘抬肩法* 患者取坐位或仰卧位，坐位时术者位于患者的身后，仰卧位时术者位于患者的头上方。术者一手握患者肘部，另一手握前臂的下端，双手同时使肩关节做抬肩运动。其动作的角度根据肩关节的病情由小逐渐加大，反复进行。当达到最大限度时，巩固数遍结束。每组抬30 ～ 60 次，每日 2 ～ 3 组（图 9-5)。

抬肩时使肩前和肩外侧的关节囊、韧带、三角肌、冈上肌和斜方肌前缘及伴行的神经、血管的被动收缩，同时牵拉肩前下方的关节囊、韧带、胸大肌、肱二头肌、肱三头肌和背阔肌及伴行的神经、血管。

5. *屈肘伸肘抖肩法* 患者取坐位或仰卧位，双肩放松。术者位于患者的后外方，一手位于肩关节处固定，另手持握患前臂下端使肘关节屈曲，使前臂向上方牵抖，同时肘关节伸直，肘关节屈伸向下、向后反复进行。其动度由小逐渐加大，当达到最大限度时结束。每组牵抖 20 ～ 40 次，每日 2 ～ 3 组（图 9-6，图 9-7)。

肘关节屈曲时使肱二头肌的被动收缩，同时牵拉肱三头肌，而向下向后牵抖时使肩后侧的三角肌后束和肱三头肌及伴行的神经及血管被动收缩，同时牵拉肩关节前侧的关节囊、韧带和肱二头肌、肌腱及伴行的神经、血管等。

6. *牵臂拉肩法* 患者取坐位或仰卧位。仰卧位时，术者位于患者头上方；取坐位时，术者位于患者一侧。术者双手持握患者前臂下端，使肩关节向后方牵拉。其动度根据肩关节的病情轻重由小逐渐加大，反复进行，当达到最大限度时结束。每组举拉 30 ～ 60 次，每日 2 ～ 3 组（图9-8)。

牵拉时使肩前的关节囊、韧带、胸大肌、肱二头肌、三角肌前、中束和伴行的神经及血管被动收缩，同时牵拉肩后侧的关节囊、韧带、三角肌后束、肱三头肌、背阔肌和伴行的神经及血管等。

7. *上臂拧转法* 患者取坐位或仰卧位。术者位于患侧使患者肘关节伸直，双肩放松自然下垂，前臂外旋位，术者双手同时握住患者上臂的下端，使上臂做内外拧转运动。拧转的动度由小逐渐加大，反复进行，当达到最大限度时，巩固数次结束。每内外拧转为一次，每组 30 ～ 60 次，每日2 ～ 3 组（图 9-9)。

向内拧时，被动收缩和牵拉肩前侧胸大肌、肱二头肌和三角肌前束，同时也牵拉了肩后外侧关节囊、韧带、肱三头肌、喙肱肌和伴行的神经及血管等组织。

向外旋时，使肩后外侧三角肌中、后束及喙肱肌、肱三头肌和伴行的神经及血管等组织被动收缩，同时牵拉肩前的关节囊、韧带、胸大肌、肱二头肌、三角肌前束和伴行的神经及血管等。

8. *屈肘收肩展肩法* 患者取坐位或仰卧位。术者位于患者的后侧，使患肘屈曲位，一手位于肩关节处固定，另一手位于患者的胸前握住患前臂下端拉推，使肩关节做收展运动。拉推时的动度要根据肩关节的病情而由小逐渐加大，反复进行，当达到最大限度时，巩固数次结束。每拉推为 1 次，每组 30 ～ 60 次，每日 2 ～ 3 组（图9-10)。

拉肩时使肩前侧的关节囊、韧带、胸大小肌、肱二头肌和伴行的神经及血管的被动收缩，同时牵拉肩后外侧的关节囊、韧带、三角肌后束及中束、大小圆肌、背阔肌、肱三头肌和伴行的神经及血管等。

9. *牵臂抖肩法* 患者取坐位或仰卧位，双肩放松，双上肢自然下垂。术者位于患者的一侧，

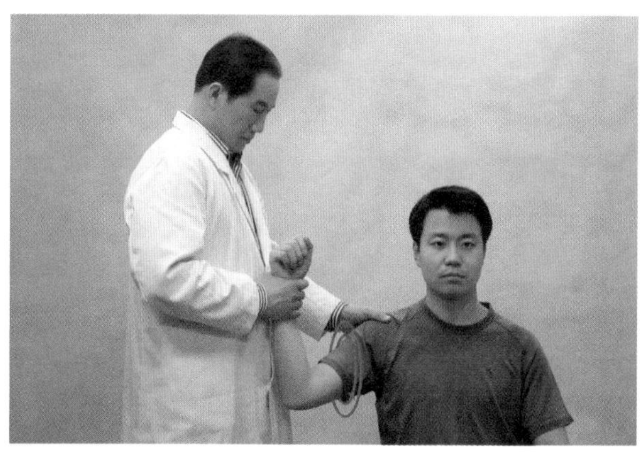

图 9-1 屈肘旋肩法 1

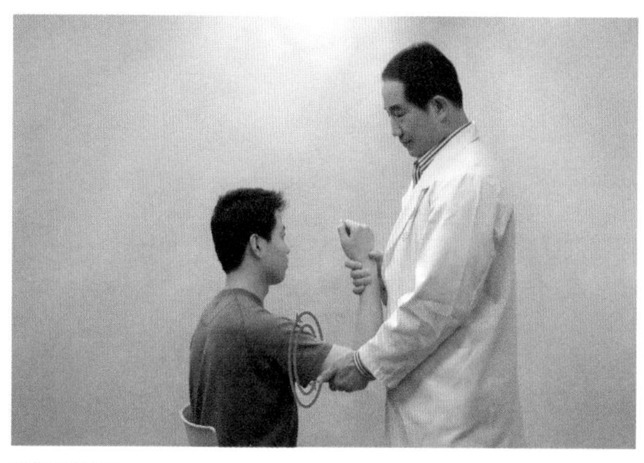

图 9-2 屈肘旋肩法 2

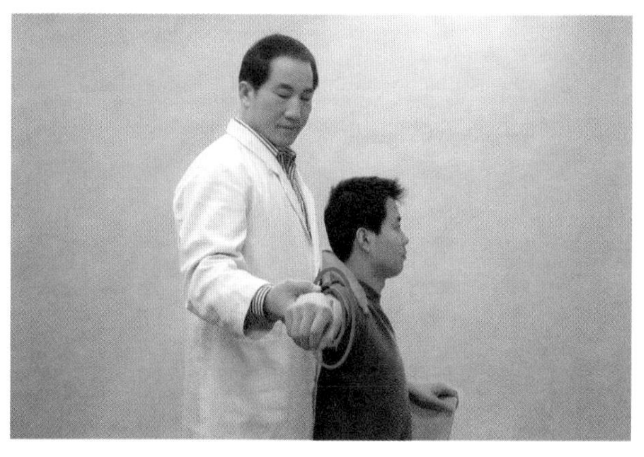

图 9-3 伸肘旋肩法

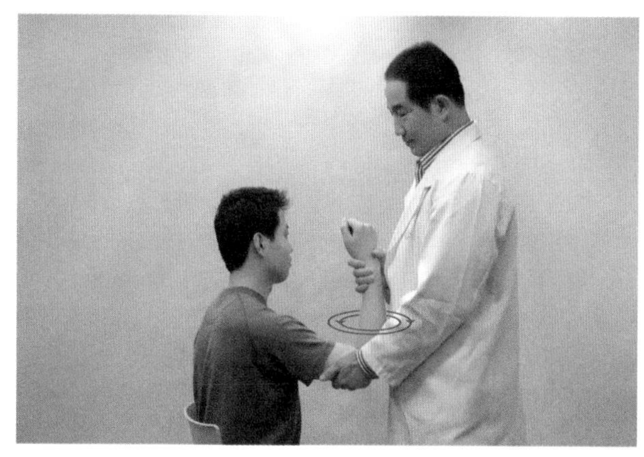

图 9-4 屈肘旋臂法

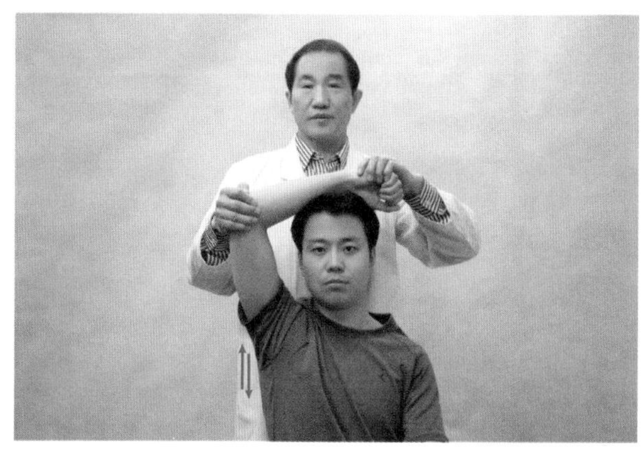

图 9-5 屈肘抬肩法

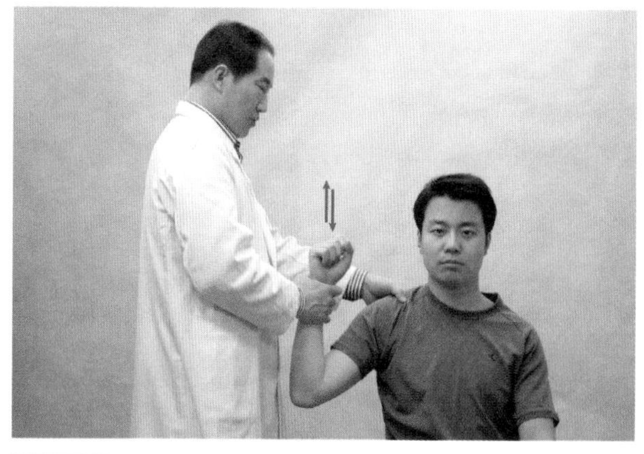

图 9-6 屈肘伸肘抖肩法 1

双手持握前臂下端先使肘关节屈曲，而后再使肘关节伸直，伸直的同时使臂向后向上方做牵臂抖肩运动。肘关节屈伸反复进行，动度由小逐渐加大，当达到最大限度时结束。每牵抖为 1 次，每组 30 ～ 60 次或以上，每日 2 ～ 3 组（图 9-11）。

肘关节屈曲时，使上臂前侧的肱二头肌被动

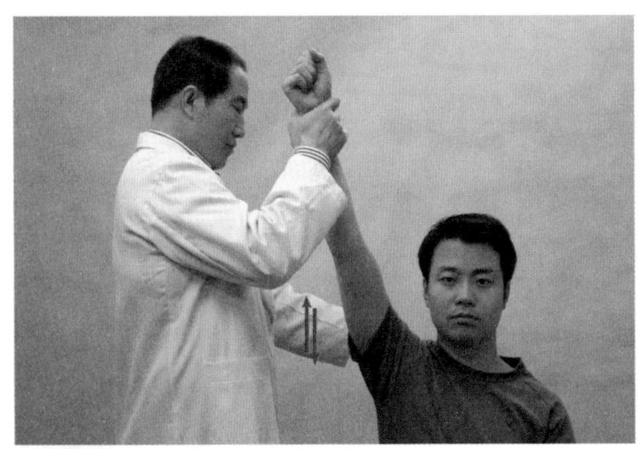

图 9-7 屈肘伸肘抖肩法 2

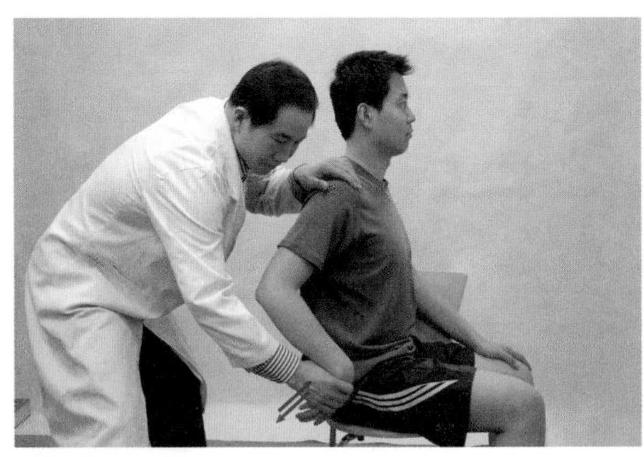

图 9-8 牵臂拉肩法

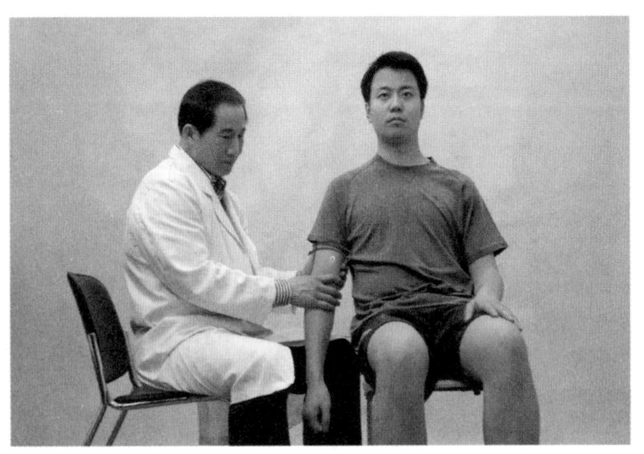

图 9-9 上臂拧转法

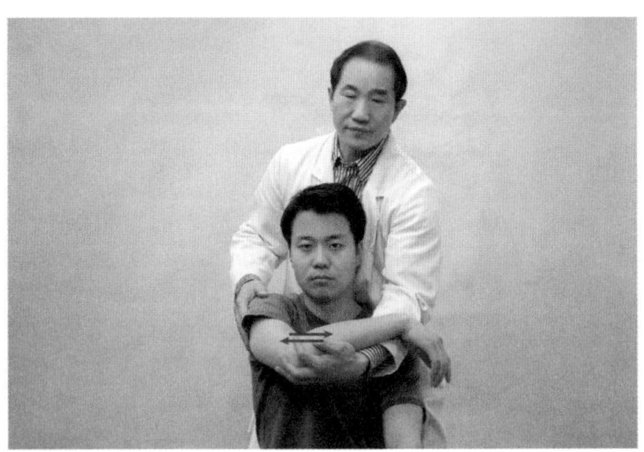

图 9-10 屈肘收肩展肩法

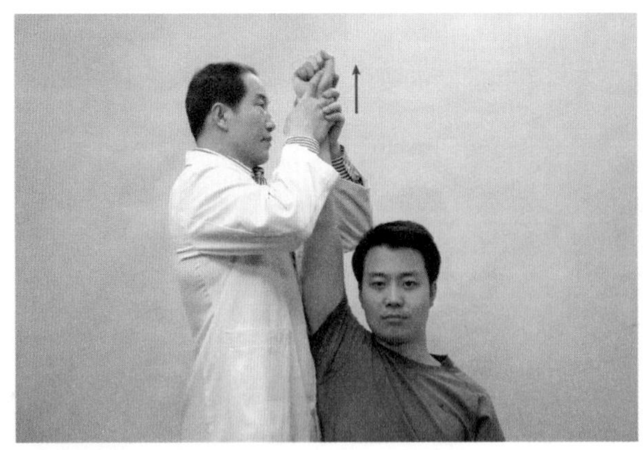

图 9-11 牵臂抖肩法

收缩，同时牵拉后侧的肱三头肌。伸肘牵臂抖肩时使肩上的肩胛提肌、斜方肌前缘、冈上下肌、肩前关节囊、韧带、三角肌和伴行的神经及血管等组织被动收缩，同时牵拉肩前下方的关节囊、韧带、胸大肌、肱二头肌、背阔肌和伴行的腋下神经及血管等组织。

## 第二节 肘部被动运动锻炼方法

肘关节被动运动是针对患者肘关节周围软组织损伤、功能受限、严重障碍或基本丧失的情况下进行的。他人持握时要在肘关节条件损伤程度允许的情况下，使肘关节做屈伸、旋转运动，通过被动运动来强化肘关节的活动，撕脱肘关节周围各组织间的相互粘连，加强肘关节周围的纤维组织的弹缩性和舒张伸展度，加速局部及肢体的血液循环，达到巩固肘关节功能和主动运动锻炼的目的。

1. *肘关节屈伸法* 患者可取坐位或仰卧位。术者位于一侧，一手位于肘后部进行固定，另一手持握患前臂的下端，使肘关节做屈伸运动。屈伸时要根据肘关节的病情轻重由小逐渐加大，反复进行，当达到最大限度时结束。每屈伸为 1 次，每组 30 ～ 60 次，每日 2 ～ 3 组（图 9-12 ～图 9-14）。

肘关节屈曲时，使肘前侧的关节囊、韧带、肱二头肌、肌腱和肘部的神经及血管被动收缩，同时牵拉肘后侧的关节囊、韧带、肱三头肌、肌腱和伴行的神经及血管；肘关节伸直时使肘后侧的关节囊、韧带、肱三头肌、肌腱和肘后的神经及血管被动收缩，同时牵拉和伸展肘前侧的关节囊、韧带、肱二头肌、肌腱和伴行的神经及血管。

2. *前臂旋转法* 患者取坐位或仰卧位，肘关节屈曲位。术者位于患者的前外方，一手握住肘外后侧固定，另一手持握前臂下端使前臂做内外旋转运动。其动度由小逐渐加大，反复进行，当达到最大限度时，巩固数次结束。每内外旋转为 1 次，每组 20 ～ 40 次，每日 2 ～ 3 组（图

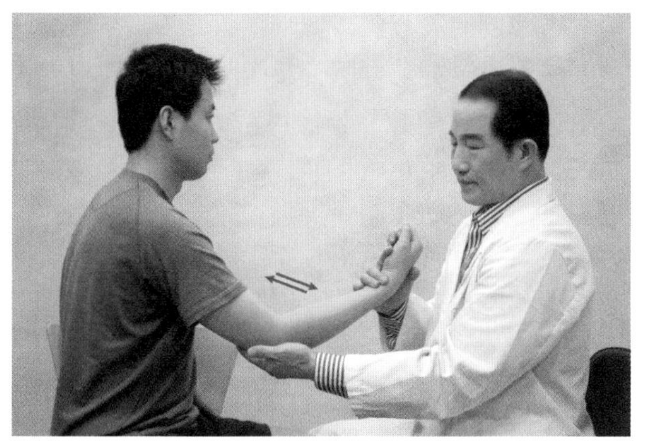

图 9-12 肘关节屈伸法 1

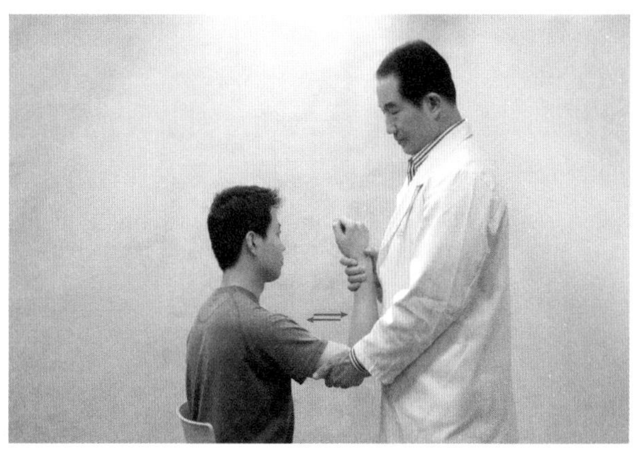

图 9-13 肘关节屈伸法 2

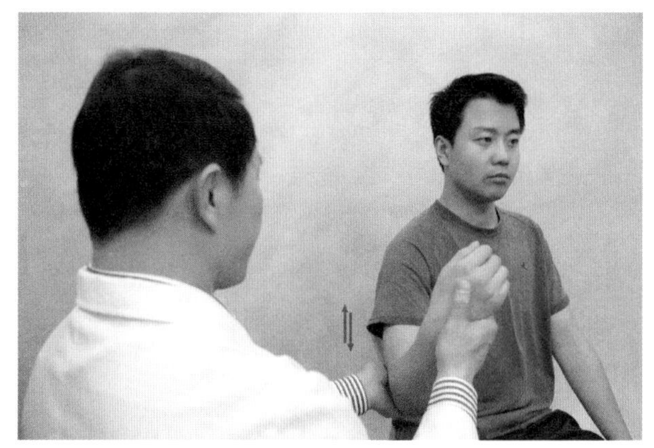

图 9-14 肘关节屈伸法 3

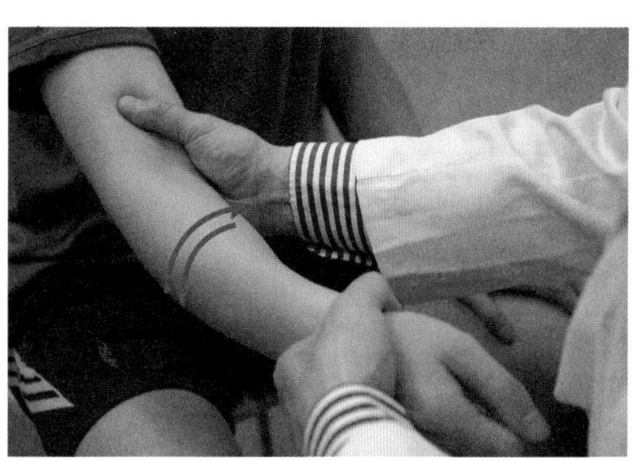

图 9-15 前臂旋转法

9-15)。

前臂内旋时，使肘前、前臂后肌和旋前肌及伴行的神经、血管被动收缩，同时牵拉伸展肘后侧和前臂伸肌群及神经、血管等组织；前臂外旋时，使肘外后侧的关节囊、韧带和前臂伸肌及神经、血管被动收缩，同时牵拉、伸展肘前内侧的关节囊、韧带和前臂的屈肌群及神经、血管等组织。

3. 肘关节旋转法　患者体位同上。术者一手位于患者肘后部固定，另一手持握前臂下端，使肘关节屈曲做内收外旋旋转运动。旋转的范围和角度要根据肘关节的病情而异，进行时由小逐渐加大，反复进行。当达到最大限度时，再使肘关节向相反方向做外展内旋旋转运动，旋转的角度、范围和程度同上。每组各方向旋转 20 ～ 40 圈，每日 2 ～ 3 组（图 9-16）。

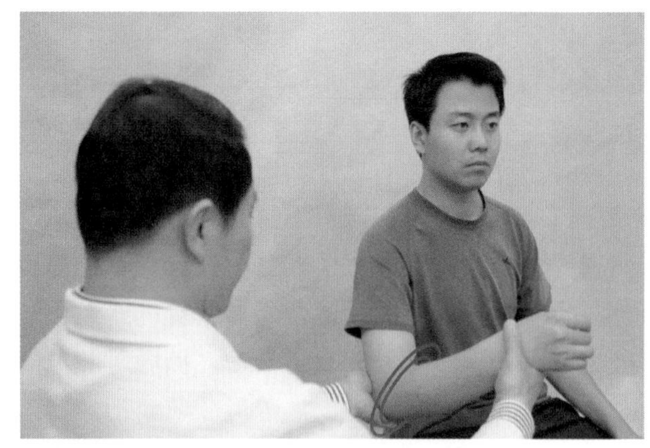

图 9-16　肘关节旋转法

肘关节内收时，使肘前侧的关节囊、韧带、肱二头肌、前臂屈肌和神经及血管被动收缩，同时牵拉肘外后侧的关节囊、韧带、肱三头肌、肌腱和伴行的神经及血管等组织；外旋时，使肘后外侧的关节囊、韧带和前臂伸肌群及神经、血管被动收缩，同时牵拉、伸展肘内前侧的关节囊、韧带和前臂屈肌群及神经、血管等组织。

外展的一瞬间，使肘前侧的关节囊、韧带、肱二头肌、肌腱和肘前的神经及血管被动收缩，同时牵拉、伸展肘后侧的关节囊、韧带、肱三头肌、肌腱和伴行的神经及血管等组织；内旋的一瞬间，使肘内前侧的关节囊、韧带、肱二头肌、肌腱和前臂屈肌群、旋前方肌、旋前肌、神经、血管被动收缩，同时牵拉、伸展肘后的关节囊、韧带、肱三头肌和神经及血管等。

## 第三节　腕部被动运动锻炼方法

腕关节被动运动锻炼方法是根据前臂诸肌的损伤瘫痪、萎缩和功能丧失情况及腕关节的病理变化而进行的。通过被动的功能锻炼，可撕脱粘连，加强前臂及腕关节关节囊、韧带、肌腱的弹性和张力，扩大腕关节间隙、加大其活动范围，促使功能改善和恢复，同时防止关节挛缩、关节强直及肌肉失用性肌萎缩，为前臂功能恢复起到积极的作用。

1. *腕关节屈伸法*　患者取坐位或仰卧位。术者位于患者的前外方，一手位于前臂下端腕关节处，另一手持握患手，使腕关节做屈伸运动。屈伸的动度和角度要根据腕关节肌肉瘫痪、萎缩和功能丧失的轻重程度而进行，由小逐渐加大，当达到最大限度时，反复数次结束。每屈伸为 1 次，每组 30 ～ 60 次，每日 2 ～ 3 组（图 9-17）。

屈腕时，使前臂屈肌腕掌侧的关节囊、韧带、肌腱和伴行的神经及血管等组织被动收缩，同时牵拉和伸展前臂背侧的伸肌，腕部背侧的关节囊、韧带、肌腱和伴行的神经及血管等组织；伸腕时，使前臂背侧伸肌和腕背侧的关节囊、韧带、肌腱和伴行的神经及血管等组织的被动收缩，同时牵拉伸展前臂掌侧的屈肌和腕关节掌侧的关节、韧带、肌腱和神经及血管。

2. *腕关节旋转法*　术者与患者体位同上。术者一手位于前臂下端的腕部进行固定，另一手持握患手，使腕关节做内收外旋运动。其旋转的范围和角度由小逐渐加大，当达到最大限度时，反复进行数次，再使腕关节向相反方向做外展内旋旋转运动，旋转的范围、角度和程度均同上，当达到最大限度时结束。每组各方向旋转 30 ～ 60 圈，每日 2 ～ 3 组（图 9-18）。

当腕关节向一个方向旋转时，收缩的是同一方向的肌腱、关节囊、韧带和伴行的神经及血管，同时也牵拉和伸展着对侧的关节囊、肌腱、韧带、肌肉和伴行的神经及血管等纤维组织。

3. *腕关节牵抖法*　患者与术者的体位同上。术者一手位于患前臂下端的腕部进行固定，另一手持握患部，做腕关节牵引，而后使腕关节做掌背牵抖运动。其动度要根据腕关节的病情轻重允许由小逐渐加大，反复进行，当达到最大限度时结束（图 9-19）。

腕关节牵抖时，使腕关节周围的关节囊、韧带、肌肉、肌腱和神经及血管被动伸展，使粘连撕脱，达到腕关节主动运动的目的。

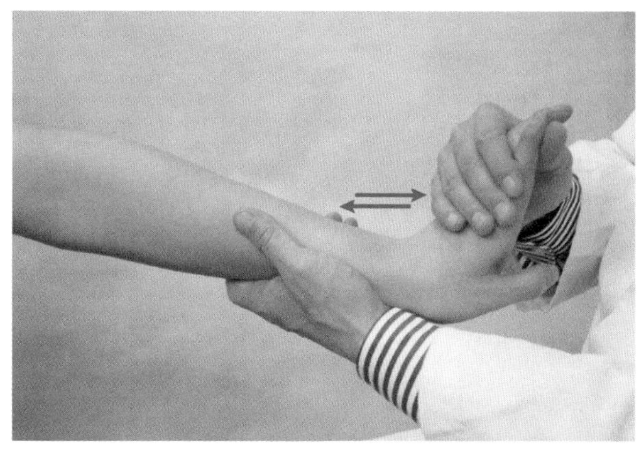

图 9-17　腕关节屈伸法

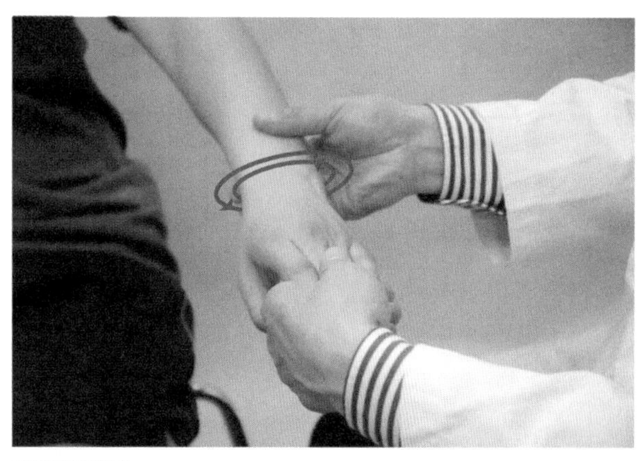

图 9-18　腕关节旋转法

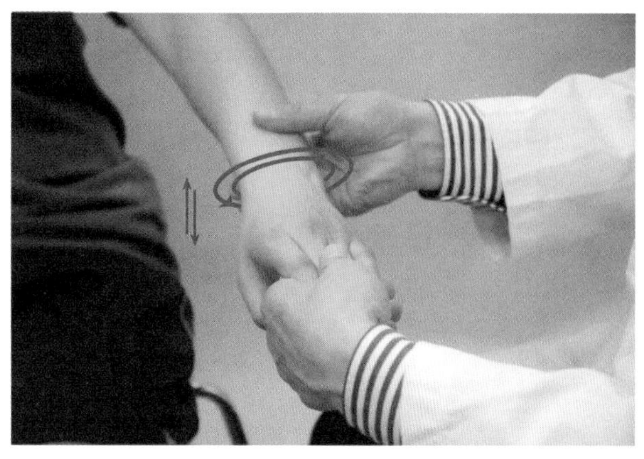

图 9-19　腕关节牵抖法

## 第四节　手部被动运动锻炼方法

手指关节被动运动锻炼方法的作用和目的同腕关节运动锻炼方法。

1. 牵指转指法　患者取坐位或仰卧位。术者位于患者的一侧，使患者手心向下，一手位于患手掌背侧进行固定，另一手持握拇指和余 4 指分别进行牵指旋转运动。旋转的动度和范围不要大，要由小逐渐加大，当达到一定旋转范围时，再使手指向相反方向旋转，旋转的范围和程度同上。每组各方向旋转 20 ～ 40 圈，每日 2 ～ 3 组（图 9-20）。

各指牵引向不同方向旋转时，使关节一侧关节囊、韧带和蚓状肌、屈伸肌腱和伴行的神经及血管等组织被动收缩，同时牵拉伸展另一侧的上述各组织。

2. 手指关节屈伸法　患者与术者的体位同上。术者一手持握患手背使掌心向上，另一手掌使拇指和其他 4 指分别做屈伸运动。屈伸的动度由小逐渐加大，当达到最大限度时，最后使示、中、环指和小指 4 指同时做屈伸运动，其动度由小到大，反复进行数遍而结束。每屈伸为 1 次，每组 20 ～ 40 次，每日 2 ～ 3 组（图 9-21）。

手指关节屈曲时，使手掌侧的关节囊、韧带、屈肌和伴行的神经及血管等纤维组织被动收缩，同时牵拉伸展手背及指背侧的关节囊、韧带、伸肌腱和两侧的蚓状肌及神经、血管。

手指关节伸直时，使手背和指背侧关节囊、韧带、伸肌、两侧的蚓状肌和伴行的神经及血管被动收缩，同时牵拉伸展手掌和指掌侧的关节囊、韧带、屈肌腱及神经、血管等。

3. 手指关节背伸法　患者与术者的体位同上。术者一手位于患手掌背部进行固定，使患手掌心向下，另一手持握拇指和其他 4 指分别做背伸运动。其动度均由小逐渐加大，达到最大限度时结束。而后，术者双手同时握住拇指和其他指做背伸运动，主要牵拉撕脱掌筋膜的粘连。其动度由小到大，当达到最大限度时，巩固数遍结束（图 9-22）。

手指关节背伸时，使手背侧及手指背侧的关节囊、韧带、肌肉、肌腱和伴行的神经及血管等纤维组织被动收缩。通过背伸主要撕脱掌侧掌腱膜等组织的粘连，同时牵拉和伸展手掌侧的关节囊、韧带、肌肉和伴行的神经及血管及组织。

4. 夹指捋指法　患者与术者的体位不变，术者一手固定腕关节，另一手示、中指夹住患手指的掌、背两侧做牵引运动。诸指进行，每指进行数次结束。而后再使患者手指伸直，做夹捋牵引运动，其动度同上（图 9-23）。

该方法主要通过被动牵拉和伸展各手指，使每个手指周围的肌肉、肌腱、韧带相对拉长，缓解或松弛各指因长期纵向收缩所造成的疲劳甚至损伤。同时被动拉长各指的纤维组织，扩大各指指间关节间隙和活动范围，有利于加强各指的运动功能。

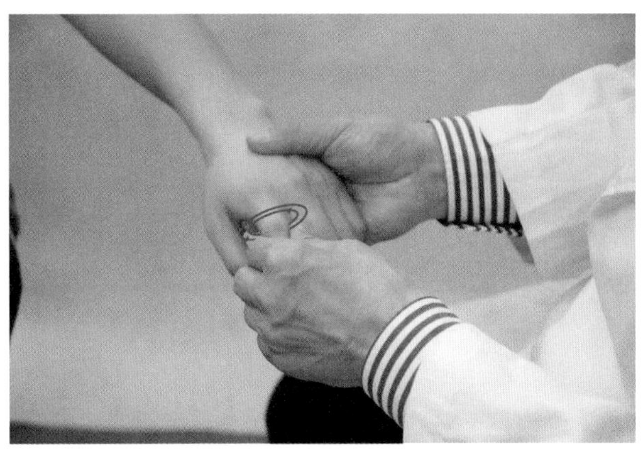

图 9-20　牵指转指法

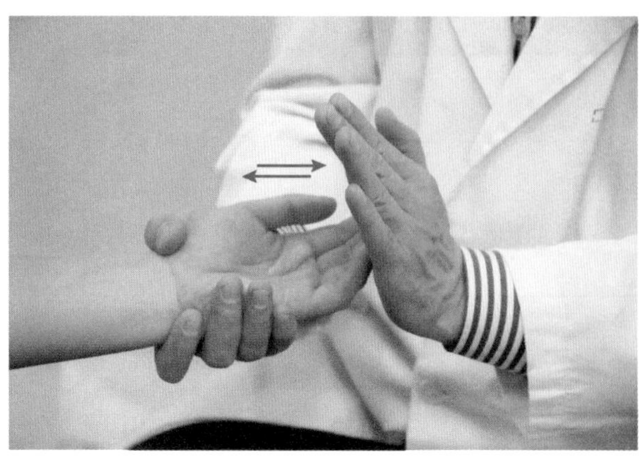

图 9-21　手指关节屈伸法

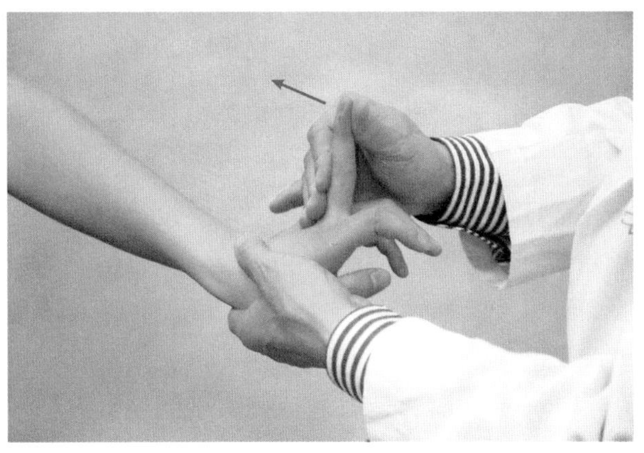

图 9-22　手指关节背伸法

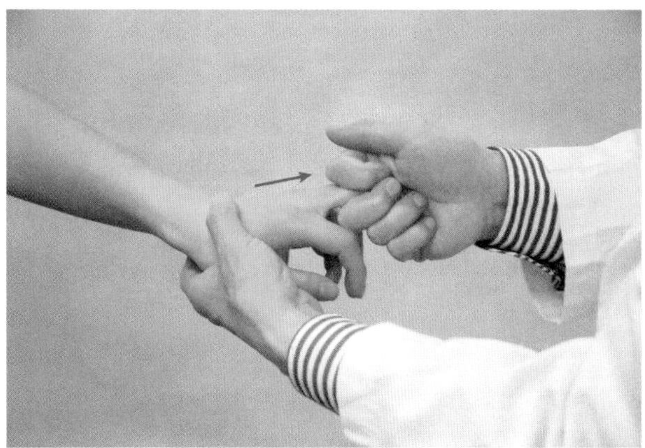

图 9-23　夹指捋指法

# 第 10 章　躯干部被动运动

胸、腰、骶各部的被动运动锻炼方法，是根据脊柱的生理功能特点而进行的。在实施过程中，一定要根据脊柱关节松弛、躯干部肌肉痉挛、萎缩、瘫痪的轻重程度而进行。进行时防止动作粗暴突猛而造成新的损伤。每一种动作，都是针对关节椎体附近和周围的韧带挛缩、肌肉萎缩、炎症的刺激和血水肿的机化、组织间相互粘连病变而进行的。通过关节的被动活动，扩大椎间间隙，椎体周围的组织间隙和椎体关节的活动范围，使脊柱各椎体关节向不同方向运动，加强椎间韧带、椎管内的前后纵韧带、棘上韧带、棘间韧带和两侧诸肌的弹缩性和舒张力，同时牵拉撕脱开椎体间和两侧肌肉之间、韧带之间、肌肉与韧带之间，肌肉、韧带与神经、血管之间的粘连，解除压迫，加速血液循环，促使韧带和诸肌增长、力量加强，增强椎关节的稳固性。防止因不活动组织机化、钙化而导致的粘连及压迫脊髓和神经根。被动运动锻炼方法，对功能的改善、恢复起到积极作用。

1. *脊柱斜搬法*　患者取侧卧位，下肢的膝关节伸直，上侧的髋、膝关节屈曲位。术者位于患者的后侧，使患者在上侧的上臂位于背后，术者一手位于肩前部向后按，同时另一手向前方推髋骶部。双手的方向相反，动作协调一致，力量要恰到好处，防止突猛过大，以免损伤脊柱关节（图 10-1，图 10-2）。

肩向后按时，使肩后及背后部的斜方肌、后锯肌、菱形肌、大小圆肌、冈上肌、背阔肌和伴行的神经及血管被动收缩，同时牵拉、伸展肩前的胸大小肌、肱二头肌、三角肌前束、肋间肌和腹内斜肌及神经、血管等。

髋前推时，使胸、腰、骶椎关节前侧的韧带、肌肉、髂腰肌和腹外斜肌及神经、血管被动收缩，同时牵拉、伸展胸、背、腰、骶、臀部后侧的椎间韧带，背伸肌，胸、背、腰、骶筋膜和臀部肌肉及神经、血管等纤维组织。

2. *躯干后伸法*　患者取俯卧位，双上肢位于躯干的两侧，双下肢伸直，术者位于患者的一侧，一手位于患者腰后部固定，另一手位于患者的胸前用力使躯干做后伸运动。其动度由小逐渐加大，反复进行数次结束。每组后伸 5 ～ 10 次，每日 2 ～ 3 组（图 10-3）。

躯干后伸时，使脊柱后侧的椎间韧带、棘韧带、后纵韧带和脊柱两侧的背伸肌及伴行的神经、血管等组织的被动收缩，同时牵拉和伸展胸前的胸大肌、腹直肌等诸肌和伴行的神经及血管。

3. *躯干前屈后仰法*　患者取仰卧位，双上肢位于躯干的两侧，双膝伸直，术者位于患者的一侧，一手位于髋关节的前侧按压固定，另一手位于患者的背后，用力将患者扶起坐住，而后再仰下。其动度由小逐渐加大，反复进行达到一定程度时结束。每屈仰为 1 次，每组 5 ～ 10 次，每日 2 ～ 3 组（图 10-4）。

前屈时，使躯干前侧的胸大肌、腹直肌、腹内外斜肌等组织被动收缩，同时牵拉和伸展躯干后侧的韧带和背伸肌，胸、背、腰、骶筋膜，伴行的神经及血管等。

后仰卧位时，使背后的韧带、背肌和其他纤维组织相对收缩，同时也相对地牵拉和伸展躯干前侧的胸大肌、腹肌和有关神经及血管。

4. *屈髋拉腰法*　患者与术者体位不变。术者将患者双膝双髋关节屈曲位，术者一手及前臂位于双膝关节的前下方下按，同时另一手位于骶后部用力将臀部抬起，双手一按一抬动作要协调连贯，动度由小逐渐加大，反复进行数遍后结束。每屈、拉为 1 次，每组 15 ～ 30 次，每日 2 ～ 3 组（图 10-5）。

屈髋抬臀时，使脊柱前侧椎间韧带、前纵韧带、腹直肌和髋关节前关节囊、韧带及伴行的神经、血管被动收缩，同时牵拉、伸展胸、背、腰、骶部的椎间韧带、棘上韧带、后纵韧带、脊柱两侧的背伸肌和腰、骶部筋膜及伴行的神经、血管等。

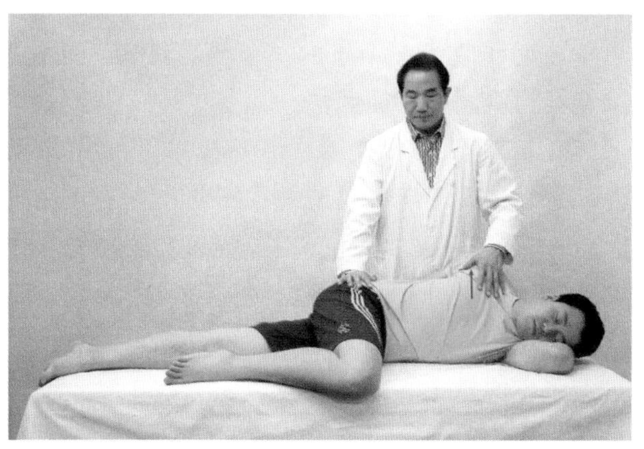
图 10-1 脊柱斜搬法 1

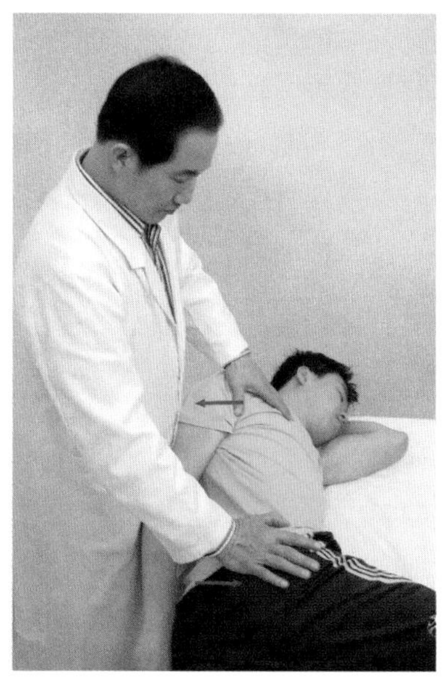
图 10-2 脊柱斜搬法 2

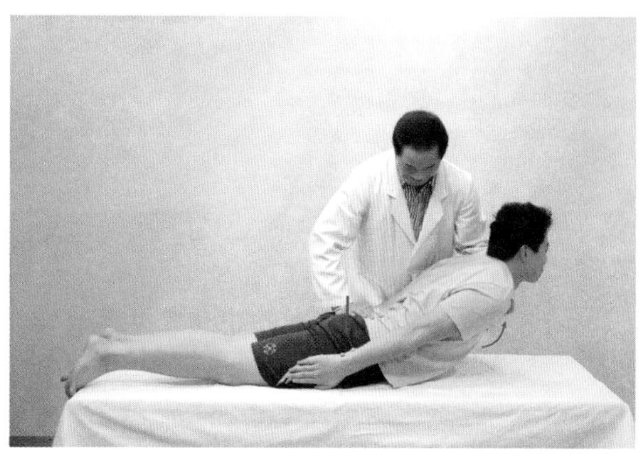
图 10-3 躯干后伸法

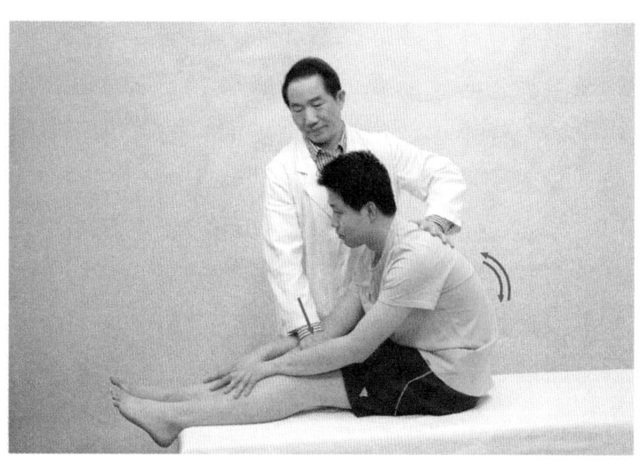
图 10-4 躯干前屈后仰法

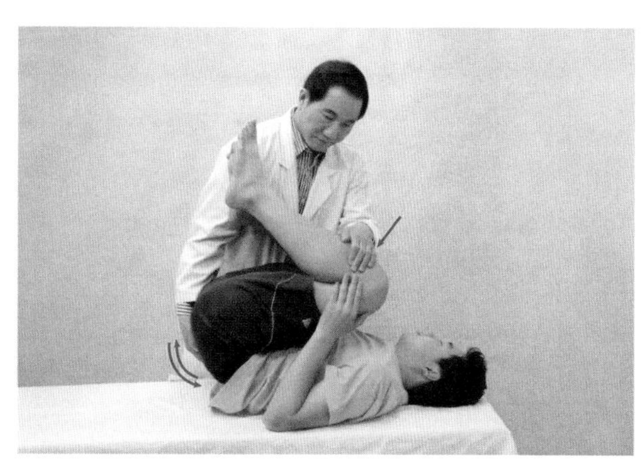
图 10-5 屈髋拉腰法

# 第 11 章　下肢被动运动

## 第一节　髋部被动运动锻炼方法

髋部被动运动锻炼方法，主要针对髋关节周围不同部位的肌肉、韧带和血管的需要而进行的。通过髋关节被动运动，可使臀部萎缩、瘫痪的肌肉等各组织被动收缩和伸展，因此兴奋和强化了肌肉，刺激了神经干支，同时撕脱了机化和纤维化形成的纤维性粘连，扩大了纤维间的间隙，加速了髋关节和下肢的血液循环，促使肌肉的增长，弹性增强。防止肌肉进行性失用性萎缩，起到主动运动的作用，达到被动运动的目的，为髋关节和下肢主动功能的恢复奠定基础。

1. *屈膝屈髋法*　患者取仰卧位。术者位于患者的一侧，术者一手位于膝关节前部，另一手握住小腿下端，使膝关节屈曲的同时向上推，做髋关节屈曲运动。屈曲时要根据膝关节和髋关节的病情轻重和允许而由小逐渐加大反复进行，当达到最大限度时结束。每组屈曲 30 ～ 60 次，每日 2 ～ 3 组（图 11-1）。

髋关节屈曲时，使股前侧的关节囊、韧带、股 4 头肌和伴行的神经及血管等组织被动收缩，同时牵拉伸展髋后侧的关节囊、韧带和股二头肌、股薄肌、半腱肌、半膜肌及伴行的神经、血管等组织。

2. *伸膝屈髋法*　患者与术者的体位同上。术者一手位于髋前侧进行固定，另一手持握小腿下端后侧，使股部伸直高抬做髋关节屈曲运动。其屈曲的动度由小逐渐加大，反复进行，当达到最大限度时结束。每组 20 ～ 40 次，每日 2 ～ 3 组（图 11-2）。

该动作收缩、牵拉的关节囊、韧带、肌肉、神经及血管同屈膝屈髋法。

3. *屈膝收髋展髋法*　患者与术者的体位不变。术者使患者双膝关节并拢屈曲，双手分别同时位于患者双膝关节处，使下肢分开做髋关节收展运动。收展的动度要根据髋关节的病情轻重和间隙大小程度由小逐渐加大，反复进行，当达到最大限度时结束。每组各收展 30 ～ 60 次，每日 2 ～ 3 组（图 11-3）。

髋内收时，使髋内侧的关节囊、韧带和股内侧的内收肌及伴行的神经、血管被动收缩，同时牵拉伸展髋关节外侧的关节囊、韧带和股外侧的臀肌、髂胫束及有关神经、血管等。

髋外展时，使髋关节外侧的关节囊、韧带、臀肌和髂胫束及伴行的神经、血管等组织被动收缩，同时牵拉、伸展髋内侧的关节囊、韧带、内收肌和伴行的神经及血管等组织。

4. *屈膝旋髋法*　患者与术者的体位同上。术者一手位于膝关节前侧，另一手持握小腿下端，双手同时使膝关节屈曲做髋关节内收外旋旋转运动。旋转的幅度、角度和范围要根据关节的情况由小逐渐加大，反复进行数遍，当达到最大限度时，再持下肢向相反方向做髋关节外展内旋旋转运动，其旋转方法均与内收外旋运动相同。每组各方向旋转 30 ～ 60 圈，每日 2 ～ 3 组（图 11-4）。

髋内收外旋的一瞬间，使髋关节上内侧的关节囊、韧带和股四头肌、内收肌及神经、血管被动收缩，同时牵拉、伸展髋关节外后侧的关节囊、

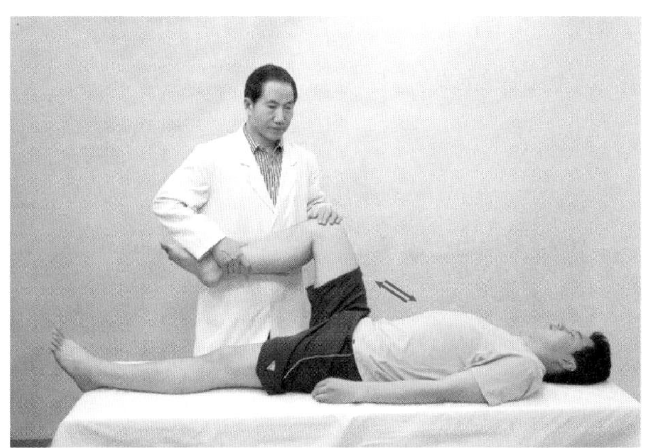
图 11-1 屈膝屈髋法

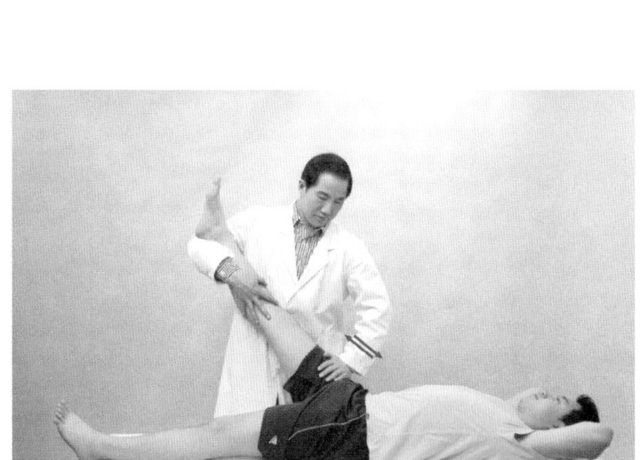
图 11-2 伸膝屈髋法

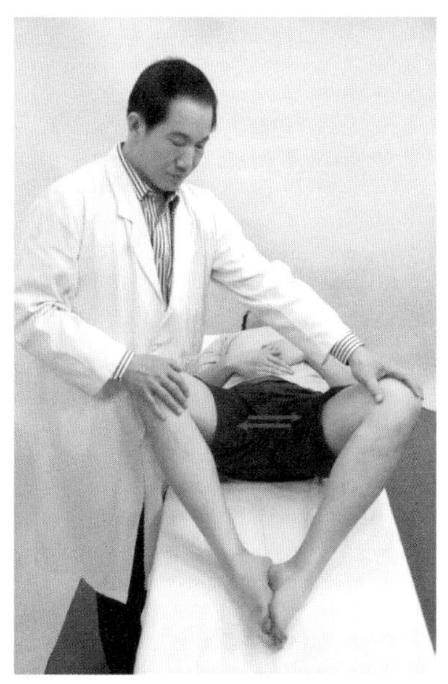
图 11-3 屈膝收髋展髋法

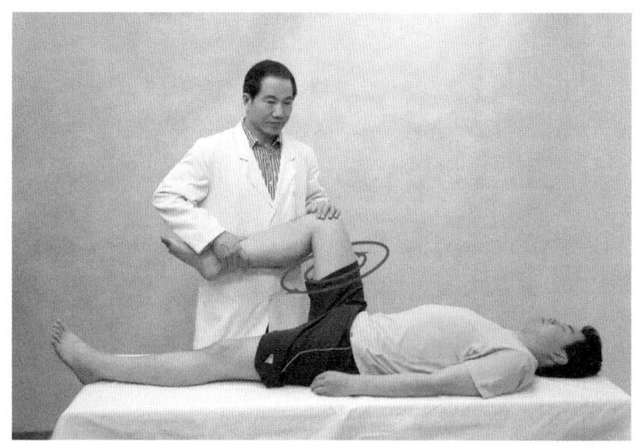
图 11-4 屈膝旋髋法

韧带、髂胫束、股二头肌、半腱肌、股薄肌、半膜肌和伴行的神经及血管等组织。

髋外展内旋的一瞬间，使髋关节外后侧的关节囊、韧带、髂胫束、股二头肌、股薄肌、半腱肌、半膜肌和伴行的神经及血管被动收缩，同时牵拉、伸展髋关节上内侧的关节囊、韧带和股四头、内收肌及神经、血管等。

5. *屈膝伸髋法* 患者取俯卧位。术者位于患者的一侧，一手位于骶后侧进行固定，另一手使膝关节屈曲，并将膝关节向后搬起做髋关节后伸运动。动度要根据髋关节的情况由小逐渐加大，反复进行，当达到最大限度时结束。每组 15 ～ 30 次，每日 2 ～ 3 组（图 11 ～ 5）。

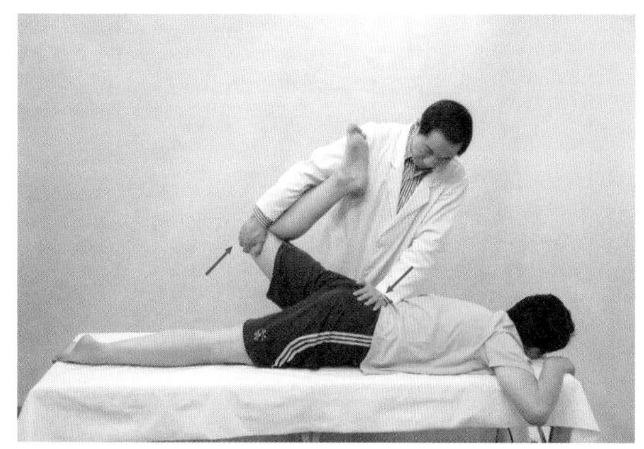
图 11-5 屈膝伸髋法

髋后伸时，使髋关节后侧的关节囊、韧带、臀肌、股后侧的股二头肌、股薄肌、半腱肌、半膜肌和神经及血管被动收缩，同时牵拉、伸展髋关节前侧的关节囊、韧带、股四头肌和伴行的神经及血管等组织。

## 第二节　膝部被动运动锻炼方法

膝部被动运动，使大腿周围的肌肉、韧带、肌腱和伴行的血管及神经干支，随着关节的运动而进行收缩和伸展，因此强化了股部周围的肌肉纤维组织，撕脱了股部及关节周围因机化、纤维化粘连的组织，使萎缩、瘫痪的肌肉增长，松弛无力的关节富有一定的弹性而紧张起来，支持膝关节的稳定功能。同时解除下肢和膝关节周围异常机化粘连对神经及血管的压迫。通过被动运动，加速了大腿和小腿的血液循环，加强了皮肤及肌肉等组织的弹性。防止大、小腿肌肉萎缩、瘫痪和纤维化。起到主动运动的作用，达到被动运动的目的。

1. *仰卧位屈膝伸膝法*　患者取仰卧位。术者位于患者的一侧，一手位于膝关节前侧，另一手持握小腿下端，双手同时用力，使患者膝关节做屈伸运动。其动度要根据膝关节的病情轻重和允许情况而由小逐渐加大，当达到最大限度时结束。每屈伸为一次，每组屈伸 30 ～ 60 次，每日 2 ～ 3 组（图 11-6）。

屈膝时，使股后侧的股二头肌、股薄肌、半腱肌、半膜肌、肌腱、腘肌和膝关节后侧的关节囊、韧带及伴行的神经、血管等纤维组织被动收缩，同时牵拉、伸展股前的股四头肌、膝关节前侧的髌腱和伴行的神经及血管等组织。

伸膝时，使股前侧的上述诸肌和膝关节前侧的髌腱及伴行的神经、血管被动收缩，同时牵拉、伸展股后侧的上述诸肌、肌腱和膝关节后侧的关节囊、韧带、腘肌肌及伴行的神经、血管等。

2. *仰卧位膝关节旋转法*　患者与术者的体位同上。术者双手将患者的膝关节屈曲做内收外旋旋转运动。旋转的范围和角度由小逐渐加大，当达到最大限度时，反复进行数遍，再使膝关节向相反方向做外展内旋转运动，进行的一切均与上相同。每组各方向旋转 30 ～ 60 圈，每日 2 ～ 3 组（图 11-7）。

内收外旋时，内收的一瞬间，使股内侧的肌肉被动收缩，牵拉膝关节内侧副韧带，同时使膝关节外侧的副韧带和关节囊被动收缩，并牵拉股外后侧的诸肌和神经及血管。而外展的一瞬间，使股外侧的髂胫束被动收缩，而牵拉膝关节外侧的副韧带、关节囊和肌腱，同时牵拉股内侧的肌肉、肌腱和神经及血管。

外展内旋时，牵拉和被动收缩的肌肉、韧带、肌腱、关节囊和神经及血管与内收外旋时相反。

3. *俯卧位屈膝伸膝法*　患者取俯卧位。术者于患者一侧，一手位于臀部或股部的后侧，另一手持握小腿下端，使膝关节做屈伸运动。屈伸的动度要根据关节的病情轻重和允许的情况由小逐渐加大，当达到最大限度时，巩固数次结束。每屈伸为一次，每组 30 ～ 60 次，每日 2 ～ 3 组（图 11-8）。

膝关节屈曲时，使股后侧的股二头肌、股薄肌、半腱肌、半膜肌、肌腱和膝关节后侧的关节囊、韧带、腘肌及伴行的神经、血管等组织被动收缩，同时牵拉、伸展股前侧的股四头肌和膝关节前侧的髌腱、内外两侧的副韧带及伴行的神经、血管等。

4. *俯卧位膝关节旋转法*　患者与术者的体位同上。术者一手位于股部的后侧进行固定，另一手持握患者的小腿下端，使小腿旋转做膝关节内收外旋旋转运动。旋转的范围由小逐渐加大，当达到最大限度时，再使小腿向相反方向做外展内旋旋转运动。进行的一切均与内收外旋旋转方法相同。每组各方向旋转 20 ～ 40 圈，每日 2 ～ 3 组（图 11-9）。

内收外旋的一瞬间，使股后侧肌肉、内侧肌和膝关节后内侧的关节囊、韧带、肌腱及伴行的神经、血管被动收缩，同时牵拉、伸展股部前外侧的股四头肌、髂胫束肌和膝关节前侧的髌腱、外侧的副韧带、关节囊及伴行的神经、血管等。

外展内旋时，被动收缩和牵拉、伸展的关节囊、韧带、肌肉、肌腱和神经及血管均与内收外旋相反。

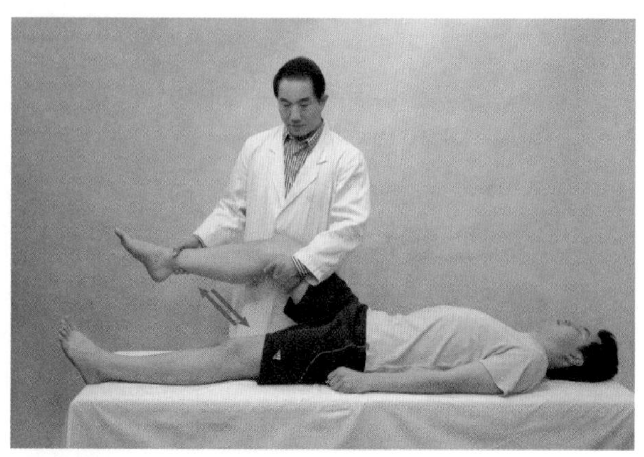

图 11-6 仰卧位屈膝伸膝法

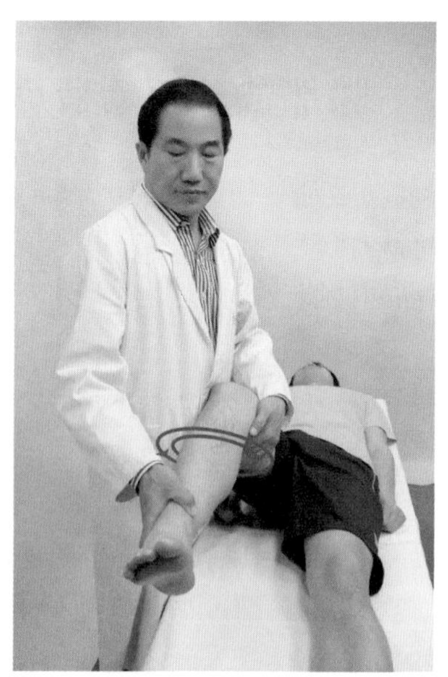

图 11-7 仰卧位膝关节旋转法

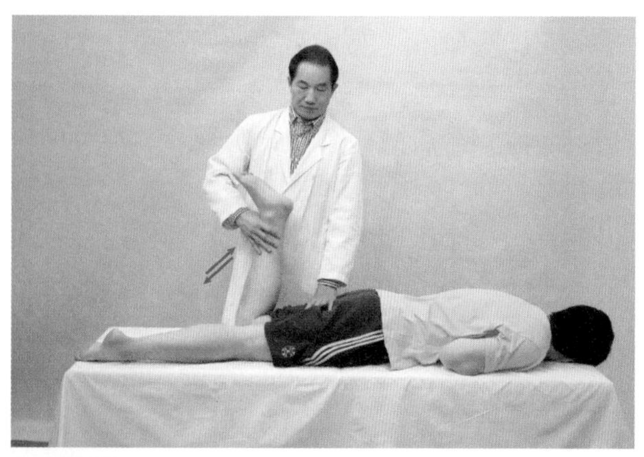

图 11-8 俯卧位屈膝伸膝法

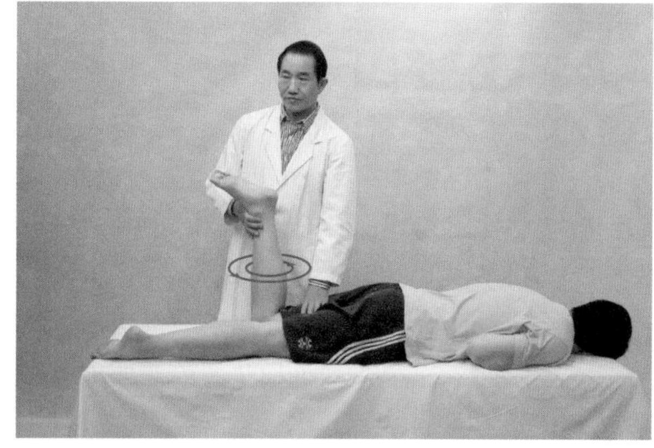

图 11-9 俯卧位膝关节旋转法

## 第三节　踝部被动运动锻炼方法

踝关节被动运动锻炼方法，主要通过他人正确有效地使踝关节做屈伸和旋转运动，扩大踝关节的间隙和踝关节屈伸、旋转的活动范围。同时通过踝关节的活动，使关节周围的肌肉、肌腱、关节囊、韧带被动收缩、牵拉和伸展，撕脱相互之间的粘连，扩大软组织和神经及血管之间的间隙，解除局部的压迫，加速局部、肢体的血液循环和新陈代谢，防止机化和纤维化导致踝关节周围各纤维组织间的再粘连，达到促使功能恢复及主动功能锻炼的目的。

1. *踝关节屈伸法*　患者取坐位或仰卧位。术者位于患者的一侧，一手位于患者小腿下端进行固定，另一手握其足弓处使踝关节做屈伸运动。屈伸的动度要根据患者踝关节的病情和条件允许由小逐渐加大，反复进行，当达到最大限度时，巩固数遍结束。每屈伸为 1 次，每组 30 ～ 60 次，每日 2 ～ 3 组（图 11-10，图 11-11）。

踝关节背伸时，使小腿前侧的胫前肌，踇长、短伸肌，趾长、短伸肌，肌腱和踝关节前侧的关节囊、韧带及神经、血管等组织被动收缩，同时牵拉、伸展小腿后侧的腓肠肌、比目鱼肌、肌腱和踝关节后侧的关节、韧带及神经、血管等组织。

踝关节屈曲时，使小腿后侧的诸肌、肌腱和踝关节后侧的关节囊、韧带及神经、血管等组织被动收缩，同时牵拉、伸展小腿前侧的上述诸肌、肌腱和踝关节前侧的关节囊、韧带及神经、血管等。

2. *踝关节旋转法*　患者与术者的体位同上。术者一手位于患者小腿下端固定，另一手持握足弓部，使踝关节做内收、外旋旋转运动。旋转的动度由小逐渐加大，反复进行。当达到最大限度时，再使踝关节做外展内旋旋转运动，旋转的范围和角度及程度均同上。每组各方向旋转 30 ～ 60 圈，每日 2 ～ 3 组（图 11-12，图 11-13）。

内收外旋时，使小腿前侧和踝关节前侧两侧的肌肉、关节囊、韧带及神经、血管等纤维组织被动收缩，同时牵拉、伸展小腿后侧和踝关节后外两侧的关节囊、韧带及神经、血管等。

外展内旋时，使小腿后外两侧的诸肌和踝关节后外侧两侧的关节囊、韧带及神经、血管被动收缩，同时牵拉、伸展小腿前侧的诸肌、肌腱和踝关节前内两侧的关节囊、韧带及神经、血管等组织。

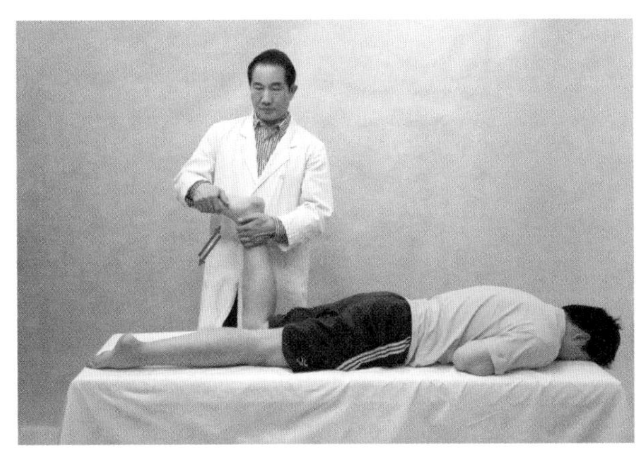

图 11-10　踝关节屈伸法 1

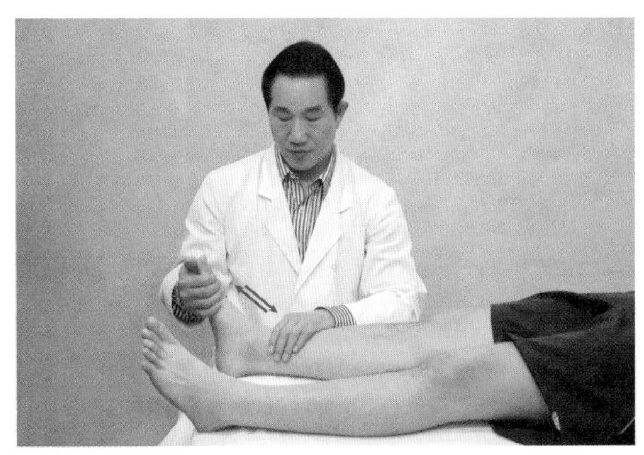

图 11-11　踝关节屈伸法 2

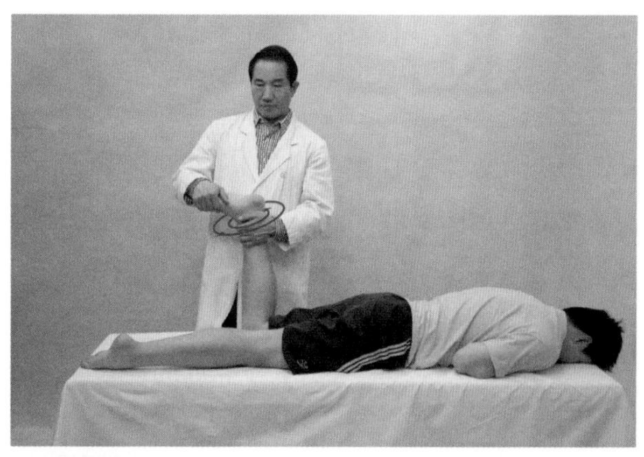
图 11-12 踝关节旋转法 1

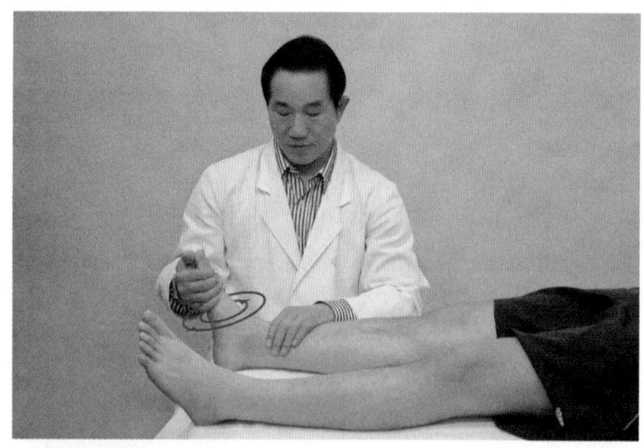
图 11-13 踝关节旋转法 2

## 第四节　足趾部被动运动锻炼方法

1. *足趾关节屈伸法*　患者取仰卧或坐位。术者位于患者的一侧，一手握住跖骨上端进行固定，另一手拇、示指握住足趾的末节，使诸趾分别做屈伸运动。屈伸的动度由小逐渐加大，反复进行，当达到最大限度时结束。每屈伸为 1 次，每组 30 ～ 60 次，每日 2 ～ 3 组（图 11-14）。

跖趾屈曲时，使足底部的诸屈肌、肌腱、关节囊、韧带、跖筋膜和伴行的神经及血管随着足趾的屈曲被动收缩，同时牵拉足背足趾侧的诸伸肌、肌腱、关节囊、韧带和伴行的神经及血管。当跖趾背伸时，使足趾背部的诸伸肌、肌腱、关节囊、韧带和伴行的神经及血管被动收缩，同时牵拉足跖底部的诸屈肌、肌腱、关节囊、韧带和神经及血管。

2. *足趾关节旋转法*　患者与术者的体位不变。术者一手握住趾骨固定，另一手拇、示指分别持握踇趾和其他诸趾的末节，进行内收外旋和外展内旋旋转运动。旋转的范围与角度由小逐渐加大，当达到最大限度时结束。每趾各方向旋转 20 ～ 40 圈，每日 2 ～ 3 组（图 11-15）。

足趾关节做内收外旋和外展内旋时，同时使足趾周围的肌肉、肌腱、关节囊、韧带和神经及血管随着诸趾关节的旋转而对称性被动收缩的牵拉。

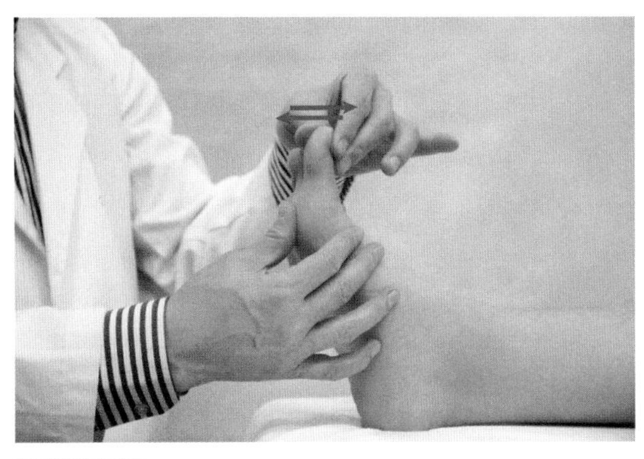

图 11-14　足趾关节屈伸法

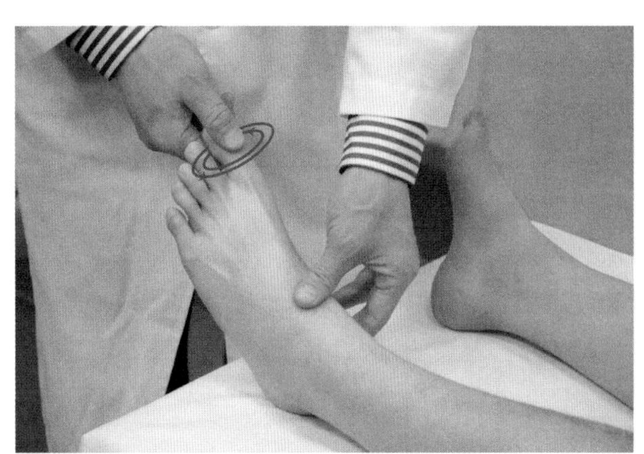

图 11-15　足趾关节旋转法

# 第 12 章　下肢截瘫功能恢复行走锻炼

以下锻炼方法主要适用于关节和肌肉功能有一定恢复的截瘫患者。

1. *他人扶持行走锻炼方法*　患者颈、胸、腰椎段脊髓损伤，导致上肢躯干和下肢感觉、运动、大小便（括约肌）和生殖功能丧失，特别是神经传导功能障碍或阻滞，致使所属肌肉萎缩、瘫痪，关节韧带和肌肉松弛、软弱无力。在脊髓未完全横断损伤的前提下，经过有效的方法和手段治疗可出现躯干、肌肉和下肢部分肌肉有不同程度的恢复。在下肢功能较弱的情况下，医护人员和家人可位于患者的两侧保护，扶持和帮助患者进行下肢艰难的行走运动。行走的步伐、距离长短和时间多少要根据患者的体力和下肢功能恢复程度而进行。每日 2 ～ 3 次（图 12-1）。

2. *双杠行走锻炼方法*　双杠有高低之分，高杠高度位于患者的腋下处。患者双腋下和双上臂夹住双杠，双手紧握双杠固定，使双下肢进行行走锻炼，其程度因人和损伤恢复情况而定。

3. *双手持拐行走锻炼方法*　患者通过治疗和双人扶持锻炼，下肢功能有明显恢复的同时下肢肌肉增长，各关节功能加强。令患者持双拐或单拐进行行走锻炼。进行的程度由小逐渐加大，由短到长，直到能丢拐行走，下肢功能逐渐加强和恢复为止（图 12-2）。

4. *双手持杖和单手持杖行走锻炼方法*　随着治疗和双拐行走锻炼的进行，患者下肢肌肉有明显的增长，其功能显著加强。患者可双手或单手持杖进行行走训练。锻炼的程度、时间和行走的长短均由小逐渐加大、加长及增多，促使肌肉增长，力量和功能加强，直到能丢杖徒手行走为止（图 12-3）。

5. *徒手锻炼方法*　瘫痪的下肢通过治疗和进行各种锻炼，各功能得到了改善和恢复，此时令患者丢杖，进行独立徒手功能锻炼，可使下肢肌肉继续增长，力量增强，关节功能不断加强。促使下肢运动的平衡性和协调性增强，纠正同侧肢体部分肌肉萎缩、瘫痪引起的关节运动跛行及关节功能紊乱。锻炼的强度由小逐渐到大，由弱到强，由少到多，循序渐进，直到达到最大限度为止（图 12-4）。

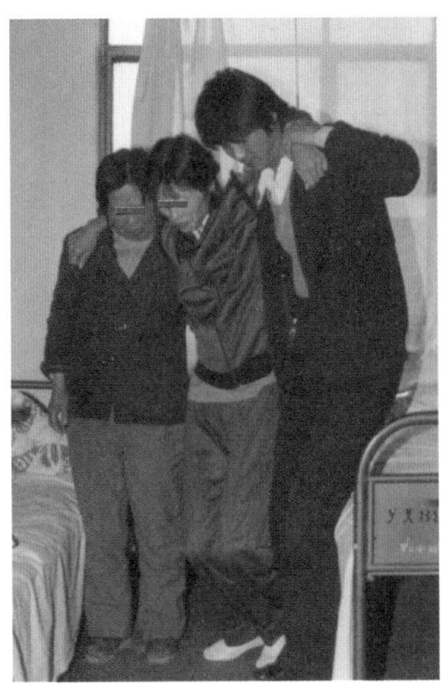

图 12-1 他人扶持行走锻炼方法

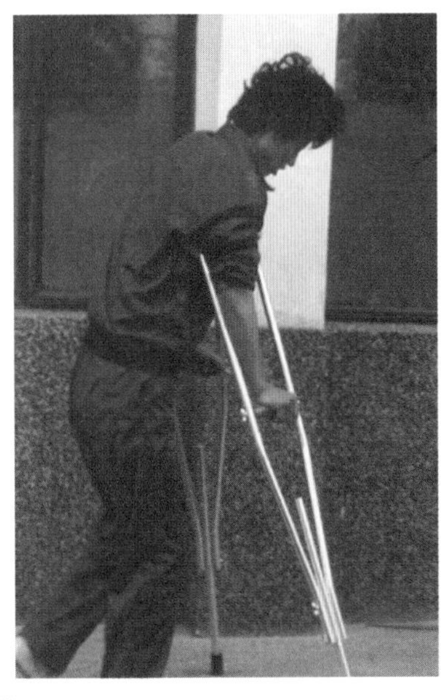

图 12-2 双手持拐行走锻炼方法

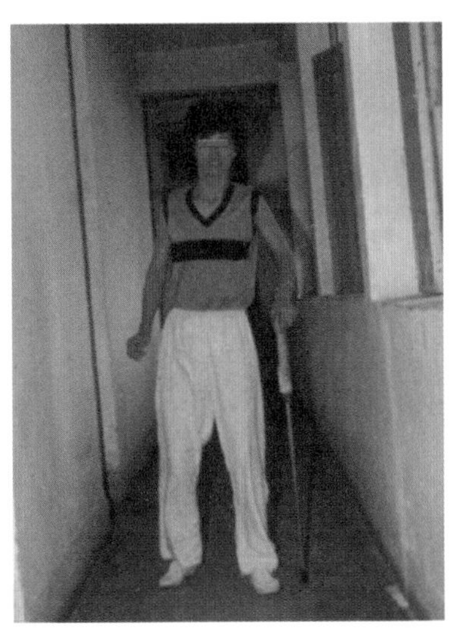

图 12-3 双手持杖或单手持杖行走锻炼方法

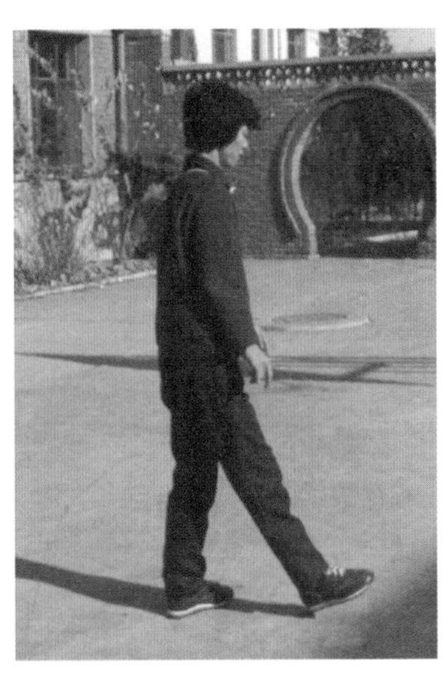

图 12-4 徒手行走练习锻炼方法

# 第四部分　意念暗示锻炼

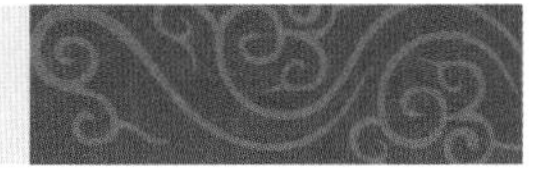

# 第 13 章　人体神经应用解剖

神经系统是机体内起主导作用的调节机构。人体对内、外环境的种种刺激，通过感受器和神经体液的作用，保护机体各器官、系统功能活动的协调和统一，并与外界环境维持相对平衡。

在人体内每一个器官、每一种功能活动都是对立统一的。如神经的兴奋与抑制，肌肉的收缩与舒张，体热的产生与散发，微循环中的缩血管物质与舒血管物质作用，激素之间的相互拮抗与相互制约等，莫不如此。对立统一的矛盾斗争贯穿于人体整个生命活动的始终。然而，正常人体的内环境和生理功能（如体温、血压、脉搏、血液酸碱度及血糖浓度等），在神经体液调节下，又保持相对的稳定，若过高或过低均将影响正常生命活动的进行（图 13-1）。

## 一、脑腹面和背面应用解剖

脑位于颅腔内，脑表面凹凸不平，与颅腔骨面起伏一致。脑可分为端脑、间脑、小脑、中脑、脑桥、延髓 6 部分。通常又把间脑、中脑、脑桥和延髓总称为脑干（图 13-2，图 13-3）。

脑神经包括嗅神经、视神经、动眼神经、滑车神经、三叉神经、展神经、面神经、位听神经、舌咽神经、迷走神经、副神经、舌下神经 12 对（图 13-4）。

## 二、中枢神经的应用解剖

中枢神经系是由脑和脊髓组成的。脑位于颅腔，脊髓位于椎管内。脑、脊髓外面包有 3 层膜：最外层为坚韧的硬膜，包着脑的部分，称为硬脑膜；包着脊髓的部分，称为硬脊膜；最内层为软膜，它紧贴脑、脊髓而富于血管，贴与脑的称为软脑膜，贴与脊髓的称为软脊膜；中间为一薄层蛛网膜。

脊髓呈扁圆柱状，占据椎管全长的 2/3。按部位可划分为颈部（颈髓）、胸部（胸髓）、腰部（腰髓）、骶部（骶髓）和尾部（尾髓）5 段。脊髓的上端在枕骨大孔处移行于脑的延髓。

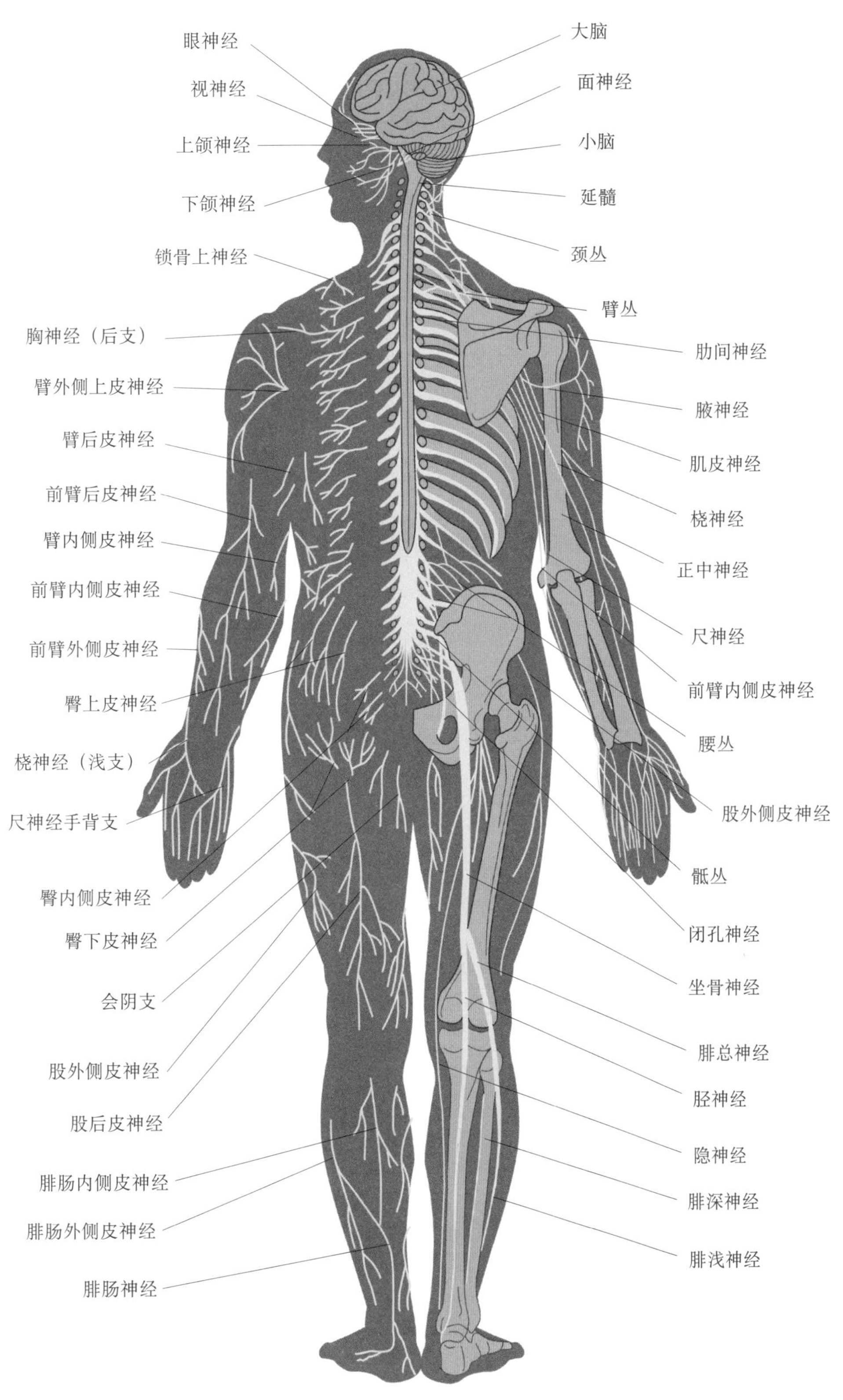
眼神经
视神经
上颌神经
下颌神经
锁骨上神经
胸神经（后支）
臂外侧上皮神经
臂后皮神经
前臂后皮神经
臂内侧皮神经
前臂内侧皮神经
前臂外侧皮神经
臀上皮神经
桡神经（浅支）
尺神经手背支
臀内侧皮神经
臀下皮神经
会阴支
股外侧皮神经
股后皮神经
腓肠内侧皮神经
腓肠外侧皮神经
腓肠神经
大脑
面神经
小脑
延髓
颈丛
臂丛
肋间神经
腋神经
肌皮神经
桡神经
正中神经
尺神经
前臂内侧皮神经
腰丛
股外侧皮神经
骶丛
闭孔神经
坐骨神经
腓总神经
胫神经
隐神经
腓深神经
腓浅神经

图 13-1 神经系统模式

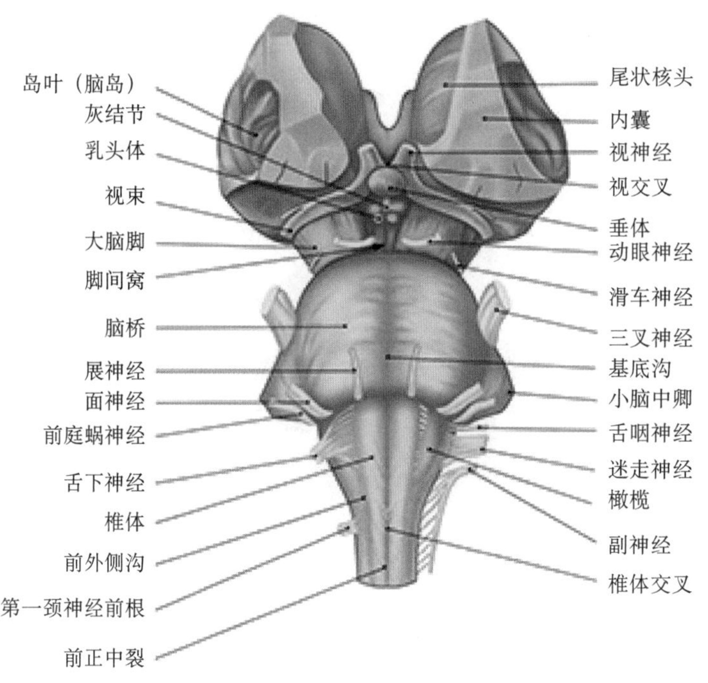
岛叶（脑岛）
灰结节
乳头体
视束
大脑脚
脚间窝
脑桥
展神经
面神经
前庭蜗神经
舌下神经
椎体
前外侧沟
第一颈神经前根
前正中裂
尾状核头
内囊
视神经
视交叉
垂体
动眼神经
滑车神经
三叉神经
基底沟
小脑中卿
舌咽神经
迷走神经
橄榄
副神经
椎体交叉

图 13-2 脑干腹面

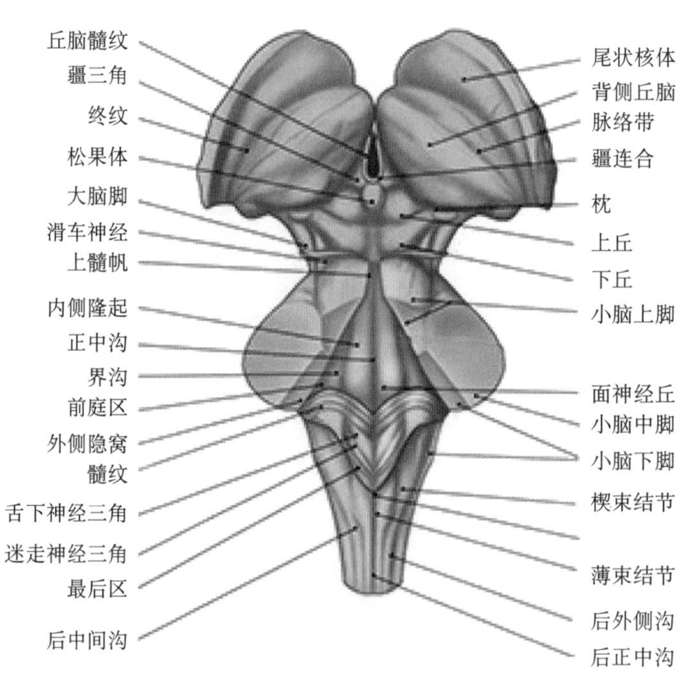
丘脑髓纹
疆三角
终纹
松果体
大脑脚
滑车神经
上髓帆
内侧隆起
正中沟
界沟
前庭区
外侧隐窝
髓纹
舌下神经三角
迷走神经三角
最后区
后中间沟
尾状核体
背侧丘脑
脉络带
疆连合
枕
上丘
下丘
小脑上脚
面神经丘
小脑中脚
小脑下脚
楔束结节
薄束结节
后外侧沟
后正中沟

图 13-3 脑干背面

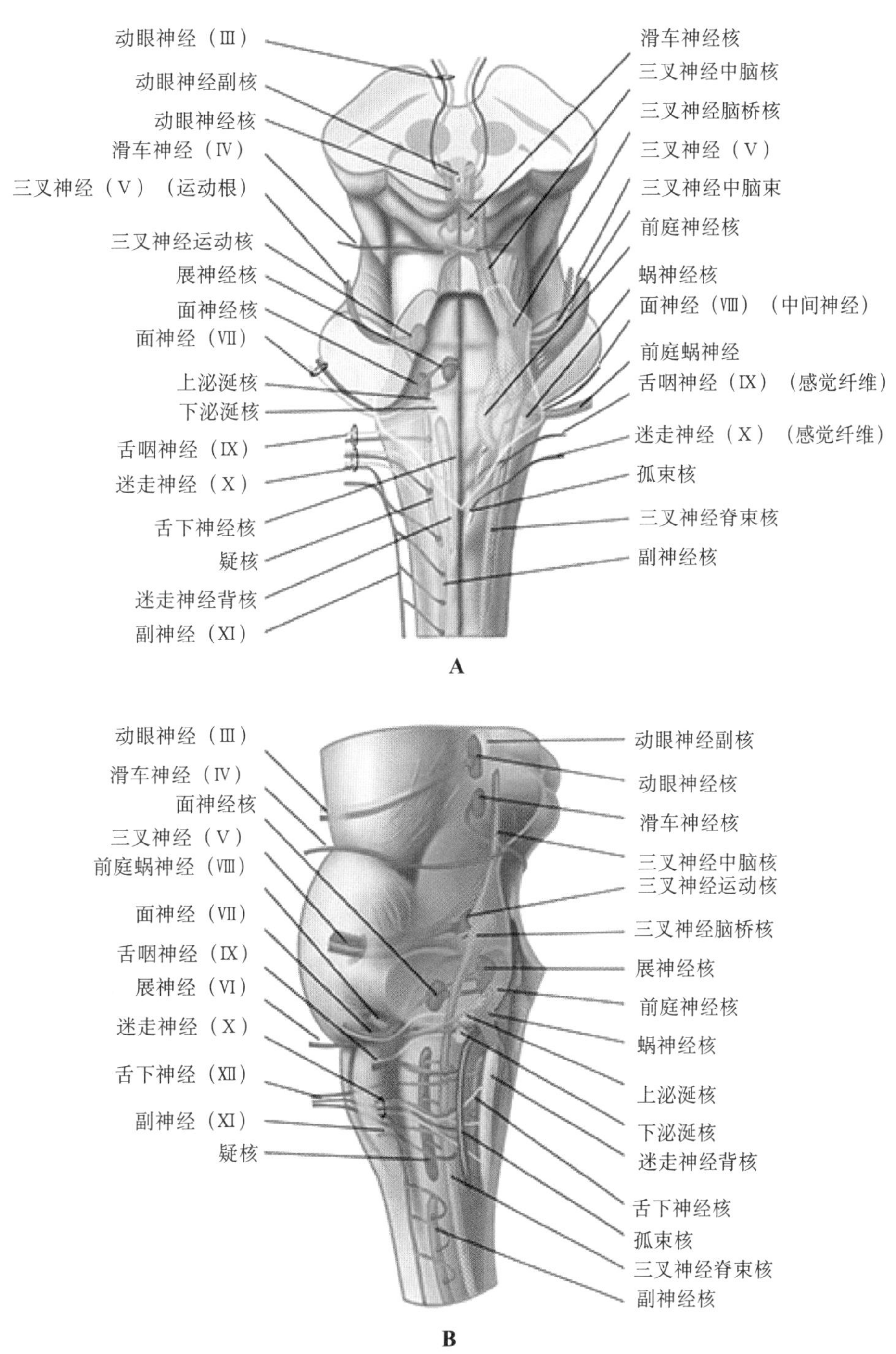
动眼神经（Ⅲ）
动眼神经副核
动眼神经核
滑车神经（Ⅳ）
三叉神经（Ⅴ）（运动根）
三叉神经运动核
展神经核
面神经核
面神经（Ⅶ）
上泌涎核
下泌涎核
舌咽神经（Ⅸ）
迷走神经（Ⅹ）
舌下神经核
疑核
迷走神经背核
副神经（Ⅺ）
滑车神经核
三叉神经中脑核
三叉神经脑桥核
三叉神经（Ⅴ）
三叉神经中脑束
前庭神经核
蜗神经核
面神经（Ⅷ）（中间神经）
前庭蜗神经
舌咽神经（Ⅸ）（感觉纤维）
迷走神经（Ⅹ）（感觉纤维）
孤束核
三叉神经脊束核
副神经核
A
动眼神经（Ⅲ）
滑车神经（Ⅳ）
面神经核
三叉神经（Ⅴ）
前庭蜗神经（Ⅷ）
面神经（Ⅶ）
舌咽神经（Ⅸ）
展神经（Ⅵ）
迷走神经（Ⅹ）
舌下神经（Ⅻ）
副神经（Ⅺ）
疑核
动眼神经副核
动眼神经核
滑车神经核
三叉神经中脑核
三叉神经运动核
三叉神经脑桥核
展神经核
前庭神经核
蜗神经核
上泌涎核
下泌涎核
迷走神经背核
舌下神经核
孤束核
三叉神经脊束核
副神经核
B

图 13-4 脑神经

# 第 14 章　意念暗示锻炼方法

意念暗示锻炼方法作用于手术后各器官运动功能完全丧失的脊髓损伤（截瘫）患者。笔者根据患者脊髓损伤后，脊髓和神经的传导、指挥功能丧失的状况，专门总结、制定出独特的神经暗示锻炼方法。通过大脑用力暗示损伤的脊髓、麻痹的神经干、支及神经纤维和周围瘫痪的肌肉，使脊髓损伤造成的周围神经信息传导功能贯通连接起来。用大脑暗示诱发脊髓和神经指挥各丧失功能的器官做运动。

意念暗示锻炼对脊髓损伤造成的截瘫瘫痪肢体运动既是潜意识的，但同时又是深层次的。它是脊髓、神经苏醒的兴奋剂和催化剂，是脊髓和神经主动传导功能苏醒、恢复的前提和基础。因此，意念暗示锻炼是脊髓损伤患者瘫痪肢体和相关器官功能恢复的关键环节，它对脊髓和神经功能的恢复是不可或缺，起着非常重要的作用。

1. *肩部意念暗示锻炼方法*　患者因大脑或脊髓损伤致双肩关节功能丧失，肩关节长时间得不到大脑和脊髓中枢神经的诱发和支配，使指挥功能中断。即使大脑和脊髓有一定的恢复，指挥信息也难以沟通。为使肩关节早日得到脊髓神经的支配并恢复功能，令患者通过大脑意念暗示诱发、兴奋肩关节，意念暗示使肩关节做各种运动。坚持意念暗示功能锻炼，使大脑和脊髓神经逐渐得到恢复，可指挥、兴奋肩部肌肉，使肩关节功能恢复（图 14-1）。

2. *肘部意念暗示锻炼方法*　患者因大脑及脊髓损伤致肘关节功能丧失，肘关节不能受神经的随意支配主动完成每一个动作。对此，患者可使大脑用意念暗示诱发神经，使神经兴奋肌肉，指挥肌肉收缩和伸展，使肘关节功能恢复（图 14-2）。

3. *腕部意念暗示锻炼方法*　大脑和脊髓损伤后前臂肌肉瘫痪、松弛无力、萎缩、关节下垂、功能丧失。为了促使关节和肌肉功能恢复，用大脑意念暗示诱发周围神经，使神经根、支兴奋，活跃肌肉，防止肌萎缩和腕下垂。通过大脑意念暗示使神经支配、指挥功能恢复，使腕关节恢复固有功能（图 14-3）。

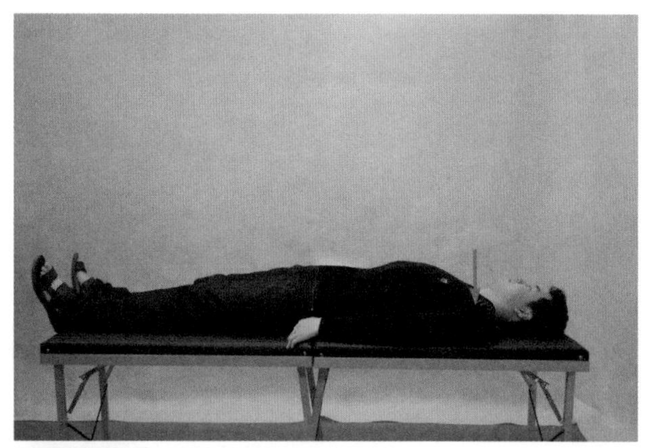

图 14-1　肩部意念暗示锻炼方法

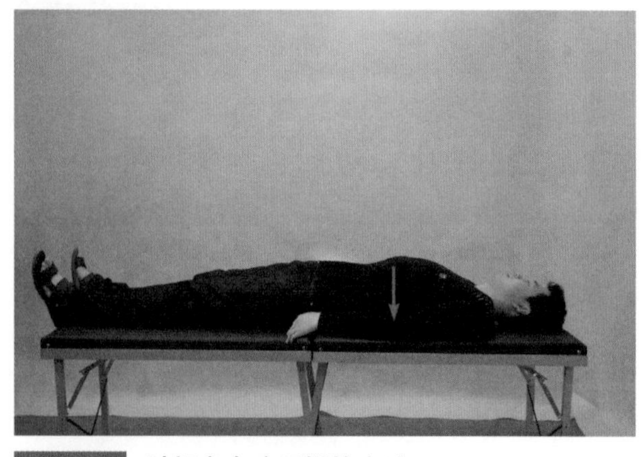

图 14-2　肘部意念暗示锻炼方法

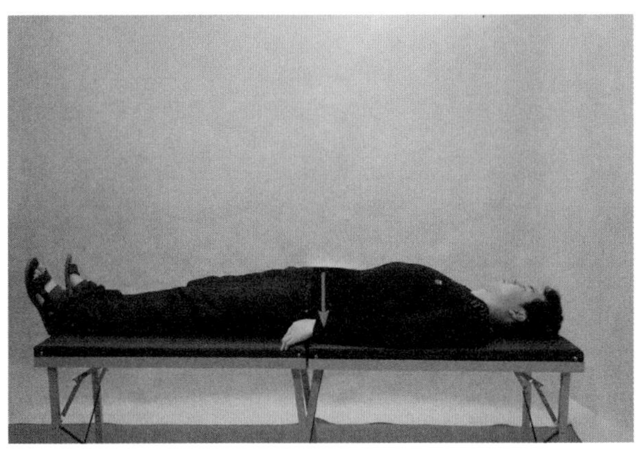

图 14-3 腕部意念暗示锻炼方法

4. 手指意念暗示锻炼方法　患者大脑和脊髓损伤后双手功能丧失。为了防止手指关节挛缩，肌肉萎缩，呈爪状畸形，患者用大脑意念诱发神经，使神经兴奋、活跃手部肌肉、肌腱。久之，意念神经功能恢复，指挥手部完成各种动作（图 14-4）。

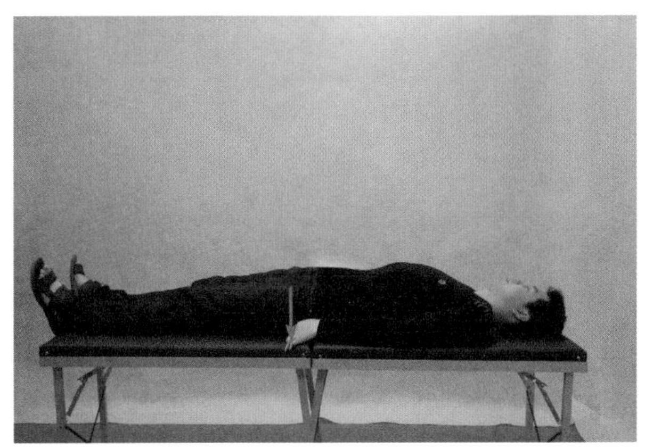

图 14-4 手指意念暗示锻炼方法

5. 躯干部肌肉收缩意念暗示锻炼方法　患者因脊髓和大脑损伤致躯干部肌肉瘫痪、松软无力及萎缩。为防止进行性肌萎缩，促使功能恢复，患者用大脑意念功能锻炼，通过意念诱发躯干神经，兴奋其肌肉，使功能恢复（图 14-5）。

6. 髋部意念暗示锻炼方法　患者因大脑和脊髓损伤使髋关节周围的肌肉瘫痪、松弛无力、萎缩、功能丧失。患者用大脑意念诱发所属神经支，兴奋肌肉，使髋关节功能恢复（图 14-6）。

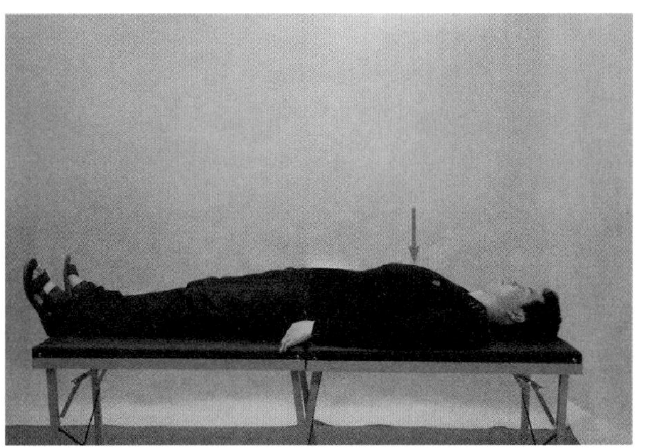

图 14-5 躯干部肌肉收缩意念暗示锻炼方法

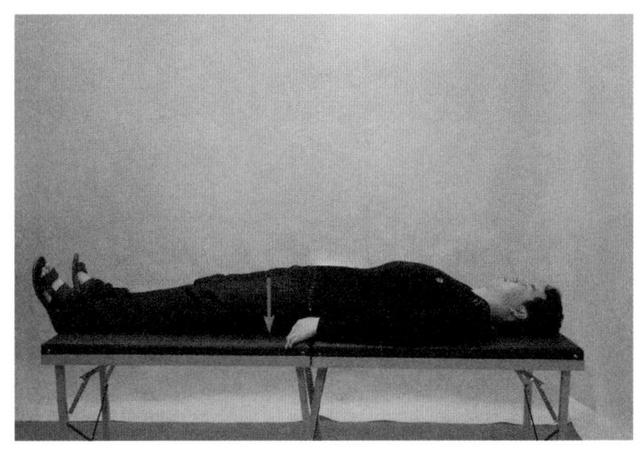

图 14-6 髋部意念暗示锻炼方法

7. 膝部意念暗示锻炼方法　患者因大脑和脊髓损伤致股部肌肉瘫痪、萎缩，关节松弛、功能丧失。为防止肌肉进行性萎缩，患者用大脑意念来诱发神经兴奋、活跃肌肉，促使关节功能的恢复（图 14-7）。

8. 踝及足趾部意念暗示锻炼方法　患者大脑和脊髓损伤致小腿肌肉瘫痪、萎缩，关节、韧带松弛。为了防止肌肉萎缩、足下垂和关节挛缩，做大脑意念功能锻炼，使大脑诱发神经支配、兴奋肌肉，促使其功能恢复（图 14-8）。

9. 肛门、膀胱、括约肌意念暗示功能锻炼方法　患者大脑和脊髓损伤后，大、小便失禁。为防止肛门和膀胱肌肉萎缩及括约肌松弛，做大脑意念暗示功能锻炼。通过大脑诱发有关神经并使其兴奋，活跃括约肌。括约肌得到支配和指挥而恢复固有的收缩功能（图 14-9）。

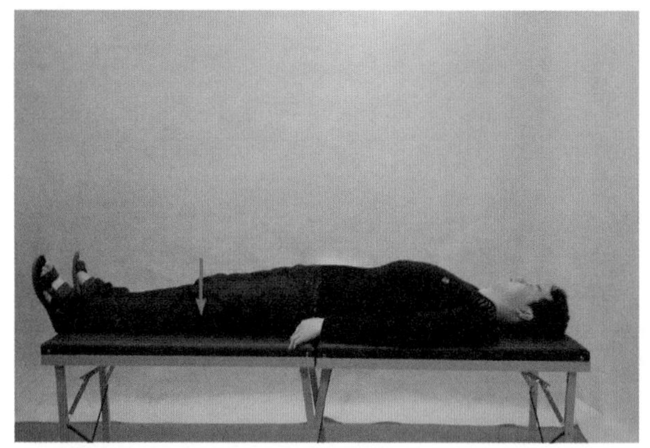

图 14-7 膝部意念暗示锻炼方法

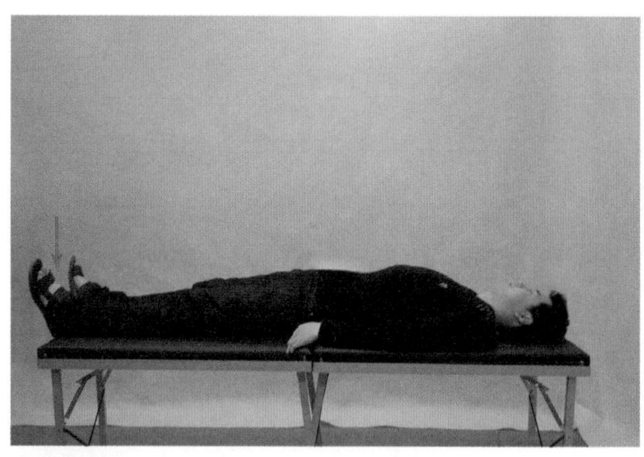

图 14-8 踝及足趾部意念暗示锻炼方法

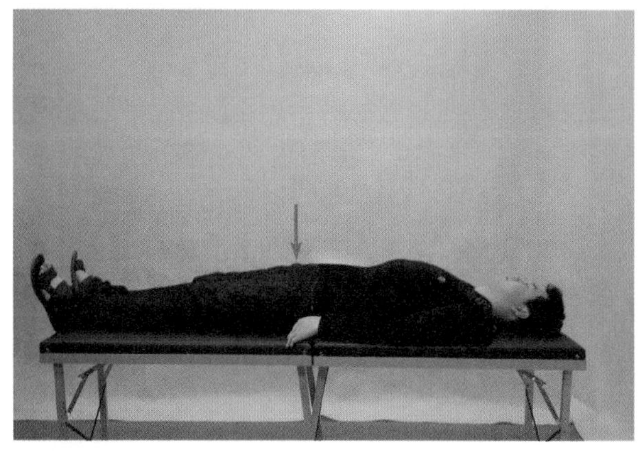

图 14-9 肛门、膀胱及括约肌及性功能意念暗示锻炼方法

10. 性功能意念暗示锻炼方法　患者大脑和脊髓损伤导致性功能障碍或丧失。患者用大脑意念诱发神经，示意子宫肌肉或阴茎海绵体及睾丸收缩。此外，自我或他人刺激乳头或会阴处性敏感点，通过大脑意念和外界刺激性功能的恢复(图14-9)。